科学出版社"十四五"普通高等教育本科规划教材

供基础医学、临床医学、护理学、公共卫生与预防医学等医学类专业用

临床研究方法学

Methodology for Clinical Research

第 2 版

主　编　李济宾　张晋昕　洪明晃

编　委（按姓名汉语拼音排序）

曹　烨　中山大学肿瘤防治中心　　　　冯丽芬　广东省卫生健康委员会

洪明晃　中山大学肿瘤防治中心　　　　　　　　事务中心

华贻军　中山大学肿瘤防治中心　　　　黄晴珊　中山大学图书馆

贾小芳　中国疾病预防控制中心　　　　江　梅　广州医科大学附属第一医院

　　　　营养与健康所　　　　　　　　李　苏　中山大学肿瘤防治中心

李济宾　中山大学肿瘤防治中心　　　　李顺平　山东大学公共卫生学院

李伟栋　广州医科大学附属妇女　　　　刘　玮　中山大学肿瘤防治中心

　　　　儿童医疗中心　　　　　　　　彭晓霞　首都医科大学附属北京

温泽淮　广东省中医院　　　　　　　　　　　　儿童医院

阎小妍　北京大学临床研究所　　　　　袁金秋　中山大学附属第七医院

张　熙　上海交通大学医学院附　　　　张晋昕　中山大学公共卫生学院

　　　　属新华医院　　　　　　　　　张田甜　暨南大学药学院

周　倩　中山大学附属第一医院　　　　周　毅　中山大学中山医学院

庄晓东　中山大学附属第一医院

科学出版社

北　京

内 容 简 介

本书在第1版基础上对内容进行了大幅优化与扩充，更全面地介绍了临床研究立题、设计、实施、统计分析与结果报告中涉及的方法论。全书分为总论、研究设计与实施、专题应用、报告与发表四篇。总论篇（第一至第七章）介绍了设计及开展临床研究过程中的基础理论与知识。研究设计与实施篇（第八至第十六章）介绍了常见研究类型的设计、实施、统计分析策略及注意事项等，并结合临床研究的典型案例予以解读。专题应用篇（第十七至第二十章）是第2版新增内容，介绍了数据挖掘、患者报告结局、药物经济学评价、临床决策分析等在临床研究中的应用。报告与发表篇（第二十一和第二十二章）介绍了临床研究报告准则、临床医学论文撰写与发表的相关内容。本书配套各章节的教学课件，梳理了各章节的重点内容，可提高学习效率，供教师和学生参考。

本书以提升实践能力为根本出发点，内容完整、重点突出，是一本医学生、临床医生读得懂、用得上的经典教材。本书可供基础医学、临床医学、护理学、公共卫生与预防医学等专业的学生使用，也可作为各级临床医生和临床研究相关人员的参考用书。

图书在版编目（CIP）数据

临床研究方法学 / 李济宾，张晋昕，洪明晃主编. 2 版. -- 北京：科学出版社，2025.1. -- （科学出版社"十四五"普通高等教育本科规划教材）.
ISBN 978-7-03-080119-7

Ⅰ. R4-3

中国国家版本馆 CIP 数据核字第 20248CD870 号

责任编辑：王锞韫/责任校对：宁辉彩
责任印制：张　伟/封面设计：陈　敬

科学出版社 出版
北京东黄城根北街 16 号
邮政编码：100717
http://www.sciencep.com
北京富资园科技发展有限公司印刷
科学出版社发行　各地新华书店经销

*

2020 年 11 月第　一　版　　开本：787×1092　1/16
2025 年 1 月第　二　版　　印张：23 1/2
2025 年 1 月第四次印刷　　字数：690 000

定价：139.00 元
（如有印装质量问题，我社负责调换）

序（第 2 版）

对于临床医生来说
没有经验万万不可
只凭经验远远不够
正确的临床决策需要更多支撑

可以这么说
丰富的临床经验可以治愈多数患者
良好的临床研究可以揭示问题所在
正确的临床决策可以提升诊疗效果

目前，临床经验被一些年轻医生／研究生忽视了
接触患者少了，照看细胞、老鼠多了
临床操作少了，实验操作多了
思考临床问题少了，琢磨论文点数多了

基础研究很重要
但贵在创新、功在转化、利在患者
鼓励临床与基础合作，反对"逆转化"
转化，不是建更多的实验室，而是应形成更好的防治措施

临床研究能解决什么问题？
明确联系：如病因、危险因素、预后因素……
寻找证据：如诊断的灵敏度、特异度；防治的效果与安全性等
探寻规律：如疾病分布、动态变化等
有所发现：通过研究，形成新的诊断策略、综合治疗方案，或者新的理论……

临床研究永恒的追求：
真实、真知、真相探究
善心、善策、善待患者
美德、美行、美好结局

创新是医学发展的希望所在
创新是临床研究的活水源头
医务人员在长期的实践中，应有所发现、有所发明……
鼓励医药结合、医工融合、医理交叉……

总之
临床经验-临床研究-临床决策，是临床医生成长的必由之路
"以患者为中心""以临床价值为导向"，是临床研究的立足点
更好、更快地治病救人，是临床医学的终极使命

洪明晃

2024 年 8 月

序（第1版）

临床研究的开展与管理？在三甲医院也还有不少疑虑
临床医生做的研究，多数不是临床研究
医院的广度在于医疗技术，高度在于创新，深度在于临床研究

临床经验很重要，但有时可靠性不足
基于经验，开展研究，才能从实践上升到理论
经验不可无，经验主义不可有

临床研究是临床决策的最好证据来源
鼓励创新，但能否向临床转化？是否精准诊治？
还看临床研究的证据

临床医生做临床研究是自然而然的事情
长期的临床工作，往往不再晕血了，晕数字
还常常混杂什么是"混杂"

研究设计、数据、统计……
医务人员的弱项
向书本学习、与统计专家合作是必要的

一个专业的写给另一个专业的图书
最忌字数太多理论太深奥，令人开卷就晕
通俗易懂的临床研究读物可遇不可求

临床研究也能发高点数的文章
但不必太"以点数论英雄"
更好地治病救人才是终极目标

研究项目数量增长不少，质量改善有限
医学研究结果，多看不见摸不着，真实性、可靠性常被质疑
好的研究可以帮到很多人，不好的研究可能贻害无数人

质量管理需要顶层设计
开展研究不能是"救了医生，没救患者"
临床研究的管理，没有红头文件及落实还真不行

做临床研究好
做好的临床研究
做好临床研究

2020 年 9 月

前　言

临床研究在国家医药科技创新和全民健康战略中具有重要作用。近年，我国各级政府不断加大临床研究支持力度，全面推动临床研究，越来越多的高校、医疗机构、科研院所开始重视临床研究，越来越多的临床医生开始开展（或参与）临床研究，越来越多由我国学者牵头完成的临床研究问鼎顶级医学期刊，改写国内外诊疗指南，提升诊疗水平。

然而，需要正视的是，我国整体的临床研究水平与世界先进国家仍有一定的距离，我国疾病防控指南中 80% 以上的证据主要依据国外的临床研究，基于我国患者数据的循证医学证据产出严重不足，致使部分临床诊疗措施缺乏适用性，不利于针对性制定符合我国民众疾病谱的防控策略。当前我国临床研究领域面临的主要矛盾是受过系统的临床研究方法学培训的专业人才紧缺，无法满足新时期高速增长的临床研究项目需求。相对薄弱的临床研究设计能力、实施能力、管理能力已成为制约我国临床医学发展的短板。

临床研究方法学作为指导临床研究设计与实施的科学方法和理论，贯穿于临床研究的立题、设计、实施、数据采集、质量管理、统计分析与结果报告的全过程，加速临床研究方法学人才培养与学科体系建设是提升我国临床研究水平的重要环节。所以，有必要设立完整的临床研究方法学课程体系，从学历教育阶段即帮助医学生建立完整的临床研究方法学知识体系与理论框架，提升临床研究科学素养，夯实临床科研能力，为后续开展高质量临床研究打下坚实基础。

《临床研究方法学》第 1 版出版以来，历经多次印刷，受到广大师生和临床医生的欢迎。近几年临床研究理论方法不断创新，新方法不断涌现，数据挖掘、人工智能等技术被应用于临床研究各环节，逐渐转变临床研究模式，加速临床研究进程；同时，"以临床价值为导向、以患者为中心"等理念提示临床医生在选题、设计、实施临床研究的过程中，除关注干预措施的临床获益外，还需要关注患者报告结局（如生命质量）、成本 - 效益等内容，科学运用临床研究证据，合理决策。为了适应临床研究方法学的学科发展和人才培养需求，及时将最新的理论与方法写入教材，我们对第 2 版内容进行了大幅优化和扩充，编委团队增至 22 人，编者均为相关学科领域的专家学者，学术造诣深厚，经验丰富，编写的内容基本可满足读者掌握临床研究方法与设计高水平临床研究课题的需求。

《临床研究方法学》第 2 版分为四部分，共二十二章。第一部分为总论篇，从第一章至第七章，介绍方法学基本概念、临床研究法规及伦理要求、临床试验注册、数据管理、统计分析基本原则与策略等，在第 1 版基础上，新增了临床研究立题、临床科学问题凝练及方案撰写。第二部分为研究设计与实施篇，从第八章至第十六章，介绍常用研究类型的设计、实施、统计分析策略及注意事项等，框架上与第 1 版基本相同，主要更新了部分理论知识和实际案例，增加了 I 期临床试验的相关内容。第三部分为是专题应用篇，从第十七章至第二十章，是第 2 版全新的内容，介绍数据挖掘、患者报告结局、药物经济学评价、临床决策分析等在临床研究中的应用。第四部分是报告与发表篇，包括第二十一和第二十二章，介绍常用临床研究报告准则，临床医学论文撰写与发表、学术不端等内容。同时，第 2 版在形式上尝试创新，每章后增加拓展阅读以便读者深入学习时参阅。全书还提供了各章的教学课件供师生使用，部分章节以数字资源形式对相关知识及软件操作进行视频内容扩展，使全书内容更加立体、丰富、直观。

本书主要是面向医学生和各级临床医生，旨在普及临床研究中的方法学理论与知识，提升其科学设计、准确测量、审慎评价的临床研究能力。本书可供基础医学、临床医学、护理学、公共卫生与预防医学等专业的学生使用，也可作为各级临床医生和临床研究相关人员的参考用书。

本书在编写过程中，科学出版社给予了大力支持；叶林淼、曾令烽协助编写了第四章，于永沛协助编写了第七章，王哲协助编写了第十七章，史钊协助编写了第十八章，万宁协助编写了第十九章；王文煊、付奕霖、余少瑞和邱智宇参与了第十一、十三和十四章的书稿修订工作；中山大学肿瘤防治中心的邹碧君老师在教材出版过程中承担了大量辅助工作，提供了大力协助和支持；南方医科大学公共卫生学院的欧春泉教授百忙之中审校了全书。在此对他们的辛勤付出深表谢意。

最后，由衷地感谢第 1 版编委们为我们奠定的坚实基础，遗憾的是由于种种原因，部分编委未能继续参与；同时也感谢第 2 版编委团队和所有参与本书出版的人员，感谢他们给予主编们的支持、包容和配合，有了他们的辛勤劳动，本书才能得以顺利出版。

希望本书能够帮助读者提升临床研究方法学的理论认识，助力他们开展高质量临床研究，造福患者。由于编者学识所限，书稿内容难免有纰漏之处，敬请广大读者批评斧正，以便再版时更臻完善。

李扬奇 张晋昕 洪明晃

2024 年 8 月

目　　录

总　论　篇

研究设计与实施篇

专题应用篇

报告与发表篇

总 论 篇

第一章　绪　论

临床研究（clinical study）是以患者（或健康志愿者）为研究对象，以疾病的病因、诊断、治疗、预后和预防为主要研究目的，科学运用临床科研设计、测量和评价的方法，由多学科人员共同参与的科学研究活动。临床医生在日常诊疗过程中遇到的有关疾病危险因素、诊断准确性、治疗措施选择及其效果评价、预后预测等方面的临床问题，如果尚缺乏高质量的循证医学证据，就可以考虑针对这些临床问题，凝练出临床科学问题，确定选题，提出研究假设，设计合理的研究方案，开展高质量临床研究，提供充分证据指导临床实践。因此，临床医生需要学习并不断更新有关临床研究法规、研究设计、实施、数据管理与统计分析等方面的理论知识，并利用这些知识不断提高临床研究水平和疾病诊治能力。

第一节　临床研究概述

一、开展临床研究的必要性

医学的进步离不开临床研究，临床诊治相关的"指南/规范/路径"，转化医学、精准医学以及人工智能的临床应用等，都需要临床研究提供有效性和安全性方面的证据，验证其临床应用价值。

临床经验非常重要，但也有其局限性，主要表现为：①观察的病例数较少，得出的结论存在偶然性，可能高估疗效。②病例来源单一，结论的外推性较差。③未对病例进行系统的随访，预后、不良反应等不清楚。④未与标准治疗进行直接比较，结果的说服力不足。⑤容易受偏倚等因素的干扰。因此，有必要按照规范的流程开展临床研究。

开展（或参与）临床研究有诸多好处，主要体现在：①临床医生根据工作中遇到的临床问题设计并开展临床研究，证据更有针对性，适用性和推广性强，可以更好地服务临床诊疗决策。②在研究过程中，通过细致的观察与分析，可获得更多的感性认识，丰富临床经验。③通过开展（或参与）新技术、新方法、新理论、新药/医疗器械/诊断试剂等临床研究，可以提高法规意识、伦理意识、安全意识、质量意识和科研诚信意识，提高临床研究设计能力和项目实施能力，更早获得应用体会，更好救治患者。

二、我国临床研究的现况

我国是临床研究"资源"大国，全国年门诊量超过 50 亿人次。但长期以来，受各种因素的影响，自主创新的疾病诊断、治疗、预防等方面的产品、技术或理论仍相对较少，已成为制约我国医学发展的短板问题。另一方面，基于我国患者数据的循证医学证据严重不足，多数疾病的诊治规范仍借用国外的标准，缺乏针对性和适用性，给我国的疾病防控带来了巨大风险与挑战。

近年，在健康中国战略下，国家以人民健康为中心，深入推进全民健康，我国在世界新药研发及临床研究中的地位越来越重要，在临床研究领域取得了长足发展，不断取得创新突破。尽管由我国研究者主导的临床研究成果不断涌现，不少成果被国际/国内指南采纳，但总体上仍处于初级发展阶段，我国当前的临床研究总体水平在全球 12 个主要医药创新国家中排在第九位，处在相对落后的位置。

总体上，我国的临床研究领域仍存在以下问题：

（1）政策及监管体系有待进一步完善。在国家药品监督管理局和药品审评中心监管下，我国注册类临床试验的法规政策及监管体系相对完善。而针对研究者发起的临床研究，政策及监管相对不足。近年，我国也在不断完善针对研究者发起的临床研究的法规政策，例如，相继出台的《涉及人的生命科学和医学研究伦理审查办法》《医疗卫生机构开展研究者发起的临床研究管理办法（试行）》等，对提高临床研究质量、确保研究结果的真实性、准确性和可靠性具有重要的意义，但监管力度仍有待进一步加强。

（2）投入有限，引导不够。在国家及地方科技发展规划中虽然提及支持临床研究的相关项目，但经费资助规模远小于基础研究，且没有单独支持临床医学研究的专项经费，申报和资助的局限性大。例如，国家自然科学基金主要支持基础研究和应用基础研究，直至2020年才在面上项目中设立"源于临床实践的科学问题探索研究"，资助规模70项，直接经费80万元，整体资助规模偏小。

（3）临床研究设计水平和实施质量有待提高。临床研究是一项系统工程，涉及临床医学、生物统计学、流行病学、卫生经济学、科研管理和医学伦理学等方面的专业人员，高层次、复合型人才团队是提高临床医学研究水平的基础，但相关专业人才紧缺，致使设计的科学性、实施的规范性、结果的可靠性等仍存在问题。

（4）能够指导临床实践的高水平临床研究成果仍不足。我国具备多样、充足的临床病例，但研究者发起的高质量临床研究项目不多，临床资源未被有效转化为指导临床诊治的证据。

（5）成果转化渠道不通畅。医学领域的研究成果转化面临诸多挑战。医学研究转化具有链条长、失败风险高、转化过程复杂等特征，涉及科研院所、医疗机构、高校和企业等多方主体，医产学研的紧密协同成本高，院所高校的成果产业化难，致使国产创新药、医疗器械、诊断试剂等医疗产品不能迅速实现产业化，呈现进入临床应用难的处境。

三、临床研究的分类

临床研究有多种分类方法。这里主要介绍三种常用的分类方法：

（1）根据临床研究的发起方，可分为企业发起的临床研究（industry-sponsored trial，IST）和研究者发起的临床研究（investigator-initiated trial，IIT）。①企业发起的临床研究是针对新产品（包括新药、医疗器械、诊断试剂等）或产品上市后再评价的临床研究，以产品注册上市或上市后再评价为主要研究目的，一般需要得到研究实施所在国家（或地区）药品监督管理部门的批准或备案，在我国需要在具有临床试验相关资质的医疗机构进行，遵守相关法规，并在药品监督管理部门的监管下组织和实施。②研究者发起的临床研究是指由研究者或学术机构作为主要发起人和组织者开展的临床研究，其研究范围通常是企业发起的临床研究所未涉及的领域，如诊断或治疗手段的改进、罕见病研究、（肿瘤）药物上市后增加适应证等。两类临床研究互为补充，共同推进临床研究的深度和广度。

（2）根据研究者是否主动地分配受试者接受不同的干预措施，可分为观察研究（observational study）和干预研究（intervention study），具体分类如图1-1所示。更具体的分类，可参见本书第五章内容。

1）观察研究中，研究者不对受试者人为施加干预措施，只是客观地记录受试者（或被调查者）危险因素的暴露情况和结局（如发病、死亡等）的发生情况，并通过适当的统计分析策略，获得疾病危险因素、诊断准确性、预后等方面的研究证据。常见的观察研究包括横断面研究（cross-sectional study）、病例-对照研究（case-control study）、队列研究（cohort study）。基于上述三种观察研究设计，衍生出多种设计类型，如单纯病例研究（case-only study）、巢式病例-对照研究（nested case-control study）、病例-队列研究（case-cohort study）等。

2）干预研究中，研究者会根据研究目的人为地分配受试者接受不同的干预措施，按照"随机、对照、盲法、重复"的基本原则控制混杂因素对结局评价的影响，采用合适的统计分析策略，评价干预措施相对于对照方法的有效性和安全性。干预研究的设计类型很多，如平行对照设计

（parallel control design）、交叉设计（cross-over design）、析因设计（factorial design）、适应性设计（adaptive design）等，不同的设计方法适用于不同的试验目的。

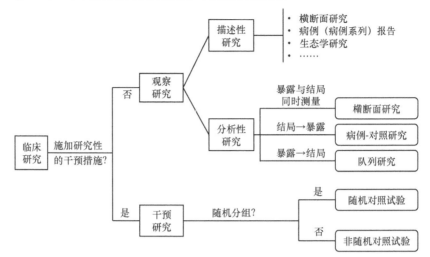

图 1-1 根据是否施加干预措施的临床研究分类方法

（3）根据研究目的，可以分为病因学研究、诊断/筛查试验、疗效评估研究和预后研究。①病因学研究，涉及因果关系推断，多采用观察研究设计，如横断面研究、病例-对照研究、队列研究等。②诊断/筛查试验，如筛查策略、诊断准确性、卫生经济学等方面的评价，可以是横断面研究，也可以是队列研究。③疗效评估研究，多采用随机对照设计、前瞻性队列研究等方法，旨在评价新的干预措施相对于标准治疗（或安慰剂）的有效性和安全性。④预后研究，包括预后因素研究和预后预测建模，多采用队列研究设计，涉及生存时间、生命质量（quality of life）、多因素分析等方法。

有关上述临床研究设计方面的内容，将会在本书后续章节详细介绍。

四、方法学在临床研究中的作用

科学严谨的临床研究对于提高临床研究质量、获得高级别循证医学证据至关重要。方法学贯穿于研究设计、实施、质量管理、结果报告与评价的整个研究周期。临床研究方法学将临床医学、生物统计学、临床流行病学、卫生经济学、医学伦理学等学科的理论知识和原理，结合要解决的临床科学问题，运用到临床研究的设计和实施过程中，力求通过科学的设计、准确的测量和审慎的评价，尽量排除偏倚和混杂因素对结局的影响，保证研究结果的真实性（validity）和研究结论的可靠性（reliability）。概括起来，方法学在临床研究中的作用体现在研究设计、暴露与结局测量、结果评价等方面。

1. 研究设计方面 围绕研究目的，从选题到结论，方法学贯穿于整个研究设计阶段。例如，凝练临床科学问题、确定研究目的、选择受试者、估算样本量、基线测量、随机分组与盲法、干预措施、随访观察、病例报告表（case report form，CRF）的设计、数据收集、统计分析策略等，都要有系统、全面、科学的规划，以保证研究高质量进行，使统计分析结果能客观回答临床科学问题。当然，针对不同研究目的，条件许可的情况下，应尽量选择证据级别较高的研究设计类型。表 1-1 汇总了不同临床问题可选的研究类型。

表 1-1 研究目的与研究类型

临床问题	研究目的	研究类型（按证据级别由高到低）
病因/危险因素研究	评价及量化暴露因素与疾病发生风险的因果联系及关联强度	队列研究＞病例-对照研究＞横断面研究＞病例报告

续表

临床问题	研究目的	研究类型（按证据级别由高到低）
诊断/筛查试验	评估新的诊断/筛检方法的准确性、可行性、卫生经济学价值等	随机对照试验＞队列研究＞横断面研究（需与金标准比较）
干预措施有效性评估	证实干预措施（如药物、手术）的疗效和安全性	随机对照试验＞队列研究＞病例-对照研究
预后研究	疾病预后因素研究和预后预测建模	队列研究＞病例-对照研究

2. 暴露和结局测量方面　为了回答提出的临床科学问题，需要在方法学的指导下选择合适的指标测量暴露和结局，以定量、客观、准确地描述临床研究中的现象、反应、结果，发现并分析其中的联系。临床有时需用多个指标来说明结局，可采用复合指标。

3. 结果评价方面　通过科学的手段和公正的态度，从多方面评价研究的结果、结论或观点等，是否反映客观实际而具有真实性、是否能得以重复而具有可靠性、是否可在临床推广应用而具有适用性以及经济等方面的可行性。临床诊疗方案能否在临床实践中推广应用，均要与备选方案进行全面比较，以最小的代价获取最大的效益，使患者接受治疗后利大于弊。

临床研究方法学的作用在于帮助临床医生设计并开展高质量的临床研究，全面考量有效性、安全性和（或）卫生经济学等方面的内容，并进行综合分析与评价，指导临床实践。

五、多学科协作

临床研究是一项系统工程，需要多学科研究团队的通力合作，其中包括临床医学、生物统计学/流行病学、数据管理、卫生经济学、医学伦理学、科研管理等方面的专业人员。研究团队中，不同人员分工明确，各司其职，才能高效、高质量地实施临床研究。如图1-2所示，在多学科研究团队的协作下，撰写科学严谨的研究方案、收集高质量研究数据、通过合适的统计分析策略获得高质量的循证医学证据等将是水到渠成的事情，进而提供高级别循证医学证据指导临床决策，造福患者。

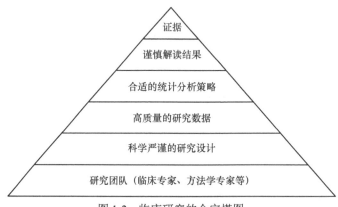

图 1-2　临床研究的金字塔图

第二节　临床研究的基本流程

临床研究的设计、实施、管理和结果报告都是有章可循的，开展临床研究需要遵循科学研究的基本流程。图1-3简要描述了临床研究的基本流程以及各环节的主要内容。

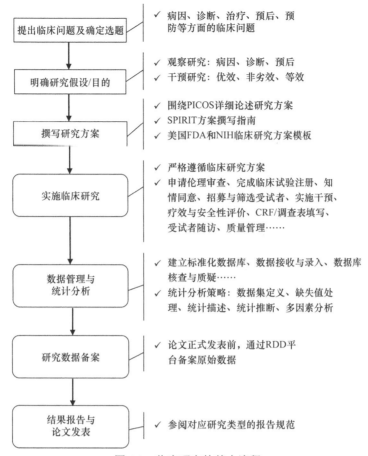

图 1-3 临床研究的基本流程

PICOS：研究对象（participant）、干预/暴露（intervention/exposure）、对照/对比（control/comparison）、结局（outcomes）、研究设计（study design）；SPIRIT（临床研究方案撰写指南）：standard protocol items: recommendations for interventional trials；FDA：（美国）食品药品监督管理局（Food and Drug Administration）；NIH：（美国）国立卫生研究院（National Institute of Health）；CRF：病例报告表（case report form）；RDD：研究数据备案平台（research data deposit）

一、提出临床问题及确定选题

从临床实践、临床指南、文献资料、学术交流等途径出发，凝练有价值的临床科学问题，确定研究选题，开展临床研究，有助于提高临床诊疗水平。临床研究的最终目标是造福患者，改善人民群众的健康水平，所有临床研究的选题都应该以此作为最终目标。研究者在确定临床研究的选题时，首先应搞清楚：①为什么要开展此项研究？②要解决什么临床问题？③医学界目前研究到什么程度？④研究的价值多大，会有什么成果，如何指导临床实践？⑤创新性和可行性如何？如果上述问题都能给出合理的回答，那么所选的课题可能会有实际的临床价值。

二、明确研究假设/目的

依据具体的科学问题和选题，在复习文献的基础上提出明确的研究假设（或研究目的）。例如，新方法/新药物治疗某疾病的疗效是否优于标准治疗（优效性研究假设）。

临床研究类似射击打靶，研究假设（研究目的）应尽量简单明确。一项临床研究一般只回答一个核心临床问题，接续的研究设计、样本量估算、统计分析策略、结果报告与结论等都需要围绕核心临床问题进行。研究目的过多，研究假设不明确，势必降低研究的效率，甚至导致什么问题也说不清楚。

三、撰写临床研究方案

临床研究方案（clinical study protocol）是指导研究者实施临床研究的行动纲领，是临床研究项目实施的整体规划。临床研究方案的好坏直接决定一项临床研究能否取得成功。撰写临床研究方案可以参照临床研究方案撰写指南（SPIRIT）、美国 FDA 与 NIH 临床研究方案模板。根据研究目的，结合人力、物力、财力等现实情况，围绕研究对象、干预/暴露、对照/对比、结局、研究设计等五个核心要素（简称 PICOS），由临床专家和方法学专家共同参与制定，形成科学、严谨、操作性强的研究方案。必要时，需要制定详细的研究者手册和标准操作规程（standard operating procedure，SOP）来规范整个临床研究过程。

四、实施临床研究

一项临床研究从确定选题、撰写研究方案、申请立项到正式开始实施，其间需要投入大量的时间、人力、物力等资源。一项设计精良的临床研究项目，因为实施过程中质量管理不佳导致失败是非常可惜的。严格遵循临床研究方案和 SOP 实施临床研究是高质量临床研究的关键，临床研究的实施主要包括申请伦理审查、完成临床试验注册、受试者招募与筛选、知情同意、实施干预、有效性与安全性评估、CRF（或调查表）填写与数据收集、受试者随访、质量管理等内容。具体内容详见本书各章节。研究开始前，需要重点关注以下几方面。

1. 申请伦理审查　无论是回顾性研究、还是前瞻性研究，无论是观察研究、还是干预研究，无论是临床研究、还是涉及人的基础研究，正式开始研究前都需要申请并获得伦理委员会的审查同意。

2. 完成临床研究相关的注册　临床试验"透明化"理念的内涵包括临床试验注册、共享临床试验原始数据和全面准确地报告结果。2005 年，世界卫生组织国际临床试验注册平台（World Health Organization International Clinical Trials Registry Platform，WHO ICTRP）的成立，标志着全球临床试验注册制度的建立。医学期刊和医学伦理委员会均要求：临床试验应在开始招募受试者或纳入第 1 例受试者前在国际认可、公众可及的临床试验注册平台完成注册，在此之后申请注册均视为补注册。中国境内的临床研究可以在中国临床试验注册中心（Chinese Clinical Trial Registry，ChiCTR）完成注册，注册后可获得唯一的全球通用识别码（Universal Trial Number，UTN）。国际医学期刊编辑委员会（International Committee of Medical Journal Editors，ICMJE）发表声明：对于干预研究，未预先进行临床试验注册的结果将不会被其成员期刊接受并发表。对于观察研究，国际上尚无统一要求，但有需要注册的趋势，因此建议观察研究也应尽量在临床试验注册平台完成注册。

根据《涉及人的生命科学和医学研究伦理审查办法》以及《医疗卫生机构开展研究者发起的临床研究管理办法（试行）》要求，在我国开展涉及人的生物医学研究项目，需要在项目实施前通过"医学研究登记备案信息系统"进行备案。

根据《药物临床试验登记与信息公示管理规范（试行）》，凡获得临床试验批件或临床试验通知书或按规定在我国进行的临床试验，开展前均应按要求在"药物临床试验登记与信息公示平台"完成登记并公示。

3. 人类遗传资源管理　采集、保藏、利用和对外提供我国人类遗传资源需要严格遵循我国的法律和行政法规要求。根据《中华人民共和国人类遗传资源管理条例》和《人类遗传资源管理条例实施细则》，对于涉及我国人类遗传资源的临床研究，根据不同情形，需要在我国科学技术部人类遗传资源服务管理系统提交申请，获得行政许可或完成备案后方可开展相关研究。

有关临床研究注册、伦理审批与知情同意等方面的内容，详见本书第四章。

五、数据管理与统计分析

数据是临床研究的载体。统计分析结果有赖于真实、准确、完整、可靠的研究数据。临床研究的数据管理包括制定数据管理计划、建立标准化的数据库、数据接收与录入、数据库核查与质疑、数据备份与恢复、数据库锁定与保存、数据质量评估等，必要时需要制定数据管理的 SOP。数据管理应遵循相关的数据管理指导原则，例如，《临床试验数据管理工作技术指南》《药物临床试验数据管理与统计分析的计划和报告指导原则》《临床试验的电子数据采集技术指导原则》等。本书第六章详细介绍了临床研究数据管理的相关内容。

需要根据不同的研究设计和数据资料类型，制定合适的统计分析策略。通常，研究方案中应有较为详细的统计分析策略，在统计分析之前拟定详细的统计分析计划（statistical analysis plan，SAP）。尤其对于临床试验，详细的统计分析计划尤为重要，后续的统计分析也需要严格遵照统计分析计划执行。统计分析计划需要涵盖临床试验的所有统计学考虑，包括研究设计类型、研究假设、组间比较类型、主要和次要研究指标的定义及测量方法、统计分析数据集的定义、有效性/安全性评价和统计分析方法等的详细计划。

统计分析包括统计描述、统计推断和多因素分析。①统计描述是对研究指标的描述性分析，旨在了解样本的分布情况，常借助统计指标、统计图、统计表进行资料的统计描述。②统计推断是依据样本数据对总体做出估计或决策的过程，如组间疗效差异的比较、生存率的估计等。③多因素分析方法包括协方差分析、线性回归、Logistic 回归、Cox 比例风险模型、对数线性模型、多水平模型（multilevel model）等，可用于筛选疾病的影响因素、校正混杂因素或构建多因素预测模型等。

六、研究数据备案

近年来，全球范围内医学研究论文涉嫌造假等学术不端行为时有报道。在科技论文数量不断增加的同时，更应做好科技论文的质量管理，杜绝学术不端行为。近年，我国非常重视科研诚信建设，出台系列政策法规。例如，2017 年 8 月的《最高人民法院、最高人民检察院关于办理药品、医疗器械注册申请材料造假刑事案件适用法律若干问题的解释》、2018 年 4 月国务院出台的《科学数据管理办法》、2018 年 5 月中共中央办公厅和国务院办公厅出台的《关于进一步加强科研诚信建设的若干意见》、2019 年 9 月由科技部、中央宣传部等多部委联合发布的《科研诚信案件调查处理规则（试行）》、2022 年 8 月由科技部等二十二部委印发的《科研失信行为调查处理规则》等。为直接高效地保证医学研究数据的可溯源性，杜绝数据造假等学术不端行为，要求研究者在论文发表前将论文的原始数据备案于第三方机构/平台是一种简便高效、震慑效果明显的措施。当备案数据对应的论文结果的真实性受到质疑时，杂志社（或有关部门）便可通过研究者备案的原始数据进行数据真实性核查和溯源。研究数据备案还可以使科学研究过程更加透明和公正，使研究数据采集过程更加规范和客观。

中山大学肿瘤防治中心在国家科技支撑计划项目的资助下，开发建设了研究数据备案平台（research data deposit，RDD，域名：www.researchdata.org.cn）。RDD 平台是一个公益性的研究数据备案平台，于 2017 年上线运行，旨在为数据的可溯源性提供支持，为必要的数据真实性核查提供支撑，促进医学研究的规范和可持续发展。对于通过形式审核的研究数据，RDD 平台将分配唯一的备案号（RDD 号）并提供一份电子版申明备忘录，研究者可以在拟发表的论文中标注 RDD 号。公众可以在 RDD 平台首页通过文章中标注的 RDD 号检索备案数据对应论文的基本信息，包括文章/项目名称、主要研究者/通讯作者的姓名、单位、E-mail 及备案时间。如有必要，作者单位或杂志社通过申请，可以核查已发表论文的相关原始数据。

目前，包括 *Cancer Communications*《肿瘤预防与治疗》等期刊已正式发布公告，强烈建议：同行评议后被接受的原创性研究论文在正式出版前将研究数据备案在 RDD 平台，并在论文中标注 RDD 号。多篇发表于《新英格兰医学杂志》《自然材料》《柳叶刀·肿瘤学》等国际知名期刊的研究论著，在文中标注了 RDD 号，在国际上产生一定的影响。

希望在不久的将来，可以像临床试验注册一样，将研究数据备案作为论文发表的前置条件，共同推动医学研究的规范和可持续发展。

七、结果报告与论文发表

临床研究的结果常以学术论文的形式进行报告，由同行评议后，通过学术期刊和学术会议交流与传播。临床研究完成后，研究者需要全面衡量研究的质量和结果，根据研究方案撰写论文并进行投稿。为了提高临床研究结果报告的透明与规范，学术界针对不同的临床研究类型，制定了一系列结果报告规范及其扩展系列，表1-2列出了主要研究类型的报告准则，各报告规范的英文版全文可在 http://www.equator-network.org/ 网址获得。研究者在报告结果及撰写论文时，应参照对应的报告规范，全面、完整地报告研究结果，切忌选择性地报告结果，误导读者。

表 1-2　主要研究类型的报告准则

研究类型	报告准则
观察研究	STROBE: STrengthening the Reporting of OBservational studies in Epidemiology
诊断准确性研究	STARD: STAndards for Reporting Diagnosis accuracy studies
临床试验方案	SPIRIT: Standard Protocol Items: Recommendations for Interventional Trials
随机对照试验	CONSORT: CONsolidated Standards of Reporting Trials
非随机对照试验	TREND: Transparent Reporting of Evaluations with Nonrandomized Designs
预测模型	TRIPOD: Transparent Reporting of a multivariable prediction model for Individual Prognosis Or Diagnosis
系统评价与 Meta 分析	PRISMA: Preferred Reporting Items for Systematic reviews and Meta-Analyses

拓展阅读

《临床研究基本概念：随机对照试验和流行病学观察性研究》（第 2 版）是 Kenneth F. Schulz, David A. Grimes 编著专著 *Essential Concepts in Clinical Research: Randomised Controlled Trials and Observational Epidemiology*（2/E）的中文译本，是一本面向临床研究者的书籍，全书深入浅出地介绍了观察研究、筛查试验、随机对照试验和论文出版等内容，同时融入了国际知名的案例和批判性思维，对于深刻理解临床研究方法背后的理论及启迪思维有一定的帮助。

◀ 思考与练习 ▶

一、选择题

1.（单选）临床研究的主要目的包括（　　）

A. 探索疾病的危险因素

B. 明确诊断/筛查方法的准确性

C. 证实干预措施的有效性和安全性

D. 预测疾病的预后

E. 提高科研水平

2.（单选）以下哪项**不属于**临床经验的局限性（　　）

A. 观察的病例数较少，结论可能存在偶然性

B. 病例来源相对单一，结果外推性较差

C. 未对病例进行系统的随访，预后、不良反应等不清楚

D. 来自于临床经验的结果具有较强的说服力

E. 未有效控制偏倚、混杂等因素

3.（单选）根据研究目的分类临床研究，以下哪项**不属于**其分类范畴（　　）

A. 病因学研究

B. 观察研究

C. 诊断/筛查研究

D. 干预措施有效性和安全性评估研究

E. 预后研究

4.（单选）临床研究的基本流程是（　　　）

A. 确定临床问题及选题、明确研究假设/目的、撰写研究方案、实施临床研究、数据管理与统计分析、结果报告与论文发表

B. 确定临床问题及选题、明确研究假设/目的、撰写研究方案、实施临床研究、数据管理与统计分析、研究数据备案、结果报告与论文发表

C. 确定临床问题及选题、撰写研究方案、明确研究假设/目的、实施临床研究、数据管理与统计分析、结果报告与论文发表

D. 确定临床问题及选题、明确研究假设/目的、撰写研究方案、数据管理与统计分析、实施临床研究、结果报告与论文发表

E. 确定临床问题及选题、明确研究假设/目的、撰写研究方案、实施临床研究、结果报告与论文发表、数据管理与统计分析

二、问答题

1. 开展（或参与）临床研究的好处主要体现在哪些方面？

2. 简述临床研究的分类方法。

（李济宾　张晋昕　洪明晃）

第二章 临床研究立题

临床研究的立题或选题是针对临床上存在的问题或探索新的技术、方法等采取的行动。选题的优劣决定临床研究项目的高度或深度。

开展临床研究，研究人员首先要有"想法"，提出问题或创意，然后得有"办法"去解决问题或实现目标。如果只有想法，没有办法，那是"空想"。所以，"立题＝想法＋办法"。

什么是"想法"？就是凝练出一个具体问题或提出研究假设。一般情况下，一个临床研究项目聚焦一个临床问题；如果涉及多个临床问题，可以分开立题，分别设计与实施，这样便于医疗机构的立项管理，成熟一个、立项一个、启动一个。

什么是"办法"？那就是围绕一个具体的临床问题，通过良好的研究设计与规范的项目实施，得到合规、真实、准确的数据，通过正确的分析方法得出可靠的结果，获得令人信服的证据。临床研究中，可以利用现有技术、方法等去解决临床问题；更鼓励创新或改进，通过新思路、新产品、新技术等去达到更高的目标。

第一节 临床医生都可开展临床研究

涉及人的研究可以分为基础研究和临床研究。①基础研究一般是采用离体标本，在实验室开展微观研究；②临床研究是以患者（或健康志愿者）为研究对象，涉及病因、诊断、治疗、预后和预防等方面的宏观研究，也会使用一些微观手段进行相关指标的检测分析。

（1）临床医学的创新与发展需要基础研究。但并不是所有的临床医生都能开展基础研究，一是不具备相应的实验条件与技术，二是临床工作过于繁忙。如果一定要强制所有的临床医生去开展基础研究，可能使临床工作受到影响（如减少了出诊时间、减少手术台数等），还可能迫使研究者"走捷径、出险招"。因此，基础研究适合少数有实验条件、技术和时间的临床医生。

应鼓励临床医生与基础研究人员合作，以临床价值为导向，推动基础研究成果向临床转化；反对"逆转化"，即把临床医生从患者身边赶入实验室。基础研究"贵在创新、功在转化、利在患者"。

（2）临床医学的进步离不开临床研究。临床研究获得的数据和结果，可以①为决策服务：临床研究获得的证据，是除临床经验、文献资料外，临床决策的最好证据来源。②为医疗护航：诊治规范、临床路径等的制定，都需要来自临床研究的结果。③为创新支撑：新药、医疗器械等能否上市？基础研究的成果能否向临床转化？精准治疗方法能否提高疗效？人工智能等能否解决临床问题？都需要临床研究的证据。

临床医生都可以开展（或参与）临床研究：①研究现场主要在病房、门诊，不脱离临床工作、不脱离患者。②研究思路来源于临床一线，有利于解决临床问题。③研究结果有利于或直接用于临床决策。④临床结果经过实践验证获得公认，可用于完善临床的各种诊治指南、规范、路径等，更大范围造福患者。⑤临床资料得到充分利用。⑥科研活动提升临床医生的科学素养，丰富临床经验。

临床医生做临床研究，是自然而然的事情。

第二节 临床研究立题的来源

临床研究的"想法"可以从以下几个方面入手。

1. 临床目的 面对一个患者，临床医生首先要考虑四个问题：病因是什么、如何准确诊断、选择哪种治疗、预后如何。

目前，多数疾病的病因是清楚的，但也还有不少疾病的病因并不明确，而且随着时间推移，新的病因还会出现，需要不断地深入探索。

诊断的问题，包括如何早期诊断？是否需要在人群中筛查？临床常采用多种诊断方法，如何评价同时或序贯采用多种方法的诊断效果、成本效益？新的诊断方法、产品等，还要与"金标准"或已上市产品进行综合的比较与分析。

临床治疗需要不断追求更安全、更有效、更可及、更便宜。临床治疗/干预的方法很多，包括药品、疫苗、手术方式、放射治疗等，还有行为干预、康复训练、心理指导等，以及调整给药剂量、改变给药方式、技术改进等。如何评价这些干预方法单独或联合使用的有效性和安全性，是一个复杂的临床决策问题，需要通过多维度的临床研究进行综合分析和评价。

预后研究包括疾病的结局和影响疾病转归的预后因素，以及预后的预测等。

2. 面向需求、寻找热点 包括①突发事件：如重大疾病的暴发、新疾病的出现等。②国家战略：如国家疾病防控政策的发布或调整。③服务地方：针对当地常见病、多发病、特色病等，因地制宜，开展相关研究，提高疾病防治水平。另一方面，紧跟疾病防治的前沿，紧盯疾病发展的趋势，聚焦热点难点。

3. 创新 是"临床研究"的活水源头。没有创新，临床研究可能陷入"无米之炊"。特别鼓励思维活跃、知识面广、精力充沛的年轻人，在做好临床日常工作的基础上，"异想天开""无中生有"，大胆设想、小心求证，有所发明、有所发现。

当然，也鼓励临床医务人员与其他学科的科技人员进行合作，开展"医+"的各种合作、交叉、融合，如临基合作、医药结合、医工融合、医理交叉等。

改进型创新或技术革新在临床也非常重要，有时一些小小的改进，就可能给患者带来不少的益处。

当然，任何创新或改进，都需要开展探索性和（或）确证性的临床试验，只有获得安全性和有效性等方面的证据，才能考虑在临床推广使用。

医疗机构的广度在于技术，深度在于研究，高度在于创新。

4. 发挥自己的特长 不少临床医生在长期的实践活动中形成了自己的独门绝技或拿手好戏，解决了一些他人解决不了的问题，救治了很多的患者。但要明确其在众多临床技术中的地位，或获得同行的认可，在更广的范围推广，需要通过设计良好的临床研究，获得可靠的数据与结论，把经验上升到理论，以便在更大的范围或更高的层次展现自己的特长。

5. 扬长补短 "发挥自己的特长"是"扬长"，还应积极参与学术交流、查阅文献资料等，虚心地学习他人的长处，借鉴"他山之石"，同时剖析自己的不足，不"避短"而是"补短"。

"补短"可以是解决他人未顾及的临床问题；可以是因地制宜提高当地常见病、多发病的诊治效果；可以是独辟蹊径、打破陈规、优化流程、提高效率、方便患者；可以是发挥自己的优势，补齐短板，均衡发展。

6. 学习新东西，解决老问题 老医生也常常面临新问题。不能固化自己的思维、技术，应积极面对新形势、新情况，提出自己的新思路、新方案。

目前，数字化、智能化广泛使用，新产品、新技术、新算法等新的东西不断涌现，可以通过临床研究，对其进行科学评价；也可以联合新老技术（或产品），开展临床研究，找出效果更优、成本更低的综合解决方案。

7. 向深度和广度进军 一方面是"步步深入、步步为营"的策略，不断细化、深入。例如，对疾病分级分层，进行精准治疗、个体化治疗；从实验室的基因分型、靶点检测到动物实验，再到患者的分层治疗、个体化治疗的探索性研究，最后开展确证性研究，不断深入，实现基础研究成果的临床转化。又如肿瘤的新药临床试验，往往先从后线治疗（三线、二线）开始研究，获得比较理想的安全性和有效性结果后，逐步推进，再开展一线的临床试验。

另一方面，触类旁通、博采众长。通过集合（如组学、多模态、融合、交互），综合（如综合治疗），联合（如联合诊断、多因素分析等方式），更好地解决临床问题，造福患者。

8. 临床存在的不足与争议 临床上诊治效果不理想、不良反应明显、成本太高等，都是选题的方向。

在学术会议或科室会诊中，常常有不同的意见、观点，可以讨论、争议，但不必争吵，不忙着"站队"，立题开展研究便是。

流程太烦琐，甚至患者投诉多的地方，也是立题的思路之一，如果加以改进，既提高患者的满意度，还可能提高工作效率和临床效果。

9. 善用政策 例如，《已上市抗肿瘤药物增加新适应症技术指导原则》发布后，针对上市后的抗肿瘤药增加适应证的"研究者发起的临床研究"就多起来了。又例如，国务院关于在海南博鳌乐城国际医疗旅游先行区暂停实施《医疗器械监督管理条例》有关规定的决定和国家市场监督管理总局等部门关于《粤港澳大湾区药品医疗器械监管创新发展工作方案》发布后，据此在海南和广东一些医疗机构开展临床诊治工作的同时，可以开展真实世界研究。

10. 基于临床研究的作用 曾经有人问，临床研究能解决什么问题？至少可以①明确联系：通过病因学研究，可以找出病因、危险因素、预后因素等，推断因果联系。②寻找证据：如诊断、治疗、预防的证据，既令人信服，也有利于推广。③探寻规律：如疾病的分布、流行、趋势、动态等。④有所发现：临床研究多用来获取"实证"，似乎缺乏自身创新，但通过临床研究的结果，形成新的诊断策略、新的综合治疗方案等，也是一种创新。

第三节　立题的基本原则

一个好的临床研究项目首先必须是一个好的立题。一个好的临床研究的立题有何特点？临床研究立题的基本原则包括以下几方面。

1. 科学性 临床研究的立题首先应遵循生命科学的基本理论和自然规律。研究设计要遵守"随机、对照、盲法、重复"等基本原则，以保证数据或结果真实、可靠。拒绝一切违背医学基本原理的疗法，拒绝任何缺乏科学道理的迷信活动等。当然，研究人员也不应盲目崇拜所谓的"权威""名家"。

2. 创新性 只有不断创新，才能推动医学不断进步。临床研究的创新性可以体现在研究的各个环节，包括研究对象、诊治措施、研究设计、检测方法、结局指标等各方面。创新创意，需要研究者非常熟悉所选课题在国内外的研究现况及进展，避免因掌握信息不全而造成低水平重复工作。对于前瞻性临床研究，可以通过临床试验注册网站了解世界范围内是否有类似的课题以及开展情况，避免重复研究。

3. 伦理性 2023 年 2 月，国家卫生健康委员会等部委发布的《涉及人的生命科学和医学研究伦理审查办法》给出具体要求：涉及人的生命科学和医学研究应当具有科学价值和社会价值，不得违反国家相关法律法规，遵循国际公认的伦理准则，不得损害公共利益，并符合以下基本要求。

（1）控制风险。研究的科学和社会利益不得超越对研究参与者人身安全与健康权益的考虑。研究风险受益比应当合理，使研究参与者可能受到的风险最小化；

（2）知情同意。尊重和保障研究参与者或者研究参与者监护人的知情权和参加研究的自主决定权，严格履行知情同意程序，不允许使用欺骗、利诱、胁迫等手段使研究参与者或者研究参与者监护人同意参加研究，允许研究参与者或者研究参与者监护人在任何阶段无条件退出研究；

（3）公平公正。应当公平、合理地选择研究参与者，入选与排除标准具有明确的科学依据，公平合理分配研究受益、风险和负担；

（4）免费和补偿、赔偿。对研究参与者参加研究不得收取任何研究相关的费用，对于研究参与者在研究过程中因参与研究支出的合理费用应当给予适当补偿。研究参与者受到研究相关损害时，应当得到及时、免费的治疗，并依据法律法规及双方约定得到补偿或者赔偿；

（5）保护隐私权及个人信息。切实保护研究参与者的隐私权，如实将研究参与者个人信息的收集、储存、使用及保密措施情况告知研究参与者并得到许可，未经研究参与者授权不得将研究参与者个人信息向第三方透露；

（6）特殊保护。对涉及儿童、孕产妇、老年人、智力障碍者、精神障碍者等特定群体的研究参与者，应当予以特别保护；对涉及受精卵、胚胎、胎儿或者可能受辅助生殖技术影响的，应当予以特别关注。

4. 可行性　大型临床研究是个复杂的系统过程，从设计到实施，从人员到设备，从技术到费用，都需要审慎考虑，必要时进行可行性分析或初步小范围的探索性研究。选题的可行性对于课题的顺利开展非常重要，例如，①是否有足够的前期研究基础；②是否能够招募到足够的受试者；③研究者是否具备开展临床研究的能力、是否具备《药物临床试验质量管理规范》（Good Clinical Practice，GCP）培训证书等，项目组成员构成是否合理；④是否具备必要的研究条件以及足够的经费支持等。

第四节　立题中的常见问题

很多时候，根据临床研究方案的"题目"，就可以看出研究者是否对临床研究有基本的认识。下面简单归纳了临床研究立题常见的四类问题。

1. 题目太大　例如，"×× 疾病的早期精准预测和防治体系"，防与治涉及不同的研究对象与干预措施等，防的研究对象一般是未发病的人群，而治的研究对象为患者，在研究设计、研究对象、评价指标等方面均有所不同。

2. 内容太多　不宜把太多的临床问题，如病因、诊断或预后等，放在一个研究项目里，因为它们的研究对象不同，样本量、终点指标等设计方法也不一样。例如，"×× 药物与多模态影像学对 ×× 肿瘤诊断及 ×× 结局预测价值的队列研究"，又例如"基于 ×× 暴露致 ×× 发病的分子机制、风险预警、早期诊断和预后评估的研究"。

一个临床问题设计一个研究方案进行立项，项目设计与实施的可操作性更好，也便于医疗机构的项目管理。

3. 目的存疑　例如，"×× 药物治疗 ×× 疾病的真实世界研究"，前瞻性收集数千例接受 ×× 药物治疗的患者数据，患者需全价购药，而研究者却有一定劳务费，存在左右医生的"决策偏倚"，更存在"推销"和"不公平竞争"的嫌疑。有时需收集其他公司的药品使用情况，涉及商业信息；有的需要收集患者的身份信息，违反《中华人民共和国个人信息保护法》。

4. 范畴不清　例如，"×× 调控免疫治疗的临床应用研究"，就混淆了临床应用与临床研究的概念。如果一个产品或一项技术已获得充分的"证据"，或已得到同行的"公认"，便是如何在临床推广应用的问题，在医疗机构，项目推广属于医务部门的业务；如果还存在"争议""疑虑""证据不足"等，就得立题启动临床研究。

又如，"基于 ×× 基因组的临床转化研究"，严格来说，"转化研究"不严谨，如果研究对象是离体标本，在实验室开展微观研究，属于基础研究或实验研究的范畴；如果研究对象为人体的宏观研究，则属于临床研究的范畴，当然，临床研究中也会采用一些实验检测手段。基础研究和临床研究，在医疗机构的管理多分属不同的管理部门。

研究内容方面的问题就更加复杂多样，主要包括：

1. 缺乏问题导向　有些临床研究，缺乏明确的、需要解决的临床问题；有些是为研究而研究，如干预措施落后、设计方法不当、评价指标陈旧；有些研究"场面有余，内涵不足"，如"×× 地区 ×× 万人群队列研究"，大项目、大数据。但在缺乏严谨且详实的研究设计、长期随访、偏倚控制、质量管理、数据整理和统计分析等的情况下，难以得出真实、可靠的结论，未看到解决什么临床问题以及如何解决问题，甚至不排除利用所谓"大数据"套取科研经费的嫌疑。

2. 漠视受试者权益　重视研究、轻视伦理，关注论文分区及影响因子、漠视受试者权益是常见的问题。随着新技术的发展，不论是企业还是医生发起的探索性研究越来越多，如某临床试验项目，终点指标是生存率及部分受试者的药代动力学（PK）指标，除了 PK 和临床诊疗需要的采血外，还包含 PD-L1 表达水平、肿瘤组织和血液中多项生物标志物的"探索性"研究。除了 PK/ADA 给予采血补助，其他与临床诊治无关的探索性研究的采血未给予补助，而且受试者可能不知情。临床试验的主知情同意书与探索性研究知情同意书"捆绑"在一起，存在被胁迫的情况，违反伦理准则。

3. 方法不对　有些是设计方法不对，例如，诊断试验只是计算两组差异的 P 值，没有参照 STARD 去评价一项新的诊断方法的敏感度和特异度。有些是统计方法选用不当，如预后研究的结局指标为时间资料，选用了 Logistic 回归模型，而未采用能处理删失值的 Cox 回归模型。

4. 样本量估计随意　样本量估计存在的问题主要包括：①没有按统计学要求进行计算。②没有选用正确的参数与方法。③计算样本量的指标不是主要终点。④故意夸大组间效果差异，缩减样本量，例如，"非劣效"试验设计中设置过大的非劣效界值，以减少样本量，但可能让患者接受效果较差的治疗，失去临床意义，存在伦理问题。

5. 对照组选择不当　除了一些"自限性"疾病，或一些疾病的早期阶段，可以考虑设置"空白对照"或"安慰剂对照"。一般情况下，对照组的治疗应选用诊治指南推荐的标准治疗，或有循证医学证据的治疗方法，不能为了凸显试验组的"高大上"，而在设计时降低对照组的标准，或采用过时的、落后的治疗；或在分析时人为压低对照组的疗效。

6. 忽视基础治疗　如果研究性干预措施不宜单用，应采用"加载设计"，即试验组采用诊治规范推荐的治疗作为基础治疗，加上研究性干预措施；对照组给予基础治疗，视情况加上安慰剂或标准治疗。

7. 终点指标"避重就轻"　有些评价指标为替代指标、中间指标或近期指标，不一定能反映受试者的最终获益，如生物标志物代替生存时间、新辅助治疗采用病理缓解率代替生存结局。有些肿瘤外科治疗的主要指标选用"术中出血量""手术时间""术后并发症""住院时间"等，这些指标固然重要，但对于肿瘤患者，关注的主要结局不能脱离复发、转移或死亡这些"硬核"指标。

8. 新辅助治疗需慎用　有些"新辅助治疗""围手术期治疗""转化治疗"的临床研究，纳入本来可 R0 切除的恶性肿瘤患者，在术前给予多疗程的非手术治疗，与诊治规范存在冲突，其结果可能由于效果不佳或肿瘤进展而难以手术，或由于不良反应而延误手术，或经费耗尽而无法手术等；评价指标采用的病理缓解率只是中间结果，不一定能反映受试者是否最终获益。对于有器官保留的一些特殊情形，新辅助治疗有其价值；至于新辅助治疗能否取代手术治疗，应从难以切除或不宜手术的情况开始，获得充分证据后再慎重推广。

9. 讲技术，不讲评价　有些研究者喜欢"炫耀"已掌握的技术，对这些技术能解决什么临床问题、如何评价该技术用于临床的意义，却没有来自严谨设计与分析的证据。

10. 谈精准，不谈证据　精准医学很重要，目前检测技术等发展很快，个体化治疗逐渐成为现实，但能做到精准检测和精准治疗，不一定会提高疗效。精准治疗的方案能否用于临床？是否改善了疗效？需要临床研究的证据，从疗效、安全性和成本等多方面进行决策分析。

11. 安全问题被轻视　常见的问题有"报喜不报忧"，忽视或淡化安全性问题。例如，有些"全生命周期"用药的项目，在缺乏初步的疗效与安全性数据情况下，即立项大规模的随机对照临床试验，让大量的受试者暴露在长期用药的风险中，评价指标中也缺乏远期的安全性指标。

12. 成本和无形成本大　有些临床研究涉及的治疗和检测费用很高，如果不能免费或优惠时，部分患者无法承受。研究者发起的前瞻性临床研究，如超说明书给药应该免费，超出诊治指南的检测也应免费。企业发起的以注册上市为目的临床试验，应按照 GCP 和相关规定实施。

立题时，无形成本也是需要重点考虑的因素之一，如某治疗的目的是减少某病的发生，其有效率只有百分之几，让 90% 多的受试者暴露在长期的药物治疗中，且该药不但超说明书还存在不少不良事件。卫生经济学（如成本-效果、成本-效益等）的全面评价很有必要。

第五节　临床研究的终极目标

临床研究的立题需要"好的想法"加"对的办法"，既要强调创意与创新，也要重视设计与意义。

临床研究的设计，既要符合科学性，也要结合临床实际，保障受试者的权益、安全和基本医疗。

临床研究的结果，首先是为临床决策提供依据，更好地治病救人，而论文的发表是呈现所得发现的载体，论文分区和影响因子不能与临床意义划等号。

临床研究是"剑门关"，任何新产品、新技术、新方法能否用于临床？均需要通过临床研究的评价；临床研究是"助催剂"和"保鲜剂"，使临床实践在正确的轨道上快速、健康地向前发展。

临床医生，尤其是年轻的医务人员，应积极参与临床实践，积累经验，在面对新的挑战、新的临床问题时，产生想法、探索办法，以临床价值为导向、以患者为中心，积极开展临床研究，其终极目标是更好地治病救人。

临床实践中，临床医生应结合每个患者的具体情况，选择最合适的诊治方案，临床诊疗往往没有最佳，只有最合适！

◀ 思考与练习 ▶

一、选择题

1.（单选）临床研究的作用包括哪些？（　　　）

A. 明确联系　　　　　　　　B. 寻找证据　　　　　　　　C. 探寻规律

D. 有所发现　　　　　　　　E. 以上均是

2.（单选）以下哪项**不属于**临床研究选题的基本原则（　　　）

A. 科学性　　　　　　　　　B. 创新性　　　　　　　　　C. 伦理性

D. 论文点数　　　　　　　　E. 可行性

3.（多选）《涉及人的生命科学和医学研究伦理审查办法》中要求，涉及人的生命科学和医学研究应当符合的基本要求包括（　　　）

A. 控制风险　　　　　　　　B. 知情同意　　　　　　　　C. 公平公正

D. 免费和补偿、赔偿　　　　E. 保护隐私权及个人信息

二、问答题

1. 简述临床研究立题的来源。

2. 临床研究立题中常见的问题有哪些？

（洪明晃）

第三章 临床科学问题凝练及方案撰写

临床科学问题是指研究者希望通过实行其设计的研究方案所解决的临床问题。临床科学问题的凝练是临床研究的关键环节。在临床工作中,最不缺的就是临床问题,所有一线的临床工作者,其实都拥有做科研的绝佳资源,然而大多数临床工作者对于临床研究却是无从下手,原因之一是没有很好地将临床问题转化为临床科学问题。科学问题是连接临床问题和临床研究的桥梁。科学问题的凝练,可以将很广泛的临床问题逐渐地浓缩到只能有某个具体答案的研究问题,从而更好地形成研究假说,以便设计研究方案。

事实上,从来不缺乏好的临床问题,即使现有的研究已经回答了某些问题,围绕它们也会产生很多新的问题。例如,中国人群收缩压干预试验(SPRINT)研究显示,与传统降压目标(140mmHg)相比,强化降压(收缩压降至120mmHg)可以进一步降低高血压患者心血管事件与全因死亡风险。该研究也带来新的临床问题,例如,是否所有高血压患者都能从强化降压中获益?高龄患者是否适合强化降压?慢性肾脏病患者是否适合强化降压?强化降压是否会带来其他系统的损害?使用哪种药物方案进行强化降压更好?

第一节 临床问题与临床科学问题

一、临床问题转化为科学问题的必要性

临床医生基于临床问题凝练临床科学问题,需要认识达成这一目标的意义与必要准备。

（一）"临床科学问题"与"临床问题"的区别

临床医生几乎每天都要面对患者,在诊治患者的过程中会遇到各种各样的问题,涉及疾病的发病情况、危险因素、诊断、治疗、预后、预防、经济成本等,可以笼统地把这些问题称为临床问题。"临床问题"一般是在临床实践中临床医生发现的需要解决的问题,常常以临床决策为目的。例如,"支架植入术后采用哪种抗血小板聚集方案更好?"。

（二）提出临床问题

提出临床问题是开展临床研究的起始步骤。临床医生基于临床经验,在诊疗过程中遇到需要解决但又尚无定论的问题,经过总结便成为相应的临床问题。然而,这个"临床问题"仅仅反映了一个临床现象,它是宽泛、模棱两可的,在研究目的、对象、内容、评价指标、随访时间等方面往往不够清晰、准确,其并不能指出一个明确的研究方向,无法进行下一步有目的性、针对性的临床科研探索。因此,有必要将临床问题转化为临床科学问题。例如,射血分数保留型心衰患者使用新型抗心衰药物达格列净是否有效。然而,临床决策问题的表述往往不够清晰,难以转化为临床研究设计,需要从科学研究的视角对临床问题进一步细化和分解,凝练成可以进行研究设计的"临床科学问题"。例如,根据诊疗规范,上述临床问题可以进一步凝练为:对于射血分数保留型心衰患者,在指南推荐的标准治疗基础上加用达格列净是否能降低患者心血管死亡或心衰恶化的风险。该临床科学问题便清楚地描述了研究的目的、人群、干预以及结局,为后续研究设计指明了方向。

（三）确定研究目的

临床研究的目的一般可以分为四类:病因探索、诊断效果评价、干预措施效果与安全性评价、疾病预后。提出临床问题后应根据临床目的进行分类。例如,"脂蛋白（a）水平升高人群是否容易患退行性主动脉瓣狭窄"属于病因学研究;"肌钙蛋白水平是否可以用于诊断急性心肌梗死"的研究目的属于诊断效果评价;"射血分数保留型心衰患者使用新型抗心衰药物达格列净是否可以提

高疗效”的研究目的是评价干预措施的效果；"重度主动脉瓣狭窄患者5年生存率与哪些因素有关"的研究目的则为疾病预后分析。

（四）选择合适的研究方法

根据不同临床研究目的，可以选择合适的研究方法。病因学研究往往采用横断面研究、病例-对照研究、队列研究等观察性研究设计方法。诊断效果评价应采用诊断试验设计。评价干预措施效果一般采用干预性研究，包括随机（或非随机）对照试验等。分析疾病预后因素多采用病例-对照研究或队列研究等观察性研究。不同研究方法的论证强度不同，研究难度也不同，研究者应根据实际条件选择合适的研究方法。

二、临床问题转化为临床科学问题的前提

虽然临床问题有必要转化为临床科学问题，但并不意味着所有的临床问题均可转化为科学问题，也并非所有的临床问题都有价值进行转化。这里可以参照 FINER 标准进行评估。FINER 标准包括：

1. 可行性（feasible） 研究项目需要的技术能力是否可以满足？研究者是否具有相关专业知识背景？是否有前期工作基础？是否有可以用于试验的仪器设备和其他技术能力？是否有足够的经费支持？是否有足够的受试者和科研人员等。

2. 激发研究者兴趣的话题（interesting） 科研人员和他的同事们是否都对这项研究感兴趣？

3. 创新性（novel） 采用的方法是否具有创新性、独特性和首创性？研究的问题是否有明确的答案，是否需要进一步完善和发展？研究结果是否可以增加新的知识或信息？

4. 符合伦理标准（ethical） 研究的目的和过程是否符合伦理标准。

5. 相关性（relevant） 研究的结果是否与科学知识、临床实践、健康管理等显著相关？研究是否能影响未来的科研或临床的发展？

将临床问题转化为临床科学问题，其目的是更加科学、准确地界定临床研究的各个环节，以提高临床研究的可行性。然而当临床问题或者科学问题本身不符合 FINER 标准，例如，患罕见病的研究对象难以获取，或者某项指标当前技术尚无法测量，又或者在研究中患者有害无益，这些情况下则没有必要对临床问题进行进一步的转化。

三、临床问题转化为临床科学问题的关键要素

从发现临床问题到开展临床研究需要架设一个桥梁，既能准确地表述临床需求，又能从科学研究的视角采用科学设计的逻辑对临床需求进行梳理和分解。临床科学问题正是连接临床问题和临床研究的桥梁。例如，针对"支架植入术后采用哪种抗血小板聚集方案更好？"的临床问题，可以提炼出的临床科学问题是"急性非 ST 段抬高型心肌梗死患者药物洗脱支架植入术后，采用阿司匹林联合氯吡格雷或阿司匹林联合替格瑞洛双联抗血小板聚集时，哪种方案患者1年的心血管不良事件发生率更低？"

基于上述临床问题与临床科学问题的区别不难发现，临床问题转化为临床科学问题，其关键环节是梳理出临床研究的五要素，包括研究对象（participant）、干预/暴露（intervention/exposure）、对照/对比（control/comparison）、研究结局（outcomes）、研究设计（study design），简称"PICOS"；如果研究指标为时间相关指标（如3年的总生存率等）或涉及患者的追踪随访，还要考虑研究时间（time），简称为"PICOST"。这些要素为顺利开展临床研究提供清晰的研究思路。

1. 研究对象 应根据研究目标确定相应的研究对象。特别应注意明确诊断标准，考虑来自不同人群的差异及其对研究结果的可能影响，同时还需要考虑研究对象的一般特征及其获取方式、治疗环境等因素对研究结局的影响，确保研究人群构建的合理性。

2. 干预/对照 应明确定义研究中的干预措施及对照措施。并应充分考察剂量、疗程、时机、

频率、剂型、给药方式等因素对结局可能造成的影响，制定相应的入选和排除标准及分析策略。当处于同一组的个体接受的干预方法属于一类方法而非单一措施时，则更有必要充分考虑其干预响应和安全性特征的同质性及构建合并分析的合理性。

3. 研究结局 包括对临床有效性评价具有核心意义的主要终点指标，如生存情况、重要结局事件的发生特征、症状及体征的改善情况、生命质量评价等，同时需要考察其安全性特征，必要时对卫生经济学特征给予评价。

4. 研究设计 应根据研究目标确定所采用的研究设计类型，如随机对照研究、队列研究、病例-对照研究等。对于干预效果评价，应特别注重随机对照研究的临床意义。

5. 研究时间 对于涉及随访的研究，还应根据研究目的、随访结构、干预或暴露因素与结局之间的纵向关系考虑研究时间。横断面研究和病例-对照研究不涉及随访时间，但是队列研究、随机对照研究则尤其注重随访时间。

以"支架植入术后哪种抗血小板方案更好？"为例，研究对象为急性非 ST 段抬高型心肌梗死患者，干预/对照为阿司匹林 + 氯吡格雷对比阿司匹林 + 替格瑞洛，结局为心血管不良事件，研究类型为随机对照试验，随访时间为 1 年。通过"PICOST"既能准确地表述临床需求，又能从科学研究的视角采用科学设计的逻辑对临床需求进行梳理和分解。

第二节 临床科学问题的凝练

一、临床科学问题来源

对于经验丰富的临床研究者来说，好的研究问题往往来源于其前期研究的结果及进一步提出的问题。然而对于临床研究新手来说，其科学问题的凝练往往受限于临床经验。对于临床研究新手，可以从以下几方面寻找临床问题。

1. 从临床实际诊疗问题凝练临床科学问题 临床医生在临床实际工作中遇到的需要解决的问题，显然是具有明确研究价值和临床意义的课题，更容易产生可转化的临床研究成果。例如，冠脉介入医生在给患者放完支架后，会考虑支架植入术后患者的长期获益，那么"支架植入术后哪种抗血小板方案更好"这一临床问题也就接踵而至。临床医生正是通过治疗和观察患者产生灵感，继而提出研究问题。抓住临床中遇到的难以解释的问题，往往会成为思维的闪光点。

2. 数据驱动产生临床科学问题 电子病历数据库的出现为临床研究提供了低成本、高效率的数据支持。随着医院电子病历系统的广泛应用，越来越多的研究者开始关注如何基于电子病历数据库开展临床研究。有条件的团队还会建立针对某病种的专病数据库。例如，以医院的电子病历数据为基础，提取心脏彩超数据，可以找出主动脉瓣狭窄患者，从而构建出主动脉瓣狭窄患者的队列。研究者要根据数据的属性明确数据可以回答哪些相关的科学问题，"巧妇难为无米之炊"，数据本身已经决定了可解决的问题范围。此外，现有的数据库还可以为研究者开展新研究提供前期工作基础，针对性地为研究者即将开展的新研究提供一些回顾性、参考性的证据支持。

3. 从阅读文献、学术交流中发现临床科学问题 对于临床研究新手来说，大量掌握自身研究领域的文献是极其重要的。临床研究新手应对相关领域文献进行充分检索并批判性地阅读。同时，研究者可以对阅读文献进行系统评价（systematic review），不仅可以构建研究领域的专业知识，还可以作为研究报告或者基金申请书的背景内容。只有比较全面地阅读本领域文章、指南，密切关注相关领域的最新动态，对自己研究的领域有一个全局性的了解，总结别人的创新点，才能形成自己的科研思维，获得新的创新点。

此外，相关领域的专家往往掌握着一些尚未发表的最新进展，积极参加与这些研究者的学术交流并与他们保持良好的合作与沟通，有助于随时掌握相应领域的最新动态。学术交流不仅对成熟的研究者有新视角、新思路的启发，对开展临床研究的新人而言更是快速寻找研究问题的有效途径。

二、临床科学问题凝练的关键步骤

凝练出清晰的临床科学问题，需要一系列步骤来定义所有必要的细节（图3-1）。

1. 寻找研究领域空白，提出临床问题 一个好的研究问题应该解决当前领域一个重要的空白，如果这个空白被填补了，患者的预后可以得到改善。也就是说在提出一个合理的研究问题时，明确已知和未知知识至关重要。通过对文献的系统回顾、对重点人群和患者的访谈以及向同领域专家的咨询，可以更彻底地评估该领域的研究现状。

对当前临床管理和/或临床结局的困惑往往是提出研究选题的直接驱动力。例如，糖尿病患者的血糖管理实践中，糖化血红蛋白水平控制目标是多少？高血压患者的血压管理实践中，理想的血压值是多少？可以通过凝练一系列临床科学问题，设计并开展相应的临床研究，解决这些临床困惑。

2. 明确研究目的，选择对应的临床研究方法 根据临床诊疗的时间顺序，可将临床研究的目的分为四类：分析病因、评价诊断方法效果、评价干预措施效果及分析疾病的预后情况。提出临床问题后，应分析该问题主要关注临床诊疗的哪个环节，并将该"临床问题"按照研究目的进行分类。如"高血糖是否导致主动脉瓣狭窄的发生"主要关注病因，其研究目的可以归类为"分析病因"；如"心脏彩超的某些参数是否可以准确诊断主动脉瓣狭窄"主要关注诊断，其研究目的可以归类为"评价诊断方法的效果"；如"SGLT-2抑制剂是否可以减少主动脉瓣狭窄的发生及进展"主要关注治疗，其研究目的可归类为"评价干预措施的效果"；如"提示主动脉瓣狭窄患者不良预后的因素有哪些"主要关注预后，其研究目的可以归类为"分析疾病的预后情况"

不同研究目的对应不同临床研究方法，如研究目的为分析病因，常选择横断面研究、病例-对照研究、队列研究等观察性研究方法。评价诊断方法效果，对应的临床研究方法则是诊断试验。评估干预措施效果，最佳的研究方法则是随机对照试验。分析疾病预后情况，常用的则是队列研究及病例-对照研究。不同的研究方法各有优劣，需根据研究目的选择合适的研究方法，有时候一个研究目的有可能涉及多个研究方法。

3. 剖析主要研究问题的组成要素 研究问题的主要组成部分应包括：研究对象是谁、干预或者暴露因素是什么、对照措施是什么、研究结局是什么、采用何种研究设计方法。实际上就是明确前述的"PICOST"要素。不过要注意的是，研究样本的选择对研究的内部真实性和外部真实性都有影响。例如，研究主要针对的是非ST段抬高型心肌梗死患者，那么对于不稳定型心绞痛或者ST段抬高型心肌梗死，其外部真实性则要重新评估。样本选择对内部真实性的影响可能不太明显，但涉及研究人群内部差异对结果的影响。

研究中干预措施的选择很重要。为了使研究结果能发挥作用，理想的干预措施应该是临床实践中可实施的。例如，一项关于主动脉瓣狭窄的研究结果发现，主动脉瓣置换获益很大，那么研究结果只能适用于能够独立完成主动脉瓣置换术的临床医生。结局指标的选择也至关重要。理想情况下，应该只选择一种结局指标，并且用来做主要分析。主要结局应该是可靠和有效的，具有可重现性。当需要极长的时间才能获得这个指标时，可以考虑替代结局指标，同时替代结局指标还是要尽可能选择患者关注的指标。

4. 凝练一个可回答的主要临床科学问题 理想情况下，一项研究计划应该解决一个主要研究问题，且在研究结束时，可以通过"是"或"否"这种简单地陈述对问题作结论。这个主要研究问题为研究者设定了正确的研究方向，通常决定了研究的样本量、可行性和预算。此外，这个主要研究问题通常在科研经费审批和发表过程中会受到审查。还可以设计一些次要研究问题，但绝不应对主要问题产生影响。次要问题可以来源于亚组分析，如对不同年龄组进行分层，或者评估次要研究终点。次要研究问题的目的是确定对主要研究结果的潜在解释，并产生新的研究问题，但通常在原始研究中不会给出明确的答案。此外，研究应有足够的把握度来回答一个主要研究问题。

判定一个拟开展的问题探索是否具有可行性，对临床医生来说可能是困难的。医生往往一次想回答太多问题，这个时候能够把话题缩小到足以回答一个清晰的问题就很重要。提出明确的、满足可行性要求的研究问题是临床研究的早期关键步骤。建议可以在起草研究问题阶段与团队成员、合作者讨论，以评估研究问题的清晰性、可理解度、重要性和可行性（图 3-1）。

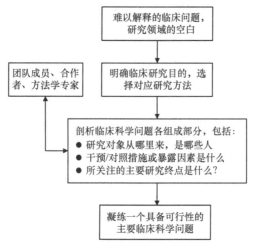

图 3-1　凝练临床科学问题的关键步骤

第三节　临床研究方案的撰写

一、临床研究方案的重要性

临床研究方案（clinical study protocol）是提供研究背景和框架，并描述如何实施一项研究的详细书面计划，其更为正式的定义是"对涉及人体试验的研究活动及其原理的完整书面描述"。临床研究方案由主要研究者、研究人员、临床医生或这些人员联合编写。撰写研究方案的研究者常常征求知名专家、临床医生和方法学专家的意见，以确保方案具有临床意义、方法学的严谨性，以满足其既定研究目标，可用于完成项目注册，并且可以在预定时间框架内完成研究计划。许多临床试验都有一个指导委员会（Steering Committee），其由研究领域的专家组成，负责指导形成最终的试验方案。指导委员会成员会参与方案设计，就临床问题、受试者安全性和统计问题提供意见。

研究方案的撰写促使研究者组织、澄清和完善研究的所有要素，这提高了研究项目的科学性、严谨性和研究效率。研究方案在写作风格、内容和流程上可能存在很大的差异，尽管如此，研究者在方案撰写过程中的关键是给出对研究目标和所涉及的实施过程的完备呈现。研究方案的内容应包括对关注的研究问题、研究目的、意义、研究方法、研究预算以及特定机构要求的其他行政和支持信息的描述，其长度可能从 1～2 页到 100 页以上不等。

此外，研究人员必须将研究方案提交给机构审查委员会（Institutional Review Board，IRB）审查和同意。IRB 的职责是在当地患者群体的背景下审查方案，以确定研究设计是否科学有效、受试者是否具有可接受的受益风险比，以及拟定受试者的选择是否公平。IRB 还审查知情同意程序和文件，并确保严格保密受试者隐私和数据。每个研究中心在开始临床试验之前，必须获得 IRB 审查同意。一旦方案最终确定并获得批准，研究人群入组的标准和研究计划将以该批准的方案作为最终权威。

二、临床研究方案的撰写要点

临床研究方案的撰写任务通常需要几个月的组织、写作和修改。以下步骤可以帮助项目取得良好的开端。

（一）确定研究方案提交的资助机构

每个资助机构都有自己独特的兴趣领域、申请流程和研究方案的要求。因此，调查人员应首先决定研究方案的提交机构，确定资助金额的限制，并获得关于如何制定研究方案和特定机构的截止日期的具体指南。

（二）组织一个研究方案撰写的团队并确定负责人

大多数研究方案都是由几个人组成的团队撰写的，并由他们最终实施这项研究计划。这个团队可能很小（只有研究者和他的导师），也可能很大（包括合作者、生物统计学家、财务管理员、研究助理和支持人员）。重要的是，该团队应包括具备设计研究所需的主要专业知识的研究者。

团队的一名成员必须承担起领导工作的责任。通常，该人员是主要研究者（principal investigator，PI），对研究工作承担主要责任和具有研究解释权。PI 必须在研究方案制定过程中发挥稳定的领导作用，授权编写和其他任务的责任，设定截止日期，定期召开团队会议，确保按时完成所有必要的任务，并亲自负责研究方案的质量。PI 通常是一位经验丰富的研究者，其专业知识对设计决策非常有用，并且其以往主持的临床研究经验增加了成功实施研究的可能性，也增加了获得资助的可能性。

（三）遵循资助机构的申请指南

所有资助机构都会提供书面申请指南，研究人员在开始撰写研究方案前必须仔细研读申请指南，包括拟资助的研究类型、申请方案的详细说明、页数限制、可申请的金额、时间表以及研究方案中必须包含的内容等。然而，申请指南并未包含研究者需要了解的有关资助机构的运作和偏好的所有重要信息。因此，在研究方案制定初期，最好与资助机构的项目管理人员讨论研究计划，该工作人员可以澄清资助机构的偏好，并评论资助机构是否对计划研究领域感兴趣。

此外，建议基于申请指南，编制一份研究方案提交所需文件的核查清单，并在提交研究方案之前反复检查所需文件是有价值的。应该避免在提交研究方案时，由于没有遵守相关规定而被拒绝的情况。

（四）制定研究方案撰写时间表并定期召开讨论会

制定完成写作任务的时间表会给团队成员带来一定的压力，要求他们按时完成任务。除了需要完成研究方案的组成部分外，制定的时间表还应考虑到进行研究的所在机构的行政要求。大学或者医院通常需要对提交的研究方案进行初步审查，然后才能将研究方案提交给资助机构，因此完成研究方案的真正截止日期可能比资助机构截止日期早几天甚至几周。

如果规定了研究方案中完成每一部分的截止日期，并且每个团队成员都参与制定自己的撰写任务，那么这通常是最有效的方式之一。应在研究团队的定期会议或电话会议上审查撰写时间表，以检查写作任务是否能如期完成。

（五）参考既往合适的研究方案

参考合适的研究方案对于撰写工作是非常有帮助的。既往好的研究方案以具体的方式说明了一个好的研究方案的格式和内容。研究者可以从中找到撰写方案的灵感，并写出更清晰、更合乎逻辑和更有说服力的研究计划。参考资助机构对先前成功或失败的研究方案的评估报告也是一种很好的方式，可以充分体会审查该研究方案的科学家们对研究方案关键要点的把握。

（六）根据制定的研究方案大纲完成撰写工作

研究团队应该在进行研究方案撰写工作前，拟定研究方案的大纲，为写作提供一个起点，有助于组织需要完成的任务。如果有几个人参与撰写工作，大纲将有助于分配撰写研究方案的任务并确定撰写各部分的责任人。

（七）反复审查及修改

撰写临床研究方案是一个反复审查和修改的过程；通常有许多版本，每个版本都反映了新的想法、建议和素材。在撰写方案的早期阶段，熟悉研究计划的研究者应仔细审查初期手稿，应特别注意研究的意义和创新性、设计和方法的有效性以及写作的清晰性。在提交研究方案前，最好进行尖锐而详细的审阅，做好整个研究方案的细节工作。在研究方案准备提交前，最后一步是仔细审查其内部一致性、总体安排遵守机构准则，以及格式、语句和排版等。不严谨的写作意味着不严谨的工作和不作为的领导能力，必将严重影响未来研究方案的实施。

三、临床研究方案的基本要素

在不同的研究机构中，由于对研究项目的要求不同，构成其临床研究方案设计要素也可以不同。通常，干预性研究方案需要提供更多的研究信息，需要更为严格的审查。除了收集数据以回答主要研究问题外，研究方案设计还必须确保满足监管要求，表 3-1 提供了临床研究方案基本内容范例。

表 3-1　临床研究方案基本内容范例

标题
摘要
前言
研究背景
基本原理
国内外研究进展
研究目的
研究设计
研究对象
干预措施
对照组的设定
研究终点
访视计划
统计分析
数据采集及储存方式
安全性评估、管理和报告
研究伦理的评估
知情同意
研究保密性
研究对象的获益与风险评估
研究监查
研究对象的补偿方案
预期研究结果及成果

（一）标题和摘要

标题应具有描述性和简洁性。它提供了研究目标和设计的第一印象。例如，"在高血压人群中，强化降压与标准降压的随机对照试验"简要总结了研究问题和研究设计。避免使用不必要且空洞的短语，如"研究以确定……"。

摘要是对研究方案的简要总结，应从研究目标和基本原理开始，然后阐述设计和方法，最后陈述研究潜在结果的影响。摘要应为从事相同或相关领域工作的人员提供信息，并可以为具有科学素养的非专业读者所理解。大多数机构要求将摘要控制在有限的字数内，因此，最好使用高效的描述性术语。摘要应该经过充分的修改，以确保它对整个研究方案的全面准确总结，这可能是一些审稿人阅读研究方案的唯一部分。因此，摘要必须纳入拟行研究的所有主要特征，并有说服力地描述其优势和潜在影响。

（二）研究背景和基本原理

研究方案的背景部分应包括临床前研究和既往临床试验的结果，可包括研究疾病的相关描述，并应提供与既往研究中证明的疗效和安全性相关的允分信息。研究的基本原理应明确说明进行此研究的原因，并应与提供的背景信息一致。

（三）研究目的

研究目的是对具体研究目标的简要陈述，表述为明确而具体的描述性目标，并在可能的情况下，表述为可检验的研究假设。

研究者可按照其计划研究的逻辑顺序提出研究目的。例如，基线时的横断面研究目的及在后续随访中与结果相关的研究目的；或者以解决病理生理机制为起始研究目的，以解决临床或公共卫生问题为最终研究目的。通常研究目的分为主要目的和次要目的。

（四）研究设计

临床研究设计可分为干预性研究和观察性研究。在干预性研究中，研究人员评估干预措施对一组特定受试者的效果与安全性。拟进行干预性研究时，需要考虑许多因素，包括对照组的设定、随机化分组策略，以及是否可以（或应该）对研究者和（或）研究对象设盲。

在观察性研究中，研究员在不进行特定干预的情况下观察和收集研究对象数据。研究可以是前瞻性的，从研究开始时收集数据；也可以是回顾性的，收集过去事件的数据。观察性研究一般包括队列研究、病例-对照研究和横断面研究。

有关研究设计的相关内容，将在本书后续章节详细介绍。

（五）研究人群

贝尔蒙特报告中的第三项原则是公平，通过公平和公正地选择研究对象来实现公平原则，所有临床研究方案都应本着公平原则确定研究人群。临床研究方案应描述目标人群的资格要求，包括入选和排除标准。这些标准通常与拟入组受试者的特征、疾病状态、干预特征、筛查检测结果以及其他因素有关。资格标准通常是指受试者年龄、既往病史和状况、实验室检查，以及正在治疗的特定疾病或状况等。清晰定义受试者群体、详细描述入选和排除标准对能否成功招募受试者是非常重要的。对患者的具体要求必须罗列在研究方案中。例如，在研究方案中需要糖尿病患者，就要说明对何种糖尿病进行研究，患者是否必须接受某种特定的胰岛素疗法，患者可能出现特定并发症时是否需要延长住院时间。类似的信息对排除受试者也同样重要，如是否有年龄限制。方案中不仅要有针对病情的入选和排除标准，也要有患者由于不能耐受某种试验时的排除标准。例如，对于进行的研究需要应用造影剂进行造影，那排除标准中就需要列入这样的一条：对造影剂过敏的患者必须排除。另外，可能的排除标准还包括曾用药物或者病程。如果有特殊类型的患者被排除在试验外，则必须对该排除标准给出令人信服的理由。

临床研究方案通常需要确定在特定时间段内计划入组多少受试者，并注明可能参与研究的中心数量。一般来说，受试者一次不应参加一个以上的临床研究；然而，也有例外，因此，研究方案还应确定受试者是否可以参加同时进行的研究，或指定结束前一个临床试验以后最低的间隔时间。

（六）研究干预及访视计划

研究方案应明确描述研究实施过程中要进行的研究工作，包括研究干预的实施计划和在整个研究期间进行的评估和随访内容。研究方案通常需要包括访视计划（表3-2），即一个列出研究所需评估和应进行评估的时间点的表。所需评估内容将因干预方式和研究类型而异，可能包括实验室检测、影像学检查、问卷调查等。

表 3-2　访视计划范例

	基线	30 天	90 天	出血事件	心肌梗死/再发心肌缺血	停用药物后 2 周
心电图	×	×	×		×	×
生命体征/体重	×	×	×	×	×	×
调查问卷	×	×	×	×	×	×
心肌损伤标志物检测	×	×	×		×	×
血常规	×			×		
血清肌酐	×					
心脏彩超	×				×	×
冠状动脉 CTA	×				×	×

注：CTA. 计算机体层血管成像

（七）研究终点

研究终点通常包括主要和次要研究终点。终点是可以量化研究中干预方式的潜在效果的指标。除了临床终点外，生命质量和经济因素也可以被确定为研究终点。临床研究终点应该具有：①易于解释；②定义明确且易于识别；③对治疗差异敏感。

研究终点可以是单一的，也可以是复合终点。在临床重要事件是罕见的且治疗对多种重要终点均有影响的情况下，单一终点可能是不足的。然而，复合终点有时候也存在一定的不足，当干预方式对复合终点的单个组成部分的影响呈反向时，或者当硬终点与软终点相结合时，特别是当软终点的发生率更高但相关性较小时，研究结果可能会难以解释。

在临床试验中，有时候可以使用替代终点代替主要终点。替代终点通常是生理或生物标志物，被认为与替代的临床终点高度相关。例如，心血管的临床研究中，替代标志物可能包括低密度脂蛋白胆固醇（low density lipoprotein cholesterol，LDL-C）、C 反应蛋白（一种炎症标志物，C-reactive protein，CRP）、颈动脉内膜厚度、血清胆固醇水平等。替代标记物可用于替代不期望或罕见的主要终点。当然，替代终点可能与临床终点之间相关关系的强度差强人意。证明生物标志物与临床终点之间统计相关性的流行病学研究并不一定意味着生物标志物的变化会改变所关注的临床终点的发生率。然而，许多研究者亦认为，使用替代终点的研究也应该通过进行具有严格临床终点的临床试验来验证，以确定干预方式的治疗效果。

（八）安全性评估、管理和报告

尽管根据先前的研究，可以评估可能会出现的一些安全性问题，但研究方案应规定如何处理所有预期和非预期的安全性问题。应提供不良事件管理和报告要求，包括快速报告事件的要求和流程。研究方案还应说明基于安全性问题，对拟定研究治疗计划进行更改的标准，如调整研究药物剂量、终止或提前退出等。

（九）退出研究及随访删失的受试者

研究方案应规定当受试者因任何原因退出研究时的处理方法。一些研究要求更换受试者，须明确规定应如何为替换受试者分配干预方式。因安全原因被研究者退组的受试者可能需要进行随访，退出研究的受试者可能愿意继续部分方案要求的随访计划。研究方案应说明如何将这些受试者的数据纳入分析。方案还应规定拟采取哪些方法去尝试联系失访受试者。

（十）统计分析

统计学在设计研究和分析结果中的作用至关重要。试验的设计必须允许对数据进行适当的分析和解释。以下列出了一些统计考虑因素：①统计检验力（statistical power），表示在实际存在差异时成功发现干预方式之间统计学差异的能力。通常，试验的效能不应低于80%。②样本量（sample size），是指参与给定试验所需的最小受试者数量；样本量必须足以检测目标人群中正在评估的干预方式的效果。由样本量估算公式算出的结果，往往需要考虑适度放大以校正脱失造成的影响，如受试者因失访或不合规，或在研究完成前退出研究。基于研究假设计算的初始样本量，可能会在后续研究中进行样本量调整，但需要指出的是，样本量调整计划应在原始方案研究设计中规定或包含在方案修订版中。

（十一）数据与安全监查委员会

数据与安全监查委员会（Data and Safety Monitoring Committee，DSMC）是一个由临床医生、方法学专家、伦理学家和其他精通研究领域的专家组成的独立委员会。委员会的职责是按照方案规定的时间间隔评估试验的进展、安全性和/或有效性。该委员会由研究发起人设立，议定书中应说明委员会成员和职责。通常，委员会成员不参与研究或与研究有任何财务联系。这是为了保持机密性和保护数据的完整性，确保公平公正的审查。

委员会可根据接受监查时提供的数据，建议继续、修改或停止研究。该委员会的其他名称包括安全和疗效监查委员会（Safety and Efficacy Monitoring Committee，SEMC）、数据监查委员会（Data Monitoring Committee，DMC）等。

（十二）受试者数据的采集与储存

研究方案应该确定将要收集的受试者数据，并提供数据提交的时间点。应注明研究数据保留的时间长度，在记录保存期结束时销毁研究记录之前，研究方案还应明确具体的联系人。

（十三）研究监查

在临床研究中，应该监督研究质量、受试者入组情况及参与中心的研究行为。现场监查通常包括确定方案遵守情况和源文件验证，以确认所提交数据的准确性、可溯源性。研究方案应确定监查计划，并可概述监查访问的频率、要监查的数据表的百分比、负责监查活动的小组以及监查的其他方面。

（十四）研究组织结构

研究相关组织结构的搭建，基于研究设计中提出的方案需求、财务考虑和后勤问题。大多数方案确定了管理各种研究活动的团体和/或个人，包括现场管理、监查、安全报告、供试品分发和数据管理。还应注意中心或核心实验室设施的使用情况。

四、优秀研究方案的特点

一个优秀的研究方案应该具备几个特点：①研究策略的科学性。它必须以一个好的研究问题为基础，采用严谨可行的设计和方法，并拥有一支具有丰富研究经验、过硬研究能力和有责任感的研究团队来实施。②表述清晰。一份简明、有吸引力、组织良好、逻辑缜密、消除了基本错误的研究方案可以让评阅者放心，有理由期待研究方案的预期结果有望得出。

研究方案应包含遵循具体研究目标的清晰大纲、辅以必要副标题的简短章节，以及使用表格和图表来取代冗长的文本，可以指导研究人员理解研究方案的重要特征。研究方案切不可夸大项目重要性或高估项目所能完成的任务，研究者应该实事求是地阐述项目的局限性。在仍有可能对研究方案进行实质性修改的时候，约未曾参与制定研究方案的领域内的专家进行科学审查，这对进一步完善研究方案是非常有帮助的。此外，建议找一位有出色写作能力的人员进行文稿修改并提供清晰度方面的完善意见。

出色的书面临床研究方案是研究顺利进行的关键。它确保了研究者和工作人员熟知研究的各个方面，帮助核心研究员预计不良事件和计划启用的保护措施。一份出色的研究方案能给 IRB 及其他评审委员会或者机构提供充分的信息来支持该研究计划。

拓展阅读

Hulley SB, Cummings SR, Browner WS 等 2013 年编写的 *Designing Clinical Research* 是一本经典的临床研究设计外文书籍，值得仔细研读。

拓展阅读

临床科学问题凝练、临床研究方案撰写：SPIRIT 介绍

◀ **思考与练习** ▶

一、选择题

1.（单选）有关临床科学问题来源，以下哪一项是**错误**的（   ）

A. 从临床实际诊疗问题凝练临床科学问题

B. 数据驱动产生临床科学问题

C. 阅读文献发现临床科学问题

D. 无需参与学术交流和沟通

E. 来源于同行之间的讨论

2.（单选）有关临床研究终点的设置，以下表述正确的是（   ）

A. 临床研究只能设置主要研究终点

B. 生活质量和经济因素不可以被确定为研究终点

C. 研究终点可以是单一的，也可以是复合终点

D. 在临床试验中，不可以使用替代终点代替主要终点

E. 临床研究的终点设置没有数量限制

3.（单选）有关数据与安全监查委员会，表述**错误**的是（   ）

A. 数据与安全监查委员会是由临床医生、统计学家、伦理学家和其他精通研究领域的专家组成的独立委员会

B. 研究方案应该确定将要收集的受试者数据，无需提供数据提交的时间点

C. 委员会可根据接受监查时提供的数据，建议继续、修改或停止研究

D. 数据与安全监查委员会由研究发起人设立

E. 委员会的职责是按照方案规定的时间间隔评估试验的进展、安全性和/或有效性

二、问答题

1. 何谓临床研究的"PICOST"原则？

2. 简述"临床科学问题"与"临床问题"的区别。

3. 研究终点采用单一终点或复合终点的优势和劣势分别是什么？

（庄晓东）

第四章 临床研究的法规和伦理要求

开展临床研究必须在法律法规框架下，无论是申办方、研究者，还是管理部门的相关人员都需要遵守相应的法规、指导原则和伦理准则，使受试者权益得到应有的保护。因此，对于参与临床研究的医护人员，需要学习和了解临床研究相关的法律法规，坚守伦理和科学两个基本原则，切实保障受试者的权益和安全。同时，作为研究者，需要遵守国际通行的临床研究注册管理规范，在开展临床研究前进行临床试验登记注册，从而提高临床研究的透明性，切实保证研究结果的真实性与可靠性。

第一节 临床研究的相关法规

一、国际通行临床研究法规

（一）《赫尔辛基宣言》

1964 年，第 18 届世界医学会大会宣读了《赫尔辛基宣言》，该宣言制定了涉及人类受试者医学研究的伦理道德原则，是关于人体试验的第二个国际文件，比《纽伦堡法典》更全面、具体和完善。作为一项涉及人类受试者医学研究的伦理准则，以医生为对象，同时也鼓励参与涉及人类受试者医学研究的其他人遵守这些准则。截至 2024 年底，《赫尔辛基宣言》已经过 10 次修订。最新版宣言于 2024 年 10 月在芬兰赫尔辛基召开的第 75 届世界医学会大会上正式通过并发布，宣言主要强调将研究对象称为"参与者"，注重其权益保护，突出科学诚信，关注弱势群体脆弱性，坚持突发公共卫生事件伦理原则，要求研究保护环境可持续性及关注实验动物福利等。

（二）人用药品注册技术国际协调委员会指导原则

1990 年，欧盟、美国和日本在比利时布鲁塞尔筹备召开了"人用药品注册技术要求国际协调会议"，目的在于促进制药公司与管理当局进行对话和合作，尽量减少实验动物的使用，减少成员国之间重复进行临床试验，缩短药物研发和上市时间，节省研究费用。2012 年，ICH 开始改革，希望由美、欧、日三方的封闭机制转变成更具代表性和包容性的国际性机构。2015 年 10 月，ICH 按照瑞士民法正式注册，成为一个非营利、非政府的国际性组织，更名为"人用药品注册技术国际协调委员会（The International Council for Harmonisation of Technical Requirements for Pharmaceuticals for Human Use，ICH）"。ICH 是国际权威的药品技术研究组织，在全球范围内通过各专家组工作协调制订关于药品质量、安全性和有效性的技术规范，推动各成员国药品注册技术要求的一致性和科学性，确保以最高效的方式研发并注册安全、有效、高质量的药品。

ICH 成立以来颁布了系列指导原则，包括质量指导原则（quality guidelines，Q）、安全性指导原则（safety guidelines，S）、有效性指导原则（efficacy guidelines，E）和多学科指导原则（multidisciplinary guidelines，M）。其中，GCP（Good Clinical Practice）（即 ICH E6）属于有效性指导原则范畴，临床试验必须按照 ICH-GCP 的要求开展。1996 版 ICH-GCP 由前言、术语、ICH-GCP 原则、机构评审委员会/独立的伦理委员会、研究者、申办者、临床试验方案和方案的修改、研究者手册和临床试验必须文件 8 部分组成。随着全球化推进、创新普及和项目复杂性增加，ICH-GCP 于 2016 年 12 月推出修订版，即 ICH E6（R2）。新版 ICH-GCP 总体上做了两方面的调整：①强调质量风险的管理，与 ICH Q9（质量风险管理）呼应；②强调在信息化技术下基于风险管理的中心化监查应用。

2019 年 11 月，ICH 管理委员会批准《E6（R3）概念文件》，E6（R3）专家工作组同时成立，启动对 ICH-GCP 的全面修订。《E6（R3）概念文件》指出，计划通过此次修订，将 GCP 的原则应用于日益多样化的临床试验类型以及支持药品监管和相关医疗决策的数据中，并在任何适当的情况下促进临床试验的技术创新。

2017年6月，国家食品药品监督管理总局正式加入ICH，成为全球第8位监管机构成员。2018年6月，国家食品药品监督管理总局成为ICH管理委员会成员；2021年6月，国家药品监督管理局再次当选为ICH管理委员会成员。药品研发、注册已进入全球化时代，对于开展国际药品注册的企业而言，中国加入ICH意味着他们可以按相同的技术要求同时向多个国家或地区的监管机构进行申报，可以极大地节约研发、注册成本，提升国内制药产业的创新能力和国际竞争力。同时，也有助于推动国际创新药加速进入中国市场，以满足国内患者临床用药需求。

国际上的临床研究管理体系相对完善，临床研究相关管理制度、指导原则也比较系统，中国的临床研究发展正处于日新月异的时代，临床研究相关法规的颁布和管理架构、制度建设均在不断调整和完善中，持续跟进政策法规动态、接受GCP培训是每一位研究人员应该做到的。

二、中国临床研究相关法规

我国对于注册类临床试验的监督管理和相关法规相对明确，对于在医疗机构内开展的研究者发起的临床研究（investigator-initiated trial，IIT）的监督管理和相关法规等，近年在逐步完善。IIT的实施与管理，除遵守相关法规外，亦可同时参照药物/医疗器械类临床试验相关法规和指导原则。

（一）药品注册相关法规

我国药品注册相关的法规主要有《中华人民共和国药品管理法》《中华人民共和国疫苗管理法》《药品注册管理办法》《药品注册管理办法实施条例》。2019年12月1日实施的《中华人民共和国药品管理法》指出，在中国境内上市的药品，应当经国务院药品监督管理部门批准，取得药品注册证书。国家市场监督管理总局于2020年7月1日实施新版《药物注册管理办法》，要求在中华人民共和国境内以药品上市为目的，从事药品研制、注册及监督管理活动，遵循该办法。

（二）临床试验相关的质量管理规范

1.《药物临床试验质量管理规范》（Good Clinical Practice，GCP） 是药物临床试验全过程的质量标准，包括方案设计、组织实施、监查、稽查、记录、分析、总结和报告。为申请药品注册而进行的药物临床试验及相关活动应遵循GCP。2020年4月23日，国家药品监督管理局会同国家卫生健康委员会发布了新版GCP，2020年7月1日起施行。2020版GCP包括总则、术语及其他、伦理委员会、研究者、申办者、试验方案、研究者手册、必备文件、附则共9章内容。

2.《医疗器械临床试验质量管理规范》 涵盖医疗器械临床试验全过程，包括医疗器械临床试验的方案设计、实施、监查、稽查、检查，数据的采集、记录、保存、分析，总结和报告等应当遵守的质量标准，是为深化医疗器械审评审批制度改革，加强医疗器械临床试验管理，根据《医疗器械监督管理条例》（国令第739号）、《医疗器械注册与备案管理办法》（国家市场监督管理总局令第47号）、《体外诊断试剂注册与备案管理办法》（国家市场监督管理总局令第48号），由国家市场监督管理总局会同国家卫生健康委员会组织修订的，自2022年5月1日起施行。

（三）人类遗传资源管理要求

人类遗传资源包括人类遗传资源材料和人类遗传资源信息。人类遗传资源材料是指含有人体基因组、基因等遗传物质的器官、组织、细胞等遗传材料。人类遗传资源信息是指利用人类遗传资源材料产生的数据等信息资料。1998年，科技部、卫生部制定了我国第一个全面管理人类遗传资源的规范性文件《人类遗传资源暂行管理办法》。2019年5月28日，国务院颁布第717号国务院令《中华人民共和国人类遗传资源管理条例》（以下简称《条例》），自2019年7月1日起施行，采集、保藏、利用、对外提供我国人类遗传资源，应当遵守本条例进行审批或备案。为深入落实《条例》，进一步提高我国人类遗传资源管理规范化水平，2023年5月26日，科技部印发《人类遗传资源管理条例实施细则》（科学技术部令第21号）（以下简称《实施细则》），自2023年7月1日起施行。《实施细则》明确了中央和地方在人类遗传资源管理方面的职责，推动建立一体化的监督管理机制；明晰了管理界限，深化"放管服"改革，强化关键环节管控，在坚决维护国家生物安全的前提下，该管的坚决管住、该放的切实放开；实现了制度实施的可及性，在行政许可、备案、安全审查各环节完善程序性规定，强化监督检查和行政处罚的具体措施，依法依规保障人类遗传资源管理工作的高效运作。

其他的管理办法还包括 2018 年 11 月 1 日国家卫生健康委员会审核公布施行的《医疗技术临床应用管理办法》，2015 年 7 月 20 日国家卫生和计划生育委员会、国家食品药品监督管理总局共同制定的《干细胞临床研究管理办法（试行）》等。

（四）国家药品监督管理局药品审评中心指导原则

国家药品监督管理局药品审评中心（Center for Drug Evaluation，CDE）指导原则数据库由国内药品技术指导原则、ICH 指导原则和国外参考指导原则译文三部分组成。截至 2023 年底，CDE 已颁布超过 400 份国内药品技术指导原则，适用范围包括中药、化学药和生物制品三大品种；专业范围涵盖了药学、临床、非临床、临床药理、生物统计和多学科六大类。

（五）临床试验机构资格认定和备案

1983 年，卫生部指定了第一批"临床药理基地"，以贯彻执行 1979 年下发的《新药管理办法》中"建设符合新药临床试验需要的试验机构"的要求。1998 年，国家药品监督管理局采用"国家药品临床研究基地"代替"临床药理基地"，并逐步按 GCP 的要求开展认证检查工作。2002 年实施的《中华人民共和国药品管理法实施条例》规定，申办者必须在具有药物临床试验机构资格的医疗机构中挑选试验机构开展试验项目。2003 年，国家食品药品监督管理局会同卫生部发布了《药物临床试验机构资格认定办法（试行）》。从"临床药理基地"、"国家药品临床研究基地"到"药物临床试验机构"，我国药物临床试验机构实行特有的准入制度。

2019 年新修订的《中华人民共和国药品管理法》第十九条明确指出：开展药物临床试验，应当在具备相应条件的临床试验机构进行，药物临床试验机构实行备案管理，具体办法由国务院药品监督管理部门、国务院卫生健康主管部门共同制定。根据该条款，国家药品监督管理局会同国家卫生健康委员会制定的《药物临床试验机构管理规定》指出：药物临床试验机构应具有医疗机构执业许可证，具有二级甲等以上资质等要求；国家药品监督管理部门负责建立"药物临床试验机构备案管理信息平台"，用于药物临床试验机构登记备案和运行管理；药物临床试验机构应当自行或者聘请第三方对其临床试验机构及专业的技术水平、设施条件及特点进行评估，评估符合本规定要求后备案。自此，我国药物临床试验机构实行备案管理。

为进一步加强对药物临床试验机构的管理，规范药物临床试验机构监督检查工作，2023 年 11 月 3 日，国家药品监督管理局发布通告《药物临床试验机构监督检查办法（试行）》（2023 年第 56 号），该办法自 2024 年 3 月 1 日起施行。

（六）非注册类临床研究相关法规

1.《医疗卫生机构开展研究者发起的临床研究管理办法（试行）》 现行的用以规范医疗机构内临床研究管理，提高临床研究质量，促进临床研究健康发展，提升医疗卫生机构诊断治疗、预防控制疾病的能力为主的临床研究相关法规是《医疗卫生机构开展研究者发起的临床研究管理办法（试行）》，包括总则、基本分类及原则性要求、组织管理、立项管理、财务管理、实施管理、监督管理、附则，共八章、四十九条，是国内目前对于开展研究者发起临床研究的相关管理要求中，阐述比较全面且具有一定强制实施效力的政策，开展该类临床研究的医疗机构都必须遵照执行且受到上级监管部门的监督。这个法规的前身是 2014 年 10 月，国家卫生和计划生育委员会、国家食品药品监督管理总局和国家中医药管理局联合发布的《医疗卫生机构开展临床研究项目管理办法》。《医疗卫生机构开展研究者发起的临床研究管理办法（试行）》于 2021 年 9 月 9 日发布，2021 年 10 月 1 日在北京市、上海市、广东省和海南省先行试点实施，2022 年又增加一批新的试点省份。《医疗卫生机构开展研究者发起的临床研究管理办法（试行）》适用于在医疗卫生机构开展的，以人个体或群体（包括医疗健康信息）为研究对象，不以药品/医疗器械（含体外诊断试剂）等产品注册为目的，研究疾病的诊断、治疗、康复、预后、病因、预防及健康维护等的活动。

2.《干细胞临床研究管理办法（试行）》 干细胞研究是近年来医学前沿重点发展领域，给某些疑难疾病的治疗提供了希望，受到广泛关注。作为一种正在研究探索中的新治疗方法，干细胞治疗对于人体的安全性、有效性尚待进一步验证。2015 年 7 月 20 日，国家卫生与计划生育委员会和国家食品药品监督管理总局共同印发了《干细胞临床研究管理办法（试行）》（国卫科教发〔2015〕48 号），自 2015 年 7 月 20 日起施行。制定该管理办法及相关技术指南的目的是，要求干细胞临床研究须遵循科学、规范、公开，必须要符合伦理准则，保证受试者的权益得到充分尊重和保护；要求医疗机构必须认真履行干细胞临床研究机构和项目备案、信息公开的职责，接受国家相关部门监管。

第二节　临床研究的伦理

随着医药研发行业的快速发展和新技术的临床应用，任何一个药品的上市、不同药物组合或治疗方案、剂量调整等都需要进行科学的临床研究，以证实其有效性与安全性。研究设计和实施的各个阶段均会遇到医学伦理问题，只有预见并及时妥善处理这些伦理问题，才能充分保障受试者的权益与安全，使研究得以科学、规范和顺利开展。2022 年 3 月 20 日，中共中央办公厅、国务院办公厅印发了《关于加强科技伦理治理的意见》。《关于加强科技伦理治理的意见》指出，当前我国科技伦理治理仍存在体制机制不健全、制度不完善、领域发展不均衡等问题。从"基因编辑婴儿"到"疟原虫抗癌"事件，我国临床研究从未面临如此广泛的关注和争议。历史的经验教训也告诉我们，必须警惕"伦理陷阱"，应该给予医学伦理学问题高度关注，必要时惩处有损受试者权益和公众健康的行为，还医学研究领域一片干净的土壤。

医学伦理学是运用一般伦理学原则解决医疗卫生实践和医学发展过程中的医学道德问题的学科。近年来，临床研究相关的医学伦理问题日益引起重视。我国也陆续出台了一系列的伦理相关法规和指导原则。临床研究的全过程均涉及医学伦理相关内容，申办者（sponsor）、合同研究组织（contract research organization，CRO）、研究者（investigator）、伦理委员会（ethics committee）和医疗机构（medical institution）的主管部门均是伦理规范的相关方和守护者。

由于临床研究设计和实施中存在不少复杂的伦理冲突和矛盾，申办者、研究者及参与伦理审查的委员都需要树立良好的医学道德准则，既要崇尚科学，又要坚守伦理原则，以缓解科学研究与伦理原则之间的矛盾。根据国际公认的 1946 年《纽伦堡法典》和 1964 年颁布的《赫尔辛基宣言》（最新为 2013 年修订版），在医学临床研究中需遵循的道德原则的核心是保护受试者权益与安全。

一、知情同意原则

知情同意原则体现了对患者人格、自主性和生命的尊重，在医患关系中有着重要的法律意义，赋予患者知情同意权的初衷和最终目的是保障患者的生命健康权。在临床实践和临床研究中，临床医生在为患者做出诊断和选择治疗方案时，必须向患者提供包括诊断结论、治疗决策、疾病预后及诊疗费用等方面真实、充分的信息，尤其是诊疗方案的性质、作用、依据、损伤、风险、不可预测的意外及其他可供选择的诊疗方案及其利弊等信息，特别是其他可替代的治疗方案及其优劣性，给予充分的时间，使患者或家属经深思熟虑后自主做出选择，并以相应方式表达其接受或拒绝此种诊疗方案的意愿和承诺；在得到患者或其合法代表人的明确表示后，才可最终确定和实施由其确认的诊治方案。知情同意书（informed consent form，ICF）是患者表示自愿接受医学治疗的证明文件。

知情同意书必须符合"完全告知"的原则，根据《赫尔辛基宣言》《人体生物医学研究国际伦理指南》、GCP、当地的相关法律法规及临床研究方案进行设计。采用受试者能够理解的文字和语言，使受试者能够真正"充分理解"和"自主选择"。知情同意书不应包含要求或暗示受试者接受某种治疗方案或者放弃他们获得赔偿权利的文字。知情同意书分为"知情"与"同意"两部分，前者为"知情告知"，必要时还应设计帮助受试者理解研究目的、程序、风险与受益的视听资料；后者为"同意签字"。知情同意书至少一式两份，研究者和受试者各保存一份。

研究者在知情告知过程中，需要做到客观、公正、全面，不隐瞒关键性信息。为了表明公正和自觉接受监督，在临床研究发表时，研究者还应该披露利益关系及声明。

有的临床研究在正式筛选受试者前，需要先收集潜在受试者的生物标本进行一些生物标记物或突变位点的预筛选，这种情况下一般需要单独签署收集和分析生物样本的知情同意书，明确表明提供生物样本的程序、风险、受益或补偿。对于筛选后发现不合格（医学方面的原因）的受试者，研究者应给予有帮助的参考意见、任何必要的和有用的治疗或推荐到其他部门就诊。

对于以患者为受试者的临床试验，这些患者多是经过常规治疗手段无效或效果不佳的情况下才进入临床试验的筛查。因此，研究人员必须将试验严格限制在患者所患疾病的范围内，任何偏离或扩大试验对象的做法都是不符合伦理原则的。

由于未成年人理解能力不足等原因，往往无法对复杂事件做出正确判断，以未成年人为受试者必须得到其法定监护人的知情同意，而且事先必须经过动物或成人试验证明药物/干预措施不大于该年龄段未成年人可能承受的最低风险。国外以儿科医师 Bartholome 为代表的专家对此提出以下伦理准则：①试验方案经有关部门审核批准；②试验有重要价值或可提供有用知识；③只有在儿童身上试验才能取得有意义的结果；④不会有危害性或使其家庭生活引起不快；⑤已在成年人身上进行过同样试验确定无害；⑥经父母同意；⑦试验需在伦理道德监督机构的监督下执行。遵循这些要求，对于维护儿童健康权益非常必要。

基于研究过程中的实际情况，部分临床研究达不到预期的研究终点，申办者结合研究现状，会提前终止研究，而对于有获益的受试者，申办者要书面告知受试者项目进展和后续计划，妥善安排受试者的赠药方式。

二、保障受试者安全的原则

生命权是以自然人的性命维持和安全利益为内容的人格权，具有优先性。因此，保障受试者的生命安全是临床研究首要的原则。患者的知情同意权与生命健康权发生冲突的时候，医生的合理选择应该是尊重和维护患者更根本的权利——生命权。

临床研究必须在保障受试者安全的前提下开展。在研究设计时，充分考虑因药物、方案或研究设计原因可能威胁受试者生命安全的情况，如可能出现的严重不良事件等，避免因为研究设计的原因导致出现威胁生命安全的事件。在研究过程中出现威胁受试者生命安全的情况时，应以挽救受试者生命为第一要务，临床研究必须让位于受试者的生命安全。

三、科学性原则

临床研究设计必须符合科学性原则。在试验设计阶段，申办者（sponsor）和主要研究者（principal investigator，PI）需要充分收集和研读前期研究的资料，包括但不限于当前疾病治疗现状、研究药物的作用机理、药物体外与体内试验结果、类似临床研究中疗效及安全性数据等。一个设计严谨的临床研究，通常需要经过：理论探讨→体外实验→动物实验→人体试验（健康人、患者）。历史和现实的很多经验教训告诉我们，任何新的产品或措施应用于人体之前，一定要有充分的体外和动物实验数据作为依据，并对用于人体研究的理论依据和可靠性进行充分论证，不能为了追求创新在证据不足的情况下将某些干预手段运用于人体，有可能存在伦理风险，酿成不可挽回的损失。

另外，需要正确理解和使用盲法，它是保证临床研究科学性的重要措施之一。由于受试者和

（或）研究者处于盲态，对试验组和对照组都给予无偏的医疗照顾，测量和评价疗效与安全数据时能有效避免偏倚，一定程度上保证了研究结果的客观性。但临床研究中采用盲法应严格遵循伦理要求。当受试者的生命安全受到威胁，必须获知干预的具体措施才能施救时，申办者和研究者均有义务第一时间进行揭盲处理。盲法和知情同意原则是不矛盾的，从根本意义上说，知情同意是保护受试者利益不受侵害，盲法同样是以受试者利益不受侵害为前提。

四、伦理审查相关法规与指南

■（一）《涉及人的健康相关研究国际伦理准则》

1982年，WHO 和 国际医学科学组织委员会（the Council for International Organizations of Medical Sciences，CIOMS）联合发表了《涉及人的生物医学研究国际伦理准则》，旨在详细解析《赫尔辛基宣言》，并规范世界范围内人体生物医学研究政策。经过 3 次修订，目前该《涉及人的健康相关研究国际伦理准则》最新版为 2016 版，该版本中 CIOMS 工作小组将"生物医学研究（biomedical research）"拓展至"健康相关研究（health-related research）"，由 25 条指导原则、4 个附录和 1 个索引组成。

■（二）《涉及人的生物医学研究伦理审查办法》

2007 年，卫生部发布了《涉及人的生物医学研究伦理审查办法（试行）》，用于规范涉及人的生物医学研究和相关技术的应用，保护人的生命和健康，维护人的尊严，尊重和保护人类受试者的合法权益。2016 年 10 月，国家卫生和计划生育委员会公布了新版《涉及人的生物医学研究伦理审查办法》（第 11 号），完善了对伦理委员会和伦理审查的要求，同时新增了知情同意、监督管理和法律责任，更充分地保护了受试者权益。2023 年，国家卫生健康委员会联合教育部、科技部、国家中医药管理局发布了《涉及人的生命科学和医学研究伦理审查办法》。该《涉及人的生命科学和医学研究伦理审查办法》的审查范围从医疗卫生机构开展涉及人的生物医学研究拓展至医疗卫生机构、高等学校、科研院所等开展涉及人的生命科学和医学研究。目前"第 11 号"尚未失效，现阶段处于两个办法并行状态。虽然两者在总体框架等内容一致，但新增免除伦理审查条款，医疗机构应当注意免除伦理的条件，确保不会影响潜在受试者的合法权益。

■（三）《药物临床试验伦理审查工作指导原则》

2010 年，国家食品药品监督管理局发布了《药物临床试验伦理审查工作指导原则》，以加强药物临床试验质量管理和受试者保护，规范和指导伦理委员会对药物临床试验的伦理审查工作，保证药物临床试验符合科学和伦理要求。在符合国家相关法规的基础上，该指导原则对伦理委员会的组织管理与职责要求、伦理审查的全过程、伦理审查文件的管理等做了更全面和细致的要求。

■（四）《涉及人的临床研究伦理审查委员会建设指南》

为进一步规范临床研究，加强伦理审查委员会的制度建设和能力建设，国家卫生健康委员会医学伦理专家委员会办公室、中国医院协会组织专家于 2019 年 10 月研究制定了《涉及人的临床研究伦理审查委员会建设指南》，包括序言、建设指南和附则三个部分，对伦理委员会的审查内容、要求、方式、类别所需材料等以及各种临床研究的审查都给出了详细的指导。该指南与国际国内通用伦理准则保持高度一致，具有更强的可操作性。2020 年，国家卫生健康委员会医学伦理专家委员会办公室、中国医院协会组织专家主要结合新时期相关医学研究伦理审查问题对 2019 版《涉及人的临床研究伦理审查委员会建设指南》进行修订，形成 2020 版《涉及人的临床研究伦理审查委员会建设指南》。

■（五）药物临床试验质量管理规范

2020 年 7 月实施的中国 GCP 将伦理委员会独立成章，强调伦理委员会的职责是保护受试者的权益和安全，应当特别关注弱势受试者。伦理委员会一章对伦理委员会审查的文件及内容、组成备案及运行、审查程序的书面文件、记录保存等均做出了明确的要求。

■（六）科技期刊出版伦理规范

学术伦理既是国际学术界热点，也是我国科研管理部门、科技期刊领域共同关注的重点。中共中央办公厅、国务院办公厅于 2018 年 5 月 30 日印发《关于进一步加强科研诚信建设的若干意见》，于 2019 年 6 月 11 日印发《关于进一步弘扬科学家精神加强作风和学风建设的意见》，强调科研诚信、学风、伦理等相关方面的建设。2019 年 9 月 26 日，中国科学技术协会发布了《科技期刊出版伦理规范》，从作者、审稿专家、期刊编辑等期刊出版的不同参与者角度，系统总结和归纳了科技论文写作与投稿、同行评议、编辑与出版者的伦理道德规范，从期刊的著作权管理、期刊对学术不端的认定和处理、防范学术不端的技术手段等方面提供可操作的准则与规范性指导，进一步助力科研诚信建设。

此外，还有 2003 年国家卫生部颁布的《人类辅助生殖技术和人类精子库伦理原则》；2003 年科技部和卫生部联合颁布的《人胚胎干细胞研究伦理指导原则》；2010 年国家中医药管理局颁布的《中医药临床研究伦理审查管理规范》等。

五、伦理委员会和伦理审查

伦理委员会的主要职责是保护受试者合法权益，维护受试者尊严，促进生物医学研究规范开展。医学伦理委员会负责涉及人体的医学研究、临床研究、器官移植等活动的医学伦理审查。所有准备开展的临床研究均需要通过医学伦理委员会的审查，提交的材料必须齐全、符合伦理审查要求，临床研究方案应经过研究者会议多次讨论和反复斟酌，经伦理审查通过后方可启动临床研究工作。在临床研究开展过程中，任何涉及受试者利益的内容，比如方案/知情同意书更改/修订、方案违背、暂停或终止方案、发生严重不良事件或安全性问题等均需要上报医学伦理委员会审查或备案。随着我国医学伦理委员会成员对伦理学认识和伦理审查能力的提高，医学伦理委员会在临床研究中保护受试者权益的作用越来越明显。

2023 年，国家卫生健康委员会联合教育部、科技部和国家中医药管理局发布的《涉及人的生命科学和医学研究伦理审查办法》规定，伦理审查委员会的委员应当从生命科学、医学、生命伦理学、法学等领域的专家和非本机构的社会人士中遴选产生，人数不得少于 7 人，并且应当有不同性别的委员，民族地区应当考虑少数民族委员。伦理审查委员会作出决定应当得到超过伦理审查委员会全体委员二分之一同意。我国 2020 版 GCP 也对伦理委员会的委员组成、备案管理提出明确要求，应当符合卫生健康主管部门的要求。

伦理委员会伦理审查的流程包括审查申请的受理与处理、伦理审查过程、审查决定的传达等环节。伦理委员会伦理审查类型包括：初始审查、跟踪审查和复审等。伦理审查的内容主要包括：①研究者的资格、经验、技术能力等是否符合试验要求。②研究方案是否科学，并符合伦理原则的要求；中医药研究方案的审查，还应当考虑其传统实践经验。③受试者可能遭受的风险程度与研究预期的受益相比是否在合理范围之内。④知情同意书提供的信息是否完整易懂，获得知情同意的过程是否合规恰当。⑤是否有对受试者个人信息及相关资料的保密措施。⑥受试者的纳入和排除标准是否恰当、公平。⑦是否向受试者明确告知其应当享有的权益，包括在研究过程中可以随时无理由退出且不受歧视的权利等。⑧受试者参加研究的合理支出是否得到了必要的补偿；受试者参加研究受到损害时，给予的治疗和赔偿是否合理、合法。⑨是否有具备资格或者经培训后的研究者负责获取知情同意，并随时接受有关安全问题的咨询。⑩对受试者在研究中可能承受的风险是否有预防和应对措施。⑪研究是否涉及利益冲突。⑫研究是否存在社会舆论风险。⑬需要审查的其他重点内容。

总之，在临床研究中，医学伦理贯穿于整个研究，从方案设计、获得伦理委员会审查同意、实施过程到总结，保障受试者权益和安全是始终要坚持的首要原则。

第三节　临床研究的注册

与阴性结果相比,具有阳性结果的临床研究更易被公开发表。因此,研究者面对阴性结果时往往会放弃发表或通过人为干预改变本来的结果,从而导致研究证据质量下降。《赫尔辛基宣言》要求每项涉及人体受试者的研究在招募第一个受试者前,必须在公众可及的数据库上注册登记。近十几年来,为了提高临床试验的透明度,在国际临床医学家、杂志编辑、研究者及各国政府等共同努力下,临床研究注册的要求获得普遍重视。

国际医学期刊编辑委员会(International Committee of Medical Journal Editors,ICMJE)要求所有的前瞻性临床研究都要在纳入第 1 例受试者之前完成临床研究注册,并提出从 2005 年 7 月 1 日起,其成员期刊只发表在临床研究注册平台注册了的临床研究。WHO 指出,所有干预试验的注册均是一种科学、伦理和道德责任。

观察研究(observational study)是否需要进行研究注册,ICMJE 和 WHO 对此并没有硬性规定。但是,目前已有大量的观察研究在各临床研究注册平台完成注册。截至 2022 年 12 月 31 日,在中国临床试验注册中心(Chinese Clinical Trial Registry,ChiCTR)注册的研究中有 26% 是观察研究,在美国国立卫生研究院临床研究注册库(ClinicalTrials.gov)上注册的研究中有 22% 是观察研究。

一、临床研究注册的意义

世界范围内,临床研究的体量非常庞大,并且呈逐年增长的趋势,但是研究质量并未予以可靠的保证,大量的研究只是简单重复,阳性结果易发表、阴性结果却没有得到应有的关注。这种现象使得证据的真实性受到质疑,并且浪费了大量的人力、物力等资源,还使分析者对研究结果无法进行全面的评价,甚至可能误导临床实践。如果有相应的平台能够从研究开始时就显示研究的相关信息,可以避免简单重复;随着研究进程及时更新状态,展示研究结果,既可以保证研究过程的真实透明,又可以及时公开阴性结果,使得临床实践有更真实可靠的参考。因此,非常有必要在世界范围内开展临床研究注册。

通过临床研究注册,首先能够及时共享研究信息、避免人力与物力的浪费、增加研究结果的透明度、减少医学期刊的发表偏倚(publication bias),保证研究结果的真实性和科学性。其次,临床研究注册后,所有与研究有关或对研究感兴趣的人群都可以关注该临床试验,增加了对研究的监督力度。另外,从伦理学角度考虑,可以保证利益相关群体能够及时获得与自己健康相关的信息。最后,统计分析人员还能利用注册的数据进行二次研究。

二、临床研究注册平台

目前,全球已有几百个临床研究注册平台,但是,ICMJE 只承认在 WHO 国际临床研究注册平台(International Clinical Trials Registry Platform,ICTRP)一级注册机构和美国国立卫生研究院的 ClinicalTrials.gov 平台注册的临床研究,表 4-1 列出了世界范围内主要的临床研究注册机构,ChiCTR 是 WHO ICTRP 的一级注册机构。

表 4-1　ICMJE 认可的临床研究注册机构

临床研究注册机构	国家/地区	官方网址
WHO ICTRP 一级注册机构		
澳大利亚-新西兰临床试验注册中心(Australian New Zealand Clinical Trials Registry,ANZCTR)	澳大利亚-新西兰	http://www.anzctr.org.au/
巴西临床试验注册中心(Brazilian Clinical Trials Registry,ReBec)	巴西	http://www.ensaiosclinicos.gov.br/

临床研究注册机构	国家/地区	官方网址
中国临床试验注册中心（Chinese Clinical Trial Registry，ChiCTR）	中国	http://www.chictr.org.cn/
韩国临床研究信息服务中心（Clinical Research Information Service，CRiS，Republic of Korea）	韩国	http://cris.nih.go.kr/cris/index/index.do
印度临床试验注册中心（Clinical Trials Registry-India，CTRI）	印度	https://ctri.nic.in/Clinicaltrials/login.php
古巴临床试验注册中心（Cuban Public Registry of Clinical Trials，RPCEC）	古巴	https://rpcec.sld.cu/en
欧洲临床试验注册中心（EU Clinical Trials Register，EU-CTR）	欧盟	https://www.clinicaltrialsregister.eu/ctr-search/search
德国临床试验注册中心（German Clinical Trials Register，DRKS）	德国	https://drks.de/search/en
伊朗临床试验注册中心（Iranian Registry of Clinical Trials，IRCT）	伊朗	http://www.irct.ir/
英国国际标准随机对照试验号注册库（International Standard Randomised Controlled Trial Number，ISRCTN）	英国	https://www.isrctn.com/
国际传统医学临床试验注册平台（International Traditional Medicine Clinical Trial Registry，ITMCTR）	中国	http://itmctr.ccebtcm.org.cn/en-US
日本临床试验注册中心（Japan Registry of Clinical Trials，jRCT）	日本	https://jrct.niph.go.jp/
黎巴嫩临床试验注册中心（Lebanese Clinical Trials Registry，LBCTR）	黎巴嫩	https://lbctr.moph.gov.lb/
泰国临床试验注册中心（Thai Clinical Trials Registry，TCTR）	泰国	http://www.clinicaltrials.in.th/
非洲联盟临床试验注册中心（Pan African Clinical Trial Registry，PACTR）	非洲	https://pactr.samrc.ac.za/
秘鲁临床试验注册中心（Peruvian Clinical Trial Registry，REPEC）	秘鲁	https://ensayosclinicos-repec.ins.gob.pe/en/
斯里兰卡临床试验注册中心（Sri Lanka Clinical Trials Registry，SLCTR）	斯里兰卡	https://www.slctr.lk/
美国临床试验注册库（ClinicalTrials.gov）	美国	http://www.clinicaltrials.gov/

注：美国临床试验注册库是 ICMJE 认可的临床研究注册机构，但不属于 WHO ICTRP 一级注册机构

WHO ICTRP 成立于 2005 年 8 月 1 日，旨在为所有医疗决策参与者提供一个完整视图的研究内容，以提高研究的透明度，并最终加强科学证据的有效性和价值。平台的主要目标是促进所有临床试验"WHO 研究注册数据集"的预期注册以及公众对该信息的可访问性，以保证涉及卫生保健决策的所有人员均能完整地查看研究情况。WHO ICTRP 本身并不提供临床研究注册，其主要职责包括：①制定研究注册范围和注册内容的标准。②建立全球"临床研究注册中心网络"，加强全球协作。③制定试验结果报告的国际规范和标准。④帮助发展中国家开展研究注册。⑤为临床试验分配全球通用识别码。⑥收集全球各研究注册中心的研究注册记录，建立一站式检索入口。WHO ICTRP 包括临床研究注册网络和检索入口两部分，临床研究注册网络由一级注册机构及合作注册中心组成。一级注册机构是主要的临床研究注册机构，直接向 WHO ICTRP 中央数据库提交资料；合作注册中心通过一级注册机构间接向 WHO ICTRP 中央数据库上传资料。使用者通过检索入口检索到目标临床试验后，可通过链接直接从原注册机构获得该临床试验相关的信息。

下面主要介绍 ChiCTR 和美国国立卫生研究院 ClinicalTrials.gov。

1. ChiCTR　是卫生部指定的代表我国参加 WHO ICTRP 的国家临床研究注册中心。ChiCTR 是 WHO ICTRP 的一级注册机构，是一个非盈利性的学术机构。香港中文大学临床研究注册中心

和中国中医科学院针灸注册中心/中医药临床研究注册中心是 ChiCTR 的二级机构。

ChiCTR 接受来自中国和全世界实施的临床研究注册，还接受获得 WHO ICTRP 认证的二级注册机构传输的注册资料，并向 WHO ICTRP 中央数据库输送注册信息供全球检索。目前，国内多家医学期刊已和 ChiCTR 共同建立了临床试验报告发表机制，正在分步实施优先发表，直到只发表具有全球通用识别码的临床试验。

除临床研究注册外，ChiCTR 以中国循证医学中心、循证医学教育部网上合作研究中心、中国 Cochrane 中心、英国 Cochrane 中心、四川大学华西医院国际临床流行病学网华西资源与培训中心为人才和技术支持平台，负责指导临床试验设计、中心随机、论文写作、教育培训，推动提高我国临床试验的质量。

2. ClinicalTrials.gov 目前，ClinicalTrials.gov 是国际上颇具影响力的临床研究注册平台之一，被列为公开化、国际化临床研究注册的典范，而且达到 ICMJE 的基本要求。ClinicalTrials.gov 的主旨是向患者、卫生从业人员、社会大众和研究者提供临床试验信息的查询服务，并向医学科研人员和研究机构提供临床研究注册服务。2005 年 7 月，ICMJE 政策生效后的 1 个月内，ClinicalTrials.gov 临床研究注册记录由 13 153 条突增至 22714 条。从 2013 年开始，ClinicalTrials.gov 平台每年新增注册记录均保持在 2 万条以上，并且呈逐年增长趋势（图 4-1）。截至 2022 年 12 月 31 日，该平台已经接受了来自美国 50 个州和全世界 221 个国家共计 432 129 项临床试验的注册。

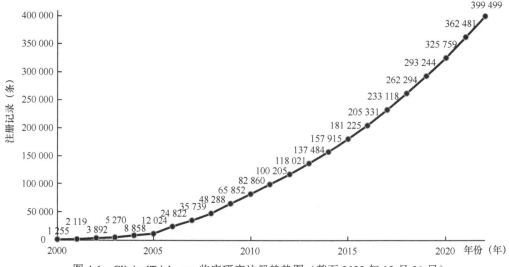

图 4-1 ClinicalTrials.gov 临床研究注册趋势图（截至 2022 年 12 月 31 日）

三、临床研究注册要求

出于受试者对临床试验无私贡献的考虑，ICMJE 认为研究机构/企业有义务、公正、伦理地报道所实施的临床试验。ICMJE 对注册数据库提出了 5 方面要求：①免费对公众开放。②对所有注册申请者开放。③由非营利性组织管理。④有保证注册数据真实性的机制。⑤可实现电子信息检索。

为了让研究者提供充足的信息以保证完全注册，WHO ICTRP 提出临床研究注册必须包含最少数量的试验信息。WHO ICTRP 要求的最少数量试验信息至今已更新 5 个版本，并由 20 条标准增加至最新 1.3.1 版的 24 条标准，包括一级注册机构和试验识别号（primary registry and trial identifying number）、在一级注册机构注册的日期（date of registration in primary registry）、次要识别号（secondary identifying numbers）、资金和材料支持的来源 [source(s) of monetary or material support]、主要赞助人（primary sponsor）、次要赞助人 [secondary sponsor(s)]、公共查询联系方式（contact for public queries）、科学查询联系方式（contact for scientific queries）、公共标题（public title）、科学标题（scientific title）、招募国家（countries of recruitment）、健康状态或研究问题 [health condition(s) or problem(s) studied]、干预 [intervention(s)]、关键入选和排除标准（key inclusion and exclusion criteria）、研究类型（study type）、首次招募日期（date of first enrollment）、样本量（sample size）、招募状态（recruitment status）、主要结果 [primary outcome(s)]、关键次要结果（key secondary outcomes）、伦理审查（ethics review）、完成日期（completion date）、结果总结（summary results）、原始数据共享声明（individual participant data sharing statement）。

ICMJE 合格的注册必须在注册时包括 24 项必填条目的研究注册数据集，而且必须在首例受试者入组前完成注册。如果临床研究注册缺少 24 项中的任何一项，或某些条目包含的信息不清晰，或不能公开访问（比如向 EU-CTR 提交的 I 期临床试验，以及信息保密的医疗器械临床试验），那么 ICMJE 认为都是不合格的临床研究注册。

（一）ChiCTR 注册步骤

ChiCTR 要求所有在人体中和采用取自人体的标本进行的研究，包括各种干预措施的疗效和安全性的有对照或无对照试验（如随机对照试验、病例-对照研究、队列研究及非对照研究）、预后研究、病因学研究和包括各种诊断技术、试剂、设备的诊断性试验，均须注册并公告。ChiCTR 的注册程序和内容均符合 WHO ICTRP 和 ICMJE 的标准。

研究者只需要在网站进行新用户注册，填写个人信息和注册单位名称，即可成为 ChiCTR 用户进行临床研究注册。在上传完整的临床研究注册资料后 5 个工作日内可获得临床研究注册号，获得注册号后 1 周内（特殊情况除外）可在 WHO ICTRP 检索入口检索到已注册试验。

ChiCTR 注册的基本内容及流程与 WHO ICTRP 其他一级注册机构基本相似，要求填写的试验信息分为两种形式：一种要求研究者自行填写，另一种是在有限的选项中做出选择。在中国实施的临床试验均需采用中、英文双语完成研究注册。来自于中国香港特别行政区和其他国外地区实施的临床试验可只采用英文注册。ChiCTR 注册涉及 12 个部分的必填信息，见表 4-2。

表 4-2 ChiCTR 临床研究注册必选（或必填）项

条目	主要内容
基本信息	填写语言（language）、注册号状态（registration status）
申请人信息	申请注册联系人（applicant）、申请注册联系人电话（applicant's telephone）、申请注册联系人电子邮件（applicant's E-mail）、申请注册联系人通讯地址（applicant's address）、申请人所在单位（affiliation of the registrant）、研究负责人（study leader）、研究负责人电话（study leader's telephone）、研究负责人电子邮件（study leader's E-mail）、研究负责人通讯地址（study leader's address）
伦理审查相关信息	是否获伦理委员会批准（approved by ethic committee）、研究计划书（study plan file）、知情同意书（informed consent file）
研究单位相关信息	研究实施负责（组长）单位（primary sponsor）、研究实施负责（组长）单位地址（primary sponsor's address）、试验主办单位（即项目批准或申办者）（secondary sponsor）、经费或物资来源 [source(s) of funding]
研究信息	研究疾病（target disease）、研究类型（study type）、研究设计（study design）、研究目的（objectives of study）、纳入标准（inclusion criteria）、排除标准（exclusion criteria）
干预措施	组别（group）、样本量（sample size）、干预措施（intervention）、样本量（sample size）
研究实施地点	国家（country）、省（直辖市）（province）、单位（医院）（institution/hospital）、单位级别（level of the institution）
测量指标	指标中文名（outcome name）、指标类型（type）
采集人体标本	标本中文名（sample name）
研究方案相关信息	征募研究对象情况（recruiting status）、年龄范围（participant age）、性别（gender）、随机方法（randomization procedure）、研究对象是否签署知情同意书（sign the informed consent）
统计结果	上传试验完成后的统计结果（statistical results after completion of the test file upload）
原始数据共享声明	共享原始数据的方式（the way of sharing IPD）、数据采集和管理（data collection and management）

1. 基本信息　此部分必须选择/填写的信息包括以下几方面：①选择填写语言，有"中文和英文/Chinese And English"或"仅英文/English Only"两种选择。如果选择"中文和英文/Chinese And English"，各条目需要同时填写中文和英文。②注册号状态，有"预注册/Prospective registration"与"补注册/Retrospective registration"两种选择。临床试验在开始征募受试者前或纳入第1例受试者前的申请注册为预注册，在此之后申请注册均为补注册。ChiCTR要求，补注册试验需通过临床试验公共管理平台 Research Manager（ResMan，www.medresman.org）提交原始数据供审核和公示，获得临床研究注册号的时间取决于申请者提交数据的时间。其他必填信息还包括注册题目（Public title）；研究课题的正式科学名称（Scientific title）。具体的填写界面见图4-2。

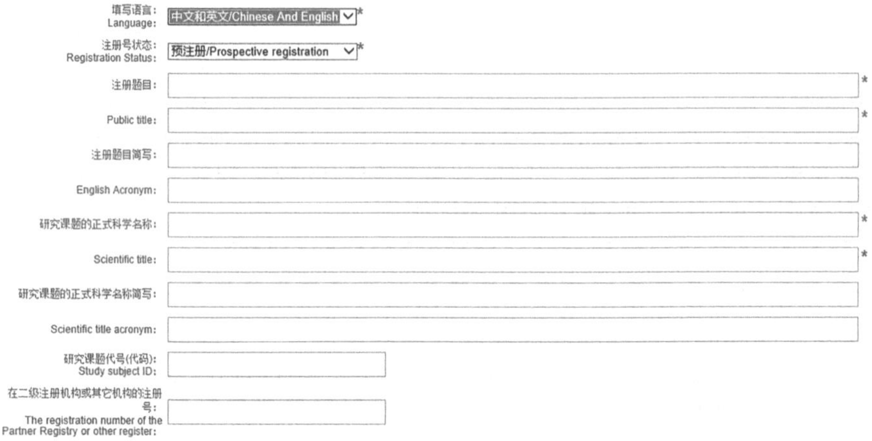

图 4-2　ChiCTR 注册平台上基本信息部分

2. 申请人信息　此部分必须选择/填写的信息包括：①申请注册联系人；②申请注册联系人电话；③申请注册联系人电子邮件；④申请注册联系人通讯地址；⑤申请人所在单位；⑥研究负责人；⑦研究负责人电话；⑧研究负责人电子邮件；⑨研究负责人通讯地址。具体的填写界面见图4-3。

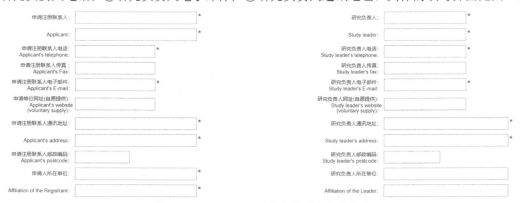

图 4-3　ChiCTR 注册平台上申请人信息部分

3. 伦理审查相关信息　此部分必须选择/填写/上传的信息包括：①是否获伦理委员会批准；②研究计划书，仅用于审核，不公开；③知情同意书，仅用于审核，不公开。具体的填写界面见图4-4。

4. 研究单位相关信息　此部分必须填写的信息包括：①研究实施负责（组长）单位；②研究实施负责（组长）单位地址；③试验主办单位（即项目批准或申办者），包括主办单位所在国家、省（直辖市）、单位名称及具体地址等；④经费或物资来源。具体的填写界面见图4-5。

5. 研究信息　此部分必须选择/填写的信息包括：①研究疾病；②研究类型；③研究设计；④研究目的；⑤纳入标准；⑥排除标准。具体的填写界面见图4-6。

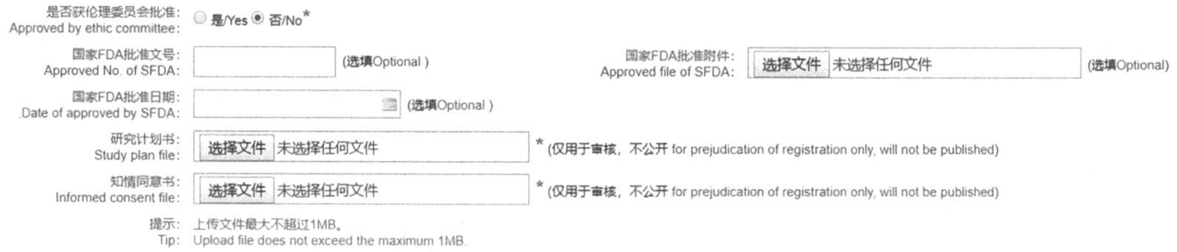

图 4-4　ChiCTR 注册平台上伦理审查相关信息部分

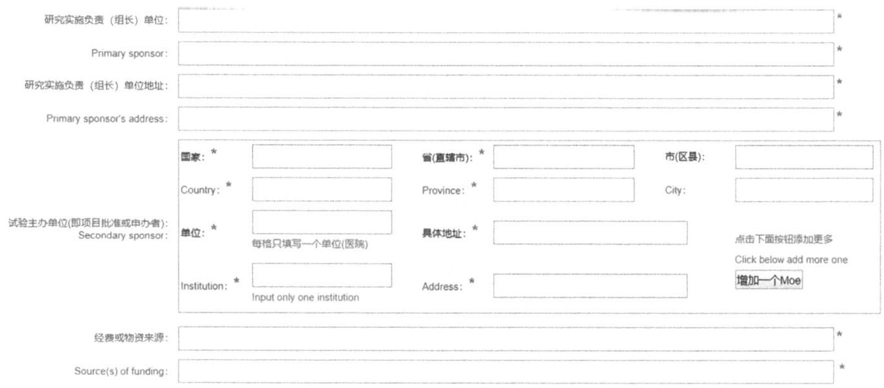

图 4-5　ChiCTR 注册平台上研究单位相关信息部分

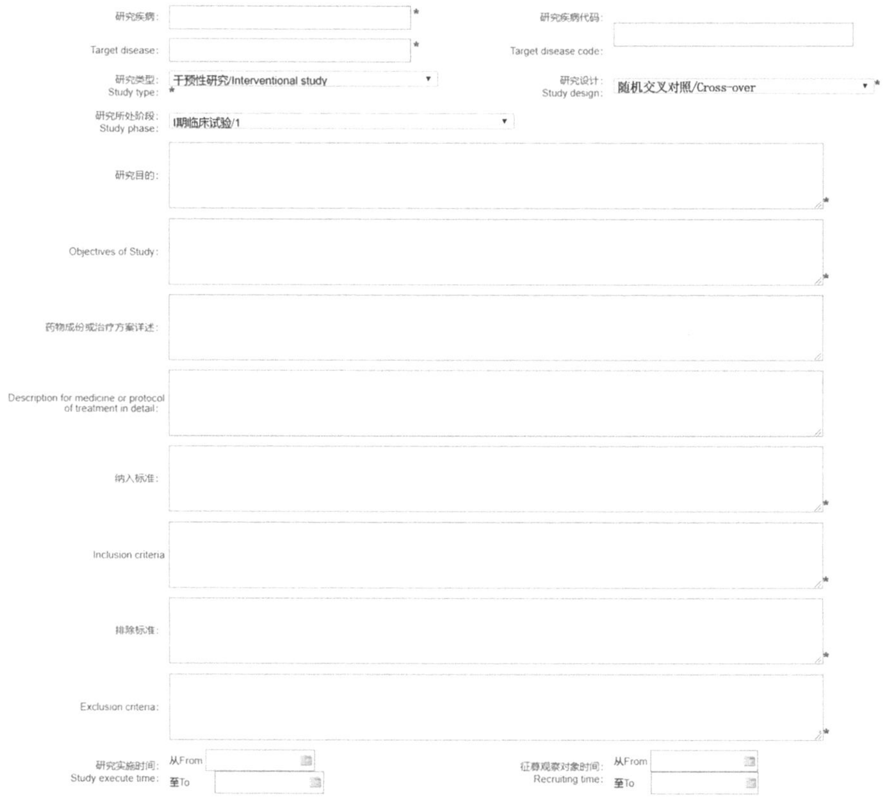

图 4-6　ChiCTR 注册平台上研究信息部分

6. 干预措施　此部分必须填写的信息包括：①组别；②样本量；③干预措施，可增加多项；④样本总量。具体的填写界面见图 4-7。

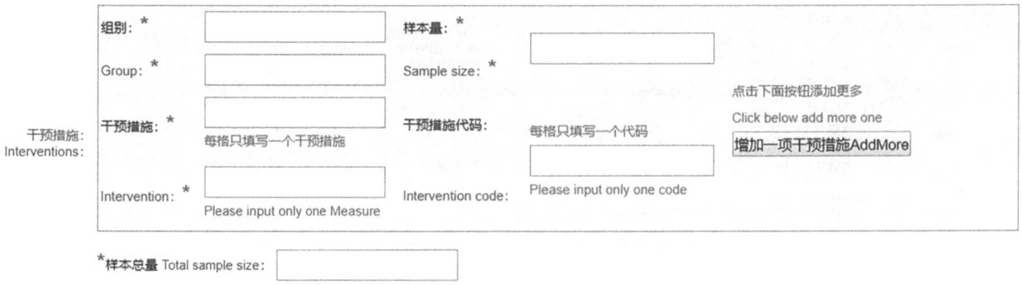

图 4-7　ChiCTR 注册平台上干预措施部分

7. 研究实施地点　此部分必须填写的信息包括研究实施的：①国家；②省（直辖市）；③单位（医院）；④单位级别。具体的填写界面见图 4-8。

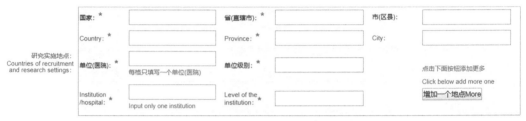

图 4-8　ChiCTR 注册平台上研究实施地点部分

8. 测量指标　此部分必须填写的信息包括：①指标中文名；②指标类型，如主要指标、次要指标等。具体的填写界面见图 4-9。

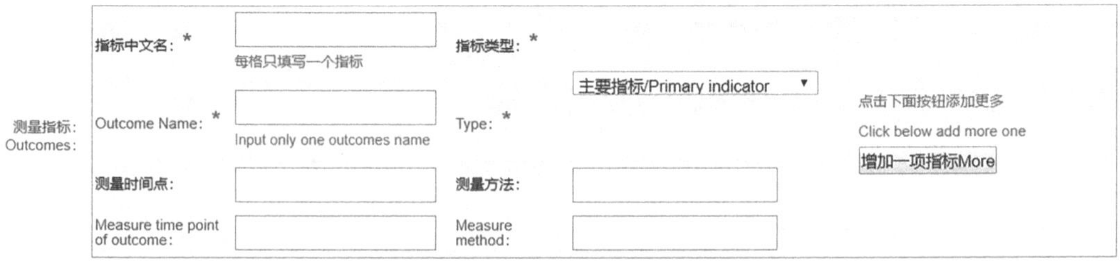

图 4-9　ChiCTR 注册平台上测量指标部分

9. 采集人体标本　此部分必须填写的信息为标本中文名。具体的填写界面见图 4-10。

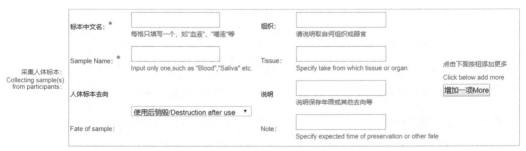

图 4-10　ChiCTR 注册平台上采集人体标本部分

10. 研究方案相关信息　此部分必须选择/填写的信息包括以下几项：①征募研究对象情况，可根据研究开展情况选择，包括"尚未开始、正在进行、暂停或中断、结束"等 4 种情况；②年龄范围；③性别，可选"男性、女性、男女均可"；④随机方法，需要说明由何人用什么方法产生随机序列；⑤研究对象是否签署知情同意书。具体的填写界面见图 4-11。

征募研究对象情况：*
尚未开始/Not yet recruiting
Recruiting status：*
年龄范围：* 最小 Min age 岁 years
Participant age：* 最大 Max age 岁 years
性别：*
Gender：*
男性/Male
随机方法（请说明由何人用什么方法产生随机序列）：*
Randomization Procedure (please state who generates the random number sequence and by what method)：*
研究对象是否签署知情同意书：
Sign the informed consent：
是/Yes 否/No*
随访时间：
Length of follow-up (include time point of outcome measure)：
天/Day(s)

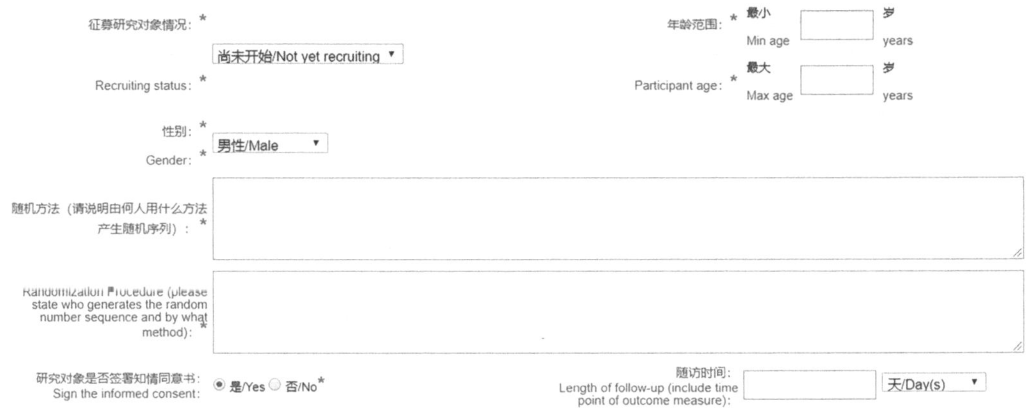

图 4-11　ChiCTR 注册平台上研究方案相关信息部分

11. 统计结果　试验完成后上传统计结果，注册时无需上传，可在试验完成之后再上传。具体的填写界面见图 4-12。

隐蔽分组方法和过程：
请描述您采用的隐蔽分组方法和过程
Process of allocation concealment：
Please describe the process of allocation concealment you will use.
盲法：
Blinding：
揭盲或破盲原则和方法：
Rules of uncover or ceasing blinding：
统计方法名称：
Statistical method：
试验完成后的统计结果：
Calculated Results ater the Study Completed：
上传试验完成后的统计结果：
Statistical results after completion of the test file upload
选择文件 未选择任何文件 * 注册时无需上传，可在试验完成之后再上传
是否公开试验完成后的统计结果：
Calculated Results after the Study Completed public access：
公开/Public 注册时无需上传，可在试验完成之后再选择是否公开
UTN(全球唯一识别码)：

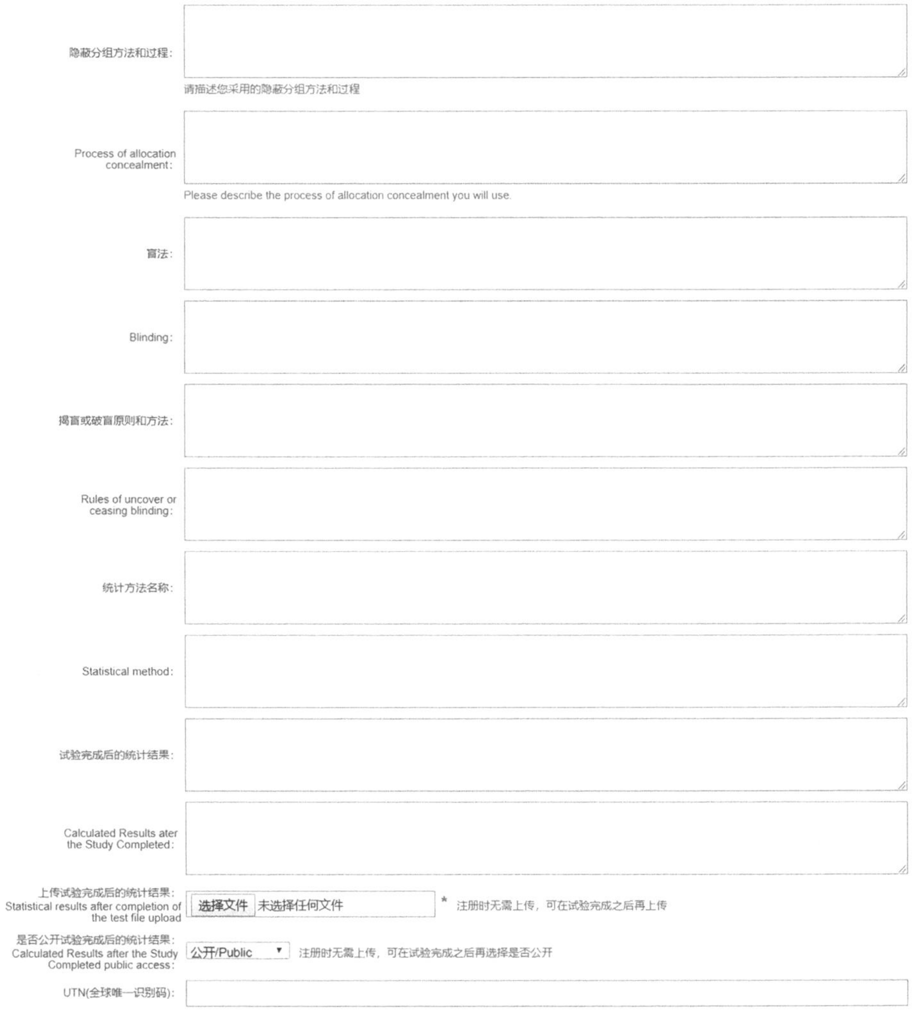

图 4-12　ChiCTR 注册平台上统计结果部分

12. 原始数据共享声明　此部分必须选择/填写的信息包括以下几项：①共享原始数据的方式，填入公开原始数据日期和方式，如采用网络平台，需填该网络平台名称和网址；②数据采集和管

理，数据采集和管理由两部分组成：一为病例记录表，二为电子采集和管理系统。具体的填写界面见图4-13。

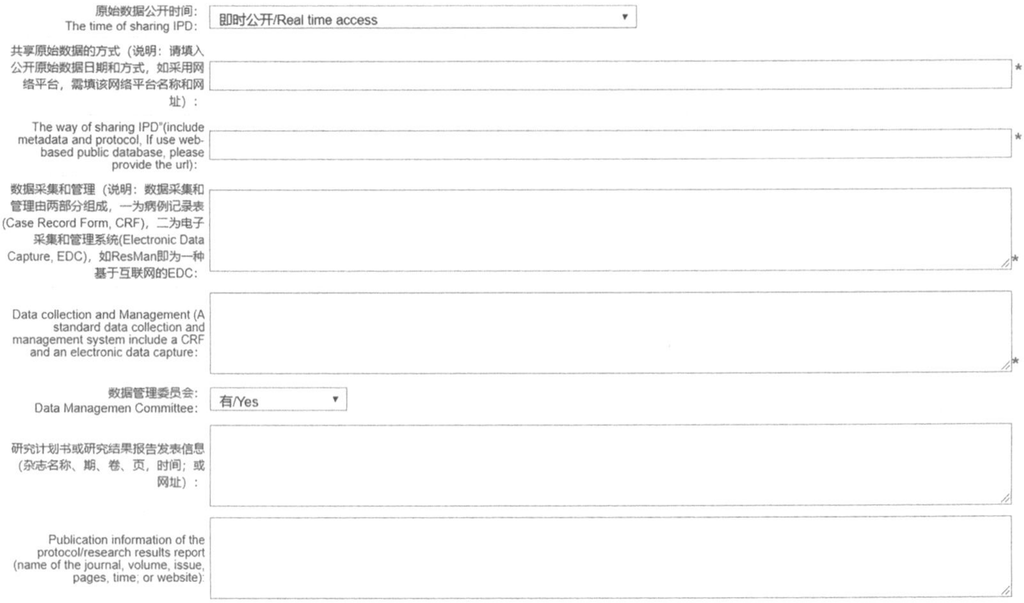

图 4-13　ChiCTR 注册平台上 IPD 共享声明部分

（二）ClinicalTrials.gov 平台注册步骤

ClinicalTrials.gov 平台要求，在其数据库注册的临床试验必须符合伦理和当地法规要求。其注册流程简洁快速，操作界面清晰友好，信息单元设计严谨，既能让研究者在较短的时间内完成试验方案的注册，又能通过其内在的质控系统确保临床试验信息的相对真实。此外，该机构还通过立法监督保障措施以保障制度的有效运行，并制定惩罚措施（当研究者行为被界定为违法时，将处以罚款），可以有效地保障研究的质量。

在进行注册前，研究者需要查看方案注册结果系统（protocol registration and results system，PRS）账号清单。如果 PRS 账号清单中没有本单位账号，则需要找本单位合适的管理人员申请，研究者也可申请个人账号，但平台并不推荐。一般情况下，申请后 2 个工作日内可获得 PRS 账号，平台工作人员将发送电子邮件告知申请者如何登录 ClinicalTrials.gov 平台。获得 PRS 账号后，账号管理员可指定本单位研究者为该账号的用户，研究者登录后可进行临床研究注册。如果本单位已有 PRS 账号，研究者不知道账号的管理员，可以填写"PRS 账号管理员联系方式申请表（PRS administrator contact request form）"，平台工作人员会在 1 个工作日内将 PRS 账号管理员联系方式通过邮件形式发送给申请者。注册信息提交后，ClinicalTrials.gov 工作人员会对提交的内容进行审核，这个过程需要 2~5 个工作日；审核通过的方案将得到临床研究注册号（NCT Number），该方案也将在网站上向公众公开。

此外，当招募状态改变或已收集完用于主要结果分析的最后一例受试者信息时，研究者必须在 1 个月内更新注册信息。即使研究期间项目并没有任何进展，ClinicalTrials.gov 平台仍建议研究者每 6 个月更新一次试验核查日期（record verification date）。

在 ClinicalTrials.gov 平台上，一个完整的临床研究注册几乎涵盖了试验方案的所有内容。要求填写的试验信息包括 2 种形式：一种要求研究者自行填写，如试验方案名称；另一种是在有限的选项中做出选择，如研究类型。ClinicalTrials.gov 平台上所有显示界面及填写语言为英文，必填单元以"*"标注。表 4-3 列出了在 ClinicalTrials.gov 平台注册时涉及的 13 个部分的必填信息。

表 4-3 ClinicalTrials.gov 平台临床研究注册必填项

条目	主要内容
研究信息（study identification）	唯一识别号（unique protocol identification number）、方案精简名（brief title）、官方名 [即方案正式名称（official title）]、研究类型（study type）
研究状态（study status）	试验核查日期（record verification date）、总招募状态（overall recruitment status）、研究停止的原因（why study stopped）、研究开始时间（study start date）、最后一例受试者完成时间（primary completion date）、研究完成时间（study completion date）
申办者，合作者（sponsors/collaborators）	责任方 [为官方名称（responsible party, by office title）]、申办者姓名（name of the sponsor）
监管（oversight）	研究药品在美国 FDA 监管之下（studies a U.S. FDA-regulated drug product）、研究器械在美国 FDA 监管之下（studies a U.S. FDA-regulated device product）、美国 FDA 批准的新药申请序列号或器械研究豁免序列号（U.S. Food and Drug Administration IND or IDE）、受试者评审（human subjects review）、受试者保护评审委员会（human subjects protects review board status）
研究描述（study description）	简要总结（brief summary）
条件与关键词（conditions and keywords）	试验研究的主要疾病或健康状况，或研究的关注点（primary disease or condition being studied in the trial，or the focus of the study）
研究设计（干预研究）（study design）（interventional）	主要研究目的（primary purpose）、研究分期（study phase）、干预研究模型（interventional study model）、分组数（number of arms）、如设盲 [指出被盲对象（masking roles, if masking）]、分配情况（allocation）、招募数（enrollment）
分组和干预 [arms、groups and interventions（continued）]	分组类型（arm type）、分配组名称（arm title）、干预类型（intervention type）、干预名称（intervention name）、干预描述（intervention description）、分组/干预交叉对照（arm/interventional cross-reference）
结果评价（outcome measures）	主要结果评价（primary outcome measure）、标题（title）、时间节点框架（time frame）
受试者选择（eligibility）	性别（sex/gender）、年龄限制（age limits）、接受健康志愿者（accepts healthy volunteers）、选择标准（eligibility criteria）
联系方式、地址和研究者信息（contacts、locations and investigator information）	总联系人信息（central contact person）、分中心信息（facility information）、分中心招募状态（individual site status）、分中心联系人信息（facility contact）
IPD 共享声明（IPD sharing statement）	非必填项
参考文献（references）	非必填项

注：ClinicalTrials.gov 平台进行临床研究注册，必填项与 ICMJE 的要求不完全一致，部分 ICMJE 的要求出现在 ClinicalTrials.gov 注册的选填项

1. 研究信息 此部分为研究识别信息，必须选择/填写的信息包括：①唯一识别号，申办者给试验方案指定的唯一编号；②方案精简名，使公众能够理解该试验方案的标题；③官方名，正式标题，与试验方案的标题一致；④研究类型，提交的临床研究的性质，包括干预研究、观察研究、观察-注册研究和拓展研究 4 个选项。

2. 研究状态 此部分为研究状态相关的信息，必须选择/填写的信息包括：①试验核查日期，是指责任方最后一次在 ClinicalTrials.gov 平台上确认临床研究信息的时间，不一定有信息更新。②总招募状态，一个临床研究的总体招募状态，包括尚未招募（not yet recruiting）、招募中（recruiting）；指定招募（enrolling by invitation）；试验进行中，但目前不招募（active, not recruiting）；已完成招募（completed）；招募暂停（suspended）；招募结束（terminated）；招募取消（withdrawn）8 个选项。例如，多中心临床研究中，只要有一个中心已进行患者招募，该临床研究的总招募状态即为招募中。③研究停止的原因，当临床研究在未完成前，出现暂停、终止或撤回时，需要对研究停止的原因进行简要说明。④研究开始时间，预计临床研究进行招募的时间，或者实

际招募第一名受试者的时间。⑤最后一例受试者完成时间，获得用于评估主要结局指标所需的最后一位受试者完成检查或接受干预后提供信息的时间。⑥研究完成时间，获得用于评估主要结果、次要结果和不良事件所需的最后一位受试者完成检查或接受干预后提供信息的时间。

3. 申办者、合作者　此部分为申办者、合作者相关的信息，必须选择/填写的信息包括：①责任方，为官方名称，明确责任主体，可以是申办者、申办者-研究者，申办者也可以指定 PI 为责任方。②申办者姓名，临床研究申办者的实体或个人名称。

4. 监管　此部分为监管相关信息，必选/必填信息包括：①研究药物在美国 FDA 监管之下，明确临床研究涉及的研究药物是否应遵循美国《联邦食品、药品和化妆品法案》第 505 章或美国《公共卫生署法案》第 351 章。②研究器械在美国 FDA 监管之下，如涉及器械，应明确研究的器械是否应遵循美国《联邦食品、药品和化妆品法案》第 510（k）章、第 515 章或第 520（m）章。③美国 FDA 批准的新药申请序列号或器械研究豁免序列号，此项不会对公众展示。④受试者评审，只接受经过受试者保护评审委员会批准或者批准豁免的临床研究。⑤受试者保护评审委员会，明确临床研究至少已经过一个受试者保护评审委员会审查并批准。

5. 研究描述　此部分为临床研究的简要描述：简要总结，用通俗的语言简要描述该临床研究，包括对试验假说的简要阐述。

6. 条件和关键词　此部分主要说明试验研究的主要疾病或健康状况，或研究的关注点，疾病名称或健康状况尽量参照美国国立医学图书馆的医学主题词索引（medical subject headings，MeSH）。

7. 研究设计（干预研究）　此部分为研究设计（干预研究）相关的内容，需要填写的信息包括：①主要研究目的，描述临床研究中实施干预的主要目的。②研究分期，对于药品研究来说，包括 I～IV 期临床试验。③干预研究模型，即给受试者实施干预的策略，如交叉设计、析因设计等。④分组数，对于有多个周期或者具有不同分组数的临床研究，填写研究过程中最大的分组数。⑤如设盲，指出被盲对象，研究中不知道受试者被施以何种干预的对象。⑥分配情况，临床研究中受试者被分配到不同组别所采用的方法，如随机法。⑦招募数，填写预期和实际招募人数。

8. 分组和干预　此部分为分组和干预相关信息，包括：①分组类型，其中安慰剂组（placebo comparator）属于药物干预选项，无效组（sham comparator）属于器械干预选项。②分配组名称，填写所分配组别的名称。③干预类型，包括药物、器械、生物制品/疫苗等，根据实际干预类型选择。④干预名称。⑤干预描述，详细描述实施的干预。⑥分组/干预交叉对照，如果设置了多个干预分组，但未说明研究的每一组中存在哪些干预措施（或暴露），请使用交叉分组复选框。

9. 结果评价　结果评价部分的信息包括：①主要结果评价，对主要研究结果评价进行描述。②标题，给出主要结果评价的具体名称。③时间节点框架，即对每位受试者实施评价的具体时间点。

10. 受试者选择　受试者相关的信息包括：①性别，基于生物学特征分类的男性与女性。②年龄限制，包括最大年龄和最小年龄，必须给出时间单位。③接受健康志愿者，根据具体方案选择是否接受健康志愿者。④选择标准，包括具体的入选标准（inclusion criteria）和排除标准（exclusion criteria）。

11. 联系方式、地址和研究者信息　包括：①总联系人信息。②分中心信息。③分中心招募状态。④分中心联系人信息。

12. IPD 共享声明　非必填项。

13. 参考文献　非必填项。

四、临床试验数据共享要求

临床试验让受试者暴露于潜在的研究风险中，研究者有责任共享临床试验产生的原始数据。

▌（一）公开临床试验结果声明

2015 年 4 月，WHO 发布的《公开临床试验结果声明》提出，临床试验的主要结果应在研究完成的 12 个月内发表或者最晚在研究完成的 24 个月内对外公开。此外，关键结果必须于研究完成的 12 个月内在临床研究注册平台的结果部分更新；还提出在公开、可搜索的注册网站发表过去已经完成的临床试验的结果；也鼓励未公开的临床试验结果在同行评议杂志发表。虽然《公开临床试验结果声明》未直接提及原始数据共享，但 WHO 致力于推动数据共享的倡议，并将与其他组织协作继续为数据共享创造环境，使临床试验数据的价值最大化。2017 年，在 WHO ICTRP 最少数量试验信息 1.3.1 版中提出 24 条最少数量的研究注册数据集中已经包含了数据共享声明，即 IPD（individual participant data）共享声明。

▎（二）ICMJE 数据共享声明

2016 年 1 月，ICMJE 发布的《学术研究实施与报告和医学期刊编辑与发表的推荐规范》增加了新内容，要求成员期刊发表临床试验报告时考虑以下条款：① 2018 年 7 月 1 日及以后提交的临床试验报告，必须包含数据共享声明；② 2019 年 1 月 1 日及以后开始入组受试者的临床试验，必须在临床研究注册机构提交数据共享计划。尽管这只是初步要求，尚未强制进行数据共享，但期刊编辑会参考研究者提供的数据共享声明最终决定是否发表稿件。

数据共享声明必须包含以下几方面内容：①是否共享去身份标识的研究对象数据（包括数据字典）；②共享哪些数据；③是否可获取额外的相关文档（如研究方案、SAP 等）；④何时可获取数据以及可开放获取多长时间；⑤获取共享试验数据的要求（包括谁能共享数据、用于什么类型分析和通过何种机制共享）。表 4-4 提供了满足这些要求的数据共享声明的说明性示例。

表 4-4 满足 ICMJE 要求的数据共享声明的示例

声明事项	例 1	例 2	例 3	例 4
是否可以获取个体受试者数据（含数据字典）？	是	是	是	否
具体哪些数据将被共享？	在试验期间收集的、经去身份标识处理后的全部个体受试者数据	本文报告的结果所用到的、经去身份标识处理后的个体受试者数据（文本、图表和附件）	文本报告的结果所用到的、经去身份标识处理后的个体受试者数据（文本、图表、数据）	无
哪些其他文件可供获取？	研究方案、SAP、知情同意书、临床研究报告、分析代码	研究方案、SAP、分析代码	研究方案	无
数据核实可以获取（起止日期）？	文章发表后立即可以获取，没有截止时间	文章发表 3 个月后开始，文章发表满 5 年截止	文章发表 9 个月后开始，文章发表满 36 个月截止	不适用
共享给谁？	任何想获取该数据的人	提交方法学上合理的提案的研究人员	其数据使用提案已得到具体相应资质的独立审查委员会（学术中介）批准的研究人员	不适用
用于什么类型的分析？	任何目的	为实现被批准的提案的目标	用于个体受试者数据的 Meta 分析	不适用
通过何种机制使数据可以被获取？	数据可在此（含链接网址）无限期获取	提案应发给 xxx@yyy。为了获得访问权，数据请求者需要签署数据获取协议。数据可在 5 年内通过第三方网站（含链接网址）获取	提案可在论文发表后的 36 个月内提交。36 个月后，数据可在数据库中获得，但除了提供已储存的源数据之外，研究者不再提供其他帮助。有关上交提案和获取数据的信息可以通过此链接找到（含链接网址）	不适用

注：这些示例旨在举例说明某些而非全部数据共享的选项；SAP. 统计分析计划（statistical analysis plan）

▎（三）ChiCTR 数据共享计划

从 2016 年 3 月 14 日起，ChiCTR 对临床研究注册采取新的措施，要求必须提交以下几方面信息：

（1）公开原始数据计划（statement of individual participant data sharing plan）。①公开原始数据日期：即时公开或试验完成后公开（要求最晚不超过试验结束后6个月），以及公开内容，如原始记录的数据和研究计划书。②共享IPD的方式或途径，如采用临床试验公共管理平台并向公众开放查询，或向研究者联系索取。

（2）数据保存和管理（repository and management of the data）。

（3）知情同意书中加入共享原始数据的内容。

此外，ChiCTR推荐使用临床试验公共管理平台ResMan保存和共享原始数据。ResMan是基于互联网的电子数据采集和管理系统，凡在ChiCTR预注册的临床试验，均可免费使用ResMan，不限时间和数量。研究者可使用ResMan管理临床试验，也可以使用其他专业临床试验管理数据库，试验完成后导出数据上传至ResMan共享。

■（四）ClinicalTrials.gov平台原始数据共享声明

ClinicalTrials.gov平台在注册单元中增加了原始数据共享声明项，该项目前为选填项，包括IPD共享计划（plan to share IPD）、IPD共享计划描述（IPD sharing plan description）、IPD共享支持文件类型（IPD sharing supporting information type）、IPD共享时间计划（IPD sharing time frame）、IPD共享获取标准（IPD sharing access criteria）和IPD共享网址（IPD sharing URL）6部分。

> **拓展阅读**
>
> 　　药物临床试验登记与信息公示平台：是国家药品监督管理局药品审评中心参照WHO要求和国际惯例建立的。凡获得临床试验批件、临床试验通知书或按规定在我国进行的临床试验项目，均应按要求进行临床试验登记与信息公示。
>
> 　　医学研究登记备案信息系统（国家全民健康保障信息平台）：是由国家卫生健康委员会科技教育司委托中国医学科学院医学信息研究所研究开发的系统。经伦理委员会审查同意的研究项目在实施前，研究项目负责人应当将该研究项目的主要内容、伦理审查决定在该系统进行登记。

> **拓展阅读**
>
> 　　国内临床研究相关法规、临床研究中的伦理学问题及临床研究注册
>
>

◀ 思考与练习 ▶

一、选择题

1.（单选）关于《药物临床试验质量管理规范》的描述，以下选项**错误**的是（　　　）

A.《药物临床试验质量管理规范》的英文是good clinical practice

B.《药物临床试验质量管理规范》是药物临床试验全过程的质量标准，包括方案设计、组织实施、监查、稽查、记录、分析、总结和报告

C.《药物临床试验质量管理规范》适用范围包括申请药品注册而进行的药物临床试验及相关活动

D.《药物临床试验质量管理规范》由国家药品监督管理局发布

E.《药物临床试验质量管理规范》由国家药品监督管理局会同国家卫生健康委员会发布

2.（多选）关于知情同意书，以下描述正确的是（　　　）

A. 知情同意书可包含要求或暗示受试者接受某种治疗方案或者放弃他们获得赔偿权利的文字

B. 知情同意书分为"知情"与"同意"两部分

C. 知情同意书需要研究者和受试者签字

D. 知情同意书至少一式两份，研究者和受试者各保存一份

E. 知情同意书应采用受试者能够理解的文字和语言

3.（单选）关于临床研究注册，以下哪项是正确的（　　　）

A. ICMJE 成员期刊只发表在临床研究注册平台注册了的临床研究

B. WHO ICTRP 本身可以提供临床研究注册

C. 临床研究注册平台的数据不能二次研究

D. 临床试验应在纳入最后 1 例受试者之前完成临床研究注册

E. 临床研究注册的主要目的是确保研究结果能够发表

4.（单选）关于 ChiCTR 的描述，以下哪项是**错误**的（　　　）

A. ChiCTR 属于 ICMJE 认可的临床研究注册机构

B. ChiCTR 属于 WHO ICTRP 一级注册机构

C. 观察研究可以在 ChiCTR 注册

D. 国内研究者发起的临床研究若在 ClinicalTrials.gov 注册，需要同时在 ChiCTR 注册

E. ChiCTR 接受来自中国和全世界实施的临床研究注册

5.（多选）关于 ClinicalTrials.gov 的描述，以下选项正确的是（　　　）

A. ClinicalTrials.gov 属于 ICMJE 认可的临床研究注册机构

B. ClinicalTrials.gov 属于 WHO ICTRP 一级注册机构

C. 观察研究可以在 ClinicalTrials.gov 注册

D. ClinicalTrials.gov 是免费的临床研究注册平台

E. ClinicalTrials.gov 接受来自美国和全世界实施的临床研究注册

二、问答题

1. 中国临床研究相关的法规和指导原则包括哪些？

2. 与伦理审查相关的法规和指南包括哪些？

3. 为什么要进行临床研究注册和备案？

4. 研究者发起的临床研究需要在哪些平台注册或者备案？注册类药物临床试验需要在哪些平台注册或者备案？

（曹　烨）

第五章 临床研究设计的基本要素

党的二十大报告中提出，推进健康中国建设，把保障人民健康放在优先发展的战略位置，完善人民健康促进政策。高质量的临床研究能提升临床医疗服务的质量，但有赖于科学严谨的研究设计。只有掌握并合理运用临床研究设计的基本要素，才能从源头上提高临床研究设计的质量，产出高级别的循证医学证据。

第一节 研究类型与证据评价

不同的研究类型适用于不同的研究目的，产生的证据级别也不同。临床研究者需要根据研究目的选择适当的研究类型，因此有必要了解主要的临床研究类型及各类研究证据评价。

一、临床研究类型

临床研究类型可分为原始研究和二次研究。①原始研究根据是否人为施加干预措施分为观察研究（observational study）和干预研究（intervention study）；②二次研究主要有系统综述（systematic review）和 Meta 分析（图 5-1）。原始研究可用于发现病因和风险因素、评估临床干预措施疗效、预后研究和评估疾病自然史等。二次研究可以从不同的角度解读现有文献或进行额外的分析，可以帮助研究者确定该领域当前知识的空白，并指出未来的研究方向。

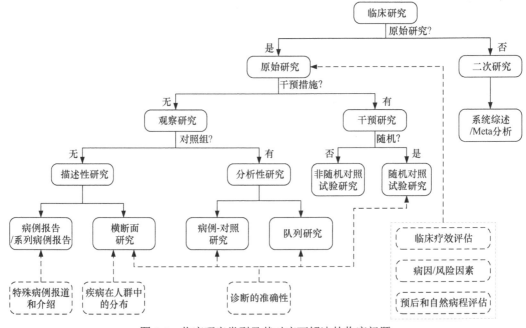

图 5-1 临床研究类型及其对应可解决的临床问题

（一）观察研究

观察研究是指通过观察或者访问，客观地记录研究对象的健康状况，用于描述疾病或健康状况在人群中的分布，并探索暴露和疾病关系的一类方法，其分为描述性研究（descriptive study）和分析性研究（analytical study）。描述性研究主要有横断面研究（cross-sectional study）、病例报告（case report）与系列病例报告（series case report）、纵向研究（longitudinal study）和生态学研究（ecological study）等。分析性研究包括病例-对照研究（case-control study）和队列研究（cohort study）。

（二）干预研究

研究者会人为分配受试者接受不同的干预措施，通过随访观察试验组和对照组干预措施所致的治疗效果差异，因而干预研究均是前瞻性研究，包括临床试验、现场试验、社区干预试验和类实验等。

（三）二次研究

二次研究是指对系列的原始研究结果进行再次分析和总结的研究，包括系统综述、临床实践指南、基于公共数据库研究、临床决策分析、卫生技术评估、评论等。其中，系统综述和 Meta 分析是常见的类型。系统综述已被公认为客观地评价和合成针对某一具体临床问题的研究证据的最佳手段，分为定性系统评价和定量系统评价（即 Meta 分析）。Meta 分析是一种将多个研究结果进行定量综合的统计分析方法。系统综述通过对多个结论互相矛盾或有争议的、规模较小、质量参差不齐的临床研究，采用严格、系统的方法评价、分析和合成，解决争议或提出建议，给出临床实践、医疗决策和后续研究的导向。但是，由于系统综述是对原始文献的二次综合分析和评价，受原始文献质量、系统评价方法及评价者专业知识的限制，系统综述也有可能提供不正确的信息，造成误导。

二、临床证据评价

循证医学指出，临床实践需要结合临床医生经验、患者意愿和来自系统综述的研究证据。因此，循证医学的核心是临床研究证据。对证据和推荐进行分级是为了给决策者的科学决策提供有效参考。

临床研究证据分级的依据包括证据的来源、科学性和可靠程度。目前，有多种证据质量及推荐强度分级的评价工具，证据分级先后经历了"老五级"、"新五级"、"新九级"和"GRADE"（Grades of Recommendations Assessment，Development and Evaluation）四个阶段。其中，新九级标准的证据金字塔将动物研究、体外研究和专家意见等纳入证据分级系统（图 5-2），对证据分级系统的发展产生了深远的影响。"老五级、新五级、新九级"关注设计质量，对过程质量监控和转化的需求重视不够；而 GRADE 标准关注转化质量，从证据分级出发，整合了设计类型、实施过程质量和转化标准，代表了当前对研究证据进行分类分级的国际最高水平。

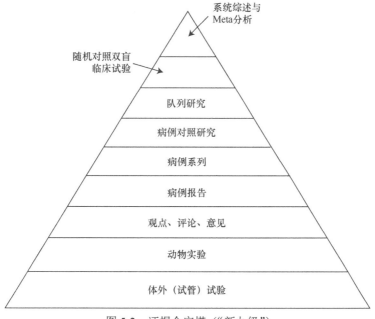

图 5-2 证据金字塔（"新九级"）

GRADE 标准是 2000 年由 GRADE 工作组创立的一套证据分级和推荐强度系统，于 2004 年正式推出，是循证医学证据发展史上的里程碑。GRADE 标准将证据质量分为高、中、低和极低四个级别（表 5-1），该分级应用于证据群，而非针对个别研究。在 GRADE 标准出现之前，基于随机对照试验的系统评价/Meta 分析是公认的最高级别的证据，而在干预研究领域，随机对照试验至今仍被视为评价干预效果的金标准（gold standard）。在 GRADE 标准中，无严重缺陷的随机对照试验视为高质量证据，而无突出优势或有严重缺陷的观察研究属于低质量证据。

表 5-1 GRADE 证据分级

证据质量等级	定义
高	非常确信真实的效应值接近效应估计值。
中	对效应估计值有中等程度的信心：真实值有可能接近估计值，但仍存在二者大不相同的可能性。
低	对效应估计值的确信程度有限：真实值可能与估计值大不相同。
极低	对效应估计值几乎没有信心，真实值很可能与估计值大不相同。

需要强调的是，研究设计仅仅是影响证据质量的一个方面。首先，不同的研究类型本身并无严格的高低之分，虽然随机对照试验被视为高质量的临床研究，但由于伦理考虑或研究目的等因素所限，并不是所有的研究都适合开展随机对照试验。其次，临床问题的探讨和解决需要分阶段、分步骤，在不同阶段采用的研究类型可能是不同的。有时，可能同时进行多种类型的研究，从多个角度来验证某一临床问题。以疗效评价为例，最初的研究假设常来自系列病例治疗经验的总结与回顾，而后可能进一步开展队列研究积累研究证据，最后才通过随机对照试验来确证。此外，证据级别不但与研究类型有关，也与研究实施过程中各环节的质量管理有关。即使是设计精良的随机对照试验，如果研究实施过程中质量较差，证据级别一样会大打折扣，而设计和实施良好的观察研究则可以提升证据级别。跟随机对照试验相比，真实世界研究的外部真实性更好。真实世界数据（real world data，RWD）通过严格的数据收集、科学处理、正确的统计分析以及多维度的结果解读，同样可以产出高质量的真实世界证据（real world evidence，RWE），为临床决策提供参考。

因此，高水平的临床证据不限于随机对照试验和系统综述，各种类型的研究均有其独特的价值。临床工作者应根据所研究的临床问题或所处的研究阶段等具体情况，选择适宜的研究设计类型。

【例 5-1】 以"慢性阻塞性肺疾病发病与综合防治"系列临床研究为例，简述针对不同研究阶段、不同临床问题，如何选择合适的研究类型，设计和开展高质量临床研究。

（1）横断面研究：为了解我国慢性阻塞性肺疾病（chronic obstructive pulmonary disease，COPD）的流行病学现况，研究团队采用横断面研究，利用多阶段整群抽样方法，调查了我国七个省（直辖市）的 25 627 名 40 岁及以上的居民。分析结果显示，40 岁及以上人群中 COPD 的患病率为 8.2%，其中，轻中度患者约占 2/3。该研究首次准确揭示了我国 COPD 的流行病学现况，为制定我国 COPD 防控规划提供了科学依据。

（2）队列研究：前期流行病学调查提示了厨房通风条件和接触生物燃料时间等暴露因素与 COPD 存在关联。为了证实其因果关系，课题组在中国南方 12 个农村开展了一项长达 9 年的前瞻性队列研究。结果显示，以清洁燃料替代生物燃料和改善厨房通风状况能够延缓肺功能第 1 秒用力呼气容积（forced expiratory volume in one second，FEV_1）的下降，降低 COPD 发病风险。研究结果为农村推广清洁燃料保护肺功能提供了直接证据，对 COPD 的预防具有积极的指导意义。

（3）随机对照试验：我国超过 70% 的 COPD 患者属于早期患者（GOLD 分级：Ⅰ期和Ⅱ期）。早期患者几乎无气促或仅有轻微慢性咳嗽、咳痰等症状，容易被患者忽视。待患者就诊时，多数已出现气促、呼吸困难等明显症状，此时患者的肺功能已明显受损，大多数已属于疾病的晚期（GOLD 分级：Ⅲ级甚至Ⅳ级），错过了最佳治疗时间。临床上，晚期 COPD 患者的治疗效果较差，死亡率、再住院率和致残率均很高，给家庭和社会造成沉重的负担。若能找到有效的方法对早期

COPD 患者进行干预，不仅可以及时防止肺功能的快速减退，还可能减缓疾病的进展速度。因此，研究者针对早期 COPD 患者开展了一项全国多中心、随机、双盲、安慰剂对照试验（Tie-COPD 研究），首次证实：对无症状 COPD 患者进行早期干预和长期用药，可显著改善其肺功能。

第二节 临床研究的基本要素和原则

临床研究的目的是观察或论证研究对象受某研究因素产生的效果或影响，明确研究对象、研究因素和研究效应是最基本的三个要素。此外，临床研究的场景是复杂的，为了尽量减少已知和未知影响因素的干扰，临床研究需要遵循"随机、对照、盲法、重复"等原则，以保证研究结果的真实性和可靠性。

一、临床研究的基本要素

（一）研究对象

根据研究目的不同，研究对象也是多样的。如新药的临床前研究一般用动物作为受试对象，而药物临床试验阶段多以患者（或健康志愿者）作为受试对象。药物临床试验一般分为四期，在 I 期临床试验阶段，通常用健康志愿者作为受试对象；而在其他各期临床试验阶段，常用患特定疾病的患者作为受试对象。研究者需根据试验目的确定研究总体，从样本的代表性、伦理学要求、患者参与临床试验的权益与安全、患者依从性等方面来制定研究对象的纳入和排除标准。由于地理位置、研究时间以及特定的研究者和医疗单位的医疗实践等因素影响，临床试验常采用多个不同地区的医疗机构同时入选受试对象，尽可能使受试对象能代表研究的总体人群，这种临床试验称为多中心试验。研究对象确定之后，还需要估算样本量以减少抽样误差。

（二）研究因素

研究因素通常指由外界作用于研究对象的因素，包括生物、化学、物理因素等外界因素，如大气污染物、紫外线等；或者研究对象自身因素，如性别、年龄、遗传特性、心理因素等；或者是研究者人为施加的干预因素，如药物、手术、放射治疗、康复治疗等。研究因素在观察研究中习惯被称为暴露，而在干预研究中称为干预措施。在研究设计时需对研究因素标准化，保证研究因素在整个研究过程中始终保持一致。除了确定处理因素外，临床研究还要控制非处理因素，否则容易产生混杂效应。常见的非处理因素有年龄、性别、病情、疾病分期等，研究设计时需控制这些非处理因素，尽量消除它们对研究结局的干扰，减少误差。根据研究因素的种类，临床研究可分为单因素设计和多因素设计。一般单因素研究会设置多个水平以探究其对研究结局的影响，这种设计的优点在于容易执行，但对研究对象一致性的要求较高。多因素设计能满足一个试验中观察多个因素的效应，常见有交叉设计（cross-over design）和析因设计（factorial design）等。

（三）研究效应

研究因素作用于研究对象的影响称为研究效应，其大小需要用恰当的指标来量化。研究者需结合研究目的选用能确切反映研究因素效应的观察指标作为主要指标，该指标也是临床试验样本量估计的重要依据。具体的指标选择可参考本章第三节中的详细内容。

二、临床研究的基本原则

（一）对照

设立对照（control）是临床科研设计的基本原则之一，目的是通过与试验组结果进行比较，以消除非研究因素（如疾病自然进展、观察者或患者的期望、其他治疗措施等）对结局的影响，有效地评价干预措施的真实效果。对照组除不接受试验组的干预措施外，所有其他与治疗相关的因素以及环境条件，都应与试验组相似，至少应没有统计学差异。根据研究目的，选择符合伦理要求又科学可行的对照，方能提高研究质量。

1. 空白对照（blank control） 又称无治疗平行对照。基于伦理学的考虑，临床研究中单纯使用空白对照的情况不多，一般仅适用于无法实行双盲，或执行起来比较困难的情况。例如，试验组为放射治疗或外科手术，抑或是试验组药物不良反应非常特殊，以至于无法使研究处于盲态等。

2. 安慰剂对照（placebo control） 又称阴性对照（negative control）。安慰剂为不具有治疗效应的制剂或口服剂型，通常用淀粉、维生素或葡萄糖制成，注射剂常用生理盐水。安慰剂需要与试验药物在包装、外形、颜色、气味、用量、用药途径等方面保持一致，便于进行盲法。安慰剂对照往往被用于当前尚无有效治疗措施的某种疾病或自限性疾病。设置安慰剂对照的目的在于克服研究者、受试者以及参与疗效和安全性评价的工作人员等由于心理因素所引起的偏倚，还可以消除疾病自然进展的影响，分离出由于试验药物所引起的真正疗效和不良反应。

3. 阳性对照（positive control） 又称标准对照（standard control），是指对照组采用当前临床公认的标准治疗，如诊疗指南、治疗方案推荐的干预措施或药物。标准治疗方式（如药物剂量、给药方式等）不可改变。这是临床上最常用的一种对照方法，常用于评价新药或者新疗法是否比现行的标准治疗更安全或有效。应用时需要注意，不能为了显示试验组的疗效而人为减低药物剂量或选用疗效较低的药物/干预措施作为对照。

值得注意的是：一项临床研究不一定只设置一个对照组，可根据实际情况设立多个对照组。例如，一项临床研究，可以同时使用安慰剂对照和标准对照，这样不仅可以提供与标准对照的信息，还能获得与安慰剂对照的信息，实用性更强，效率更高。即使研究结果不支持试验组疗效优于标准对照组时，尚可能发现试验组相对于安慰剂组的疗效差异。

4. 多剂量平行对照（dose-response control） 是指为试验药物设置多个剂量水平，受试者被随机地分入其中一个剂量组，主要用于考察剂量-效应关系或剂量-不良反应关系。多剂量平行对照常用于Ⅱ期临床试验探索最佳药物剂量，可以包括（或不包括）零剂量即安慰剂。

5. 历史对照（historical control） 是指将现阶段干预措施的结果与过去研究的结果作比较。历史对照是非同期对照，因患者的选择和试验条件很难相同，两者的基线可能不一致，加上诊断和治疗的方法也随时间改变，预后也随之发生变化，故历史对照有局限性及偏倚，论证强度较低。

需要强调的是，对照的设置（尤其是设置空白对照与安慰剂对照）必须符合伦理道德准则。临床实践中发现试验药物不能完全控制或治愈所研究的疾病时，为了保护受试者的权益与安全，可以让两组患者都接受标准治疗，在此基础上试验组给予试验药物，对照组给予空白对照或安慰剂对照，称为"加载设计"。

【例5-2】 ADAURA研究是一项全球性的Ⅲ期双盲随机对照临床研究，旨在探索奥希替尼作为辅助治疗用于ⅠB-ⅢA期EGFR突变（19del/L858R）、完全切除术（R0切除）后非小细胞肺癌患者的有效性和安全性。研究共纳入682例患者，术后根据研究者评估后可使用或不使用辅助化疗，之后再随机分入奥希替尼组（80mg/d，339例）或安慰剂组（343例），治疗直到疾病复发、停药或治疗满3年。

（二）随机

随机包括随机抽样和随机化分组。在临床科研工作中，由于各种限制，不可能把全部符合要求的目标人群都纳入课题中进行研究，只能选择一定数量的患者作为研究对象。随机抽样是指每个符合条件的研究对象均有同等的机会被抽取到研究当中。常用的随机抽样方法有简单抽样、分层抽样、系统抽样、整群随机抽样等。有关随机抽样的相关内容，详见本书第八章。

随机化分组是采用随机的方法将抽取的个体分配到不同的处理组别中，使所有研究对象都有同等的机会进入试验组或对照组。这是使组间已知或未知的非研究因素的分布尽量保持均衡的重要措施，可以使得结果更加可靠和具有代表性。随机化分组的方法主要有简单随机化分组、区组随机化分组、分层随机化分组、分层区组随机化分组等。

（三）盲法

在临床研究开展的过程中，由于受研究对象和研究者主观因素的影响，在研究设计、实施、数据收集和分析各个阶段容易出现偏倚。盲法（blind method）的设置能够有效避免主观因素对试验结果的影响，是临床研究中十分重要的设计原则。根据设盲对象的不同，可分为开放（open label）、单盲（single blind）和双盲（double blind）。在对照药物和试验药物剂型或外观不同时，还要用到双盲双模拟技术。有关对照、随机化分组及盲法的相关内容，详见本书第十三章。

（四）重复

重复即要求研究样本对于相应的总体具有代表性，主要体现在研究样本应具有与相应总体的同质性以及对样本含量的要求两个方面，即样本代表性既具有"性质"方面的界定，又有"数量"方面的要求。临床研究选取什么性质的样本，代表什么性质的总体，是由研究目的决定。对于临床研究来说，重复是必不可少的，只有可以被重复验证的研究结果才有可能是真实存在的规律。临床研究结论只有建立在足够的样本含量基础上，才有可能尽量减少偏倚的影响。研究结果应进行多次重复，当重复的研究结果越一致，说明研究结果的稳定性越好。总之，重复原则保证了从研究样本所获取的信息、研究结论能外推及具有同一性质的研究对象上。

【例 5-3】

1. 双盲临床试验 《欧洲呼吸病学杂志》发表了治疗难治性或不明原因慢性咳嗽患者的多中心试验，证实了 Sivopixant 客观上减少了咳嗽频率，提高了患者生命质量。该研究设计为双盲，即参与研究的研究者、受试者及其他相关人员均不知晓受试者的具体分组。由试验管理者进行药物编盲，入选患者被随机分配到 Sivopixant 组或安慰剂组，临床医生给予受试者编盲后的药物。

2. 开放试验 国际医学期刊 *Lancet* 上发表中国香港公立医院联合香港大学的一项开放试验，由于需要开展 COVID-19 患者应急治疗，由受试者在填写知情同意书后，临床医生使用干扰素 β-1b、洛匹那韦 – 利托那韦和利巴韦林的"三联疗法"，试验结果在早期治疗中有效且安全。

第三节 暴露与结局

一、暴　　露

暴露（exposure）是指研究对象接触某种物质（如生物燃料的烟雾），或具有某种待研究的特征（如年龄、性别、遗传、社会经济地位等）或行为（如吸烟）。暴露包括可以致病或保护机体的因素、可能引起生理效应的因素、混杂因素以及可以修饰其他因素效应的因素等。

1. 测量目的和内容 目的是获得能够满足研究目的所必需的测量值。无论是探索暴露与疾病之间的因果联系，还是确定暴露与结局的剂量-反应关系，选择正确的暴露测量指标都是至关重要的。只有明确研究目的，才能选择适宜的测量方法量化所研究的暴露。因此，临床研究需要在设计阶段规定好所有要测量的暴露。

暴露测量的内容包括暴露性质、暴露剂量和暴露时间。临床研究者应尽可能详细地记录暴露变量的性质，以确保能够观测到暴露与效应之间任何可能的联系，并从与疾病有关联的各种暴露因素中分离出特异的暴露因素，做出特异性的病因推论。例如，询问吸烟时，调查内容最好能包括吸烟的种类（纸烟、烟斗、雪茄或水烟等）、方式（浅吸、深吸）、吸烟量等，而不是简单地询问是否吸烟。与吸烟有关疾病的发病率往往随着吸烟方式的不同而变化，如果只是简单地询问是否吸烟，可能无法发现与疾病真正有联系的特殊吸烟类型。暴露剂量可按总的累计剂量（累计暴露量）来测量（如总吸烟包数，常以包年数表示），或以剂量率或暴露率来表示（如每天吸烟的支数）。记录暴露的开始与结束时间，以及在暴露期间如何分布。暴露剂量和暴露时间的测量能更详细地描述暴露因素与疾病的关系，更重要的是能帮助判断暴露因素与结局之间是否存在因果联系。

2. 测量方法 测量暴露的方法有多种，各有优缺点。暴露测量方法的准确性往往与可行性相矛盾，需要在两者间进行权衡。通常应根据研究目的和可行性，选择最准确的暴露测量方法，具体需要综合考虑研究类型、研究目的、资料类型、暴露数量/频率和详尽程度、研究对象对所研究暴露的敏感性、测量暴露的费用或资源等各种因素。

测量暴露的方法包括：

（1）个人访谈，是指根据不同的科学目的，通过研究对象（应答者）对一系列问题或提出的刺激应答言语信息的一种结构式过程，包括面对面访谈和电话访谈。访谈前需对调查员进行培训，这样可以提高研究对象依从性，减少对问题含义的误解，能最大限度地收集准确、可靠的信息。

（2）自填问卷，可以节省费用，需要专门人员较少，对敏感问题的回答较真实，但只能使用较简短的问卷，否则会影响应答率。

（3）查阅记录，记录是指一般情况下常规记录的资料（数据），而非专门为某个研究目的收集的暴露因素。常用于暴露测量的记录有医院病案系统、病房记录、人口普查、疾病监测系统、环境记录等。

（4）现场观察，是了解暴露情况必不可少的手段，如食物中毒或传染病暴发流行时的现场环境调查，现场观察只适用于测量当前的暴露情况。

（5）人体和环境测量，人体测量包括测量人体某些较为稳定的特征（如身高、体重等），测量人体内环境，如细胞、体液或代谢物等。环境因素包括空气、土壤、水等大环境，家庭、工作场所、娱乐场所等局部环境，以及食物、化妆品、药物等个人环境中的物理、化学和生物因素。个体常在没有察觉到的情况下暴露于这些因素，这种暴露难以回忆，只有通过环境监测记录才能获得。

3. 测量误差（measurement error） 是指暴露的实际测量值与真实值之间的差距，是偏倚产生的重要来源之一。测量误差往往会高估或低估暴露与疾病之间的关联效应，甚至会导致暴露与疾病之间的虚假关联。因此，有效识别、控制、评估暴露测量所致的偏倚，对结果进行合理解释就显得非常重要。

测量误差主要来源于观察者、研究对象、测量工具和数据录入与分析。例如，在病例-对照研究中，观察者过分注意病例组人群的暴露情况，而忽视对照组人群的暴露信息；研究对象忘记某些以前的事件或行为造成的偏倚等。

在暴露测量过程中不可避免地会出现测量误差，因此有必要对测量的质量进行评估，评价其可靠性和有效性。暴露测量的可靠性是指暴露测量结果的稳定程度，可分别从观察者内、观察者间和内部一致性三方面进行评价。暴露测量的有效性是指暴露测量值反映真实值的程度，可分别评价内部有效性、标准有效性和结构有效性。

二、结　　局

结局（outcomes）作为研究设计 PICOS 要素之一，对干预措施与疗效之间因果关联推断起着十分重要的作用，采用不同的结局指标，可能会对相同的干预手段或暴露得出截然不同的结论。因此，在临床研究中，如何选择结局指标是临床研究设计面临的重要问题，需给予明确的定义。

（一）结局指标的分类

1. 按照评价内容 结局指标大致可分为生物学指标、患者报告结局（如生命质量）以及卫生经济学指标。①生物学指标是反映患者病理变化过程的临床结局或者结局替代指标，包括临床疗效和安全性两方面。②患者报告结局（patient reported outcome，PRO）是临床评价的重要内容，在对临床疗效的整体评估中日益受到重视，包括患者描述的功能状况、症状以及与健康相关的生命质量，相关内容详见本书第十七章。生命质量一般通过量表进行评估，需要根据研究目的和研究对象选择合适的量表。例如，针对头颈部肿瘤患者生命质量的评估，多采用欧洲癌症研究与治疗组织开发的面向所有肿瘤患者的 QLQ-C30 核心量表和头颈部肿瘤特异性的 QLQ-H&N35 量表。③卫生经济学评价指标相对较复杂，反映患者在治疗过程中的开支、医疗资源消耗和获益，如健康效用值、质量调整生命年（quality-adjusted life year，QALY）、增量成本-效果比（incremental cost-effectiveness ratio，ICER）等。

2. 按照结局重要性 结局指标可分为主要结局指标（primary outcome）和次要结局指标（secondary outcome）。①主要结局指标应与主要研究目的有本质联系，首选对患者影响大、患者最为关心、与患者切身利益最为相关的指标（如死亡、疾病复发等），对临床决策具有参考价值。临床研究的样本量也应依据主要结局指标来估算。主要结局指标应根据研究目的选择易于量化、客观性强、重复性高、在相关研究领域已有公认标准的指标。②次要结局指标是与次要研究目的相关的指标或与主要研究目的相关的支持性指标。

3. 按照结局的终点情况 结局指标可分为终点指标和替代结局指标（surrogate outcome）。临床研究中应首选终点指标，终点指标应能直接反映临床获益（如死亡、发病等）。某些情况下，采用临床获益指标存在技术问题、可行性问题或伦理问题（如需要长时间随访、成本高等），可考虑采用替代指标。例如，在他汀类药物控制血脂的研究中，终点指标应是冠心病的发病与否，但观察冠心病的发生与否需要数年甚至数十年，可行性较低，这种情况下可考虑采用血脂水平作为替代指标，间接推断他汀类药物的疗效。选用替代指标为主要研究指标，需要注意：①替代指标与临床终点指标呈高度相关，并可预测终点指标；②替代指标能真实反映受试者的获益；③替代指标能被准确测量或评价；④受试者的权益、安全不受额外的损害；⑤替代指标被同行专家所接受并认可。若替代指标选择不当，可能会导致错误估计干预措施对临床终点结局的作用。替代指标一般易于测量，虽然可以大大缩短随访时间，增加研究效率，但也可能会导致无法观察到真实完整的治疗效果或不良事件，导致过分夸大临床疗效。

4. 按照指标性质 结局指标可分为主观结局指标（subjective outcome）和客观结局指标（objective outcome）。①需要临床研究人员评估或患者报告的指标，具有一定的主观性，如疾病缓解、疼痛评分、生命质量等，属于主观结局指标；②生物学指标即能够客观测量或证实的指标（如死亡），无须经过人为解释或判断，属于客观结局指标。为了增加研究结果的可靠性和可信度，应尽量选择客观结局指标。

（二）结局指标的选择

临床研究应根据主要研究目的来选择结局指标。由于临床研究主要为临床诊疗决策提供依据，应采用与患者获益直接相关的指标。目前，对结局指标的选择除了考虑临床疗效和安全性外，更关注患者疾病症状的改善、生命质量的提升以及成本效益。这对临床研究的设计和开展提出了更高的要求，也增加了考察变量的多样性和复杂性。

因此，结局指标不应局限于传统生物学指标，需要综合考虑，结合患者与临床研究的实际情况而定。为了增加试验结果的可靠性，应尽量选择客观结局指标、长期随访的终点指标以及患者与医生同时评价的指标。

【例 5-4】 例 5-1 中提到的 COPD 系列临床研究中，暴露的测量包括人口学资料（如年龄、性别、受教育水平等）、吸烟状态（包括吸烟频率、强度）、呼吸系统症状、既往病史、合并症、治疗费用、肺功能、活动受限、营养状态、潜在的 COPD 危险因素（如生物燃料、空气污染物，为研究重点关注的因素）、MRC 呼吸困难评分和健康状态等，暴露测量方法采用了问卷调查、肺功能检测和实验室检测等，结局指标包括第 1 秒用力呼气量（FEV_1）、COPD 患病率、COPD 发病率、生命质量 [采用圣乔治呼吸问卷（St. George's respiratory questionnaire，SGRQ）评价]、首次急性发作时间和急性加重频率。

第四节 常见偏倚及其控制

偏倚是指临床研究的设计、实施、统计分析和推断过程等环节中存在的系统误差，导致有偏地估计暴露因素（或干预措施）与结局变量间的真实联系。偏倚的本质属于系统误差，有方向性。

一、选择偏倚

选择偏倚（selection bias）可发生于临床研究的各个阶段，主要产生于研究的设计阶段，在研究对象选取过程中，由于选取方式不当，使得入选研究的受试者与未入选研究的受试者在某些特征上存在系统差异，影响到研究结论，即为选择偏倚。选择偏倚多见于横断面研究、病例-对照研究和历史性队列研究，因为在这些研究中暴露和结局都先于受试者的选择而发生。

1. 伯克森偏倚（Berkson's bias） 也称入院率偏倚（admission rate bias），是指利用医院就诊或住院患者作为研究对象时，由于患者的入院受经济状况、疾病严重程度、合并症、患者对疾病的认识程度、当地的医疗条件等因素的影响，使不同疾病的入院率存在差异。当暴露因素在住院患者与一般患者中的暴露频率不同时，如果选择入院患者作为研究对象将歪曲暴露的真实情况，从而引起偏差。例如，Sakett DL 等研究不同人群中呼吸疾病与骨骼和运动器官疾病时发现，如果利用医院就诊的患者作为研究对象时，二者是有关联的，比值比（odds ratio, OR）为 4.06（95% CI: 1.32～12.43，$P=0.009$）；如果用社区人群作为研究对象，则两者间不存在关联（$OR=1.06$，95% CI: 0.63～1.78，$P=0.824$）。之所以得到虚假关联，原因在于选择研究对象时存在伯克森偏倚（表 5-2）。

表 5-2 患有和不患有呼吸系统疾病的患者骨骼和运动器官疾病的发生情况

		骨骼和运动器官疾病					
		普通人群			过去 6 个月内曾住院的人群		
		有	无	总计	有	无	总计
呼吸系统疾病	有	17	207	224	5	15	20
	无	184	2376	2560	18	219	237
	总计	201	2583	2784	23	234	257
			$OR=1.06$			$OR=4.06$	

2. 奈曼偏倚（Neyman bias） 又称现患-新发病例偏倚（prevalence-incidence bias）。病例-对照研究往往纳入现患病例或存活病例，而不包括死亡病例和病程短且不典型的病例。由此形成的病例样本与单纯由新病例构成的样本相比，其病情、病型、病程和预后等都不尽相同，既往暴露状况也各有特点，由此引发的偏倚即为奈曼偏倚。例如，弗里德（Friedman）等进行的一项心血管疾病的队列研究发现，血胆固醇水平较高者患冠心病的 OR 值为 2；而在同一人群中进行的病例-对照研究发现，病例组与对照组却无明显差异，原因在于许多患冠心病的患者在被诊断为该疾病后，改变了其原来的生活习惯，如戒烟、多食低胆固醇食物、多进行体育锻炼等，从而导致病例-对照研究的患者胆固醇水平与一般人相比增长速度较慢。

3. 检出症候偏倚（detection signal bias） 又称暴露偏倚（unmasking bias），是指在研究暴露与疾病的关联时，若病例的纳入受该暴露因素的影响，使具有该暴露的病例会早期出现某种临床症候，促其及早就医，早期发现某病，从而导致与暴露有关的病例被选为观察样本的概率增大，被选入的病例与未被选入的病例在被研究的特征方面（某暴露）有系统差别。例如，在研究口服雌激素与子宫内膜癌的关系时，由于口服雌激素增加子宫内膜出血的风险，患者常因阴道出血而就医。医生在检查阴道出血的患者时，常检出一些早期的子宫内膜癌患者。相反，未服用雌激素的患者，则没有这种机会，常到晚期才去就医。因此，很容易得出口服雌激素增加子宫内膜癌风险的错误结论。

4. 无应答偏倚（non-response bias）和失访偏倚（loss to follow-up bias）

（1）无应答偏倚是指由于研究对象不配合或拒绝参加，没有按照研究设计对被调查的内容予以应答所造成的偏倚，主要发生在横断面调查。当无应答率较高时，可能会存在选择偏倚，从应答人群中得出的有关暴露与疾病关联的结论不能真实反映二者之间的关联。造成无应答的原因是多方面的，例如，研究对象不了解研究目的；调查内容不当、过于烦琐、涉及隐私；研究对象文化程度低、高龄，不能正确理解研究内容；调查时研究对象的身体健康状况、情绪好坏；调查员的表达能力和调查方法等。

（2）失访也是一种无应答，主要发生在前瞻性队列研究和干预研究中，当研究对象在随访过程中如因健康原因、死亡、不合作、迁出等原因失访，则可能发生失访偏倚。失访偏倚对研究结果的影响取决于失访程度、失访者在组间的分布和失访原因与研究结果的关联程度等。

无应答偏倚和失访偏倚不仅影响研究对象的代表性，当使用缺失值处理方法填补无应答者或失访者资料时，可能还会产生信息偏倚。

5. 志愿者偏倚（volunteer bias）　当暴露组或干预组对象为志愿者时，在暴露的志愿者和非暴露的对照间的比较可能会受到志愿者偏倚的影响。志愿者和非志愿者除了暴露状态不同外，在与疾病发生相关的其他方面也可能不同，如志愿者较非志愿者在关心健康、注意饮食卫生、坚持锻炼等方面都有差异，因志愿者常被入选为观察对象，而非志愿者常落选，出现志愿者偏倚。在进行一项体育锻炼预防冠心病的观察研究中，如果将志愿者作为观察对象，而将非志愿者作为对照，比较体育锻炼预防冠心病的效果，这样很容易得到不正确的结论。

6. 健康工人效应（healthy worker's effect）　在职业流行病学中，常常碰到健康工人效应。由于企业更乐意雇佣健康者，患病的工人会逐渐进入转岗或离岗行列。因此，在比较职业人群与非职业人群（或一般人群）相对于职业危险因素的疾病危险性时，由于健康工人效应，可能会得出暴露组的疾病危险性低于非暴露组的错误结论。例如，对一种有毒物质与作业工人健康关系的研究发现，暴露于该有害物质的死亡率或某种疾病的发病率反而比一般人群低，原因可能是接触此类有毒物质的工人，由于工作性质的需要，其本来的健康水平比一般人群高，或对毒性的耐受性更强，或在工作中采用了有效的防护措施等。

7. 时间效应偏倚（time effect bias）　对于肿瘤等慢性疾病，从暴露于危险因素到疾病的发生常要经历一个相当长的时间，并且是一个多步骤的过程。例如，从暴露于危险因素到肿瘤的发生往往要经历癌前病变、原位癌再到微小浸润癌及浸润癌的过程。在病例-对照研究中，常选择肿瘤比较明显的患者作为病例组，而一些未得到确诊的早期或癌前病变的患者有可能被选入对照组内，由此产生系统误差。因此，应提高疾病的早期诊断水平，或者开展长时间的前瞻性研究，避免时间效应偏倚。

控制选择偏倚的关键在于选取有代表性的研究样本。主要的方法包括：①条件许可的情况下，严格遵循随机化抽样原则，如果采用分层抽样、整群抽样或多阶段抽样，应充分考虑研究因素分布的差异。②研究设计过程中应明确定义目标人群和样本人群，充分了解在研究过程中可能产生选择偏倚的环节，以便采用相应的措施减少或控制偏倚的发生。③所有纳入研究的对象都必须符合事先设立好的纳入标准，包括疾病诊断标准和暴露判别标准。④在研究过程中，采取有效措施，做好研究的宣传和解释工作，尽量取得研究对象的合作，提高应答率。⑤对于前瞻性研究，做到定期随访，提高依从性，减少中途退出和失访。

二、信息偏倚

信息偏倚（information bias）又称观察者偏倚，是指在研究实施过程中测量或收集研究对象的暴露与疾病相关信息时产生的系统误差。信息偏倚是主要产生于研究实施过程中的系统误差，如资料收集不完整、仪器测量不准确等，造成对研究对象的暴露程度或疾病状况的错误归类，影响了结果估计的真实性，因此这类偏倚又常被称为错误分类偏倚（misclassification bias）。信息偏倚有多种，根据导致信息不准确的原因划分为回忆偏倚（recall bias）、报告偏倚（reporting bias）、调查者偏倚（investigator bias）和测量偏倚（measurement bias）等。

1. 回忆偏倚　多见于病例-对照研究和历史性队列研究。由于既往暴露情况等信息发生于过去，回忆的准确性和完整性受回忆间期长短、所回忆因素对研究对象的意义和该因素发生的频率等因素的影响，造成对研究结果的有偏估计。此外，病例组对既往暴露情况的记忆深度和详细程度通常较对照组清晰，出现回忆偏倚。例如，在一项关于幼儿白血病病因学的病例-对照研究中，调查妇女孕期接受 X 线照射史时需考虑是否存在回忆偏倚。因为由于幼儿患病或死亡给病例组母亲在心理上带来创伤，使得她们能够比较认真地回忆孕期各方面的情况，甚至家属也帮助回忆；而对照组母亲可能不会认真回忆，使暴露率较病例组低，从而夸大了 X 线照射与幼儿白血病之间的联系。

2. 报告偏倚　是指在收集研究信息时，由于某些原因，研究对象有意夸大或隐瞒某些信息而导致的系统误差。例如，病例-对照研究中，病例组的研究对象常将自己的疾病归咎于某些特定因素，而对照组的受试者并不会特意强调这些因素。

3. 调查者偏倚　调查者在收集、记录和解释来自研究对象的信息时发生的偏倚，即为调查者偏倚。例如，研究者若事先了解研究对象的患病情况或某结局状态，可能会有意或无意多次认真地询问病例组研究对象中某因素的暴露史，而不认真地询问对照组的研究对象，从而导致错误结论，由此而导致的系统误差称为暴露怀疑偏倚（exposure suspicion bias）。研究者若事先了解研究对象研究因素的暴露情况，在作诊断或分析时，有意无意地倾向于自己的判断，从而导致错误结论，由此而导致的系统误差称为诊断怀疑偏倚（diagnostic suspicion bias）。

4. 测量偏倚　是指由于研究中所使用测量工具、方法和条件的不统一、不标准，或研究指标设置不合理，或技术人员的操作水平参差不齐，或数据记录不完整等原因，使得测量研究所需数据时引入的系统误差。

从信息偏倚的种类可见，信息偏倚主要来自资料收集和结果解释过程中的不正确信息，而这些不正确信息的产生可以来自于研究对象本身的记忆误差（回忆偏倚）、研究者/研究对象的态度或测量方法不当，以及在研究设计过程中对调查表的设计、指标的设立和检测方法的选择缺乏科学性和合理性。

在研究设计阶段，需要制定严格、详细的资料收集方法，包括调查表项目应易于理解和回答；调查前应开展预调查；充分估计调查实施过程中可能遇到的问题；对暴露因素必须有严格客观的定义，并力求指标量化；要有统一明确的疾病诊断标准和暴露判别标准。

项目实施前，对调查员进行统一培训，使其充分了解研究目的、意义，具备严谨科学的态度，训练观察、询问和填写调查表的要领和技巧。整个实施过程，严格按照调查员手册进行，并随时对调查员进行监督和质量管理，以确保研究资料的质量。若条件许可，尽可能采用盲法收集资料。研究实施过程中，对研究对象做好宣传、组织工作，让他们清楚了解研究目的、意义和要求，以获取其配合和支持，从而能客观地收集到研究所需的信息。对于涉及生活方式和隐私的问卷，应事先告知研究对象所有应答均获得保密，并得到妥善保管，必要时采用匿名问卷。

研究中使用的各种仪器、试剂和方法都应标准化。应使用同一型号的仪器并定期校验，试剂必须为同一品牌、来源，并力求同一批号，检测方法要统一，由专人测定。

三、混杂偏倚

混杂（confounding）是临床研究中偏倚的主要来源之一。混杂偏倚（confounding bias）是指在临床研究中，由于存在一个或多个潜在的混杂因素（也称混杂因子），掩盖或夸大了暴露因素与疾病（或事件）之间的关系，从而歪曲了二者之间的真实联系。例如，研究吸烟与肺癌的关系，需要考虑饮酒可能是混杂因素。吸烟人群中酗酒者的比率较高（不均等分布），酗酒也可能促进肺癌的发生，若忽略酗酒的影响，可能会高估吸烟与肺癌的关联强度。在真实世界研究中，由于研究对象的纳入限制较少、人群的异质性较大、数据异质性较强，因此真实世界研究更需要关注如何减小和控制混杂偏倚。

（一）混杂偏倚的识别

混杂因素需同时具备以下三个条件：①与所研究疾病（或事件）的发生有关，是该疾病的病因或危险因素。②不是暴露和疾病关系之间的中间环节或中间步骤。③在目前的研究中，必须与暴露因素有关。

识别混杂因素的关键在于对第三个条件的理解，即在目前的研究中，而不是在任何其他研究中，混杂因素在暴露组和非暴露组之间存在差异。因此，识别混杂因素的一个常用方法是检验病因和危险因素在暴露组和非暴露组之间的差别。只有组间存在差别的因素，才可能会引起混杂，在统计分析时才需要进行校正。而非真正疾病病因或危险因素及暴露与结局之间的中间因素，即使组间存在差异也不需要控制，这也是各种研究基线比较的重要目的之一。

识别混杂因素通常需结合临床和流行病学专业知识。对于较成熟的领域，任何已有证据提示为混杂的变量都应该考虑；可以基于文献以及研究人员专业领域的知识和理解。对于崭新的领域，考虑那些与疾病有关也可能与暴露有关的因素。如果难以确定，在资源允许的条件下，可以考虑对所有与疾病有关的因素都进行测量，尽可能地收集更多的变量。

判断一个可疑的因素是否为混杂因素还可以采用分层分析的方法。所谓分层分析就是按照可疑混杂因素的特征分为若干层，然后逐层进行分析。因为在每层中，可疑的混杂因素分布均衡，不会产生混杂作用。如果分层后每一层的效应值与分层前的效应值相等，则认为这一分层因素不是混杂因素；相反，如果每层的效应值与分层前的效应值差别较大，则这一分层因素为混杂因素。

（二）混杂偏倚的控制

混杂偏倚可能发生在临床研究的各个阶段，临床研究者可分析研究过程中可能产生偏倚的因素和环节，通过周密的设计、实施和分析加以控制，把偏倚的影响降到最低，使研究结果具有较高的真实性和可靠性。常用的混杂偏倚控制方法包括：限制（restriction）、匹配（matching）、随机化（randomization）和统计分析方法。

1. 限制 指在研究设计时针对某些潜在的混杂因素（如性别、年龄、职业等），通过研究对象的入选标准予以限制，以排除这些因素的干扰。优点是可获得同质性较好的研究样本，提高研究的内部有效性。但如果限制条件太多，有可能得不到足够的样本量，同时也会降低研究结论的外推性。限制范围如果太宽或不当，又可能有残余混杂。

2. 匹配 是指根据试验组研究对象的某些特征（可疑混杂因素），选择具有相同或相似特征的研究对象作为对照组，以保证混杂因素在两组之间的均衡性。匹配是控制混杂偏倚的常用方法，多用于病例-对照研究。按照匹配方式的不同，分为成组匹配和个体匹配。成组匹配是指为整个病例组匹配一组在某个（或多个）因素上与病例组相似分布的对照组，而个体匹配是指为每一个研究对象匹配一个或者多个对照。一般来说，对某个因素进行匹配后，除了可以控制混杂偏倚外，还能提高统计分析的效率。但是一个因素一旦经过匹配，这个因素与疾病的关系、与其他研究因素的关系都无法分析。匹配因素可以很多，但是匹配因素越多，操作越困难，还可能导致过度匹配，从而影响对别的有意义因素所起作用的判定。

3. 随机化 包括随机化抽样和随机化分组。在观察研究中，研究样本最好经过随机化抽样获得，这样可以提高研究样本对目标人群的代表性。随机化分组是指研究对象以同等的概率被分配到研究的各组中，使已知和潜在的混杂因素在各组间分布均衡，最大化地降低混杂因素对研究结果的影响。随机化分组是控制混杂最有效的方法之一。

4. 统计分析方法 是数据分析阶段校正混杂因素对结局影响的有效方法，可通过标准化法（standardization）、分层分析（stratification）、多因素分析、倾向性评分（propensity score）等统计学方法识别和控制混杂偏倚。

（1）标准化法是指按照混杂因素的分布进行标准化处理，使得该因素在组间具有可比性。例如，比较两组某病的发病率时，如果两组人群年龄、性别等构成存在差别，这时可用率的标准化进行校正。标准化对可能影响结果的因素进行同等加权，从而获得发病率的无偏估计。

（2）分层分析是指根据混杂因素将资料分成若干个亚组进行分析，是常用的检出和控制混杂偏倚的方法之一。但分层分析每次只能分析/控制一个潜在的混杂因素，对于连续型变量还需转换为分类变量，这样会丢失部分信息，可能造成残余混杂。

（3）若需要控制的混杂因素较多，可采用多因素分析方法对混杂因素进行校正，常用的多因素分析方法有协方差分析、Logistic 回归、Cox 回归等。多因素分析的前提是，需要在研究设计阶段和数据采集阶段详细收集可能的混杂因素，以便后续纳入分析，有效地控制混杂偏倚。

（4）当研究涉及的混杂因素过多时（如 20～30 个），进行匹配则变得不现实，导致相当多数量的个体不能参与正式分析，而全部纳入多因素分析模型会因共线性等问题，使得统计模型无法正常估计效应。这种情况下可以考虑采用倾向性评分。

倾向性评分是指在一定协变量条件下，一个观察对象可能接受某种处理或暴露于某种因素的可能性。当混杂因素较多时，可以采用倾向性评分法，其基本原理是将多个混杂因素用一个综合指标"倾向评分"来表示，从而达到对数据降维的效果，减少自变量的个数，有效地克服分层分析和多因素分析中要求自变量个数不能太多的短板。倾向性评分控制混杂因素的方法主要有匹配、分层、回归调整和加权标化。

【例 5-5】 一项观察研究，比较采用依维莫司洗脱支架行冠状动脉搭桥术（coronary artery bypass graft，CABG）与采用依维莫司洗脱支架行经皮冠状动脉介入术（percutaneous coronary intervention，PCI）治疗多支病变冠心病的疗效。这是一项真实世界研究，共纳入了 34 819 例患者，其中 PCI 组 16 876 例，CABG 组 17 943 例，两组人群基线特征分布不均衡。为了控制混杂因素的影响，研究人员采用倾向性评分匹配的方法，按照倾向性评分 ±0.2 进行 1∶1 匹配，最终成功匹配 9223 对研究对象，使两组间基线特征的分布基本达到了均衡（表 5-3）。

表 5-3　倾向评分匹配前后的基线特征 *

特征	匹配前			匹配后		
	经皮冠状动脉介入术（n=16 876）	冠状动脉旁路移植术（n=17 943）	标准化差异（%）	经皮冠状动脉介入术（n=9223）	冠状动脉旁路移植术（n=9223）	标准化差异（%）
年龄						
均数 ± 标准差（岁）	65.0±11.2	65.3±10.6	2.4	65.1±11.1	65.1±10.8	0.5
≤ 59 岁	32.2	29.4	6.0	31.2	30.7	0.9
60～69 岁	31.8	33.9	4.4	32.8	33.1	0.6
70～79 岁	25.6	27.5	4.5	26.4	26.0	0.8
≥80 岁	10.4	9.1	4.4	9.6	10.1	1.6
性别（%）						
男性	70.8	74.2	7.7	72.6	72.9	0.7
女性	29.2	25.8	7.7	27.4	27.1	0.7
体表面积（m²）	2.03±0.27	2.04±0.27	<0.1	2.04±0.27	2.04±0.27	0.2
西班牙裔群体（%）[a]	12.4	8.9	11.4	11.0	11.0	0.0
种族（%）[a]						
白种人	76.7	85.1	21.6	81.0	81.5	1.2
黑种人	11.2	7.7	12.1	9.3	9.1	0.7
其他	12.1	7.2	16.8	9.7	9.4	0.9
糖尿病（%）	39.0	40.6	3.1	39.0	39.5	1.2
射血分数（%）						
<20	0.6	1.5	9.7	0.8	0.8	0.5
20～29	2.9	6.5	16.8	4.1	4.4	1.4

续表

特征	匹配前			匹配后		
	经皮冠状动脉介入术（n=16 876）	冠状动脉旁路移植术（n=17 943）	标准化差异（%）	经皮冠状动脉介入术（n=9223）	冠状动脉旁路移植术（n=9223）	标准化差异（%）
30～39	5.0	11.4	23.8	7.2	7.4	0.6
40～49	12.2	19.0	18.7	15.7	15.4	1.0
≥50	74.3	61.3	28.5	71.7	71.6	0.4
缺失	4.8	0.3	29.1	0.5	0.5	0.5
既往心肌梗死（%）						
治疗前 1～7 天	15.2	18.5	8.6	17.0	16.8	0.4
治疗前 8～14 天	1.2	5.2	23.0	2.0	2.0	0.5
治疗前 15～20 天	0.3	1.0	8.9	0.4	0.5	1.6
治疗前 21 天	17.5	22.4	12.1	19.5	19.5	0.1
无	65.8	53.0	26.3	61.2	61.1	0.1
脑血管疾病（%）	2.4	7.6	24.1	3.6	3.8	1.0
外周动脉疾病（%）	8.6	11.6	9.9	9.6	9.8	0.5
COPD（%）	5.3	12.5	25.4	7.6	7.7	0.4
充血性心力衰竭（%）						
无	93.9	85.2	28.8	91.3	91.2	0.4
目前入住时	3.7	11.7	30.4	5.8	6.0	0.8
本次入院前	2.4	3.1	4.4	2.8	2.7	0.5
恶性室性心律失常（%）	0.4	0.8	6.3	0.5	0.6	0.9
肾衰竭（%）						
需要透析	2.5	2.8	2.3	2.4	2.7	1.5
不需要透析患者的肌酐水平[b]						
≤ 1.3mg/dl	78.2	73.6	10.9	77.1	76.4	1.8
1.3～1.5mg/dl	12.2	13.4	3.8	12.6	13.0	1.1
1.6～2.0mg/dl	5.0	6.7	6.9	5.4	5.5	0.3
＞2.0mg/dl	2.1	3.5	8.4	2.4	2.5	0.5
病变血管个数（%）						
2 个						
含近端左前降支动脉	18.8	17.8	2.7	26.3	25.9	0.8
不含近端左前降支动脉	55.1	15.7	90.5	29.5	29.2	0.5
3 个						
含近端左前降支动脉	8.6	35.5	68.7	15.3	15.2	0.4
不含近端左前降支动脉	17.5	31.0	32.0	28.9	29.6	1.6
既往经皮冠状动脉介入术（%）	31.7	18.0	32.0	24.5	24.1	1.0

注：*. 标准化差异以百分比形式报告，小于 10.0% 的差异表示相对较小的不平衡；COPD，慢性阻塞性肺疾病。[a] 种族和民族是自我报告的；[b] 若要将肌酐值的量纲转换为 μmol/L，乘以 88.4

第五节 样本量与检验效能

一、样本量估计需考虑的主要因素

样本量估计是临床研究设计中不可缺少的内容，关系到研究结论的可靠性、可重复性以及研究效率。简单来讲，样本量估计是一个成本效益和检验效能的权衡过程，若片面追求大样本量，不仅浪费人力、物力和时间，还会增加研究的难度；而小样本量研究，所得结果往往不稳定，没有足够的检验效能（statistical power）去识别提出的问题和假设。因此，临床医生需要与方法学专家共同合作，在保证研究结果具有一定准确性和可靠性（Ⅰ类错误和检验功效的保证）前提下，确定符合统计学要求的最小研究例数，确保研究同时具备科学性和经济性。

临床研究中，样本量的大小取决于研究目的、研究设计类型、假设检验类型、主要研究指标、效应量、Ⅰ类错误 α 和Ⅱ类错误 β 等参数的设定，正确选用样本量估算公式，获得有说服力的估算结果。

1. 研究目的 针对不同的临床研究目的，样本量估计的思路也不尽相同。例如，比较不同干预措施间的效果差异，或分析多个变量间的相关关系，或评价某个或某几个指标的诊断价值，或调查某种疾病的患病率等，需要根据研究目的选择合适的评价参数和样本量估计公式。

2. 研究设计类型 临床研究设计的方法很多，不同的研究类型（如横断面研究、病例-对照研究、队列研究、随机对照试验等），需要临床研究者提供不同参数，采用对应的样本量估算公式。

3. 假设检验类型 不同的假设检验类型对应着不同的样本量估算方法。假设检验可分为单侧检验和双侧检验。若假设检验有特定的方向，可采用单侧检验；若假设检验无明确的方向，则需要采用双侧检验。例如，阳性药物与安慰剂对比，完全有把握认为阳性药的疗效不可能低于安慰剂，那就可以用单侧检验；试验药物与标准治疗对比，试验药物的效果可能优于标准治疗，也可能比标准治疗差，则宜采用双侧检验。假设检验需要在方案中明确定义是采用单侧检验还是双侧检验。一般而言，医学领域研究的假设检验多采用双侧检验，如果采用单侧检验，需要给出充足的理由。

对于临床试验，根据比较类型可分为优效性试验（superiority trail）、等效性（equivalence trail）（包括生物等效性）和非劣效性试验（non-inferiority trail）。优效性试验的目的是验证试验组的效应是否优于对照组；等效性试验的目的是验证试验组的疗效是否与对照组相当；非劣效性试验的目的是验证试验组的效应是否不劣于对照组。非劣效性和优效性试验通常为单侧检验，等效性试验为2个单侧检验。等效性和非劣效性试验需要设定等效性/非劣效性界值。界值的确定至关重要，若界值过大，有可能会把疗效达不到要求的药物判断为等效/非劣效而推向市场；若过小，则可能会埋没一些本可推广使用的药物。一般要求界值不应大于安慰剂对照的优效性试验所确认有效的效应差值，应由临床医生和方法学专家联合确定。

4. 主要研究指标 临床研究的样本量需要依据主要研究指标进行估计。主要研究指标不宜过多，一项临床研究一般只设置一个主要研究指标，当主要研究指标有多个时，样本量估计要考虑假设检验的多重性检验问题。对于设置多个主要研究指标的研究，需要针对每一个指标分别估算样本量，并以其中最大的样本量作为研究样本量。指标可以分为定量（如 FEV_1）、定性（如有效和无效）、等级（如痊愈、改善、恶化）和生存时间等不同类型，针对不同类型的研究指标，样本量估计方法也不尽相同。

5. 效应值（effect size, δ） 是指总体中的关联强度，不同研究用不同的效应指标来反映。常见的效应值有均数的组间差值或标准化差值、率的组间差值或比值（RR、OR、HR）、相关系数、回归系数等。最小效应值，又称为容许误差或差值。一般，效应值越大，所需样本量越小；反之，效应值越小，所需样本量越大。如何选择一个恰当的最小效应值？一般通过文献复习或预试验，由研究者根据研究目的和专业知识加以确定。若无法从专业角度确定最小效应值时，统计学上常采用标准差的 1/2、均值的 1/5 或置信区间 1/2 等方法进行初步设置。此外，在确定效应值时还需要考虑最小临床重要差值（minimal clinically important difference，MCID），所选取的效应值不应小于该指标的最小临床重要差值。

6. 变异大小 除了效应值之外，效应值的变异程度（σ）也会影响样本量。例如，连续型资料的组间比较，样本量不仅取决于组间均数差异大小（效应值），还受各组均数变异程度（方差）的影响。在效应值固定的情况下，各组内个体值的变异越大，则需要更大样本量才能检验出组间差异；反之，各组内个体值的变异越小，所需样本量越小。

7. 统计学参数 样本量估计时，需要事先定义 I 类错误（检验水准，α）和检验功效（1-β）的取值水平（表5-4）。α 越小，所需要的样本量越大。临床研究中，一般取 α=0.05（双侧）或 0.025（单侧）。对于早期的探索性研究，可适当增大 α 的取值，例如，α=0.10（双侧）或 0.05（单侧）。β 越小，检验功效（1-β）越大，所需要的样本量也越大。临床研究中，检验功效不宜低于 0.8，即 β 的取值不宜超过 0.20。

表 5-4 假设检验中的两类错误（决策风险）

真实情况	样本假设检验的结论	
	拒绝 H_0	不拒绝 H_0
H_0 正确	I 类错误：犯错误的概率为 α，即检验水准	推断正确
H_0 不正确	推断正确，正确的概率为 1-β，即检验功效	II 类错误：犯错误的概率为 β

8. 其他因素 除了前面介绍的因素之外，样本量估计有时还需要考虑样本来源可行性和可及性相关的因素，如经费、人力、时间、调查回收率、脱失率等。通常，随着样本量增大，精度肯定会有所提高，但同时也带来入组难度和费用的增加，因此在研究方案设计时，需要平衡精确度和经费的关系，同时考虑人力、时间和临床实际情况，估算出一个在总费用固定情况下精度达到最高，或在精度固定的条件下使得总费用达到最低的样本量。利用样本量估计公式计算得到的样本量是给定条件下满足临床研究所需的最小样本量，并未考虑研究人群的依从性问题。因此，需要对估计出的样本量进行适度扩大，以保证最终的有效样本量可以满足统计学最小样本量的要求。问卷调查研究需按照以往调查经验估计的调查回收率扩大样本量，而随访研究则按照一定脱失率增大样本量。调查回收率和脱失率可通过预实验、以往研究或文献来获取。临床研究中，脱失率一般不宜超过 20%。

二、常用样本量计算软件

样本量的估计涉及复杂的统计学理论和计算方法，对大多数临床医生而言有一定的难度。对于简单的样本量估计，临床医生可借助样本量计算工具和软件实现，但对于比较复杂的样本量计算过程，我们建议临床医生寻求方法学专家的帮助。

（一）在线样本量计算工具

目前，很多网站提供了在线样本量计算过程。临床医生只需根据研究目的、设计类型、主要指标及效应值、统计学参数等输入对应内容，即可获得样本量估计结果。这些网站同时还提供了样本量的计算公式和参考文献，甚至 R 语言代码，可直接在论文或研究方案中引用。

在线样本量计算工具网址如下：

（1）http://www.sample-size.net。

（2）http://powerandsamplesize.com/Calculators。

（3）http://www.stat.uiowa.edu/~rlenth/Power。

（4）http://epitools.ausvet.com.au/content.php?page=home。

（5）https://www.cnstat.org/samplesize。

（二）常用样本量估计软件

1. nQuery Advisor + nTerim 是爱尔兰 Statistical Solutions 公司开发的商业软件，由 nQuery Advisor 7 软件加入 nTerim 模块组成，前者原先是一独立样本量估计软件，后者是专门用于期中分析的样本量估计模块。美国食品药品监督管理局（Food and Drug Administration，FDA）、欧洲药品管理局（European Medicines Agency，EMA）、日本、韩国均官方认可，内容几乎涵盖了样本量计算的所有方面。

2. PASS（power analysis and sample size） 是美国 NCSS 公司开发的专门用来计算样本量的商业软件，操作界面友好、功能齐全、操作简便快捷。PASS 覆盖了医学研究中几乎所有样本量计算方法，其官方网站宣称用到的统计方法超过 230 种。

3. SAS / PSS（power and sample size application） 由 SAS 公司开发，随同 SAS 一起安装，价格比较昂贵。一般大型药企在申请 FDA 或国家药品监督管理局试验时，才会用它来计算样本量。

4. G* Power 是由德国杜塞尔多夫大学开发的一款样本量计算的免费软件。下载地址为：http://www.gpower.hhu.de/。

5. Quanto 是由南加州大学开发的一款用于基因、基因-环境交互作用或基因-基因交互作用关联研究的样本量计算免费软件。下载地址：http://biostats.usc.edu/Quanto.html。

三、样本量估计的注意事项

一般情况下，临床研究均需要进行样本量估计。对于预实验和探索性试验可不做样本量估计，但需要给出理由。

临床研究结果可能会受某些预后因素（协变量）的影响，如年龄、性别、病情程度等，需要根据协变量的具体情况（如亚组分析）对样本量进行调整。对于随机对照试验，随机分组可一定程度上使各组间的协变量达到均衡，所以样本量估计可以不用考虑预后因素。亚组分析是否需要估计样本量应根据研究目的来决定。若研究目的并没有专门强调要对某一或几个亚组结论进行确证，则无需针对亚组分析进行样本量估计，否则应保证亚组分析的样本量达到最小样本量。

在临床研究设计中，一般要求各组间的样本量相等，组间例数相等时的检验效能最大。若组间例数不等时，样本含量需校正，应适当增加。

四、样本量估计的步骤

临床医生在确定研究目的之后，首先需要考虑研究类型（如横断面研究、病例-对照研究、队列研究、随机对照试验等）、假设检验类型（如差异性、优效性、非劣效性、等效性检验）、主要评价指标类型（如定量、定性、生存时间）、效应值等，然后根据试验特点定义统计特征，如统计分布、Ⅰ类错误、检验效能、单双侧检验、样本量组间分配比例等，应用正确的样本量估计公式计算出样本量，最后根据协变量、试验中的脱落率、剔除率和依从性等具体情况对样本量进行适当调整。

无论是在研究设计方案中，还是论文撰写中，研究者均需要对样本量估计进行清晰和完整的阐述，应至少包含研究假设、设计类型、主要指标及其效应值，各种参数（包括优效性、非劣效、等效性界值）的来源及取值依据、Ⅰ类错误、检验效能、样本量组间分配比例、样本量估计方法及出处（附参考文献），所用软件及版本等。

【例 5-6】 例 5-1 中提到的 Tie-COPD 研究的主要结局指标为舒张后 FEV_1，根据以往研究结果，假设两组第 24 个月的舒张后 FEV_1 差值为 100 ml，标准差为 350 ml，$\alpha=0.05$，$1-\beta=90\%$，脱落率为 35%，计算得到每组需要入组 400 例。论文具体描述如下所示。

"We calculated the sample size to detect a difference in the FEV_1 before bronchodilator use between the tiotropium group and the placebo group, assuming a difference of 100 ml and a standard deviation of 350 ml at month 24, with a two-sided significance level of 5% and a power of 90%, taking into account an anticipated withdrawal rate of 35%. We estimated that a total of 400 patients per group would be required for the primary analysis."

> **拓展阅读**
>
> 　　《临床研究设计（第 4 版）》是由彭晓霞和唐迅翻译的经典书目。这本书的内容相比同类著作更为注重实操性，方便临床医生遇到具体问题时提供解决思路。作者在最新版的内容中增补了第 3 版尚未被关注的问题，如临床试验中的亚组分析、数据收集时基于互联网技术的在线调查设计、针对全基因组测序的应用而产生的衍生设计类型以及二次数据分析方法等。

◀ 思考与练习 ▶

一、选择题

1.（单选）按照研究对象的某一特征分组，然后再分别在组里进行随机化的方式属于（　　）

A. 区组随机　　　　　　　　B. 整群随机　　　　　　　　C. 分层随机

D. 简单随机　　　　　　　　E. 分层区组随机

2.（多选）以下哪些是控制偏倚的方法？

A. 限制　　　　　　　　　　B. 匹配　　　　　　　　　　C. 随机化

D. 统计方法　　　　　　　　E. 设置对照组

3.（多选）以下哪些是临床研究的基本要素？

A. 研究对象　　　　　　　　B. 研究效应　　　　　　　　C. 样本量

D. 研究因素　　　　　　　　E. 研究经费

二、问答题

1. 某医生想要在某三甲医院的妇科开展一项临床试验，研究新型避孕药 A 与传统避孕药 B 相比，是否能降低子宫内膜癌发生风险，并且已知年龄＞35 岁是子宫内膜癌发生的危险因素，应选哪种随机分组方式比较合适？

2. 某研究者拟开展一项平行设计的随机对照试验，探讨 A 药是否能降低高血压患者的收缩压。根据先前的研究数据，高血压患者的平均收缩压为（145±10）mmHg，预计干预组使用 A 药后，收缩压可以降低 5mmHg。设 $\alpha=0.05$（双侧），把握度为 80%，请计算干预组和对照组所需样本量。

（江　梅）

第六章　临床研究的数据管理

数据管理是临床研究的一个关键过程，它能为临床研究生成高质量、可靠的数据。严格的数据管理可以有效地保证数据质量，从而保证临床研究的质量。本章主要介绍数据来源、数据管理原则、数据管理内容、数据管理人员的工作和培训、数据管理相关规范和指导原则。

第一节　数据来源

临床研究数据来源于临床研究中产生的原始记录、文件和数据，如医院病历、医学图像、实验室记录、备忘录、受试者日记或者评估表、药物发放记录、仪器自动记录的数据、缩微胶片、照相底片、磁介质、X线片、受试者文件，以及药房和医技部门保存的临床试验相关的文件和记录等。

临床研究数据以纸质或者电子形式的载体存在。

（1）纸质数据包括：①常规纸质医疗文件、医学记录，包括门诊病历及住院病历等。②受试者相关的实验室检查结果、生命体征数据、活动状态描述等。③研究过程中的纸质管理操作记录、原始笔记等。④受试者的纸质日记卡、评估/调查问卷、备忘录等。

（2）电子数据包括：①医院信息系统（hospital information system，HIS）记载的相关诊疗数据。②实验室信息管理系统（laboratory information management system，LIMS）记载的实验室指标检测结果及报告。③影像存储与传输系统（picture archiving and communication system，PACS）记载的影像医学检查结果及报告。④受试者电子健康档案、其他检查结果报告及研究分组信息等。

临床研究数据体现研究过程、重现研究的重要信息。确保研究原始资料的保存、研究数据与数据源的可追溯是临床研究质量管理的核心环节。提高研究数据质量的核心环节是促进临床研究源数据的电子化，尤其是需要打通临床诊疗数据与临床研究系统的壁垒；建立医院临床研究源数据平台，构建临床研究源数据通用管理流程，加强医院临床研究源数据管理。

第二节　数据管理原则

临床研究数据管理是针对临床研究数据进行的数据管理活动，可以促进临床研究的准确和高效开展。临床研究数据管理需遵循以下基本原则。

（1）满足临床研究数据管理相关工作规范、指南。例如，《临床试验数据管理工作技术指南》、《药物临床试验数据管理与统计分析的计划和报告指导原则》、《临床试验的电子数据采集技术指导原则》，以及临床试验数据管理学会（Society for Clinical Data Management，SCDM）制定的《临床数据管理规范》（good clinical data management practice，GCDMP）等。

（2）数据管理工作贯穿临床研究的全过程，规范化程度将直接影响临床研究结果的客观性。数据管理的目标是按时完成数据清理工作，按临床研究方案的要求提高数据的质量。数据管理应按照研究方案的要求，设计病例报告表（case report form，CRF）、建立数据库、对数据标准进行管理并建立逻辑核查程序。在CRF接收后，录入人员要对CRF作录入前的检查，在CRF数据录入数据库后，对发现的问题应及时清理。

（3）数据管理过程中要确保数据的完整性、准确性、真实性及可溯源性。临床研究数据真实、完整、准确和可靠是数据管理的基本原则。临床研究数据的产生过程应符合相关规范和指导原则，临床研究设计科学，数据统计分析应准确、完整。

第三节 数据管理内容

一、数据管理工作主要内容

（1）临床研究启动前的数据管理工作：包括制定数据管理计划（data management plan，DMP）、病例报告表（CRF）和数据库设计、建立逻辑核查程序。

（2）临床研究进行中的数据管理工作：包括数据录入、数据核查、数据质疑、数据更正、数据库锁定。

（3）临床研究结束后的数据管理工作：包括临床数据的保存与归档、临床数据管理报告。

二、制定数据管理计划

数据管理计划是临床研究数据管理工作的纲领性文件，是由数据管理人员依据临床研究方案书写的一份文档，它详细地规定并记录某一特定临床研究的数据管理任务，包括人员角色、工作内容、操作规范及时间计划等。数据管理计划的作用是促进临床研究相关工作人员的沟通与交流，以建立一个高质量的数据库。

数据管理人员根据研究方案、数据管理标准规程及数据分析计划等信息准备数据管理计划的初稿。初稿在得到程序员、统计师及团队其他人员的审阅和同意批准之后，在临床研究正式启动之前定稿。需要注意的是，在研究进行期间，研究方案的修订可能会涉及数据管理计划的修改。

数据管理计划主要内容：

（1）研究方案摘要。

（2）临床数据管理人员的工作职责及分工、数据管理工作时间表。

（3）CRF 的设计。

（4）数据库的设计、建立及维护。

（5）数据接收、录入、核查、质疑及更正与保存。

数据管理计划不仅是一份必需的工作文件，还需要明确参与数据管理的相关组织及人员职责，数据管理各步骤需建立并遵循相应的标准操作规程（standard operation procedure，SOP）。同时，数据管理员也可以通过计划明确各项工作的分工和责任，以遵守相关行业标准和规范，同时还可以培养新人，更重要的是数据管理计划可以让团队其他成员熟悉数据管理部门的具体工作。2015 年中国临床试验数据管理学组数据管理专家系统阐述了如何制定符合规范的临床试验数据管理计划。

三、设计 CRF

临床研究数据管理开始阶段是设计 CRF，CRF 是依据研究方案设计的一种纸质或电子的文件载体，在整个临床试验过程中是仅次于临床研究方案的重要文件之一，是研究数据采集最主要的工具，CRF 设计的好坏直接影响研究数据采集质量的高低，CRF 的设计须确保收集研究方案所规定并满足统计分析需求的所有数据。

（一）设计 CRF 的注意事项

CRF 直接影响研究数据库的建立，因此，设计良好的 CRF 对提高数据录入效率，保证数据质量，减少录入错误有着非常重要的作用。

从 CRF 的内容设计来看，基本原则是严格按照临床研究方案要求，只收集必需的数据，方案规定的数据必须收集，可按以下两步进行：首先，检查所列出的纳入排除标准与研究方案是否一致，如果收集了不符合标准的受试者数据，即使后期的数据再完整，质量再高，也不符合临床试验方案。其次，审核研究方案中的数据条目与 CRF 中数据条目是否一致。研究方案规定了 CRF 的内容，其规定收集的数据必须在 CRF 中得以体现。高质量的研究方案是建立 CRF 的前提与基础，CRF 是研究方案的体现。

CRF 是临床研究中最常用的数据收集工具，CRF 的设计、修改及最后确认需要临床研究多方人员的参与，包括研究方案的设计者、数据管理员、统计人员、研究者与现场协调员、数据录入员等。进行 CRF 设计时，要以临床试验方案为根本，数据管理员要听取多方意见，在细节和内容上仔细推敲，在临床试验启动前需重视 CRF 的设计工作。数据管理员与研究团队的其他成员间的良好沟通与交流，是 CRF 设计成功的重要保证，而且这些讨论还将有助于撰写良好的研究方案。

由于临床研究过程中不同岗位的人员具备不同的专业背景，对于相同的文字描述可能存在理解上的偏差。CRF 正式定稿前，应多方参与对 CRF 草案提出相应的意见，使不同人员对 CRF 的理解趋于一致。在设计 CRF 时，应考虑患者在就诊不同时段分别收集相应信息：在门急诊时收集患者基本信息、既往史、急救与转运相关信息；在入院后收集入院基本信息；在出院前收集辅助检查、用药情况、并发症、最终诊断等信息；在随访时收集临床结局、预后等信息。CRF 版面结构应与数据库页面设计保持一致，版式要尽量客观化、结构化，便于填写录入和存档读取，尽量避免收集叙述性文字，录入界面要注意行距、字形和字体是否适宜，方便阅读；问题及其提示尽可能简短清楚、不产生误解，避免使用对答案有诱导性的提问方式。

■（二）CRF 的填写指南

填写指南是根据研究方案拟定的一份有助于数据填写的指导性文件或手册，以帮助填写人员真实、规范、完整、准确地将研究数据填入 CRF。

填写指南可以有不同的形式。对于纸质 CRF，填写指南应作为其内容的一部分或单独的文档打印出来；对电子 CRF 而言，填写指南可能是针对问卷条目的说明、在线帮助、系统提示及录入数据提示对话框。

填写指南需满足以下要求：①必须遵循研究方案，符合研究流程。②文字简洁，易于理解、尽可能详细。③在实施调查前，保证调查者获得 CRF 及其填写指南，并对相关工作人员进行方案、CRF 填写指南的培训。④当研究方案及 CRF 需要修订时，CRF 及其填写指南也必须做相应的修订。

■（三）CRF 数据字典和注释

在临床研究开始前，需要编写标准化的数据字典和编码说明书，统一 CRF 的变量规则，对变量的命名规则、数据类型、变量标签和编码规则进行统一明确的规定。

CRF 的注释是对空白调查表的标注，记录各数据项的位置及其在数据库中对应的变量名和编码。CRF 的注释作为数据库与 CRF 之间的联系纽带，可以帮助数据管理员、统计人员了解数据库，注释可采用手工标注，也可采用电子化技术自动标注。以下情况需要注释 CRF：①分析数据、定位数据库中变量时需要注释 CRF。②每一个 CRF 中的所有数据项都需要标注，不需要录入数据库的数据项则应标注为"不录入数据库"。

■（四）CRF 的填写

临床研究者必须根据原始资料信息准确、及时、完整、规范地填写 CRF。数据的修改必须遵照相关规范，保留修改痕迹。

四、数据库的建立和逻辑校验

CRF 上的数据需要及时录入研究数据库，以便对数据进行进一步的清理、审查和报告。数据库是一个存储数据的仓库，CRF 在送交到数据管理机构后，数据库的设计通常按既定的 CRF 注释和数据库设计说明执行，建立逻辑核查，经用户组织测试合格后方可上线使用。纸质版 CRF 对应的研究数据库是按照纸质 CRF 设计的，这就要求数据库设计要最大程度地与纸质版的 CRF 保持一致。

建立研究数据库需要综合考虑以下因素：①符合研究方案的流程，方便数据录入。②数据导出的样式全面且内容完整，易于统计分析及满足统计师的要求。③数据在数据管理系统内可进行较为完整的检查。④符合数据库应用软件的要求。

（一）数据类型

数据包含以下 3 种类型：①字符型；②数字型；③日期和时间型。

字符型数据是由字母、符号或数字任意组合而成的数据。应尽量避免使用由研究者自由书写的字符型数据。

数字型数据可以分为整数型和小数型。该类型数据只能包含数字，不能含有字符。数字变量类型包括正数和负数、整数和小数。数字型变量占用的存储空间通常较小，运算速度较快。数字型数据的数据库设计还要考虑所要收集数据的小数点位数，以及数据的总长度。带有浮动小数点的数字，在数据字典中规定最大位数及小数点右侧的最大位数。

日期和时间型数据可储存日期和时间格式的数据。在设计数据库时应给出录入字段的日期和时间格式，这对数据填写非常有帮助。欧洲日期表示方式与美国日期表示方式的差别：欧洲一般用 ddmmyyyy 表示，而美国则多用 mmddyyyy。规定录入格式有助于数据的规范统一。例如，2019 年 01 月 15 日，欧洲录入格式为"15012019"，美国录入格式为"01152019"。

（二）数据格式标准化

标准化的数据格式是临床研究数据管理系统与临床试验机构建立医疗信息互通的基础；在不同研究之间建立无缝数据交换，并为研究者之间的交流提供便利；便于数据共享；可以有效地提供高质量的数据。

标准化的数据库设计就是根据业内的标准建立标准化的数据库。标准明确规定了 CRF 中各调查问题的变量名及每一变量的数据类型等，使用标准化数据库设计有助于提高数据管理的工作效率与工作质量。

临床数据交换标准协会（clinical data inter-change standards consortium，CDISC）标准在临床研究中被广泛应用。CDISC 标准可以优化临床研究数据采集、传递、储存，可提高临床研究的质量和效率，便于研究数据和结果的交流。CDISC 制定了一套可用于全球临床研究的数据标准。我国临床试验数据标准化及其应用尚处于起步阶段。目前，国内 CDISC 的应用还局限于国际制药公司的多中心项目以及合同研究组织（contract research organization，CRO）公司。

（三）EpiData 数据库录入和管理软件

临床医生在创建临床研究数据库时面临以下问题：①没有建立数据库的基础知识。②常用办公软件（如 Excel 或 Access 软件）数据录入界面不友好、录入效率较低、容易出现录入错误。相对于商业数据库软件，EpiData 数据管理软件作为免费软件，具有良好的录入界面、使用便捷、小巧实用、强大的逻辑核查等特点，获得越来越多研究者的青睐。EpiData 是由丹麦的研究团队组织开发的一款免费的数据录入和数据管理软件，中文版的软件可直接从 EpiData 官方网站下载安装。

EpiData 数据库由三种基本文件组成：① QES 文件，即数据库结构文件，它的作用是决定数据库结构。② REC 文件，即数据文件，它的主要作用是存储数据。③ CHK 文件，即数据录入核查文件，用于存放 check 程序，其主要作用是数据逻辑核查。录入核查文件可以实现数据双人录入的实时检验及一致性检验，数据录入核查功能强大，可以在较大程度上有效减少数据录入错误。

（四）数据库的逻辑核查

临床数据管理的目的是为临床研究的统计分析收集并提供准确可靠的数据集。无论数据的收集和录入多么仔细，数据库中的数据错误都难以避免。逻辑核查的建立是数据管理的一项重要工作。逻辑核查是利用计算机和数据库的功能，对已录入研究数据进行有效性检查，发现"问题"数据，以便数据管理人员及时审查与清理，从而提高数据质量。在经过数据核查清理后，绝大多数的"问题"数据基本可以得到解决。这种核查可以通过系统的逻辑核查程序实现，主要评价数据的有效性、一致性、缺失、输入的数据与其预期的数值逻辑、数值范围或数值属性等方面是否存在错误。

逻辑核查数据包括：①临床研究的依从性检查，如是否签署知情同意书、是否满足入选标准等。②数据的完整性与一致性检查，如是否存在缺失数据、研究者前后数据是否一致等。③异常数据，主要检验数据是否超出临床范围、是否有临床意义等。在逻辑核查发现数据存在质量问题后，数据管理员就开始进行数据清理/核实工作，直至成为"干净"数据。

逻辑核查需求就是根据研究方案，制定建立逻辑核查的具体要求。一般包括逻辑核查名称、检验目的、所涉及的数据名称以及在数据库的位置，逻辑核查的需求应该与研究方案及 CRF 保持高度一致。

逻辑核查需求须在研究方案的初稿讨论期完成，便于数据管理员从逻辑核查的角度与研究者进行及时的沟通与反馈。逻辑核查程序须在研究启动之前完成，或者至少在研究数据录入数据库前完成，以便对数据质量进行及时检查。

（五）数据库建立注意事项

临床试验方案设计具有多样性，每个研究项目的数据收集依赖于临床试验方案。临床试验数据库应保证完整性，并尽量依从标准数据库的结构与设置，包括变量的名称与定义。就特定的研究项目来说，数据库的建立应当以该项目的 CRF 为依据，数据集名称、变量名称、变量类型和变量规则等都应反映在 CRF 的注释上。数据库建立完成后，应进行数据库测试，并由数据管理负责人签署确认。

（六）电子数据采集系统

电子数据采集系统（electronic data capture system，EDC 系统）是一种基于计算机网络的用于临床试验数据采集的技术，通过软件、硬件、标准操作规程和人员配置的有机结合，以电子化的形式直接采集和传输临床研究数据，以提高数据收集和清理的效率。

随着信息技术的发展，平板电脑、智能手机、扫描仪等移动电子设备已具备作为 EDC 终端的条件，EDC 系统已能将交互式网络应答系统（interactive web response systems，IWRS）、药物警戒系统、数据分析和报告系统、试验药品管理系统等整合成一体。同时国际公认的数据标准（如 CDISC）也正在 EDC 中得以应用。

EDC 应具备以下 8 个基本功能：

（1）eCRF 构建：EDC 系统应具有生成符合临床试验方案的电子病例报告表（electronic case report form，eCRF）的功能。

（2）数据保存和核查轨迹：EDC 系统一旦保存输入的数据后，系统应对所有数据的删改保留核查轨迹，即数据的初始值、产生时间及操作者、对数据的任何修改、修改日期和时间、修改原因等不允许从系统中删除或修改。

（3）逻辑核查：EDC 系统的最大优势在于数据进入系统时，能够对数据进行实时自动逻辑核查，比如数值的范围、逻辑关系等。自动核查的条目，根据不同临床试验的具体情况在数据核查计划中制定。EDC 系统应具备构建逻辑核查功能的模块。

（4）数据质疑管理：EDC 系统应该配置临床试验数据质疑产生、发布、关闭的功能模块。数据管理员经授权后可以通过质疑管理模块将数据质疑发布给临床研究机构；临床研究机构对有质疑的数据进行确认、解释或更正；经授权的数据管理人员根据答复情况来决定是否关闭该数据质疑或将答复质疑不符合要求的数据再质疑。数据质疑记录痕迹应予以保存备查。

（5）源数据核查确认：是确保临床研究数据真实、完整的必要措施之一。临床监查员负责对保存在 EDC 系统中的数据进行源数据核查。源数据的确认可借助系统的数据质疑功能完成。对源数据的核查工作，EDC 系统应具备标注的功能。

（6）电子签名：EDC 系统应具有电子签名功能，其适用于要求电子签名的所有电子记录，包括产生、修正、维护、存档、复原或传递的任何形式的电子表格。电子签名可采用登录密码和系统随机产生的授权码来实现。电子签名与手写签名的关联性和法律等效性应当在被授权用户实施电子签名前声明并确认，被授权的电子签名与其书面手写签名具有同等的法律效力。

（7）数据库的锁定：EDC 系统应该具备防止核查过或确认过的清洁数据被更改的锁定功能。临床数据清理工作完成后，EDC 系统应当具备数据库锁定的功能。

（8）数据存储和导出：EDC 系统应当能储存、导出或转换成符合临床试验稽查要求、药品审评要求的数据格式。

在国内，临床研究中电子数据管理系统的开发和应用尚处于起步阶段，临床试验的数据管理模式大多处于基于纸质 CRF 的数据采集阶段，电子化数据采集与数据管理系统应用有待推广和普及。同时，由于缺乏国家层面的数据标准，同类研究的数据库之间难以做到信息共享。

在采用 EDC 进行数据采集的临床研究中，研究者直接登录到中办方的数据库，进行数据录入。EDC 系统中的逻辑核查可对已录入的数据进行实时的逻辑检查，有问题的数据会被及时发现并得到及时更正，大大缩短数据进入数据库的时间，显著提高数据录入质量。

随着 EDC 系统在临床研究中的普及应用，相信在不久的将来，临床研究中单纯的数据录入工作将越来越少，但 EDC 对数据管理员的要求则越来越高。在 EDC 中，研究机构应该有明晰的 eCRF 填写指南，数据管理员应当监测研究中心数据录入的质量，数据管理员的主要工作是指导数据录入人员正确使用 EDC 系统，并熟悉研究方案，懂得对重要数据的及时处理。

五、数据接收和录入

（一）数据接收

研究者按研究方案及 CRF 填写要求，将收集的受试者信息填写到 CRF 中，完成后的 CRF 再送给数据管理者。数据可通过具有可追踪记录的快递公司、邮件传真、网页或其他电子方式传送等多种方式进行接收，数据接收过程应有相应文件记录，记录信息包括交接双方姓名、交接时间、交接方式。

数据接收注意事项：①接收到的 CRF 不得修改。②保护受试者的隐私信息，接收的 CRF 不应当出现受试者姓名、联系方式、地址等信息。③核实交接的 CRF 总数与数据管理者接收的 CRF 总数是否一致。④数据接收后，数据管理者应将 CRF 扫描成图像文件做数据源查询，即数据备份。

在接收 CRF 的同时，数据管理部门还要完成 CRF 追踪，检查所有 CRF 都已接收，数据都已录入数据库。其目的是研究者希望通过 CRF 追踪了解：①研究的进展情况。②数据管理工作的进展。③数据录入的质量，如双份录入的差异。④受试者的访视是否按照方案如期进行。

（二）数据录入

数据管理者收到纸质 CRF，完成数据接收工作后，数据管理的首要任务就是将 CRF 及早录入数据库。CRF 数据录入数据库，是数据清理工作的开始。

数据录入的基本要求：①数据录入前，需要培训数据录入人员，培训内容包括熟悉 CRF 录入系统并录入测试数据以确保录入工作准确可靠，其目的是测试逻辑核查程序，收集数据录入者对于录入测试的反馈意见。②分配相应的数据录入权限，熟悉数据库录入的操作。③熟悉研究数据的流程和数据录入的 SOP，以及 CRF 各部分的结构和内容。④按照 SOP 规定的有关数据流程、数据录入、数据处理的质量要求，确保录入数据库的数据与 CRF 数据的一致性。

CRF 录入前检查是数据管理人员对 CRF 数据的手工检查，以发现异常数据，其中包括书写不清、不遵守研究方案、数据缺失、医学上不合理的数据以及前后不一致的数据。由于这些异常数据的不可预知性，对它们的检查很难使用计算机程序。CRF 录入前的检查主要靠手工进行，一旦发现问题，必须立即与研究机构人员联系，并要求研究者澄清。录入前检查的主要内容包括：①检查 CRF 有无缺失页。②检查 CRF 上是否有受试者研究 ID。③检查 CRF 填写内容是否可以辨认。④检查 CRF 是否都有研究者签名及日期。

CRF 数据录入就是将 CRF 上的数据尽快准确地录入数据库，其目的是在数据库内建立与 CRF 数据相一致的电子记录。数据录入一旦完成并提交保存之后，数据库中数据的任何改动必须遵守数据管理要求并记录修改痕迹。

CRF 中的错别字和难以辨认的录入内容是产生数据录入错误的常见原因。采用数据二次录入的措施可以提高数据录入的质量。一般使用的数据录入包括：双人双份录入、带手工复查的单人录入和直接采用 EDC 系统。数据录入中发现的任何问题都应当记录并转发给项目的数据管理员。

数据录入的质量管理包括：①加强对数据录入人员的岗位培训。②对于录入过程中发现的问题应及时做好登记并及时报告。③定期或不定期抽查部分 CRF，了解数据录入的质量，分析并处理数据录入中存在的问题。

六、数据库核查与质疑

（一）数据库核查

当临床研究数据填入 CRF 并送交到数据管理者后，就开始了数据的核查工作，其目的是为统计分析提供真实、有效、完整、准确的数据，以期得到可靠的研究结论。

在进行数据核查之前，应列出详细的数据核查计划，数据管理人员应根据事先制定的核查计划，对方案中规定的主要和次要疗效指标进行充分核查以确保这些数据的准确性和完整性。数据核查包括：

（1）确定原始数据被正确、完整地录入到数据库中：研究现场检查医疗文件（如受试者病历等）与 CRF 数据的差别；检查由外部提供的电子化数据（如中心实验室数据）是否已准确地录入数据库；检查与研究目的紧密相关的指标以及这些指标的完整性和有效性；检查缺失数据；核查关联文件和关联数据；核对受试者 ID 的唯一性，查找并删除重复录入的数据。

（2）随机化核查：在随机对照试验中，检查随机化入组实施情况。

（3）检查方案依从性：是否在研究开始之前签署知情同意书；有无违反研究方案：如既往病史和治疗史是否和方案纳入/排除标准等要求相矛盾；整个研究期间前后数据的一致性，如随访日期的顺序等。

（4）数据库核查：主要包括数据格式、完整性、一致性与合理性的检查，如日期类数据的有效性、数据间的逻辑关系以及数据范围（识别在生理上不可能出现或者在研究人群的正常变化范围外的极端数值）的检查。用计算机程序进行逻辑核查是检查数据错误最常用的方法，逻辑核查可以发现前后不一致的数据、缺失数据等。它的主要目的是检查对于临床研究结果有决定性影响的关键数据的质量。

（5）一致性核查：外部数据与 CRF 收集的数据一致性核查。

（6）溯源性：确认原始文件完整以发现未报告数据。

研究者的数据核查责任：①从医学角度对研究方案的遵守、研究进展等进行检查，以及早发现研究中出现的问题，并提出解决方案，如修订研究方案、修改纳入与排除标准等。②医学研究者检查统计结果中一些异常数据的分布以了解临床研究执行情况。

数据管理员的数据核查责任是确保临床研究的数据真实反映受试者的情况，用于统计分析报告。其具体流程：①在接收 CRF 后，录入人员要对 CRF 作录入前的检查。②在 CRF 数据录入数据库后，系统将执行逻辑核查程序。③在数据管理过程中发现无法解决的数据问题时，数据管理人员应向研究者发出数据质疑表，请求研究者对有问题的数据做出核实。④数据库锁定前的最终检查。

对于采用 EDC 的临床试验，需要特别注意确保外部数据及时整合至 EDC 数据库并在规定时间内完成数据一致性核查，常见的外部数据核查包括实验室外部数据、电子日志、交互式网络应答系统的数据与整合后 EDC 数据库的核查等。

（二）数据库质疑

在数据核查过程中发现的数据问题，需要填写数据质疑表并以电子或纸质文档的形式发给研究者。质疑表中要详细列出问题所在记录表的研究 ID、CRF 中的位置、问题描述。研究者需对疑问做出书面回答并将已签字的质疑表复印件返回到数据管理部门。数据管理员检查返回的质疑表后，根据质疑表对数据进行修改。质疑表中未被解决的质疑将以新的质疑表形式再次发出。质疑表发送和返回过程将重复进行，直至全部数据疑问被解决。数据管理部门保存质疑表文档。由研究者签名的质疑表复印件待研究完成后连同 CRF 一起返还给研究者。

数据核查应该在未知试验分组的情况下进行，数据质疑表内容应避免有偏差或诱导性的提问，诱导性的提问可能会使试验的结果存有偏差。

数据核查可通过手动检查和计算机程序核查来实现，每个临床研究人员有责任采用不同的工具从不同的角度参与数据库的疑问清理工作。

数据库进行的所有更正都要根据提供的信息记录在质疑表上，录入完成后，原始质疑表上应有签字并加盖"已校正"章，以说明已完成数据的录入更新，所有的疑问已被处理且已完成对数据库所需的修改后，数据库才能终止修改。数据质疑表或数据核查文件作为数据更改的记录必须由研究者签名。

七、数据备份与恢复

在临床研究数据管理过程中，应及时备份数据库。通常是在另外一台独立的计算机上进行备份，并根据工作进度及时对备份文件进行同步更新。最终数据集将以只读光盘形式备份，必要时，未锁定数据集也可进行光盘备份。

当数据库发生不可修复的损坏时，应使用最近一次备份的数据库进行恢复，并补充录入相应数据。

相关计算机必须具有相应的有效防病毒设置，包括防火墙、杀病毒软件等。

八、数据保存和归档

数据保存的目的是保证数据的安全性、完整性和可及性。在进行临床研究的过程中，把所有收集到的原始数据（如 CRF 和电子数据）存储在安全的地方，诸如受控的房间，保证相应的温度、湿度，具有完善的消防措施和防火带锁文档柜。数据保存期限应按照法规的特定要求执行。数据的内容及其被录入数据库的时间、录入者和数据在数据库中所有的修改历史等文档都需要保存完整。

在临床试验完成后，应对试验过程中的文档进行存档。表 6-1 中总结了临床试验数据归档保存的各类型信息。

表 6-1　临床试验数据归档保存的各类型信息

归档内容	要求
临床试验数据	试验中收集的所有数据。这些数据既包括记录在病例报告表上的数据，也包括非病例报告表收集的数据（如实验室检查结果、心电图检查结果以及受试者电子日记）。
外部数据	外部收集并将导入至临床试验数据管理系统（CDMS）的数据，包括所有导入的数据及其文件和用于外部数据质量控制的所有文件。
数据库元数据信息	临床试验数据结构相关信息。这类典型信息是表、变量名、表单、访视和任何其他相关对象，也包括编码列表。
数据管理计划书	数据管理计划的 Word 或 PowerPoint 文档可以转成 PDF 格式文件或打印成纸张文件归档保存。
编码词典	如果数据是使用公司内词典或同义词表自动编码，那么使用的词典和统一词表都应归档保存。
实验室检查参考值范围	实验室检查的参考值范围。如果临床试验研究过程中使用多个版本的参考值范围，那么每个版本的参考值范围都应归档保存。
稽查轨迹	试验稽查轨迹的整个内容，并使用防修改的方式。
逻辑核查，衍生数据变更控制列表	以工作清单、工作文件、工作报告的形式提供逻辑核查定义和衍生数据的算法，以及它们的变更控制记录。

归档内容	要求
数据质疑表	所有数据质疑表，传递数据质疑表的相关邮件及数据质疑表解答的复印件。纸张形式的数据质疑表可以扫描归档保存，并且为扫描文件添加索引。
程序代码	数据质量核查程序的代码，衍生数据的代码以及临床试验数据统计分析的程序代码。程序代码文档应归档保存。最理想情况是，这些文件以在线方式保存，并编制索引或超链接。
病例报告表的映像 PDF 格式文件	对于采用纸质病例报告表的临床试验来说，CRF 映像文件通常可以通过扫描方式获得，并将这些扫描文件转成 PDF 格式。对于电子数据采集的临床试验来说，电子表单的 PDF 格式映像文件可以通过 EDC/M 应用创建。
其他	其他与数据管理相关的文件，如数据库锁库和开锁记录、数据库使用者清单等。

机构应保存所有纸质病例报告表的复印件。对于使用 EDC 的临床试验，临床试验数据管理系统的供应商应为临床研究机构提供一份所有电子病例报告表的 PDF 格式文件以备案。

九、数据库锁定

无论是基于纸质 CRF 的临床研究还是基于 EDC 系统的临床研究，数据库锁定都是临床研究中的一个重要里程碑。数据库锁定是为防止对数据库文档进行无意或未授权的更改而取消的数据库编辑权限。数据库锁定过程和时间应有明确的文档记录。数据库锁定前，必须完成既定的数据库锁定清单中要求的所有任务。数据管理员应制定数据库锁定清单，清单内容包括：①所有的数据已经收到并正确录入数据库；②所有的数据质疑表已经解答并已体现在数据库；③所有的 CRF 已经得到主要研究者签字确认；④非病例报告表数据已经合并到试验数据库中，并完成了与试验数据库的一致性核查；⑤已完成最终的数据的逻辑性和一致性验证结果审查；⑥已完成最终的医学核查；⑦已完成数据质量审核，并将质量审核中发现的错误发生率记录在文档中。一旦完成上述步骤，就应书面批准数据库锁定，并由数据管理人员、统计分析人员、研究者等签名并签署日期。

十、数据质量评估

真实、准确、完整和可靠是临床研究数据质量的基本原则。评估数据质量的指标包括：录入和报告数据的时间、数据管理人员确认有问题的观测的数量、解决质疑问题所需的时间、CRF 审核所需时间、错误数据的数量。

临床试验中所收集的数据的错误必须尽可能少，通过核查确认、逻辑核查、数据核实、汇总统计、CRF 与数据库核对等发现数据管理中的错误，对数据质量进行定量评估是必要的。评估数据质量最常用的方法是计算错误数据的发生率，即错误率，错误率（%）= 发现的错误数/所检查的数据项总和 ×100%。

对于关键指标的核查，将对数据库进行 100% 的复查，与 CRF 及质疑表进行核对，发现的所有错误将被更正。对于非关键指标的核查，如果总病例数大于 100 例，将随机抽取 10% 的病例进行复查；如果小于 100 例，则抽取例数为总病例数的平方根。将数据库与 CRF 及质疑表进行核对，可接受的错误率为：数值变量不超过 0.2%；文本变量不超过 0.5%。如果错误率超过此标准，则需要进行 100% 核对。关键指标、非关键指标的界定，由研究者、申办者以及统计人员共同讨论决定。

十一、数据保密和受试者隐私保护

数据保密是临床研究中必须遵守的基本原则，参与临床研究的机构应建立适当的程序保证数据库的保密性，包括建立及签署保密协议以规范相应人员的行为，以及建立保密系统以防止数据库的泄密。

受试者的个人隐私应得到充分保护，需要保护的信息包含：受试者的姓名、出生日期、工作单位、住址信息、身份证/驾照等证件号码、电话号码、电子邮件、住院号、诊疗卡号、照片、爱好、信仰等。任何包含个人身份信息的数据字段应在数据共享前进行脱敏化处理。个人识别信息可以保存在单独的文件中,由数据管理员保管。共享的数据库中仅有唯一的受试者 ID,其他人不能从中识别出具体患者的身份信息。

个人隐私的保护措施在设计数据库时就应在技术层面考虑,在不影响数据完整性的情况下尽可能不包括上述受保护医疗信息。例如,数据库不应包括受试者的全名,而应以受试者 ID 代替。

十二、撰写数据管理报告

数据管理报告是在临床研究结束后,数据管理人员撰写的研究项目数据管理全过程的工作总结。数据管理报告应全面且详细陈述与数据管理执行过程、操作规范及质量管理相关的内容,包括参与单位/部门及职责、主要时间节点、CRF 及数据库设计、数据核查和清理、医学编码、外部数据管理、数据质量保障、重要节点时的数据传输记录、关键文件的版本变更记录,并描述与数据管理计划的偏离。具体范例可参考国家食品药品监督管理总局撰写的《药物临床试验数据管理与统计分析的计划和报告指导原则》。

第四节 数据管理人员的工作和培训

临床研究中数据管理人员应由多学科人员组成,小组中的每一个成员都在数据管理过程中承担着相应的职责,基本人员组成应包括:数据管理负责人、数据采集人员、数据库设计人员、数据审核人员、质量管理人员、统计分析人员等。数据管理团队应按照研究方案的要求,参与设计 CRF、建立数据库、建立和测试逻辑核查程序;在 CRF 接收后,录入人员要对 CRF 作录入前的检查;在 CRF 数据录入数据库后,利用逻辑核查程序检查数据的有效性、一致性、缺失值和参考值范围等。数据管理员对发现的问题应及时清理,可通过向研究者发放数据质疑表获得解决。

数据管理员应参加研究者会议,为研究团队及时提出提高数据质量的有效措施建议。数据管理人员应对临床研究数据进行质量管理,要求其具有良好的组织能力,注重数据管理的每一步细节,以保证数据的完整性、准确性和一致性。总体上,数据管理员的工作包括以下几个部分。

(1)参与临床研究方案的讨论。

(2)制定数据管理计划。

(3)CRF 的设计及填写指南的撰写。

(4)研究数据库的设计。

(5)参加临床研究讨论会议。

(6)负责 CRF 的接收、追踪及报告。

(7)CRF 数据录入、核查、质疑及更正。

(8)研究数据的质量管理。

(9)研究数据的保存与归档。

(10)研究数据管理报告的撰写。

负责数据管理的人员必须经过相关法律法规和行业标准、SOP 以及数据管理的专业培训,以确保其具备工作要求的相应资质。

数据管理专业培训应包括但不限于:数据管理部门 SOP 和部门政策;临床试验数据标准化文档及存档规则;数据管理系统及相关的计算机软件的应用与操作能力;数据保密性和安全性培训。

第五节 数据管理相关规范和指导原则

20 世纪 60 年代,美国建立了世界上第一个临床研究数据与安全监查委员会(Data and Safety Monitoring Committee,DSMC),DSMC 已经成为许多大型临床研究的重要组织机构。由国际上相关领域专家组成的临床试验数据管理学会(Society for Clinical Data Management,SCDM)制定了一部《临床数据管理规范》（good clinical data management practice，GCDMP），该文件为临床试验数据管理工作的每个关键环节都规定了相应操作的最低标准和最高规范，为临床试验中数据管理工作的实际操作提供了具体的技术指导，对数据采集原则、数据录入保存、数据质量管理、文件归档、人员培训等进行了详细的规定，保证进入数据库系统的研究数据有效、优质和完整。该规范不仅是临床试验数据管理领域的指南，也是临床试验数据管理的最佳实践准则。

我国已经逐渐认识到临床研究数据管理的地位和重要性，目前关于数据管理的相关规范和指导原则主要由国家食品药品监督管理总局组织制定，2020年颁布的《药物临床试验质量管理规范》规定，数据管理应确保试验数据迅速、完整、无误地纳入报告，确保数据质量和数据可溯源性。为确保临床试验数据的真实、准确、完整和可靠，国家食品药品监督管理总局组织制定了三大指导原则，包括《临床试验数据管理工作技术指南》《药物临床试验数据管理与统计分析的计划和报告指导原则》和《临床试验的电子数据采集技术指导原则》。

一、《临床试验数据管理工作技术指南》

《临床试验数据管理工作技术指南》从数据管理相关人员的职责、资质和培训，管理系统的要求，试验数据的标准化，数据管理工作的主要内容，数据质量的保障和评估，安全性数据及严重不良事件六个方面进行了全面阐释，旨在对我国临床试验的数据管理工作起到规范化和指导性作用，适用于以注册为目的的药物临床试验，对上市后临床试验以及其他类型临床研究也同样具有指导意义。

二、《药物临床试验数据管理与统计分析的计划和报告指导原则》

《药物临床试验数据管理与统计分析的计划和报告指导原则》对数据管理的计划和报告、统计分析的计划和报告进行了较为详细的介绍和阐述，并提出具体要求，旨在为临床试验的数据管理和统计分析人员提供技术指导，帮助其更好地完成相关工作，以达到监管要求。

三、《临床试验的电子数据采集技术指导原则》

《临床试验的电子数据采集技术指导原则》由国家食品药品监督管理总局2016年组织制定，旨在规范临床试验电子数据采集技术的应用，促进临床试验电子数据的真实性、完整性、准确性和可靠性，符合《药物临床试验质量管理规范》和数据管理工作相关规定的原则要求。通过对电子数据采集技术的概念和基本考虑，电子数据采集系统的基本技术要求以及在临床试验实施不同阶段的应用要求的详细阐述，旨在帮助和指导相关各方，包括申办方、合同研究组织、临床研究者等在临床试验中规范合理地应用电子数据采集技术。

四、ALCOA+CCEA 标准

ALCOA原则是美国FDA于2007年在其指导原则《临床研究中使用的计算机化系统的技术原则》中提出的，而ALCOA+ CCEA原则是欧盟GCP监察官工作组（EU GCPIWG）于2010年在其发布的《关于临床试验中对电子源数据和转录成电子数据收集工具的期望的反馈书》中阐释的。良好的数据质量应该达到ALCOA+CCEA中的9点要求。

（1）可溯源性（attributable）：研究数据应具备可溯源性，可追溯到相应的原始记录。

（2）易读性（legible）：采集的数据应清晰易读，且术语和定义清晰明了。

（3）同时性（contemporaneous）：数据系统中的临床试验观察及其记录应及时和尽量实时采集，且在一定的时间窗内输入数据库。

（4）原始性（original）：应确保记录的是原始数据或可以追查到原始数据。

（5）准确性（accurate）：应通过人员培训和电子系统验证等措施确保源数据的准确性。

（6）完整性（complete）：应确保研究数据及原始记录的完整。

（7）一致性（consistent）：确保研究数据与源数据间的一致性。

（8）持久性（enduring）：原始记录应保留相应时限，以便复查核实。

（9）可用性（available when needed）：研究数据及相应的原始记录应以适当的形式存储，并在需要时可供查阅，并及时提供给管理者。

拓展阅读

　　《医药临床研究中的数据管理》是颜崇超博士编写的一本有关临床研究数据管理的专著，它从临床研究的质量、标准、要求与规范的角度出发，对临床研究数据管理各阶段的工作做了系统全面的论述，反映了当代临床研究数据管理的最新进展，可作为医药临床研究数据管理者的学习材料。

◀ 思考与练习 ▶

一、选择题

1.（多选）临床研究中数据管理员的工作责任包括（　　　）

A. 参与设计 CRF、建立数据库　　　　　　B. 对数据标准进行管理

C. 建立和测试逻辑核查程序　　　　　　　D. 撰写数据管理报告

E. 临床数据质量的最终责任人

2.（多选）数据管理计划应包括以下内容（　　　）

A. 描述数据管理流程　　　　　　　　　　B. 列出数据采集的工作流程

C. 建立数据管理各步骤及任务　　　　　　D. 数据管理的质量保障措施

E. 临床数据管理报告的撰写

3.（多选）数据管理报告应包括以下内容（　　　）

A. 参与单位/部门及职责　　　　　　　　B. CRF 及数据库设计

C. 数据核查和清理　　　　　　　　　　　D. 数据管理的质量评估

E. 关键文件的版本变更记录

二、问答题

1. 简述数据管理工作流程。

2. 简述临床研究数据质量的 ALCOA+CCEA 标准。

（李伟栋　张晋昕）

第七章　临床研究的统计分析策略

临床研究不仅需要周密设计和科学实施，更需要规范的数据管理和统计分析，才能得到可靠结论。随着现代统计学在生命科学、临床医学和预防医学中的应用而产生的生物统计学的不断发展，涌现出许多统计分析方法，针对特定的临床研究项目，选择合适的统计分析方法是确保统计分析结果真实可信的关键。

第一节　概　　述

统计分析方法的选择依赖于研究方案的设计，并与所收集资料的数据类型、分析目的密切相关。因此，在研究设计阶段就应对统计学方法做出正确的选择，而不是数据收集完毕后再去考虑如何选择统计方法。如果事后才考虑统计分析方法，往往会出现所收集的数据无适当的统计方法来处理，或想用某种统计方法却未收集适当的数据，或样本量太小而不能得到明确结论，事倍功半，甚至导致整个研究失败。

一、选择统计分析方法的基本原则

在研究设计阶段，统计专业人员在选择统计分析方法时，需要考虑以下因素。

1. 研究目的　不同的研究目的，需要选择不同的统计分析方法。临床研究的目的主要包括以下几个方面：①估计疾病的患病率、发病率、不同人群的分布等，多采用统计指标、统计图或统计表进行统计描述；②比较不同组之间某些因素的差异，多采用 t 检验、方差分析、卡方检验等单因素分析方法；③筛选疾病（或预后）的影响因素，可采用多因素分析方法，如 Logistic 回归、Cox 回归等；④校正混杂因素的影响，可采用协方差分析、分层分析、多因素分析等方法；⑤量化因素间相关关系，可采用相关系数等方法衡量各因素之间的相关性密切程度和相关关系的方向；⑥预测建模，可采用 Logistic 回归、Cox 回归、数据挖掘（如决策树、人工神经网络）等方法。

2. 设计类型　临床研究的设计类型是选择统计分析方法的关键因素。临床研究的设计类型归纳起来可分为观察研究和干预研究两大类。①观察研究的特点是不人为地控制试验条件，因此其统计分析方法应能尽量避免或控制非研究因素的影响，尽可能提高统计分析结果的可靠性。②干预研究可人为控制试验条件，包含有不同的设计方法，如平行对照设计、交叉设计、析因设计、适应性设计等，不同的设计类型对统计分析方法有不同的要求。例如，适应性设计中的期中分析涉及多次的假设检验，每进行一次假设检验都会增加犯 I 类错误的概率，出现 I 类错误 α（即假阳性率）膨胀问题，使总的 I 类错误概率水平 α 远远大于预先设定的 0.05 水平，为了使总的 I 类错误概率维持在规定的 α（多为 0.05）水平，就需要采用消耗函数对各次期中分析的显著性水平进行调整。

3. 变量类型　是选择统计分析方法的主要依据。在临床研究中，观察指标几乎涵盖了所有变量类型，需要区分是定性变量还是定量变量、二分类变量还是多分类变量、有序分类变量还是无序分类变量、遗传资料、生存资料等。针对不同的变量类型，有相应的统计描述和组间比较方法。

4. 统计分析方法的适用条件　统计分析方法都有其特定的适用条件，只有满足适用条件的情况下，统计分析结果才是可靠的。例如，两组样本均数比较的 t 检验需要两组数据服从正态分布、Cox 回归模型需要满足等比例风险假定（proportional hazard assumption）等。统计分析方法的适用条件包括对变量类型（连续型变量、分类变量）、分布特征（正态分布、偏态分布、指数分布）、方差齐性、样本量大小、缺失数据及其程度等方面的要求，在选择统计分析方法前，必须考虑当前研究所收集到的数据是否满足拟选统计分析方法的适用条件，这样才能正确使用统计分析方法，得到真实可靠的统计结果。

综合起来，需要从研究目的、设计类型、变量类型及统计分析方法的适用条件等多方面综合考虑，选择合适的统计分析方法，以保证统计分析结果真实可靠。

二、统计分析计划制订要点

统计分析计划（statistical analysis plan，SAP）是临床研究中描述统计分析详细过程的文件，可以作为研究方案的附件。统计分析计划应当由具体参与临床研究的统计专业人员起草，并与主要研究者商定，初稿形成于研究方案和病例报告表确定之后，在临床研究进行过程中可与主要研究者商定后修改、补充和完善，正式的统计分析计划书需要在数据库锁定和揭盲前确定，此后不能再做改动。统计分析计划由统计学专业人员和主要研究者共同签字确认，作为临床研究数据统计分析的规范与依据。

统计分析计划需要涵盖临床研究中涉及的所有统计学考虑，如统计分析数据集的定义及选择、主要和次要研究指标、统计分析方法、疗效及安全性评价指标等，且具有可操作性。统计分析计划的基本内容包括临床研究概述、统计分析策略和统计分析图表模板。

1. 临床研究概述 统计分析计划书中，首先需要介绍临床研究中与统计分析相关的基本情况，一般包括研究目的、设计类型、疗效指标及其定义、分析数据集定义等。其中，临床试验中分析数据集的确定可遵照 *ICH-E9 Statistical Principles for Clinical Trials* 给出的全分析集（full analysis set，FAS）、符合方案集（per protocol set，PPS）和安全数据集（safety set，SS）来定义。这部分需要与研究方案保持一致。

2. 统计分析策略 是统计分析计划书的核心。此部分需要详细介绍进行疗效及安全性评价所采用的所有统计分析方法和统计学考虑，一般包括统计软件及版本、缺失数据处理方法、人口学等资料的统计描述、主要结局指标和次要结局指标的组间比较方法、混杂因素及其校正方法、多因素分析方法、亚组分析、敏感性分析、补充分析等内容。在多中心临床研究中，分析主要结局指标时，还需要考虑中心效应，即检验中心与处理因素（组别）间是否存在交互作用。检验中心效应时，需写明所用统计模型和方法。安全性评价一般只采用描述性统计分析。

3. 统计分析图表模板 统计图和统计表是展示统计分析结果的主要方式，需要对其内容、格式和布局进行统一设计。统计表应简明扼要，并按照指标的重要性排列。

第二节 统计分析的基本流程

统计分析贯穿于临床研究的全过程，在研究设计、实施和结果分析等阶段均需要统计学专家的参与。下面针对临床研究的三个基本阶段，介绍统计设计与分析的内容，重点介绍结果分析阶段的统计分析基本流程。

一、研究设计阶段

在临床研究方案设计阶段，需要制定相应的统计分析计划，由统计专业人员在充分了解临床研究目的、内容与方法的基础上，根据设计类型、资料性质和分析过程等提出相应的统计分析方法，与主要研究者商定后，形成书面的统计分析计划。此外，还需要根据研究目的，制定数据管理和质量控制方案，设计病例报告表，并建立数据库。

二、研究实施阶段

临床研究实施过程中，如果研究方案有所修改，统计分析计划也需要相应修改和完善。及时进行数据录入与核查，确保研究数据的真实性、完整性、可靠性和准确性。

三、结果分析阶段

统计分析有其基本的流程，一般包括：数据核查、统计描述、单因素分析、多因素分析和结果解释等内容（图7-1）。遵照统计分析计划中规定的缺失数据处理、统计描述和统计推断等方法完成统计分析，并按规范格式完成统计分析报告。针对药物临床试验，统计分析人员应在不知晓随机分组信息的情况下独立地完成统计分析。

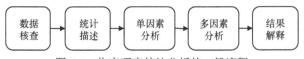

图 7-1　临床研究统计分析的一般流程

1. 数据核查　进行统计分析前，需要检查资料的完整性和准确性，进行数据清洗工作。例如，是否存在缺失数据、缺失的程度、如何核实及处理异常值等。对于数据异常情况，与主要研究者共同商定处理方法。常用的缺失数据填补方法有单值填补（如均数、中位数、众数等）、多重填补等。对于药物临床试验，可以采用末次访视结转、基线访视结转、最差病例填补、最好病例填补、非条件均数填补、条件均数填补等方法。如果对缺失数据进行了填补，需要在统计分析阶段进行敏感性分析，考察缺失数据对统计分析结果的影响。

2. 统计描述　按变量类型对数据进行归类，利用统计描述指标（如均数和标准差、百分比等）、统计表、统计图初步了解变量的分布情况。

3. 单因素分析　通过单因素分析方法，了解人口学资料、临床特征、疗效指标、安全性指标的组间差异，了解基线资料组间分布的均衡性，确定可能的混杂因素，为多因素分析提供信息。

4. 多因素分析　多因素分析的目的包括筛选影响疾病发生或预后的因素、校正可能的混杂因素、建立预测预报模型等。一般采用 Logistic 回归、Cox 回归、竞争风险模型等多因素分析方法。

5. 结果解释　结果解释应谨慎，一方面，要正确描述和解释统计分析结果，关注不同数据集分析结果的一致性，对于多中心研究，还要关注不同中心之间结果的一致性；另一方面，需要正确解读"统计学结论（$P<0.05$）"与"专业结论"，切不可过度解读统计分析结果。有统计学意义，不代表一定有临床意义，需要结合专业背景解释。例如，对于高血压干预效果的临床研究，如果样本量足够大，收缩压从 150 mmHg 降低到 147mmHg，差异可能有统计学意义（即 $P<0.05$），但临床意义有限。此外，差异无统计学意义，可能是两组真实的效应确实差别不大，也可能是由于样本量太小，检验效能不足导致的假阴性。因此，结果的解释需综合临床医学和统计学两方面的专业知识。

第三节　资料的统计描述

在临床研究的结果分析阶段，对数据进行简单的整理后，首先需要通过统计描述进行基础性分析，以反映数据资料的分布特征。可采用统计表、统计图和统计指标等形式来描述。本节将在了解临床数据类型的基础上，着重介绍数据统计描述中常用的统计量，统计表和统计图将在第七节中加以介绍。

一、资料类型与数据结构

（一）资料类型

资料类型不同，其分布规律也不同。在进行统计分析前，弄清楚资料类型和分布特征是非常重要的。临床研究中常见的数据资料可分为定量资料和定性资料两种，汇总见表 7-1。定量资料比较容易理解。对于定性资料，按类别之间是否存在等级、大小关系，分为无序分类变量和有序分类变量。无序分类变量也称为名义变量，如性别、吸烟与否、血型、职业、婚姻状况等。以血型为例，其取值有"O 型（用 1 表示）、A 型（用 2 表示）、B 型（用 3 表示）、AB 型（用 4 表示）"，我们为了方便输入计算机再进行后续统计分析，常会用前述括号中的数字 1～4 分别表示这四种血型，此时的数字不代表数量意义上的大小关系，仅表示对应的血型类别。当无序分类变量只包含两个类别时，即为二分类变量，如性别、吸烟与否。有序分类变量也称为等级变量。以药物疗效为例，其类别有"治愈、显效、有效、无效"，它们之间有效果、程度上的大小关系，但又不同于定量资料。例如，我们用 4～1 分别表示治愈（用 4 表示）、显效（用 3 表示）、有效（用 2 表示）和无效（用 1 表示），但不能简单地由 2 到 3 和 3 到 4 的差值相等，就认为从"有效"到"显效"与从"显效"到"治愈"的疗效改善程度相等，实际上，从"有效"到"显效"与从"显效"到"治愈"的临床意义完全不同。

表 7-1　临床研究中的数据资料类型

资料类型	含义	举例
定量资料	连续型变量：取值连续，可为实数轴上任意值，一般有计量单位	身高（cm）、体重（kg）、红细胞计数（10^{12}/L）
	离散型变量：取值只能是整数	某季度患流感人数
定性资料	无序分类变量：观察到的属性或类别之间无等级关系	血型：O、A、B、AB 婚姻状况：已婚、未婚、离异/丧偶
	有序分类变量：观察到的属性或类别之间有等级关系	疗效：治愈、显效、有效、无效 实验室检查：−、+、++、+++

（二）三类资料间的转换

统计分析过程中，时常会遇到变量间的转换。我们可以利用合理的分界值将定量资料转换为多分类有序资料，或者二分类资料。如图 7-2，可以将白细胞计数（定量资料）转换为三分类的有序分类资料，进一步转换为二分类资料。这种转换需注意两点：①将定量资料转换为分类资料，会损失数据蕴含的信息量，需谨慎；②由分类资料无法转换回原来的定量资料。因此，在设计调查问卷或病例报告表时，应尽可能考虑搜集定量资料，定量资料不仅能蕴含更丰富的信息，而且会使后续的数据处理和统计分析的选择更多。

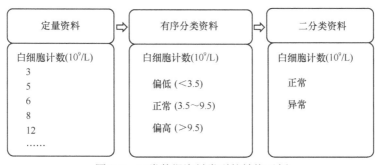

图 7-2　三类数据资料类型的转换示例

（三）数据结构

临床研究中收集到的数据以什么样的形式录入计算机供进一步的处理呢？常按一行代表一个样本或患者，一列代表一个观察变量的形式来构成数据库。表 7-2 是 220 名痤疮患者的临床资料，包括了患者编号、年龄、性别、病程（年）、疾病严重程度、治疗措施、疗效等 7 个变量。将这些变量和患者资料通过信息系统导出或直接录入计算机，形成 220 行 ×7 列的数据结构，此为一般统计分析所需的基本格式。

表 7-2　2015 年某医院皮肤科收集的 220 名痤疮患者的临床资料

患者编号	年龄	性别	病程（年）	疾病严重程度	治疗措施	疗效
1	14	男	0.5	轻度	疗法 A	有效
2	19	女	1.0	中度	疗法 B	显效
3	26	男	4.0	轻度	疗法 A	有效
4	30	男	12.0	重度	疗法 C	有效
…	…	…	…	…	…	…
220	18	女	3.0	中度	疗法 B	显效

二、定量资料的统计描述

（一）常用的统计描述指标

对于一组定量资料，需要从平均水平和变异程度两个方面进行统计描述，表 7-3 汇总了描述定量资料的常用指标。对于正态分布或近似正态分布资料，常用均数和标准差分别反映资料的平均水平和变异程度。例如，某医院收集 100 名体检人员的身高，均数为 172.3cm，标准差为 10.1cm，可记为"172.3±10.1（cm）"。对于偏态分布或其他分布的资料，常分别采用中位数和上下四分位数表示。

表 7-3　定量资料统计描述常用指标

指标名称	适用的资料
集中趋势	
均数（$\bar{x}$）	正态分布或近似正态分布
中位数（M）	偏态分布、分布未知、末端无边界
几何均数（G）	对数正态分布、等比资料
离散趋势	
标准差（s）	正态分布或近似正态分布
四分位数间距（P_{25}，P_{75}）	偏态分布、分布未知、末端无边界
极差（R）	观察例数相近的数值变量
变异系数（CV）	量纲不同或数量级相差悬殊的几组资料间变异程度对比

（二）资料分布类型的判断

定量资料的分布类型可呈正态或偏态分布，可以通过频数（或频率）直方图来直观了解。例如，图 7-3 是甲乙两地 130 名成年女性血红蛋白水平的频数直方图，甲地区直方图呈中间高两边低的对称分布，初步判断该血红蛋白水平资料服从（或近似服从）正态分布，可以用均数联合标准差进行统计描述，表示为"125.4±10.9（g/L）"。而乙地的血红蛋白资料呈偏态分布，需用中位数和四分位数间距进行统计描述，表示为"129.1g/L（115.4g/L，138.3g/L）"。

此外，SPSS 等统计软件提供了定量资料正态分布的假设检验方法，可以通过 Kolmogorov-Smirnov、Shapiro-Wilk 等方法检验定量资料是否服从正态分布。

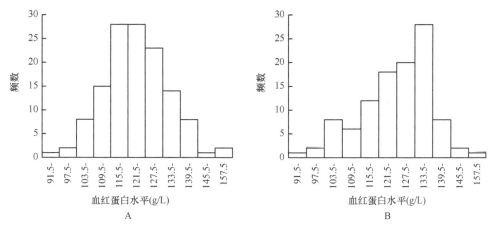

图7-3　甲乙两地130名成年女性血红蛋白水平频数分布直方图

A.甲地；B.乙地

三、分类资料的统计描述

对于分类资料，常采用频数、率、构成比等指标描述。表7-4汇总了描述分类资料的常用统计指标。例如，某社区2016年第三季度登革热患者的人数、治愈人数、性别、职业等，可分别采用患病率、治愈率、性别比、职业构成比等进行统计描述。

表7-4　分类资料常用统计描述指标

指标名称	计算公式	意义
率	$\dfrac{\text{发生某现象的观察单位数}}{\text{可能发生某现象的观察单位数}}$	描述事件发生的强度和频率，是衡量疾病发生危险性的指标
构成比	$\dfrac{a}{a+b+\cdots}\times100\%$	事物内部各组成部分所占的比例
相对比	$\dfrac{\text{事物A的数量}}{\text{事物B的数量}}$	描述两个有联系的事物在数量上的比值
发病率	$\dfrac{\text{某时期内某人群中某病的新发病例数}}{\text{同时期内该人群平均人口数}}\times100\%$	在一定时间内（如1年），某人群中发生某种疾病新病例的频率
患病率	$\dfrac{\text{特定时间患有某病的人数}}{\text{同期被调查（或暴露）人数}}\times100\%$	某特定时间内某人群中发现有某种疾病患者的比例
发病密度	$\dfrac{\text{某时期内某人群中某病的新发病例数}}{\text{同时期内该人群观察人时数}}\times100\%$	以观察人时为分母计算发病率，表示单位时间的发病强度
死亡率	$\dfrac{\text{某时期某人群的总死亡人数}}{\text{同期该人群平均人口数}}\times100\%$	在一定时间（如1年）内，某人群中死亡的频率
病死率	$\dfrac{\text{某时期内因某病死亡人数}}{\text{同期患该病的总人数}}\times100\%$	患某病者中因该病死亡者占的比例

第四节　单因素分析方法

临床研究都是抽样研究，对搜集的资料进行统计描述后，需要进一步对样本所代表的总体/目标人群的情况进行统计推断，即由观测到的样本对无法观测的总体进行估计和推断，是统计分析中的重要内容。

例如，某研究为了证实高剂量阿托伐他汀（40mg/day）对糖尿病患者急性冠脉综合征的治疗效果是否优于中等剂量阿托伐他汀（20mg/day），设计了一项随机对照临床试验，将符合条件的591例糖尿病患者随机分入阿托伐他汀高剂量组和中等剂量组，经随访观察，高剂量组1年不良心血管事件发生率为8.4%，低于中等剂量组的14.6%。研究者是否可以据此直接下结论：高剂量阿托伐他汀治疗糖尿病患者急性冠脉综合征的效果优于中等剂量组？显然是不可以的。因为这项研究的结果仅基于591例糖尿病患者组成的样本，这里面可能受各种偏倚或混杂因素的影响，基于此样本的结果是否能够代表或者推广应用于糖尿病患者（即样本所代表的总体），需要进行统计推断（即假设检验）。假设检验的目的是判断样本之间的差异是由于抽样误差还是干预措施效果，以P值的大小作为推断依据，一般以0.05（小概率事件水平）作为临界值来判断。

一、定量资料单因素分析方法

对于来自正态分布（或近似正态分布）总体的定量资料，可以根据设计类型、研究目的，结合应用条件选择t检验、方差分析等；若定量资料不服从正态分布，需采用非参数检验进行统计推断，常用的是Wilcoxon秩和检验。表7-5对定量资料的单因素分析方法进行了汇总。

表7-5 定量资料单因素分析方法汇总

比较目的	应用条件	统计方法
单样本与总体的比较	n较大	Z检验
	n较小，样本来自正态总体	t检验
两组资料的比较（完全随机设计）	n较大	Z检验
	n较小，来自正态分布且方差齐	两独立样本t检验
	n较小且非正态分布或方差不齐	Wilcoxon秩和检验
多组资料的比较（完全随机设计）	各组服从正态分布且方差齐	完全随机设计的方差分析
	各组为非正态分布或方差不齐	Kruskal-Wallis H秩和检验
配对资料的比较（配对设计）	n较大（任意分布）	配对设计Z检验
	n较小，差值服从正态分布	配对设计的t检验
	n较小，差值不服从正态分布	符号秩和检验
配伍组资料的比较（配伍设计）	正态分布，方差齐	配伍设计的方差分析
	非正态分布，方差不齐	配伍设计的秩和检验（Friedman检验）

二、分类资料单因素分析方法

临床研究中常遇到的资料类型除了定量资料外，还有分类资料，包括无序分类变量，如性别（男、女）、皮肤红斑部位（面部、四肢、躯干等）和有序分类变量，如疾病严重程度（轻度、中度、重度）、疗效（治愈、有效、无效）。分类变量显然不满足t检验或方差分析的应用条件，故而不能采用；由于有序分类变量的取值有等级关系，所以其组间比较可以采用秩和检验来完成。对于无序分类变量的取值仅代表类别，无数量大小意义，所以不能采用秩和检验，而只能采用卡方检验对其在两组或多组中分布模式是否存在差异进行统计推断。特别地，有序分类变量也可以采用卡方检验来考察其在不同组间分布模式是否存在差异，但不能得出其平均水平高低在不同组间是否存在差异的推论。

▌（一）有序分类资料的单因素分析方法

类别间有大小等级关系的有序分类变量（如疗效、疾病严重程度）需采用非参数检验方法进行统计推断，最常用的是Wilcoxon秩和检验，对样本所在总体的中位数进行假设检验。根据不同设计类型将其汇总见表7-6。

表 7-6　有序分类资料的单因素分析方法

设计类型	比较目的	统计方法
完全随机设计的两组	平均水平比较	Wilcoxon 秩和检验
完全随机设计的多组	平均水平比较	Kruskal-Wallis H 检验
配对设计	平均水平比较	符号秩和检验
配伍组设计	平均水平比较	配伍设计的秩和检验（Friedman）
完全随机设计的两组或多组	分布模式比较	卡方检验

【例 7-1】　某研究测量得到 40 名吸烟者与 44 名不吸烟者的碳氧血红蛋白含量 HbCO（%），见表 7-7，那么吸烟者和不吸烟者的碳氧血红蛋白含量是否存在差异？有序分类变量虽然不属于定量资料，但由于其取值大小具有实际意义，如严重程度（1= 轻度、2= 中度、3= 重度）取值越大代表越严重，所以其在两组或多组独立样本间是否存在平均水平差异的统计推断，需采用秩和检验。

表 7-7　吸烟者与不吸烟者碳氧血红蛋白含量比较

HbCO（%）	吸烟者	不吸烟者	合计
低等	10	22	32
中等	14	18	32
高等	16	4	20
合计	40	44	84

（二）无序分类资料的单因素分析方法

两组或多组无序分类资料常整理为表 7-8 的 R×C 的列联表。其组间比较采用 χ^2 检验，表 7-9 汇总了常用的无序分类资料的单因素分析方法。

表 7-8　无序分类资料形式

组别	阳性	阴性	合计
组 1	a	b	$a+b$
组 2	c	d	$c+d$
合计	$a+c$	$b+d$	n

表 7-9　无序分类资料的单因素分析方法汇总

比较目的	应用条件	统计方法
两个率或构成比的比较（完全随机设计）	$np>5$ 且 $n(1-p)>5$	Z 检验
	$n>40$ 且 $T>5$	χ^2 检验
	$n>40$ 且 $1<T<5$	校正 χ^2 检验
	$n<40$ 或存在 $T<1$	Fisher 精确概率法
配对四格表比较（配对设计）	$b+c \geqslant 40$	配对 χ^2 检验
	$b+c<40$	校正配对 χ^2 检验
多个率或构成比的比较（完全随机设计）	全部格子 $T>5$ 或少于 20% 的格子 $1<T<5$	列联表的 χ^2 检验
	存在 $T<1$ 或多于 20% 的格子 $1<T<5$	Fisher 精确概率法

注：n 表示样本量；T 表示理论频数；p 表示阳性事件的发生率

【例 7-2】 某研究收集了 126 名 65 岁以上人群的食盐摄入量超标情况以及冠心病发生情况的资料，见表 7-10，其他背景资料类似。那么食盐摄入量超标组与未超标组的冠心病发生率有无差别？基于两组冠心病发生频率上的差异回答总体上的发病概率是否相同，其本质是推断两个样本是否来自同一总体，或两个样本对应的总体分布是否相等。对反应变量为二分类（冠心病是否发生）的两个独立样本（食盐摄入量超标组和未超标组）资料，可整理成如表 7-10 的四格表，并用 χ^2 检验来考察两组冠心病发生率是否相等。

表 7-10 冠心病发生与食盐摄入量情况

食盐摄入量	冠心病		合计
	有	无	
超标	36	42	78
未超标	16	32	48
合计	52	74	126

【例 7-3】 某研究收集了慢性肝炎、急性肝炎及对照人群的血型分类资料，如表 7-11 所示，试问：三类人群是否具有不同的血型分布？此例为无序分类变量（血型）在三组间（慢性肝炎组、急性肝炎组和对照组）构成比是否一致的比较，需采用列联表 χ^2 检验。

表 7-11 不同疾病人群的血型分布

组别	血型分类				合计
	A	B	AB	O	
慢性肝炎组	321	369	95	295	1080
急性肝炎组	258	43	22	194	517
对照组	408	106	37	444	995
合计	987	518	154	933	2592

【例 7-4】 现有 110 份乙型肝炎患者的唾液样品，每份样品一分为二，用两种不同的方法检测前 S1 抗原，结果如表 7-12 所示，那么这两种方法的阳性检出率是否存在差别？将两个相似的受试对象配成对子或一份样品一分为二，随机地让其中一份接受 A 处理，另一份接受 B 处理，处理的结果用二分类变量（如阳性和阴性）来描述，此资料同样也构成 2×2 配对样本列联表。由于配对样本之间不具有独立性，需采用配对 χ^2 检验。

表 7-12 两种方法检测结果

A 方法	B 方法		合计
	阳性	阴性	
阳性	42	8	50
阴性	30	30	60
合计	72	38	110

三、生存资料单因素分析方法

如表 7-13 所示的结肠癌患者接受处理后的随访数据，第 1、4、5、6 号患者的生存结局均是死亡，但存活的时间长短不同，显然处理的预后不同。因此，有必要将结局事件是否发生和发生事件所经历的时间结合起来进行分析，这类专门的统计方法称为生存分析（survival analysis）。

表 7-13 结肠癌患者生存随访记录表

序号	性别（男 =1，女 =0）	年龄	处理组	开始日期	终止日期	结局（死亡 =1，存活 =0）	生存时间（月）
1	1	54	1	02/28/2011	04/20/2012	1	13.8
2	0	76	2	04/09/2011	02/04/2013	0	21.9
3	0	68	2	07/02/2011	12/31/2013	0	30.0
4	0	75	1	03/23/2011	01/17/2012	1	9.8
5	1	69	2	04/21/2011	08/27/2013	1	28.2
6	1	80	1	05/13/2011	12/11/2011	1	6.9

（一）结局事件

在生存资料中，结局事件可以是患者的死亡、疾病的复发、某种干预措施的反应等，但结局事件的定义在研究设计阶段就应明确定义，一般不能随意更改。

（二）生存时间

生存时间是指从开始观察的时点到结局事件发生所经历的时间。开始观察的时点可以是随机化分组时间、首次接受治疗时间、发病时间、临床治愈的时间等，要根据研究目的具体确定。如要考察某干预措施在控制银屑病复发方面的效果时，开始观察的时点应是达到临床治愈的时刻，结局事件是银屑病严重程度反弹到临床复发，临床治愈和临床复发都要事先定义好。需要注意的是，生存时间有完整数据（complete data）和删失数据（censored data）两类。

（1）生存时间的完整数据是指在规定的观察期内，从开始观察到结局事件发生所经历的时间，这就要求在观察期内结局事件已经发生，如表 7-13 中第 1、4、5、6 号患者的生存结局均为"死亡"，对应的 14、10、28、7 个月就是生存时间的完整数据。

（2）生存时间的删失数据是指在规定的观察期内，由于失访、观察期结束等原因未能观察到结局事件的发生，不能确定准确的生存时长，如表 7-13 中第 2、3 号患者对应的 22、29 个月即为生存时间的删失数据，习惯记为 22^+、29^+ 个月。删失数据也能提供部分信息，说明患者在发生删失之前没有出现结局事件。

（三）生存率

生存率是指观察对象在时刻 t 存活的概率，是时间 t 的单调递减函数，又称为生存函数，记为 $S(t)$。设 T 为生存时间，生存函数可表示为：

$$S(t) = P(T > t) \qquad \text{（式 7-1）}$$

若没有删失数据，那么 $S(t)$ 的估计值等于 t 时刻存活的例数除以总例数；若存在删失数据，需要分时段计算生存率，基于概率乘法定理得到时刻 t 存活的概率，此方法由 Kaplan-Meier 提出，故又称为 Kaplan-Meier 法，简记为 K-M 法。由 K-M 法可画出生存曲线，横轴为生存时间，纵轴为累积生存率，如图 7-4 为表 7-13 中结肠癌患者的生存曲线。

生存资料不服从正态分布，其单因素分析方法不可以采用定量资料的单因素分析方法，亦不可采用一般的卡方检验。不同组间生存率差异的比较常采用 Log-rank 检验或 Breslow 检验方法，它们可以充分利用生存时间（包括删失数据）对各组的生存曲线作整体比较，更全面合理。

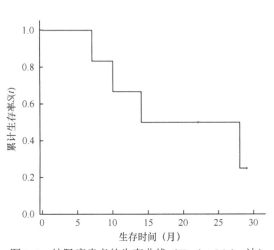

图 7-4 结肠癌患者的生存曲线（Kaplan-Meier 法）

表 7-13 中结肠癌患者接受两种处理，可得到两条生存曲线，如图 7-5，经 Log-rank 检验得 $P=0.025$，按 $\alpha=0.05$ 的检验水准，可以认为两种处理方法的生存曲线不同，试验组的治疗效果优于对照组。

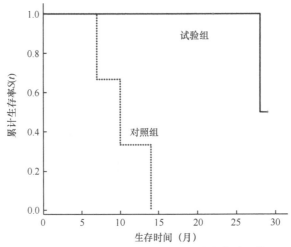

图 7-5　结肠癌患者两个处理组的生存曲线比较

第五节　常用多因素分析方法

临床实践中，疾病的发生、治疗效果、预后及转归常是多因素作用的结果，单因素分析方法未能考虑其他变量的客观存在及相互影响，有时会得出不正确的结果。临床研究工作中，常需要采用多因素分析方法，例如协方差分析、多重线性回归（multiple linear regression）、Logistic 回归、Cox 回归等。多因素分析方法可以用于：①量化因素之间的相互作用；②筛选影响疾病发生、预后或转归的因素；③校正混杂因素对结局的影响；④量化影响因素对于疾病发生和发展的影响程度；⑤疾病分类与诊断；⑥疾病预后预测等。

一、协方差分析

协方差分析（covariance analysis）是带有协变量的方差分析，是方差分析的扩展。若存在难以控制但影响结局变量的协变量，就需要采用协方差分析。

协方差分析模型是方差分析模型与线性回归模型的一种"混合"模型，其模型表达形式如式 7-2 所示。

$$Y = \beta X + \gamma Z + \varepsilon \tag{式 7-2}$$

其中，βX 是方差分析部分，γZ 是回归部分，ε 为随机误差。通常 X 为分类变量，相当于方差分析中若干个处理组；Z 为连续型的协变量。此模型可以校正协变量 Z 对结局变量 Y 的影响，使得方差分析效能更高，结果更可靠。同时，从另一个角度看，也可消除分类变量 X 的影响，考察协变量对结局变量 Y 的影响，使得回归分析结果更可靠。

例如，在一项考察降压药临床疗效的研究中，患者基线血压水平对血压下降值有较大的影响，因此将基线血压值作为协变量，再对不同处理组的治疗后血压值进行比较，此时采用的方法为协方差分析。

二、多重线性回归模型

多重线性回归研究的是一个结局变量与多个自变量之间的线性关系，其基本目的是用两个或两个以上的自变量估计结局变量的平均水平，自变量与因变量呈线性变化关系。例如，糖尿病患者体内脂联素水平除了与体重指数有关外，还受病程、空腹血糖、瘦素水平等因素的影响。特别地，当模型中只有一个自变量时，称为一元线性回归（simple linear regression）。

多重线性回归模型的基本表达形式如式 7-3 所示。

$$Y = \beta_0 + \beta_1 X_1 + \beta_2 X_2 + \cdots + \beta_k X_k + \varepsilon \qquad （式 7-3）$$

其中，Y 为结局变量；β_0 为线性回归模型的截距，β_1，$\beta_2 \cdots$，β_k 为对应自变量的偏回归系数，偏回归系数 $\beta_j (j=1, 2, \cdots, k)$ 表示在其他自变量不变的情况下，X_j 每改变一个单位时，结局变量 Y 的平均改变量；ε 为随机误差，表示 Y 的变化中不能由自变量解释的部分，服从均数为零的正态分布。

为了考察因变量 Y 与 k 个自变量是否存在线性关系，需要对所建立的多重线性回归模型进行假设检验。此外，并不是所有自变量对回归的作用均有统计学意义，需要检验各自变量的偏回归系数是否为零，以便检验其对结局变量的影响是否切实存在。实际应用中，多涉及影响因素的筛选，可以结合研究目的和专业知识，采用前进法（forward elimination method）、后退法（backward elimination method）、逐步法（stepwise selection method）等方法筛选有统计学意义的影响因素。

决定系数（coefficient of determination，R^2）是线性回归中非常重要的参数，其取值越接近于 1，样本拟合当前多重线性回归模型的效果越好。因此，利用 R^2 可以评价多重线性回归模型的拟合效果。在多重线性回归分析中，还常用到调整的决定系数（adjusted R^2）。决定系数（R^2）的缺点在于，在回归方程中增加一些对结局变量贡献很小甚至没有贡献的自变量，决定系数（R^2）的数值只增不减。调整的决定系数可以克服上述缺点，如果回归方程中增加了一些对结局变量贡献很小或与随机误差相比没有统计学意义的自变量，调整的 R^2 不会增大，还可能会减小，所以多重线性回归分析中多使用调整的 R^2。

多重线性回归的应用需满足比较严格的前提条件：①自变量与结局变量间呈线性关系（linearity）；②样本中个体之间是相互独立的（independent）；③给定自变量 X 的取值，结局变量 Y 的取值服从正态分布（normal distribution）；④自变量 X 的取值不同时，结局变量 Y 的总体变异（即方差 σ^2）保持不变（equality of variance）。四个条件的英文首字母连起来记为"LINE"。一般用残差分析（analysis of residuals）来考核是否满足"LINE"条件。

此外，多重线性回归分析中，需要注意自变量间是否存在多重共线性，即自变量间是否存在高度相关。多重共线性可通过自变量间的相关系数、方差膨胀因子（variance inflation factor，VIF）或容忍度（tolerance）判断，相关系数 > 0.75、VIF > 4 或者容忍度 < 0.25，提示自变量间存在多重共线性问题。如果自变量间存在多重共线性，最简单的办法是将相关性较强的变量中测量误差较大、缺失数据较多、专业意义上不太重要或其他方面不太满意的变量删除；此外，可以考虑采用主成分分析等方法将存在多重共线性的多个自变量综合为一个变量，纳入回归方程进行分析。

【例 7-5】 某研究为探讨新生儿出生头围的影响因素，收集了 3000 余例新生儿及产妇信息，将可能影响新生儿头围的 12 个因素纳入多重线性回归分析，按式（7-2）构建多重线性回归模型，经逐步法筛选自变量，得到新生儿胎龄、分娩方式（剖宫产 =1，助产或顺产 =0）、产妇年龄、脐带异常、妊娠期合并症共 6 个因素对新生儿头围的影响有统计学意义，其回归方程如下：

$$\hat{Y} = 32.31 + 0.35 \times 胎龄 + 0.76 \times 分娩方式 + 0.12 \times 产妇年龄 - 0.48 \times 脐带异常 - 0.19 \times 妊娠期合并症。$$

当存在脐带异常和妊娠期合并症时，新生儿头围会降低，而其他因素与新生儿头围成正相关关系。

三、Logistic 回归模型

当结局变量 Y 是二分类或多分类变量，如是否发病时，显然不满足线性回归的条件，采用线性回归是不合适的，需要采用 Logistic 回归进行分析。

与多重线性回归类似，Logistic 回归可用于筛选疾病的危险因素、校正混杂因素等方面，Logistic 回归还可以用于预测某事件发生的概率，它们的模型形式基本上相同，都具有自变量的线

性组合的形式 $\beta_0+\beta_1X_1+\beta_2X_2+\cdots+\beta_kX_k$（设有 k 个自变量），不同之处在于结局变量，线性回归直接对结局变量建立函数，而 Logistic 回归通过 Logit 函数将"结局变量 =1"的概率与自变量的线性组合联系起来，即

$$\ln\left(\frac{P(Y=1)}{1-P(Y=1)}\right) = \beta_0 + \beta_1X_1 + \beta_2X_2 + \cdots + \beta_kX_k \qquad \text{（式 7-4）}$$

其中，$P(Y=1)$ 为阳性事件（如发病、死亡）的概率，$1-P$ 为不发病（或存活）的概率，二者之比称为发病优势（或死亡优势），其对数又可表示为 logit(P)，那么，式（7-4）可表示为：

$$\text{logit}(P) = \beta_0 + \beta_1X_1 + \beta_2X_2 + \cdots + \beta_kX_k$$

或

$$P = \frac{1}{1+e^{-(\beta_0+\beta_1X_1+\beta_2X_2+\cdots+\beta_kX_k)}}$$

通常，采用极大似然法（maximum likelihood method）对 Logistic 回归模型中的回归参数 β_0、β_1、β_2、$\cdots$、β_k 进行估计，进一步采用拟合优度检验、似然比检验或 Wald 检验判断所建立的 Logistic 回归模型是否有意义。优势比（OR 值）是 Logistic 回归报告的重要统计指标，回归系数与 OR 的关系可表示为 $OR_i=\exp(\beta_i)$，即自变量回归系数的自然指数，通过 OR 值反映自变量与结局变量的关系如表 7-14 所示。

表 7-14　Logistic 回归模型中回归系数的含义

回归系数 β_i 与 OR_i 值	X_i 与 Y 的关联
$\beta_i=0$，$OR_i=1$	无关
$\beta_i>0$，$OR_i>1$	正相关，危险因素
$\beta_i<0$，$OR_i<1$	负相关，保护因素

【例 7-6】　在抗结核药致药物性肝损伤的危险因素调查中，某研究者收集了 5 年中该院所有结核病患者资料（所涉因素很多，此处仅以 3 个为例），共 800 例，将治疗中是否出现肝损伤作为结局变量 Y（发生肝损伤赋值为 1，未发生肝损伤赋值为 0）；X_1 表示患者的性别，$X_1=1$ 表示男性，$X_1=0$ 表示女性；X_2 表示患者既往有无心血管疾病史，$X_2=1$ 表示有心血管疾病，$X_2=0$ 表示无心血管疾病；X_3 表示有无使用抗结核药药物，$X_3=1$ 表示曾使用抗结核药药物，$X_3=0$ 表示未使用抗结核药药物。

按（式 7-4）构建 Logistic 回归模型，采用极大似然法估计出回归系数，得到相应的 Logistic 回归表达式：

$$\ln\left(\frac{P(Y=1)}{1-P(Y=1)}\right) = -1.072 - 1.107X_1 + 0.732X_2 + 1.473X_3$$

或

$$P = \frac{1}{1+e^{-(-1.072-1.107X_1+0.732X_2+1.473X_3)}}$$

其中，$\beta_0=-1.072$ 表示自变量取值均为零时，出现肝损伤与不出现肝损伤概率之比的对数，即女性、无心血管疾病、未使用抗结核药药物时，出现肝损伤的优势为 $e^{\hat{\beta}_0}=0.342$。X_1（性别）的回归系数 $\hat{\beta}_1=-1.107$，对应 $OR=e^{-1.107}=0.331$，表示在其他影响因素取值固定时，男性出现肝损伤的风险是女性出现肝损伤风险的 1/3，也可理解为女性出现肝损伤的风险是男性出现肝损伤的 3.021 倍。类似地，其他变量不变的情况下，有心血管病的患者出现肝损伤的风险是无心血管病患者风险的 2.079 倍（$OR=e^{0.732}$）；曾使用抗结核药药物的患者出现肝损伤的风险是未使用抗结核药药物的患者风险的 4.362 倍（$OR=e^{1.473}$）。

所得 Logistic 回归模型可以用于预测，对一位带测评的结核病患者，可根据其性别（X_1）、心血管病史（X_2）、抗结核药药物使用情况（X_3），代入式（7-4），得出该结核病患者出现肝损伤的概率。

在应用 Logistic 回归时，需要注意以下几项。

（1）建立 Logistic 回归模型时，要求样本中个体间相互独立。

（2）Logistic 回归模型中，自变量、结局变量的赋值方式不同，估计出参数的绝对值及符号也不同，从而对结果的解释也会不同。自变量是连续型变量时，可以按其实际取值进行分析，也可将其离散化为分类变量。为了使得估计出的参数容易解释和具有实际意义，通常将连续型自变量划分为分类变量，再纳入回归模型；自变量是二分类变量时，一般用 0 和 1 进行赋值，如不吸烟 –0，吸烟 =1，将赋值为 0 的作为参照组，这样所估计出的参数含义就是水平 1 相较于水平 0 的优势比（OR 值）；自变量被离散化为分类变量时，按将其中的一类作为参照组，分别估计出其他类别相对于这一类的 OR 值；有时自变量本身就是无序多分类变量，同样也是选其中一个类别作为参照组，将其他类别转化为哑变量后，估计出其他类别相较于参照类别的 OR 值。当然，选择不同的参照类别，所得的 OR 值亦不同。

（3）Logistic 回归模型的结局变量可以是二分类，也可以是多分类，二分类的更为常用，也更容易解释。多分类变量可以为有序多分类变量和无序多分类变量，需要分别采用有序多分类 Logistic 回归模型和无序多分类 Logistic 回归模型。

（4）为了使得多个自变量的回归系数具有可比性，可以对所有自变量标准化后再进行 Logistic 回归，可以得到标准化偏回归系数。

（5）Logistic 回归分析建立在大样本基础上，经验准则：观察例数应为纳入模型的自变量个数的 5~10 倍，严格来讲，应是结局变量各取值水平下的例数均不小于自变量个数的 5~10 倍。

（6）Logistic 回归模型的拟合优度检验必不可少，拟合效果好，所得结论才更可靠，拟合优度指标 SPSS 等统计软件均会给出。

四、Cox 回归模型

在临床研究中，常常遇到同时包含结局事件是否发生和发生结局事件所经历时间的数据资料，称为生存资料。Cox 回归用来考察多种因素对结局变量的影响，此时的结局变量同时包括生存结局和生存时间。前面介绍的 Logistic 回归只考虑结局是否发生而无法考虑出现该结局所经历的时间长度，而多重线性回归看似可以将生存时间作为因变量，但生存时间往往不满足正态分布，且删失数据的信息不能被充分利用。Cox 回归克服了以上局限，被广泛应用于医学生存资料的分析。

Cox 回归模型构建风险函数与自变量之间的关系，具体的模型表达式为：

$$h(t) = h_0(t)\exp(\beta_1 X_1 + \beta_2 X_2 + \cdots + \beta_p X_p) \tag{式 7-5}$$

其中，$h(t)$ 为风险函数。$h_0(t)$ 为基准风险函数。X_1、X_2、$\cdots$、X_p 为自变量或风险因素。β_1、β_2、$\cdots$、β_p 为对应自变量的回归系数，需根据样本资料进行估计。偏回归系数的意义为：其他自变量不变的情况下，某一个自变量 X_j 每增加一个单位所引起的相对风险比的自然对数，即 $\ln(HR_j) = \beta_j$，亦可写成 $HR_j = \exp(\beta_j)$。

当 $\beta_j > 0$ 时，$HR_j > 1$，说明 X_j 增加时，死亡风险增加；当 $\beta_j < 0$ 时，$HR_j < 1$，说明 X_j 增加时，死亡风险减小；当 $\beta_j = 0$ 时，$HR_j = 1$，说明 X_j 增加时，死亡风险不变，即 X_j 为无关因素。Cox 回归模型中，偏回归系数 β_j 的估计和检验可借用完全似然法，参数检验可采用似然比检验和 Wald 检验等。

Cox 回归模型应用的前提条件是等比例风险假定（proportional hazard assumption，PH），即 PH 假定，是指自变量的效应不随时间的变化而改变。只有各自变量均满足或近似满足 PH 假定的前提下，基于 Cox 回归模型的分析预测才是可靠有效的。判断某协变量是否满足 PH 假定，最简单的方法是观察按该变量分组的 Kaplan-Meier 生存曲线，若生存曲线明显交叉，提示不满足 PH 假定。第二种图示法是绘制按该变量分组的 $\ln[-\ln S(t)]$ 对生存时间 t 的图，曲线应大致平行（表现为等距），可以认为满足 PH 假定。

【例 7-7】 某研究者收集了近 5 年某医院收治的 1857 例宫颈癌患者资料，整理成生存资料，考察宫颈癌患者预后情况及影响因素。单因素分析显示：年龄、绝经与否、临床分期、病理类型、分化程度和治疗方法均会影响宫颈癌患者的预后。进一步经 Cox 回归分析得到：年龄和临床分期是预后的影响因素，年龄大于 60 岁死亡风险是年龄小于 60 岁的 1.54 倍，临床分期Ⅳ期是Ⅰ期的 3.29 倍、Ⅲ期是Ⅰ期的 2.86 倍、Ⅱ期是Ⅰ期的 1.31 倍。结果见表 7-15。

表 7-15　宫颈癌患者预后影响因素的 Cox 回归分析结果

因素	回归系数	HR（95%CI）	P
年龄			
＜60 岁	参照水平	1.00	
60 岁	1.02	2.77（1.01, 6.25）	0.022
临床分期			
Ⅰ期	参照水平	1.00	
Ⅱ期	0.35	1.31（0.62, 3.74）	0.457
Ⅲ期	1.05	2.86（1.02, 7.18）	0.041
Ⅳ期	1.19	3.29（1.09, 9.54）	0.009

五、Poisson 回归模型

Poisson 回归模型（Poisson regression model）常用于单位时间、单位面积或单位空间内某罕见事件发生次数（服从 Poisson 分布）或罕见疾病纵向研究等的影响因素分析，以研究事件发生率或发生次数均数与影响因素之间的关联关系。例如，显微镜下单位面积上血细胞个数、某放射性物质发射出的脉冲数。那些发病率很低、无传染性、无遗传性、无永久免疫的疾病，在人群中的发病数也近似地服从 Poisson 分布。

当结局变量服从 Poisson 分布，要考察一组影响因素与其之间的关系时，就需要用 Poisson 回归。Poisson 回归的模型表达式为：

$$\ln(\mu) = \beta_0 + \beta_1 X_1 + \beta_2 X_2 + \cdots + \beta_m X_m \qquad （式 7\text{-}6）$$

偏回归系数 β_j（$j=1, 2, \cdots, m$）的统计学意义是，在其他自变量保持不变的情况下，自变量 X_j 每改变一个单位，事件发生次数平均改变量的对数值。将回归系数转化为 RR 或发病率比（incident rate ratio, IRR），可解释为：在其他自变量保持不变的情况下，自变量 X_j 每改变一个单位，事件发生次数平均改变了 RR（即 e^{β_j}）倍。

Poisson 回归模型可用于筛选某疾病发生的危险因素，以及当已知自变量 X 时，可通过 Poisson 回归模型来预测结局变量 Y 的期望值。

【例 7-8】 某研究者收集到某市某年手足口病报告病例 18 856 例，死亡 19 例，病死率为 10/10000，为了考察手足口病死亡的影响因素，利用 Poisson 回归分析，将患儿年龄、性别、居住地城镇/农村、幼托/散居、是否重症病例等纳入模型，得到年龄小、散居、重症病例是死亡的危险因素，年龄 0~ 岁、1~ 岁、2~ 岁、3~ 岁、4~ 岁患儿的病死率分别是 5 岁患儿的 3.10、2.43、1.97、1.58、1.42 倍，散居患儿的病死率是幼托患儿的 3.32 倍，重症患儿的病死率是轻症患儿的 4.48 倍。结果见表 7-16。

表 7-16　某市儿童手足口病死亡的影响因素分析

因素	回归系数	RR（95%CI）	P
年龄			
0~ 岁	1.13	3.10（1.05, 9.49）	0.008

续表

因素	回归系数	RR（95%CI）	P
1～岁	0.89	2.43（1.01, 6.39）	0.016
2～岁	0.68	1.97（1.01, 3.25）	0.034
3～岁	0.46	1.58（0.56, 2.88）	0.247
4～岁	0.35	1.42（0.45, 1.96）	0.658
5 岁	参照水平	1.00	
是否幼托			
幼托	参照水平	1.00	
散居	1.20	3.32（1.09, 9.15）	0.002
是否重症			
轻症病例	参照水平	1.00	
重症病例	1.50	4.48（1.35, 10.58）	0.001

六、多水平模型

在医疗卫生研究中经常遇到层级结构数据（hierarchical data），此类数据的特征是结局变量在个体间不具有独立性。例如，在高血压病危险因素的调查研究中，不同地区的经济文化背景、生活饮食习惯可能导致高血压发病率不同，即存在高发地区和低发地区。如果将患者作为水平 1 的单位，将地区作为高一个水平即水平 2 的单位，呈现出"地区（水平 2）-个体（水平 1）"的层级结构，所收集到的数据呈现出水平 2 内的相似性，也就是水平 2 内每个个体的患病率不具有独立性。又例如，在一项卫生服务水平调查研究中，结局变量是两周内是否患病，在 832 户 2369 人的调查数据中，应以住户为水平 2 单位，个体为水平 1 单位，这是因为个人两周内是否患病在家庭内不独立。再例如，临床研究中的重复测量数据，同一个体多次测量值之间也不具有独立性，需要将患者作为水平 2，同一患者不同时点测量值作为水平 1。对于此类具有层次结构的数据，不可忽略层内的聚集效应，若仍然采用传统的回归模型处理，例如，高血压发病危险因素的研究，将个体发病与否作为结局变量，将所有个体相关变量和地区变量作为自变量，进行 Logistic 回归分析，将存在两个问题：①传统回归模型建立在个体测量值相互独立的假设上，此时并不满足该假设，所以传统回归模型的参数估计和统计推断可能存在偏倚；②地区变量对同一地区的所有个体取值是一样的，即该变量的自由度在同一地区人为地扩大了，可能导致该变量的参数估计和统计推断存在偏差。

在实际遇到的数据中，是否存在层级结构，应当根据专业知识、研究目的、统计检验结果等综合判断，如果层级结构不存在或可忽略，则可以采用传统多因素分析方法；反之，如果层级结构不可忽略，则需要根据结局变量的类型选择适当的多水平模型（multilevel model），如二分类资料的多水平模型、Poisson 分布资料的多水平模型和多水平 Cox 回归模型等。

多水平模型又称为多层线性模型（hierarchical linear model）、混合效应模型（mixed-effect model），其函数结构由固定效应（fixed effect）和随机效应（random effect）两部分组成：

$$y_{ij} = \beta_0 + \beta_1 x_{ij} + \mu_{0j} + \varepsilon_{ij} \qquad （式 7\text{-}7）$$

其中 $\beta_0 + \beta_1 x_{ij}$ 为固定效应部分，β_0、β_1 为固定效应参数；$\mu_{0j} + \varepsilon_{ij}$ 为随机效应部分，μ_{0j} 为水平 2 上的正态随机变量，若方差等于 0，则说明水平 2 无随机效应。

【例 7-9】 某省调查农村居民卫生服务情况，随机从该省抽取 30 个乡镇，每个乡镇内抽取 2 个行政村，于每个村再随机抽取一定数量的家庭，对每个家庭 15 岁以上的常住人口均进行问卷调查。共调查 30 个乡镇，60 个村，832 个家庭，2369 名居民。问卷内容包括家庭的一般情况（如饮水卫生状况等）以及个体的一般社会人口学特征（性别、年龄等）。现拟探讨该省农村居民卫生服务需求的影响因素，以个体两周内是否患病（二分类）为因变量。（摘自杨珉和李晓松主编的《医学和公共卫生研究常用多水平统计模型》）

将此例看作两水平数据（忽略村和乡镇水平），家庭为水平 2，个体为水平 1，结局变量为两周内是否患病，采用二分类多水平 Logistic 模型来探讨居民两周内是否患病的影响因素。部分结果见表 7-17。

表 7-17 两周内是否患病的两水平模型分析结果

参数	估计值	标准误	χ^2	P
固定效应部分				
截距 β_0	−3.050	0.271	126.687	<0.001
年龄				
15～岁	参照水平			
45～岁	0.580	0.158	13.537	<0.001
≥65 岁	1.053	0.231	20.730	<0.001
性别				
男	参照水平			
女	0.424	0.140	9.158	0.003
慢性病史				
否	参照水平			
是	2.816	0.151	349.456	<0.001
饮酒				
否	参照水平			
是	0.544	0.189	8.303	0.004
人均居住面积	−0.008	0.004	4.133	0.042
随机效应部分				
水平 2 方差	1.202	0.208	33.563	<0.001

七、纵向数据的分析方法

在试验研究中，通常不会对研究干预的有效性指标仅进行一次测量，而是在不同的时间点进行多次随访，从而获得完整的疗效随时间变化的数据。

【例 7-10】 一项采用阿托品滴眼液延缓儿童近视进展的临床试验（表 7-18），以安慰剂为对照组，以睫状肌麻痹后电脑验光等效球镜度数较基线的变化值作为疗效指标，在用药后每 24 周进行疗效评价直至 48 周，其中 48 周的疗效评价作为主要有效性终点。按照上述设计，即可得到每个受试者用药后 24 周及 48 周的等效球镜度数较基线的变化值。

表 7-18 采用阿托品滴眼液延缓儿童近视进展的临床试验的部分数据

随机号	组别	随访	等效球镜度数（研究眼）
001	试验组	基线	2.250
		给药后 24 周	2.500
		给药后 48 周	3.125
002	对照组	基线	1.750

续表

随机号	组别	随访	等效球镜度数（研究眼）
002	对照组	给药后 24 周	2.000
		给药后 48 周	2.000
003	试验组	基线	2.125
		给药后 24 周	2.000
		给药后 48 周	1.875
004	对照组	基线	3.500
		给药后 24 周	3.750
		给药后 48 周	4.500
...			

　　从表 7-18 不难看出，纵向数据（longitudinal data）也是一种层级结构数据：同一个受试者在不同随访点的测量值作为基本分析单位，而受试者则作为高一个水平的单位。因此，纵向数据的分析，也通常需要借助多水平模型的方法。

　　实际上，例 7-10 代表了临床研究中最为典型的一类纵向数据，即：①观察指标为定量指标；②在多个随访时间点对疗效进行观察；③以其中一次随访的疗效评价作为主要评价终点。通常采用重复测量数据的混合效应模型（mixed-effect model for repeated measures，MMRM）来进行分析。

　　MMRM 是混合效应模型的一种特殊形式：以每一例受试者每次随访较基线变化值为因变量，将组别、随访以及组别×随访作为固定效应纳入模型，受试者则作为随机效应纳入模型，同时考虑受试者个体内误差的特定协方差结构，并将随机效应作为协方差结构的一部分。需要注意的是，多次的随访以哑变量的形式纳入模型，相应的，交互项"组别×随访"也将转换成哑变量的形式。之所以采用这样的变量处理方式是为了便于估计各次随访时两组间（等效球镜度数较基线的变化值）的差值，从而捕捉到近视发展的重点阶段，而如果将随访时间按照定量指标来纳入模型，则只能得到两组的斜率之差（即单位时间内两组个体视力改变的平均速率）。在实际应用中，MMRM 模型常采用非结构化的协方差矩阵来描述受试者的个体内误差的协方差结构，利于所得研究结论的外推。

表 7-19　阿托品滴眼液延缓儿童近视进展的有效性评价

随访	等效球镜度数较基线的变化值			Z 统计量	P 值
	试验组最小二乘均值（标准误）	安慰剂组最小二乘均值（标准误）	试验组-安慰剂组差值（95%CI）		
给药后 24 周	−0.358（0.024）	−0.481（0.040）	0.123（0.035,0.212）	2.739	0.007
给药后 48 周	−0.645（0.030）	−0.806（0.050）	0.161（0.049,0.273）	2.817	0.005

　　表 7-19 展示了 MMRM 模型的分析结果，通过模型可以估计试验组和安慰剂组在给药后 24 周和 48 周的最小二乘均值（least-squares mean，LSmean）及两组的 LSmean 之差。给药后第 48 周两组等效球镜度数较基线的变化值 LSmean 的差值为 0.161，其 95% 置信区间（0.049，0.273）的下限大于 0，两组的差异有统计学意义。可以认为与安慰剂相比，阿托品滴眼液可以延缓儿童近视进展。

　　对于因变量为分类或者等级资料的情况，无法通过 MMRM 处理时，可以采用广义估计方程（generalized estimating equation，GEE）来进行分析。广义估计方程可以通过不同的连接函数来处理不同类型的因变量，例如，对于二分类指标可以采用 logit 函数建立模型来估计其 OR 值；而对于率指标则可以采用 log 函数建立模型来估计 RR 值。

在实际研究中，通常难以保证每个受试者都完成了所有计划中的随访，因此难免会产生缺失数据。以 MMRM 和 GEE 为代表的纵向数据统计分析模型并不要求每个受试者都有完整的随访数据，这也是纵向模型与协方差分析等模型的重要区别之一。协方差分析模型中，每个受试者只提供一条记录，因此如果存在缺失数据则无法进行分析，需要先进行缺失数据填补或者排除有缺失数据的受试者后再进行分析。而在纵向模型中，每个受试者提供多条（≥1 条）记录，同时模型还借助受试者个体内误差的方差结构来反映不同随访观察值之间的关系，从而更为充分地利用已经观测到的数据。实际上，纵向数据统计分析模型代表了一种缺失数据处理思路，即对缺失数据不进行填补，而是尽可能利用已成功观察到的数据，借助模型来对比疗效。与之相对的是以多重填补为代表的缺失数据处理思路，这类方法通过统计模型产生虚拟的数据，对缺失值进行填补，基于此再进一步对比疗效。

第六节　多重比较与 Alpha 调整

狭义上，多重比较（multiple comparison）是指多个样本之间的两两比较，当 k 个样本所在总体间的差异有统计学意义时，常需要进一步两两比较。如前所述，单因素多样本间差异的比较可采用单因素方差分析（连续型变量且满足正态性和方差齐性）、Kruskal-Wallis 秩和检验（不满足正态性或方差齐性的连续型变量，有序分类变量）或 χ^2 检验（无序分类变量），当检验结果显示各总体间差异有统计学意义时，若要进一步检验哪几个组间有差异，则需要进行两两比较，即多重比较。针对不同的变量类型，多重比较的方法有很多，如表 7-20 所示。

表 7-20　常见的多个样本两两比较（多重比较）的方法

类别	名称	特点
均数的多重比较	LSD-t 检验	常用，并未调整 α，是 t 检验的一个变形，结果较灵敏
	Bonferroni 法	常用，每次检验水平调整为 α 除以检验次数 $k\times(k-1)/2$，结果较保守
	Sidak 法	实际上是 Sidak 校正在 LSD-t 法上的应用，即通过 Sidak 校正降低每两次比较的 I 类错误，以达到最终的 I 类错误概率为 α 的目的
	SNK 法	常用，根据预先制定的准则将各组均数分为多个子集，利用 Studentized Range 分布来进行假设检验，并根据所要检验的均数的个数调整总的 I 类错误概率不超过 α
	Dunnett-t 法	常用于比较多个处理组与一个对照组的情形。是基于参照假设的多重检验方法
基于秩次的多重比较	精确法	常用于样本量较小时，采用两样本秩和检验的精确概率法（exact），将得到的 P 值与调整后的 α（Bonferroni 法）比较
	正态近似法	常用于样本量较大时，将秩和检验近似于正态分布的 Z 检验，将得到的 P 值与调整后的 α（Bonferroni 法）比较
多个样本率的多重比较	R×C 列联表分割法	依据卡方分布的可加性，把 R×C 表分割成若干个两两比较的表。具体做法是：将率（阳性率或构成比）相近的先分割出来，计算卡方，将得到的 P 值与调整后的 α 比较，当差异无统计学意义时，将其合并为一个样本，再与另一相近样本比较，依次类推

特别地，表 7-20 中 k 个样本率的两两比较，其检验水平 α 的调整方法通常有如下两种情况：①k 个样本间的两两比较：R×C 列联表的 χ^2 检验，总的比较次数为 C_k^2，故检验水平调整为 α/C_k^2。②处理组与设定的同一对照组比较：此时，各处理组间不作比较，故检验水平调整为 $\alpha/(k-1)$。

广义上，在临床研究中，常常会遇到多个疗效指标、多个分组、多个观察时间点等情况，在统计分析时需要对多个假设检验进行统计推断，此类问题也称为多重比较问题，又称为多重性问题。例如，在一项临床研究中，有 3 个主要疗效指标，且相互独立，设单侧检验水平为 0.025（即 I 类错误，又称假阳性率）。那么，在统计分析时进行 3 次假设检验的假阳性率最高可达 7.3%（$1-0.975^3$），不再是设定的 2.5% 的假阳性率，使得假阳性率是原来的 3 倍，大大增加了 I 类错误的概率，即增加了一个无效或劣效药物被误以为有效的可能性。此时就需要在方案设计时给出有效的控制I类错误的方法，包括 α 的调整方法。

与狭义上多个样本间两两比较的多重比较相比，广义上的多重比较问题要复杂得多。针对多个假设检验，控制I类错误可遵循"并-交检验与交-并检验""闭合原理与分割原理"两个原则，再结合实际问题，构建恰当的多重检验方法。常见的有基于 P 值的方法、非参数方法、参数方法和基于再抽样的方法。感兴趣的读者可查阅相关书籍和参考文献。

第七节 统计分析结果的展示及可视化

如何将统计分析结果直观、准确地展示出来，以便于读者理解，对于提升研究论文的质量和水平非常重要。统计图和统计表是简明直观的统计分析结果展示形式。将临床上获得的分析结果用图形、表格等形式展示出来，是基本的结果呈现方式。此外也可借助可视化技术，其主要是利用计算机图形学和图像处理技术，将数据转换成图形或图像在屏幕上显示出来，并进行交互处理的技术，本节内容以临床研究结果报告中常用到的统计表和统计图为主体，介绍其基本结构和制作要求。

一、统 计 表

统计表的结构包括标题、标目、线条、数字和备注五部分，这五部分除备注外，均是必须的。下面对各部分的含义以及编制要求加以介绍。

1. 标题 需要简要概括统计表的主要内容，必要时需注明表格中资料收集的时间、地点。标题一般位于表格上方的居中位置，有时也置于表格上方的左对齐位置，具体由杂志社对稿件的要求而定。如表 7-21 所示，其标题为"通脉胶囊治疗冠心病患者的疗效情况"，简明扼要地指出了表格的主要内容。

表 7-21 通脉胶囊治疗冠心病患者的疗效情况

组别	临床疗效			
	痊愈	显效	有效	无效
试验组	108	26	28	15
对照组	63	14	30	13

2. 标目 用于说明表格内行和列所表达的含义，可分为横标目、纵标目和总标目。横标目位于表格内的左侧，用于说明各行所代表的含义，如表 7-21 中的横标目"试验组"、"对照组"表明两行数据分别属于试验组和对照组。类似地，纵标目位于表格内的上端，用于说明各列所代表的含义，如表 7-21 中的"痊愈"、"显效"、"有效"和"无效"表明这四列数据分别是治疗后被判定为痊愈、显效、有效和无效的例数。有时，还需对横标目和纵标目分别设置总标目，如表 7-21 中的"组别"为横标目的总标目，"临床疗效"为纵标目的总标目。标目若为定量指标，应标明单位（如 cm，kg 等）。

3. 线条 统计表内的线条不宜过多，且仅使用横线，不应有竖线或斜线。最简单的统计表仅包括三条线，即顶线、底线和纵标目分割线。若表中含有总标目，在总标目与纵标目之间用短横线隔开，如表 7-21 中的"临床疗效"与"痊愈"、"显效"、"有效"和"无效"之间用短横线隔开。

4. 数字 统计表内的数字一律用阿拉伯数字表示，小数位数要统一，表内数字不应留空，"…"表示暂缺，"—"表示不可计算。有相对数时，应同时列出绝对数。对于假设检验结果，不能仅给出 P 值，须同时报道统计量的值。

5. 备注 不是统计表必须包含的部分，若需对某个指标或数字加以说明，可在该指标或数字后的右上角用"*"等符号进行备注，将备注的说明文字放在表格的下方。

二、统　计　图

统计图能够直观、形象、生动地展示数据背后的规律，使统计结果一目了然。常见的统计图包括条图（bar chart）、饼图（pie chart）、线图（line chart）、散点图（scatter chart）、直方图（histogram）、箱式图（box plot）等。

1. 统计图的绘制要求　绘制统计图时，有如下几项基本要求：①根据数据资料的类型和分析目的选择合适的统计图。②标题必须能简要说明图形要表达的内容，一般位于图形的正下方。③统计图一般有横轴和纵轴，两轴应有标目及其单位，横轴尺度自左向右，纵轴尺度自下而上，且数字一律从小到大，尺度等距并标明数字。横轴一般为性别、年龄分组、剂量分组等，纵轴为数值或率。④可用不同线条或颜色表示不同分组，应有图例说明，图例一般位于图右上方空白处，也可放于图下方的适当位置。

2. 常用统计图介绍

（1）条图：又称直条图，是针对某一指标（绝对数或相对数），按某一个因素分组，根据其数值大小画成相应比例的直条，这样的统计图称为单式条图，如图 7-6，统计指标是细菌菌落总数，因素是不同的食品类别，反映了六类食品中菌落总数。绘制时，纵轴的起点须从 0 开始。若对某一指标，按两个或以上因素分组而画成的直条图称为复式条图，如图 7-7 所示，按照性别、年龄段两个分组因素对糖尿病患病率绘制的复式条图，由图 7-7 可以看出，男性和女性的患病率均随着年龄的增加而增大；无论年龄大小，男性的患病率均高于女性，但男女患病率的差距随着年龄增大而减小。条图适用于连续型或离散型变量，能直观地反映出各分组下数值的大小，便于直观地比较某因素在不同水平间的定量结局。

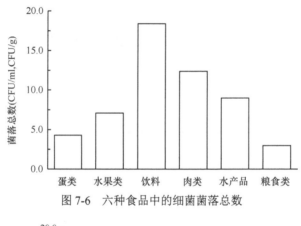

图 7-6　六种食品中的细菌菌落总数

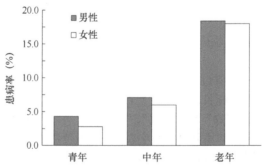

图 7-7　某城市常住人口中不同年龄段不同性别的糖尿病患病率

（2）饼图：是以一个圆的面积表示事物的全体，用各扇形面积表示各组成部分所占比例，这样的统计图称为饼图，其适用于构成比数据的图形化表示。如图 7-8，是某调查研究中 286 名受访者职业构成的饼图。

（3）线图：又称折线图，以折线的上升或下降表示统计指标的增减。折线图不仅可以反映数值的多少，而且能反映指标随横轴所示时间、剂量等发展变化的情况，适用于需要显示数据变化趋势的连续型变量。如图 7-9 是某社区人群 2010 年至 2015 年间的心肌梗死发生率的线图，横坐标表示年份，纵坐标表示心肌梗死发生率，显然吸烟人群比不吸烟人群的心肌梗死发生率高。

（4）散点图：是对每个研究对象基于两个变量的观测所得数据绘制为直角坐标系中的散在小点，以此考察两变量间是否存在相关关系。如图 7-10 将某医院 18 名糖尿病患者的空腹血糖水平和胰岛素水平的数据绘制成散点图，图中的 18 个散点对应于 18 名患者的成对观测值。从散点趋势可以看出，空腹血糖与胰岛素呈负相关关系。

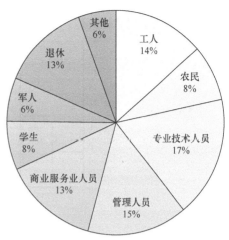

图 7-8　某调查研究中受访者的职业构成图

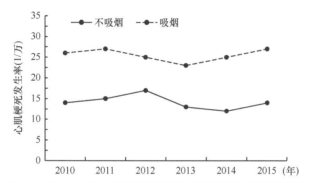

图 7-9　2010～2015 年某社区人群心肌梗死发生率变化情况

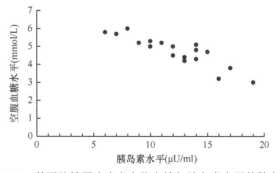

图 7-10　某医院糖尿病患者空腹血糖与胰岛素水平的散点图

（5）直方图：适用于连续型变量，以横轴表示连续型变量的若干组段，纵轴表示各组段的频数（也可用除以样本量所得的频率，有时还进一步把频率除以组段的宽度加工成频率密度）。如图 7-11 是 100 位成年女性血红蛋白频数分布的直方图，横轴表示血红蛋白的组段，纵轴表示各组段内的人数。直方图可以直观地反映变量的分布状态，辅以判断资料是否服从正态分布。

（6）箱式图：是描述连续型变量数据分布的统计图，将最小值、下四分位数 Q_1、中位数、上四分位数 Q_3 和最大值共 5 个统计量反映在一个图示中。中位数是位于箱体内部的一条横线，Q_1 和 Q_3 位于箱体下沿和上沿，最小值与 Q_1 之间连线、Q_3 与最大值之间连线位于箱体的下方和上方，异常值被排除在箱体之外，常用"o"表示。如图 7-12 显示了某地区 12 岁男性儿童和女性儿童的身高情况，可以看出，12 岁男性儿童身高比女性儿童高，且男性儿童身高的中位数不位于箱体的正中，提示分布的对称性欠佳。

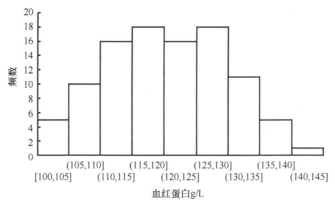

图 7-11 100 例成年女性血红蛋白含量（g/L）

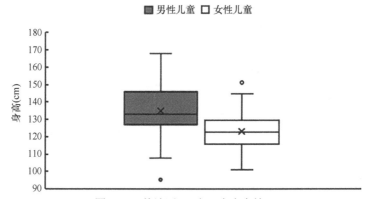

图 7-12 某地区 12 岁儿童身高情况

三、期刊投稿中的统计图表

在统计分析的不同阶段，统计图表承担着不同的任务。在数据的分析阶段，统计图表通常作为一种统计学工具来揭示数据的分布/构成、寻找分析思路或者评估统计方法（如 ROC 曲线或者漏斗图）等。而在期刊投稿阶段，统计图表的主要目的是表达研究的核心结果，因此统计图表需要在有限的篇幅内尽可能地做到全面、直观，具有较好的可读性和自明性。在论文中，统计表用于展示主要分析结果的细节内容，统计图则通常用于直观地展示关键结果或难以通过表或文字表达的内容。在论文投稿时，应注意以下有关问题。

1. 尽可能地通过表格形式展示研究结果的详细内容，正文中需要对所有图表中试图突出的内容做适当的描述，特别是核心结果的相关统计量不建议仅通过图表展示。但同时应避免使用大段的文字逐条罗列研究结果中的数值。

2. 避免图和表之间不必要的重复。此外还需要注意图形的必要性，图形的设置应该更有助于读者对文章的理解。建议尽量避免单独使用信息量较小的统计图，例如，饼图和 ROC 曲线，饼图仅能展示指标的构成，但对于构成比较低的情况难以直观地呈现数量的大小；ROC 曲线通常关注其曲线下面积的大小，而非其曲线形态，因此单独绘制某个指标的 ROC 曲线通常提供的信息比较有限。

3. 图表内容尽可能完善，保证图表的可读性和自明性。统计图中应包括图示、坐标轴标签和单位。带有误差线的图中应说明误差线的类型，如标准差、标准误、参考值或 95% 置信区间。生存曲线图中建议增加关键时间节点的观察人数（number at risk）。表格中同类指标应保留相同小数位数。对于差值、*OR*、*RR* 或 *HR* 等有参照水平的统计量，应明确说明参照水平；*OR*、*RR*、*HR* 等反映终点事件的风险的统计量建议在脚注中明确说明终点事件。

4. 合理地使用 *P* 值。表格中尽量避免大量使用 *P* 值，一方面是因为大量的假设检验会造成多重对比问题，即 I 类错误膨胀，从而产生误导性的结果；另一方面是因为在一些规模较大的研究中，由于样本量较大导致极小的组间差异即使 *P* 值达到显著性水平，但并不具备临床意义。对于研究的主要结论，建议在上下文或者表格脚注中说明 *P* 值所对应的检验假设，例如，有多个干预组时，*P* 值是两两比较的 *P* 值，还是整体比较的 *P* 值。

5. 保持图表美观。图表中应合理布局，避免大面积的空白。对于水平较多的分类指标建议适当进行合并，并设置必要的缩进。

第八节　常用统计软件介绍

一、R 软件

R 已成为统计、预测分析和数据可视化的全球通用语言。R 软件是免费、开源的，可以在许多操作系统上使用，如 Windows、Mac OS 和 Linux，并且 R 的源代码、程序包及各种文档资料均可以从其网站镜像下免费下载。

R 的基本安装就能提供数以百计的数据管理、统计和图形函数，但其很多强大的功能都来自社区开发的数以千计的扩展包（package），大多数最新的统计方法和技术都可以在 R 中直接得到，R 在社区的广泛支持下得到了持续发展，社区里每天还有许多数据科学家、程序员为用户遇到的各种问题提供帮助或建议。

R 的安装程序可以通过 R 官方网站免费下载，如图 7-13 为 Windows 环境下的 R 界面，这是一个交互式的会话，输入命令并直接返回结果。也可以将所有命令写入一个脚本文件，以".R"为扩展名，保存在指定的工作空间（workspace）中，每次打开文件运行即可。

R 的使用很大程度上是借助各种各样的程序包，可以通过官方网站检索下载，然后像插件一样安装到 R，满足各种分析需求。

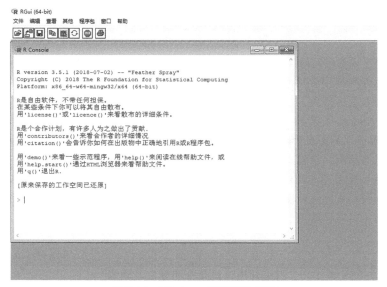

图 7-13　Windows 环境下 R 界面

二、SPSS

SPSS（Statistical Product and Service Solutions）是全球领先、应用广泛的统计分析与数据挖掘软件，2009 年 IBM 收购了 SPSS 公司后更名为"IBM SPSS"。

SPSS 以界面友好、易于使用著称，用户只要掌握统计分析原理，就可以使用 SPSS 得到所需要的结果。对于常见的统计方法，SPSS 可通过点击"菜单"中的选项来实现，无需用户通过记忆函数、命令或过程来编写程序。特别地，SPSS 也可以将所有鼠标操作转化为程序代码，生成标准的 SPSS 程序，以".sps"为扩展名，方便了熟悉编程的高级用户。

SPSS 的功能非常强大，具备完整的数据管理、统计分析、图表制作、输出管理等功能，一方面提供了从简单的统计描述到复杂的多因素统计分析方法的实现，常用的统计方法如统计描述、单因素分析、相关性分析、方差分析、线性回归、Logistic 回归、生存分析、协方差分析、判别分析、因子分析、聚类分析、一般线性模型、广义线性模型、混合效应模型、量表信度考核、倾向性评分等均有涵盖；另一方面提供了直观清晰的统计表和统计图作为主要输出的形式，SPSS 中几乎全部结果的展示都不用文本，而采用枢轴表和图形，使得分析结果易学易懂。在学术界，凡是用 SPSS 完成的计算和统计分析，可以不必说明算法，由此可见 SPSS 信誉之高和应用范围之广。

三、SAS

SAS（Statistics Analysis System）是世界上著名的统计分析软件之一，以其强大、专业的分析功能被誉为统计分析的标准软件。SAS 由 30 余个专用模块构成，这些模块不仅可以由自身的母体编程语言调用，而且可以相互整合，实现更加复杂的统计分析。因此，SAS 更适合统计专业人员使用，使用者可以根据自己的分析任务选择不同的模块，其中，SAS/BASE 是必不可少的核心模块，负责数据管理、交互应用环境管理以及调用其他 SAS 模块。其他常用的模块有：① SAS/STAT，涵盖了所有的实用统计分析方法，共 80 多个过程，如 SAS/STAT 提供各种不同模型或针对不同数据类型的回归分析，包括正交回归/面回归、响应面回归、Logistic 回归、非线性回归等。② SAS/GHAPH，可将数据及其包含着的深层信息以多种图形呈现出来，如直方图、饼图、星形图、散点图、曲线图、三维曲面图、等高线图及地图等。③ SAS/ACCESS，提供了一个与外部其他数据库的双向接口，可读入和输出其他格式的数据。

> **拓展阅读**
>
> 1. 冯国双、罗凤基编写的《医学案例统计分析与 SAS 应用（第 2 版）》，结合案例和 SAS 软件介绍了各种医学研究中常用的统计分析方法，针对各种统计方法给出了相应的 SAS 过程步、程序示例以及输入数据格式，针对软件输出的分析结果给出了简要的说明。
>
> 2. Vickers, Andrew J 等撰写的"Guidelines for Reporting of Figures and Tables for Clinical Research in Urology"是发表于欧洲泌尿外科杂志（*European Urology*）的泌尿外科学临床研究中统计图表的报告指南，该指南由 *European Urology*、*The Journal of Urology*、*Urology* 和 *BJUI* 四个泌尿学科领域重要杂志的统计师共同制定，总结了统计图表的编写通用原则和注意事项。特别是针对期刊投稿中的统计图，指南给出了二十余项需要尽量避免的不符合统计学原则的操作。该指南中的原则同样适用于其他医学领域期刊的投稿。

> **拓展阅读**
>
> SAS 操作、SPSS 操作、常用统计图、统计分析方法及内容
>
>

◀ **思考与练习** ▶

一、选择题

1.（单选）一项流感疫苗临床试验中，采用安慰剂对照，以每年流感的发生情况（次数）作为主要终点，随访期1年。请问采用哪种多因素模型最为恰当？（　　）

A. Logistic 回归模型　　　　　　　　B. 多水平 Logistic 回归模型

C. Poisson 回归模型　　　　　　　　　D. Cox 回归模型

E. 线性回归模型

2.（单选）一项诊断试验中，以已经上市的产品作为阳性对照，每一例受试者的样本分别采用金标准（G）、阳性对照（C）和试验产品（T）进行检测，以灵敏度、特异度和一致率作为评价终点。请问灵敏度属于以下哪种指标？（　　）

A. 相对比　　　　　　　　　　B. 发病率　　　　　　　　　　C. 发病密度

D. 构成比　　　　　　　　　　E. 患病率

3.（多选）一项评价中成药冲剂缓解感冒症状的临床试验中，采用安慰剂对照，主要疗效终点为症状缓解。以下哪些事件是症状缓解的删失事件？（　　）

A. 受试者因不能耐受试验药物而在观察到缓解之前退出试验

B. 受试者因某些与研究无关的原因（如因公外出）无法继续参加试验

C. 受试者因发生肺炎而退出试验

D. 研究结束时患者仍未缓解

E. 受试者停药，但继续接受临床观察

二、问答题

1. 统计分析计划通常包含哪些内容？

2. 简述进行 Logistic 回归分析时不同类型的自变量赋值方式。

3. 一项评价用于辅助生殖中卵细胞解冻液的临床试验中，采用已上市产品作为阳性对照，以囊胚培养成功率作为主要疗效指标，每个受试者提供1～10枚卵细胞。

（1）请问针对主要疗效指标应进行哪些描述性统计？

（2）如果进行多因素分析（校正中心），请问是否应采用多水平 Logistic 回归模型，并说明原因。

（阎小妍）

研究设计与实施篇

第八章　横断面研究

横断面研究（cross-sectional study）是一种较为常见的临床研究设计类型，常用于描述疾病分布，从而获得病因线索。本章内容主要涵盖横断面研究的设计与实施，包括确定调查对象、抽样方法和样本量的估计、调查问卷设计、调查的质量管理；利用横断面研究收集的数据资料进行统计分析的策略；并基于一项研究实例，阐述横断面研究设计与实施的相关内容。

第一节　概　　述

一、基本概念

横断面研究又称现况研究（prevalence study），通过对某个特定时点（或相对较短的期间）、特定范围内人群中的有关变量（或因素）与疾病（或健康状况）关系的描述，即通过调查某特定群体中的个体是否患病和是否暴露于一定状态（或是否具有某特征）等情况，从而描述所研究的疾病（或健康状况）及有关暴露因素在目标人群中的分布情况，进一步比较分析暴露与非暴露组的患病情况或患病组与非患病组的暴露情况，为后续的深入研究提供线索和病因学假设。从观察时间上来讲，其所收集的资料是在特定时间段内发生的情况，一般不是过去的暴露史或疾病情况，也不是追踪观察将来的疾病情况，故称为横断面研究。从观察分析指标上来讲，这种研究所得到的患病比例一般为特定时间内调查群体的患病率，计算方法见表 8-1。

表 8-1　横断面研究患病率的计算

组别	患病	未患病	患病率
暴露组	a	b	$a/(a+b)$
非暴露组	c	d	$c/(c+d)$
合计	$a+c$	$b+d$	$(a+c)/N$

此外，研究者在同一总体人群中每隔一段时间进行的系列横断面调查可以用于推断研究因素与疾病（或健康状况）随时间变化的模式，即系列横断面研究（serial cross-sectional study）。这种系列横断面研究具有纵向的时间框架，但它不同于队列研究，每一次调查均在一个新的样本中进行，因此无法测量个体变化，结果会受到调查人群情况变化的影响（如出生、死亡、搬迁等）。

二、横断面研究的特点

设计良好的横断面研究不仅可以准确描述研究因素在某一人群中的分布，还可以解答许多暴露与疾病之间关联性的问题。横断面研究的特点表现为以下几方面。

1. 横断面研究一般在设计阶段不设对照组　横断面研究在设计与实施阶段，往往根据研究目的确定调查对象，然后查明调查对象在某一特定时点（或时期内）的暴露（特征）和疾病的状态，最后在资料处理与统计分析阶段才根据暴露（或特征）的状态或是否患病来分组比较。

2. 横断面研究的特定时间　横断面研究关心的是某一特定时点（或时期内）某群体中暴露与疾病的状况及两者之间的关系。理论上，这个时间断面的厚度应该越小越好，如人口普查的时间点定在 11 月 1 日零时。一般来讲，时点患病率比期间患病率更为精确。

3. 横断面研究在确定因果关系时受到限制 一般而言，横断面研究揭示的暴露与疾病之间的统计学关联，只能为建立因果联系提供线索，是分析性研究（病例-对照研究和队列研究）的基础，而不能据此做出因果推断。原因包括两点：①疾病病程短的调查对象（如迅速痊愈或很快死亡）很难入选到一个时点或一个短时期的研究中，横断面研究纳入的调查对象多是存活期长的患者。而存活期长与存活期短的患者，在许多特征上存在差异。这种情况下，经研究发现与疾病有统计学关联的因素有可能是影响患者存活的因素，而不是影响患者发病的因素。②横断面研究，一般揭示的是某一时点或期间内暴露（特征）与疾病的关联，而不能确定所研究的暴露（或特征）与疾病发生的时间顺序。但是，对于研究对象固有的暴露因素诸如性别、种族、血型等，可以提示因果关系。对于这类不会因是否患病而发生改变的因素，横断面研究可以提示相对真实的暴露（或特征）与疾病发生的时间先后顺序，从而为因果推断提供依据。

4. 横断面研究用现在的暴露（或特征）来代替或估计过去的暴露情况 横断面研究在结果解释时，常常会以研究对象目前的暴露状态（或特征）代替或估计过去的暴露情况，以便对研究结果做出专业上更有意义的推论。此方法需要满足以下前提条件之一：①现在的暴露或暴露水平与过去的情况存在着良好的相关关系，或已被证明变化不大；②已知研究因素的暴露水平的变化趋势或规律，以此趋势或规律来估计过去的暴露水平；③回忆过去的暴露或暴露水平极不可靠，而现在的暴露资料可以用来估计过去的暴露情况。

5. 横断面研究定期重复可以获得发病率资料 患病率与发病率的关系为：患病率＝发病率×病程。同一人群两次横断面研究的现患率之差，除以两次横断面研究之间的时间间隔，即是该时期的发病率。采用这种计算方法的要求是两次横断面研究之间的时间间隔不能太长，在短时间范围内的发病率变化不大，且疾病的病程稳定。这种计算方法避免了需要长期随访监测研究对象来获得发病率资料的研究方法的缺点，提高了成本效益。

第二节 研究设计要点

一、研究目的

横断面研究是一种基本的观察性研究。研究者从总体中随机（或非随机）抽取调查个体形成调查样本，在某一时点或短时期内完成对样本中所有个体的所有研究变量的测量，并观察这些变量在样本中的分布情况。其研究目的主要有以下几项。

1. 了解目标群体中某种疾病（或健康状况）的分布 描述目标群体中某种疾病或健康状况在时间、地区和人群的分布情况（即"三间分布"）是横断面研究最常见的用途。对此，经常采用的方法是抽样调查。例如，若要了解某区域内三甲医院住院患者的疾病分布状况，则可从这个区域的三甲医院住院患者（目标人群或总体）中，随机地抽取足够数量的合格的调查对象（样本），对其相关的特征逐一进行细致的调查与测量，并同时收集诸如年龄、性别、职业、受教育程度、居住地区、疾病的患病情况等研究因素，以期对目标人群常见疾病患病情况的三间分布做出适当的评估，为进一步的病因学研究提供线索。

2. 提供疾病病因研究的线索 横断面研究的结果可以为病因未明疾病的研究提供病因线索。通过描述疾病患病率在不同暴露状态（或暴露水平）下的分布差异，进行逻辑推理（如求同法、求异法、类推法等），进而提出该疾病可能的病因。例如，肥胖人群是否比对照人群有更高的糖尿病患病率？横断面研究可以收集某特定时点或时期内个体的暴露状况与疾病或健康状况，也可以通过回顾调查或查阅历史资料来了解个体过去的暴露状况，以便获得更接近于因果假设的实际情形。

3. 确定高危人群 是疾病预防控制中一项极其重要的措施。特别是随着疾病谱的改变，慢性非传染性疾病（简称慢性病）已成为威胁我国居民健康的重要因素。将慢性病防治的关口前移尤为重要，确定高危人群是早发现、早诊断、早治疗的首要步骤。例如，为了预防与控制冠心病和脑卒中的发生，需要将目标人群中患这类疾病危险性较高的个体筛查出来。现有的研究发现，高血压患者是这类疾病的高危人群。据此，应用横断面研究筛查目标人群中的高血压患者，并在该高危人群中进行冠心病和脑卒中的早期预防。

4. 评价防治措施的效果　在疾病监测、预防接种的实施过程中，通过在不同阶段重复开展横断面研究，可以获得开展其他类型临床研究的基线资料，也可以通过对不同阶段患病率差异的比较，对疾病监测、防治策略、治疗措施的效果进行评价。

二、研究人群

根据某个具体的临床问题设计横断面研究的过程中，其中一个主要的设计要点是确定研究人群，即确定研究总体以及选择能够代表总体的研究样本，以确保研究样本的特征（如患病率等）能够准确代表所关注的总体的情况。实际研究中，往往受限于时间、人力、物力和财力等条件，调查研究人群的全部个体并不现实，所以横断面研究中确定的研究对象仅是目标总体的一个样本。

1. 总体与样本　总体（population）是指具有某种特征（如患高血压）的全部人群，样本（sample）是总体的一个子集。一般情况下，可以采用地理分布来定义总体的特征，如我国西南地区人群。在研究中，还可以用临床特征（如代谢综合征患者）、人口学特征（如年龄介于18～65岁）和时间特征（如2018～2022年）定义总体。具体的研究中，常通过多个特征定义总体，例如，2022年我国西南地区帕金森病患者。

目标总体（target population）是根据临床与人口学特征定义的人群集合，其研究结果可外推到所有具有相同特征的人群。例如，患帕金森病的65岁及以上老年人。

可获得总体（accessible study sample）是根据地理和时间特征定义研究可获得的目标总体的子集。例如，2022年北京市患帕金森病的65岁及以上老年居民。

预期研究样本（intended study sample）是可获得总体中研究者希望纳入研究的调查对象构成的子集。例如，通过整群随机抽样的方法选取2022年居住在北京两个城市社区和两个农村的65岁及以上帕金森病患者。

实际研究样本（actual study sample）是实际参与研究的一组调查对象。例如，通过整群随机抽样选取的2022年居住在北京两个城市社区和两个农村的65岁及以上帕金森病患者（预期研究样本）中，最终自愿参加研究的那一部分老年人。图8-1显示了总体与样本间的关系，也反映了确定研究人群的过程。

在确定研究人群时，主要考虑两个方面：①明确研究对象的入选和排除标准，也就是定义目标人群（总体）；②如何从预期研究样本中招募到足够数量的调查对象。

2. 如何获取调查对象　通常情况下，一项设计科学合理的横断面研究可以实现将样本中观察到的结果外推到所关注的目标人群。外推性不是简单的"是"或"否"的问题，取决于样本量和调查对象对目标人群的代表性。选择调查对象包含以下3个步骤。

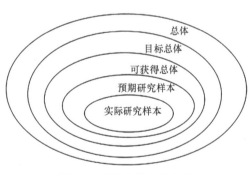

图8-1　总体和样本的关系

（1）根据研究问题定义符合临床和人口学特征的目标总体。

（2）根据地理和时间特征定义可代表目标总体的可获得总体。

（3）选择适当的抽样方法选取能够代表可获得总体且易于实施的预期样本。

【例8-1】　在临床研究中，研究者想了解帕金森病患者的人口学特征及膳食结构，根据这一研究目的，考虑到帕金森病多见于老年人，所以目标总体定义为65岁及以上的帕金森病患者。综合考虑帕金森病的患病率和可行性，可获得总体定义为2021～2022年北京市三甲医院门诊确诊的常住在北京的 65 岁及以上的帕金森病患者。由于时间、人力、物力和财力等有限，研究者无法调查 2021～2022 年北京市所有三甲医院门诊确诊的常住在北京的 65 岁及以上的帕金森病患者。采用整群随机抽样方法抽取北京市三所三甲医院，将 2021～2022 年间这三所医院门诊确诊的常住在北京的 65 岁及以上帕金森病患者作为预期样本。

3. 确定选择标准 入选标准是根据研究问题对调查对象的人群分布特征、临床特征、地域范围以及时间断面形成的明确规定，见表 8-2。年龄通常是需要考虑的重要因素，如将调查对象限定为某区域内≥50 岁者。如果是针对男性或女性的专门研究，则调查对象只能选择男性或女性，否则研究人群中男女比例通常为 1∶1。

表 8-2 调查对象选择标准

	设计特征
入选标准（需具体）	根据研究问题和可行性确定可获得总体
	人口学特征，如年龄、性别等；
	临床特征，如患某病；
	地理（行政）特征，如某医院；
	时间特征，如 2022 年 1 月 1 日至 12 月 31 日
排除标准（需谨慎）	在符合入选标准的人群中不能参与研究的个体
	依从性不高，如文盲；
	无法提供好的数据，如无判断能力者；
	有较高的潜在不良反应风险，如心肌梗死病史

用地理和时间特征定义可获得总体的入选标准时，常常需要在科学性和可行性之间进行权衡。研究者可能发现自己所在医院或有工作往来的医院的患者是易获得的调查对象来源。但研究者必须考虑当地转诊模式的特点是否会影响研究结果的外推性。关于纳入标准没有所谓的对错，最重要的是做出合理的规定，可以贯穿于整个研究过程，同时便于研究者清楚地将研究结果外推到相应的目标人群中。

在制定入选标准时，确定临床特征常涉及一些比较困难的判断，不仅要判断哪些因素对研究问题是重要的，而且要考虑如何定义这些因素。例如，研究者如何将"身体状况良好"的定义转化为可操作的标准？自我报告有任何疾病史的人可能不被入选，但这样有可能排除一大批实际上适合研究问题的调查对象。因此，在根据研究问题规定临床特征时，务必要具体并具有可操作性，要有科学性和合理性。推荐的做法是只排除那些因患有某种疾病而可能影响研究的患者，如抑郁症患者、语言交流困难者、酗酒和有严重疾病（如肾衰竭、肝硬化等）者。一般原则是尽可能少地规定排除标准，这样能使研究人群的选择简单化并且保证有足够数量的潜在调查对象。

4. 常见的样本来源 如果研究问题涉及的是某种疾病的患者，比较容易收集的是住院或门诊病例，但选择住院或门诊就诊的患者作为调查对象会影响样本对总体的代表性。住院患者的病情通常较门诊患者严重，而三甲医院的专科门诊病例的特征和预后又不同于普通门诊患者，因此，合理的方法是住院和门诊患者均纳入。

选择样本的另一个途径是从社区选择一般人群作为调查对象，如 18 岁及以上成年居民。通常可采用互联网广告、通过社区卫生服务中心、疾病预防控制中心来招募调查对象，但它们并不能完全代表一般人群，因为有一些人比其他人更愿意参加研究或更经常使用互联网。招募真正的"基于人群"的样本需要大量的人力、物力和财力，但对指导公共卫生和社区临床实践具有重要意义。例如，2002 年、2010～2013 年、2015～2017 年及 2022 年我国开展的中国居民营养与健康状况调查项目。

三、抽样方法

理论上，根据调查对象的范围，横断面研究可分为普查（census）和抽样调查。

1. 普查 即全面调查，为了了解某病的患病率或某人群的健康状况，将特定时点或时期、特定范围内的全部人群（总体）均纳入作为调查对象。①特定时点应该是横断面性质的，时间断面不宜太厚，可以是数日、数周、数月不等；②特定范围是指某个地区或具有某种特征的人群。例如，2020 年我国 45 岁以上女性的宫颈癌普查。

2. 抽样调查 相对于普查，抽样调查是一种比较常用的调查方法，通过随机（或非随机）抽样的方法，获得特定时点（或时期内）、特定范围内人群的一个代表性样本，并对其进行调查，以样本的统计量来估计总体参数所在的范围，即通过对样本中的调查对象的调查研究，来推论其所在总体的情况。

一般来说，普查常很难实现，如果可以通过具有代表性的样本获得总体参数的无偏估计时，普查则没有必要；而抽样调查较普查有省时、省力的优势。所以，在横断面研究中，常采用抽样调查的方法。抽样的方法可分为非概率抽样和概率抽样。

1. 非概率抽样 在临床研究中，不苛求总体中的每个调查对象具有相同概率进入样本，是为非概率抽样。例如，将满足纳排标准并且容易获得的调查对象组成研究样本，这种抽样方法为方便抽样（convenience sample）。非概率抽样的成本低、便于组织实施，对于某些研究问题来说是适宜的选择。其他常用的非概率抽样还有滚雪球抽样、判断抽样及配额抽样等。

基于任何样本进行总体推断，样本应该能够充分代表可获得总体。如果采用方便样本，则需要结合专业知识判断研究结果的真实性、科学性和合理性。

2. 概率抽样 借助随机化技术保证研究总体中的每一个对象都有同等的概率被选入研究作为调查对象，以保证样本的代表性。概率抽样可以保证研究样本的代表性，提升横断面研究结果的外推性，同时为统计分析和置信区间计算提供基础。常见的概率抽样方法有简单随机抽样（simple random sampling）、系统抽样（systematic sampling）、分层抽样（stratified sampling）、整群抽样（cluster sampling）、多级抽样（multistage sampling）和按容量比例概率抽样（proportionate to population size，PPS）。

（1）简单随机抽样：是最基本的随机抽样方法。从总体 N 名研究对象中，利用抽签或其他随机化方法（如随机数字）抽取 n 名调查对象构成一个样本。它的重要原则是总体中每个对象被抽到的概率相等（均为 n/N）。在临床研究中，当研究者希望从一个大的总体中选择一个有代表性的子集时，常常使用这种方法。例如，为了了解在某所医院分娩的新生儿的生长发育状况，采用简单随机抽样方法，研究者要列出研究期间内所有分娩的新生儿名单，然后利用随机数字表等方法选取部分新生儿作为研究样本。

（2）系统抽样：又称机械抽样，是按照一定顺序、每隔若干单位抽取一个单位的抽样方法。例如，著名的弗雷明汉研究（Framingham study）就是从按住址排序的小镇家庭列表中选择每三个家庭中的前两个。需要特别注意的是，如果总体中各单位取值的分布有周期性趋势，而抽取的间隔恰好与此周期相吻合，则可能存在选择偏倚。系统抽样需要对总体中所有单位先行编写序号，这一步骤有时难以做到，限制了其可行性。

（3）分层抽样：先将总体按某种特征（如性别、年龄或种族等）分为若干层，然后在每一层内进行简单随机抽样，组成研究样本。相对于简单随机抽样，分层抽样方法所得到的结果精确度更高，组织管理更方便，而且能保证总体中每一层都有个体被抽到；除了能估计总体参数，还可以分别估计各层的情况，因而在实际研究中分层抽样技术应用较多。对于在总体中不常见但研究者特别感兴趣的亚组，可以按权重进行抽样比例的适当调整（非等比例抽样）。例如，在研究妊娠期高血压患病率时，研究者可以按照种族将总体分层，然后从每一层抽取等量的样本，增加少数民族样本将会具有较大的抽样概率，从而使每一个种族的患病率估计的精确度得到保证。

（4）整群抽样：将总体分成若干群组，随机抽取其中的部分群组，纳入所选群组内的所有个体组成研究样本。当总体分布范围很广、无法列出名单和针对所有要素进行抽样时，整群抽样是最有效的方法。例如，从全省范围内的出院诊断数据库中随机选择肺癌病例进行研究，可以随机选取一部分医院并从这些医院中确定研究病例以减少成本。整群抽样法易于组织、实施方便，可以节省人力、物力，但抽样误差较大。自然形成的群组内在关注的特征上通常比总体更具有同质性，例如，居住在同一个社区的居民往往有相似的社会经济地位。这意味着有效样本量（在调整组内一致性后）将会在某种意义上低于所需的调查对象人数，统计学分析时需要考虑群组效应（cluster effect），必要情况下需要考虑采用多水平分析模型校正群内的聚集效应。

（5）多级抽样：是对上述多种抽样方法的综合应用，常用于大规模人群调查。具体方法是从总体（如全国）中先抽取范围较大的单元，称为一级抽样单元（如省、自治区、直辖市），再从每个抽中的一级单元中抽取范围较小的二级单元（县或区），以此类推，最后抽取其中范围更小的单元（如村或居委会）作为调查单位。对调查单位的所有对象，可以是普查，也可以是抽样调查。规模较大的慢性病现况调查多采用此法。

（6）按容量比例概率抽样：指每个抽样单位被抽到的概率（如村、居委会等）与抽样单位的人数成比例。它产生的是一个概率样本，也就是有代表性的样本。由于这种抽样方法考虑到每个抽样单位的大小，因此在抽样单位与抽样单位之间人数相差很大的情况下使用最有效。此法常用于人群调查。

在实际的临床研究中，从目标总体中获得真实的随机样本几乎是不可能的。便利抽样是适宜可行的方法。在必要时采用简单随机抽样可以减少样本量，分层抽样和整群抽样等概率抽样方法则有其特定的适用条件。关于所采用的抽样方法是否合适，需要由研究者从以下两方面做出判断：①对于当前的研究问题，从研究样本观察到的结论与可获得总体的一个真实的随机抽样的样本所得研究结果一致吗？②该结论是否适用于目标总体？

四、样本量估计

研究者确定了调查对象、研究内容和抽样方法后，就需要确定研究所需的样本量。样本量太小，抽样误差较大，估计总体的精确度和准确度不够，可能无法回答研究问题；样本量过大，增加研究的难度和成本，造成不必要的浪费。因此，样本量估计是横断面研究设计的一项重要工作。

不同于分析性研究，横断面研究的目的多是估计总体的均数或某种疾病的患病率，例如，某地区中学生的平均身高、某医院糖尿病患者中抑郁症的患病率等。有时，研究者也会在横断面研究中探索性地提出一些分析性问题并将这个问题的回答作为主要研究目的，如睡眠与轻度认知功能障碍的关联性。在这种情况下，研究者应根据研究目的，按照分析性研究的样本量计算方法估算研究所需的最小样本量，以避免没有足够的检验效能回答主要的研究问题。

影响横断面研究样本量的因素包括以下几方面：①置信水平（$1-\alpha$），置信水平（$1-\alpha$）的取值越大，置信区间估计的可靠性越好，所需的样本量也越大。根据需要，一般置信水平可取90%、95%或99%；②均数的标准差 S（总体率的预估值 p），S 越大或 p 越趋向0.5，所需样本量越大；③允许误差 δ，即研究者预期样本估计值（均数或患病率）偏离总体中真实值的最大范围，表示研究结果的精度，多取均数（或率）置信区间宽度的一半。允许误差越大，所需样本量越小。

1. 估计总体均数的样本量　如果横断面研究中，研究者调查的主要变量是连续型变量，主要目的是根据样本均数估计总计均数，基于简单随机抽样，可通过式（8-1）计算横断面研究所需样本量：

$$n=\left(\frac{z_{\alpha/2}\times S}{\delta}\right)^2 \tag{式8-1}$$

式中，$z_{\alpha/2}$ 是 α 取值水平下标准正态分布的界值，$\alpha=0.01$（双侧）时 $z_{\alpha/2}=2.58$；$\alpha=0.05$ 时，$z_{\alpha/2}=1.96$；$\alpha=0.10$ 时，$z_{\alpha/2}=1.645$。S 是研究变量均数的标准差，可根据预调查结果或类似的文献报道结果进行估计。δ 是容许误差。

【例 8-2】 调查服用某种药物进行糖尿病治疗的患者服药后空腹血糖的水平。研究者通过查阅以往文献获得经该药物治疗后患者的空腹血糖均数和标准差分别为 8.06 mmol/L 和 1.82mmol/L，现欲以 95% 的置信水平，要求结果落在总体真实均数的 ±0.1 mmol/L 以内，共需要调查多少服用该药的糖尿病患者？

该研究中，$S=1.82$，$\delta=0.1$，$\alpha=0.05$（双侧），则 $z_{\alpha/2}=1.96$，计算结果为：

$$N=\left(\frac{1.96\times1.82}{0.1}\right)^2\approx1272$$

2. 估计人群患病率的样本量 如果研究者感兴趣的主要结局是二分类变量，主要目的是估计人群中某种疾病的患病率，基于简单随机抽样，可采用率的抽样调查的样本量计算式（8-2）估计样本量：

$$n=\left(\frac{z_{\alpha/2}}{\delta}\right)^2\times p\times(1-p) \tag{式 8-2}$$

式中，$z_{\alpha/2}$ 和 δ 的含义同上。p 是对疾病患病率的估计值，如果不了解疾病预期的患病率，可取 $p=0.5$ 代入公式计算样本量，此时的样本量是最保守的。

【例 8-3】 调查某地学龄儿童的龋齿患病率。研究者根据以往资料预估当地学龄儿童的龋齿患病率约为 30%，现欲以 95% 的置信水平，要求结果落在总体真实率的 ±10% 以内，共需要调查多少名儿童？

该研究中，$p=0.3$，$\delta=0.1$，$\alpha=0.05$（双侧），则 $z_{\alpha/2}=1.96$，计算结果为：

$$N=\left(\frac{1.96}{0.1}\right)^2\times0.3\times(1-0.3)\approx81$$

需要说明的是，上述对均数（或率）做抽样调查的样本量计算公式均是基于简单随机抽样为前提。对于采用其他抽样方法的横断面研究设计，还需要考虑设计效应（design effect）对样本量的影响。设计效应值越大，表明抽样误差越大，该抽样设计的效率越低，要想达到与简单随机抽样相同的检验功效，就需要增加样本量。一般来说，整群抽样的抽样误差较大，设计效应也较大，多数专家建议设计效应值取 2，即对于整群抽样，至少需要 2 倍于简单随机抽样的样本量，才能达到与简单随机抽样类似的精确度。

此外，依据上述方法计算得出的样本量是达到规定的研究精度和参数设置的最小样本量，一般还需要在其基础上考虑 10% 左右的无应答率，以保证最后的有效样本数不低于统计学的最小样本量要求。

除了利用样本量公式计算样本量以外，还可以借助样本量计算软件（如 PASS 软件）进行样本量的估计。

3. 信息不足时如何估计样本量 研究者通常会发现在估计样本量时缺少上述的一个或几个要素。那么研究者应该如何解决呢？供选择的方法有如下几种。

（1）对相似研究问题的前期研究和相关研究报道进行系统检索，参考有可比性或普遍性的研究结果。如果文献回顾没有获得有效的信息，应尽可能地联系文献的作者及其他研究者，询问他们是否了解未发表的相关结果。

（2）可以考虑通过小样本预调查或二次分析获得缺少的要素。对于涉及新工具、测量方法或招募策略的研究，强烈建议开展预调查（pilot study）。开展预调查可以使研究者有效地了解研究人群的特点，更合理地做好研究设计，从而节约时间。预调查对于估计调查对象研究指标的标准差或具有某种特征的调查对象所占比例很有帮助。对于服从正态分布的连续型变量，我们可以忽略极端值后，采用最常出现的高值和低值之间差值的 1/4 来估计标准差。

（3）当连续型变量的标准差的值不够可靠或离散化为分类变量并无公认的截断值时，可借助均数或中位数将其转化为二分类变量，然后使用率的样本量估计的方法进行估计。

（4）如果以上方法都无法解决时，研究者亦可基于经验对缺失要素的可能取值进行合理的估计。

五、调查内容及方法

收集与疾病分布、影响因素、疾病转归和防治效果等相关的数据资料是横断面研究的主要内容。真实、准确的原始数据是获得可靠研究结果的前提条件，因此，了解横断面研究中的资料来源、调查内容和收集方法至关重要。

横断面研究所收集的数据资料可以从现有的资料（又称常规性资料）和专门组织的调查（又称专题调查资料）中获得。

（一）常规性资料

常规性资料一般指医疗卫生工作的原始记录，是医疗机构不断积累和长期保存的可供随时查阅、提供医学研究信息、评价防治工作的资料，可分为日常填写的工作记录和定期归纳整理的统计报表。

1. 医院病案资料 医院病案指医务人员记录疾病诊疗过程的文档，包括医院门诊和住院病历、入院和出院诊断、死亡报告等详细的数据记录。这些资料客观、完整、连续地记录了患者的病情变化、诊疗过程、治疗效果及转归，并且对疾病的诊断明确，数据可靠，是临床研究中宝贵的基础性原始档案资料。医院资料不能完全代表某地区的疾病全貌，一般也无法计算患病率或发病率。但是若经统一标准化、正确收集与合理运用，其仍是横断面研究中研究疾病临床特征、评价治疗效果的重要资料。合理利用病案资料有利于临床疾病特别是某些罕见病的研究。

2. 传染病登记报告 根据《中华人民共和国传染病防治法》和《传染病信息报告管理规范（2015年）》，医疗卫生人员在临床实践中发现法定传染病确诊病例或疑似病例时，都应详细填写传染病报告卡，并及时报告当地县级（区级）疾病预防控制中心。传染病登记报告资料是传染病研究的重要资料。传染病监测的内容包括以下几方面。

（1）基本情况：人口、出生、死亡、生活习惯、经济状况、教育水平、居住条件和人口流动等情况。

（2）传染病的发生和诊断。

（3）传染病三间分布的动态变化情况。

（4）监测人群对传染病的易感性，即人群免疫水平的血清学监测。

（5）监测传染病、宿主、昆虫媒介及传染源。

（6）监测病原体的血清型和（或）基因型、毒力及耐药情况。

（7）评价防疫措施的效果。

（8）开展病因学和流行规律的研究。

（9）预测传染病的流行情况。

3. 疾病监测资料 是疾病监测点的日常工作记录资料，是动态分析有关疾病的发生趋势的原始资料。截至2021年底，我国已建立605个城乡疾病监测点，系统地开展传染病、寄生虫病、心脑血管疾病、恶性肿瘤、出生缺陷等疾病的发病、死亡监测的登记报告工作，积累了大量的疾病信息资料。这是适合系列横断面研究的重要资料来源。

（1）肿瘤死亡与发病监测资料：肿瘤登记报告是一项按一定的组织系统，经常性地收集、贮存、整理、统计分析并评价肿瘤发病、死亡和生存资料的制度安排，包括以人群和医院为基础的肿瘤登记。为了掌握我国癌症发病和死亡情况，自2008年起，中央财政支持开展肿瘤登记工作，2018年全国肿瘤登记点已达574个，覆盖全国约4.3亿人。截至2021年底，全国建立了2085个肿瘤登记点。我国肿瘤登记是以市县为基本单位设置的，依托辖区内所有医疗机构开展登记工作，国家癌症中心定期汇总和分析登记资料、编制各种报表，形成年度肿瘤登记报告。

（2）心血管病监测：在我国，"中国居民心血管病及其危险因素监测"是五年为周期进行一次全国范围内的横断面调查，在全国31省262区县进行30万人群的调查。另一个监测项目"中国居民心脑血管事件监测项目"在全国抽取400个县（市、区）作为发病监测点，覆盖全国约2.1亿人。这两项监测项目由国家心血管病中心牵头，旨在了解我国主要心血管病患病及其危险因素现况、新发事件的特点和趋势。

（3）死因监测：是长期、连续地收集、核对、分析人群中的死亡和死因信息，定期观察人群中的死亡水平和死因分布，并将这些信息及时上报和反馈，以便针对存在的问题采取干预措施，合理分配医疗卫生资源。如全国孕产妇死亡监测网、全国 5 岁以下儿童死亡监测、全国县及县级以上医疗机构死亡病例网络直报。

（4）出生缺陷监测：旨在了解全国或各地区出生缺陷疾病的发病种类、发病水平及其变化趋势。我国开展了以医院和人群为基础的全国出生监测网，已经积累了大量以医院和人群为基础的出生缺陷数据。

4. 职业病、地方病的防治资料　国家劳动与卫生部门规定对肺尘埃沉着病（简称尘肺）、急慢性职业中毒、放射事故、工业噪声等严重危害职工健康的疾病进行登记报告，对严重危害人群健康的寄生虫病和地方病设立专业防治机构，这些都积累了相应疾病的常规资料。如果开展这类疾病的横断面研究，如血吸虫病、缺碘性甲状腺肿、克山病等，研究者可以查阅此类资料。

5. 健康体检资料　健康体检是指通过医学手段和方法对受检者进行身体检查，了解受检者健康状况，早期发现疾病线索和健康隐患的诊疗行为，是预防疾病的有效手段之一。随着我国经济发展和居民生活水平的提高，人们的健康意识逐渐增强，健康体检已成为重要的促进健康的行为。当今不同等级的医院均提供健康体检服务，包括单位职工定期体检、孕产妇的围产期保健等，积累了大量的健康体检资料。健康体检资料具有数据量大的特点，在探讨人群健康状况及疾病相关因素上具有其独特的优势。但由于健康体检资料的体检内容和质量控制等都不是事先设计的，较难控制一些混杂因素，如体检对象的行为生活习惯、疾病相关信息等，因此在使用健康体检数据回答医学问题时存在一定的局限性。

6. 统计年鉴　在进行横断面研究的过程中，研究者可以查阅较权威的统计年鉴资料。例如，《中国统计年鉴》收录了全国和各省区市每年经济、社会各方面大量的统计数据，是我国最全面、最具权威性的综合统计年鉴。《中国卫生统计年鉴》收录了全国及 31 个省区市卫生事业发展情况和目前居民健康水平的统计数据及历史重要年份的全国统计数据。

7. 公开的数据资源　研究者可以考虑利用一些公开的数据资源。

常规性资料最大的优点是数据是现有的。若有长期积累的连续型资料，既经济、省时又可获得有关研究问题动态变化的信息，尤其适合进行系列横断面研究。常规性资料的缺点是现存资料并非事先设计，很难完全符合研究者的研究目的，特别是历史性资料，常因历史条件的限制，给数据资料的应用带来了困难，如疾病诊断标准和分类标准的改变等因素的干扰。

（二）专题调查资料

在横断面研究中，研究者在深入研究某些专门问题而无常规资料可用时，如研究儿童的生长发育、描述疾病分布、分析致病因素等，必须设计专门研究来收集资料，是解决研究问题的常用方法。但收集这种来源的资料，需要花费较多的人力、财力等，且需要专门的研究设计与实施。横断面的专题调查研究是通过调查问卷或访谈等方式收集资料的。

1. 问卷　有纸质或电子问卷两种形式。问卷的完成方式有自填式和询问式两种。传统的调查方法是采用纸质问卷进行面对面询问调查。随着计算机技术的发展与广泛应用，研究者在实际工作中建立了专门的计算机辅助调查系统，利用携带方便的平板电脑进行面访调查，既避免了采用纸质问卷调查时可能发生的问题跳转错误，又实现了问卷的逻辑核查和网络传送数据，节省了后期数据录入的时间和人力。同时，随着我国城市化，面访调查面临着一定的困难，电话访问或微信访问已成为可替代的一种重要的调查方法。此外，随着临床研究者开发了在线调查后，可选择的工具增长迅速，如专门研发的网络数据管理平台以及一些商业产品，专门提供在线的、易于使用的调查开发工具，并且具有自动向调查对象发送电子邮件或在研究网站上发布公告的功能。无论是纸质问卷还是电子问卷都要遵循良好的设计原则、清晰的使用说明和精心措辞的研究问题，这将有助于研究者尽可能获得调查对象真实的资料信息。此外，研究者进行面对面询问调查时，调查员一定要用通俗易懂的语言、认真细致地进行询问，不可改变问题原有的含义。

2. 访谈 研究者根据研究目的和研究问题准备访谈提纲，访谈者通过向被访谈者口头询问的方式获得资料。访谈可以面对面或通过电话进行。对于收集需要解释或指导的复杂问题的信息，访谈是一种更好的方式，并且访谈者可以确保答案的完整性。当调查对象的阅读和理解能力存在差异时，访谈可能是必需的。但是访谈所需费用更高、时间更长，而且访谈结果可能会因受到访谈者和应答者之间关系的影响而出现偏倚。此外，访谈者的技巧对应答者回答问题的质量有重要的影响。

六、调查问卷的设计

临床上针对某些专门问题进行深入研究而开展横断面研究时，常无常规资料可用，此时必须通过设计专门研究来收集资料。调查问卷是用于收集资料的一种最为普遍的工具。其功能包括：①通过调查对象的配合，达到调查目的；②记录反馈填答问卷的事实；③便于后续的统计和整理。调查结果的正确与否及准确程度与问卷设计的质量有很大的关系。

（一）问卷类型

1. 根据调查方式的不同 问卷可分为调查员访问调查问卷、电话调查问卷、邮寄调查问卷、网上调查问卷和座谈会调查问卷等。

2. 根据填答完成者的不同 问卷可分为自填式问卷和代填式问卷两类。①自填式问卷是由调查对象本人填答的问卷；②代填式问卷则是由调查员通过询问被调查者来填答问卷。

3. 根据回答问题的方式 可分为封闭式问卷和开放式问卷。①封闭式问卷是指将问题内容和备选答案做了精心设计，调查对象只需按规定进行选择，不能自由发挥；②开放式问卷则允许调查对象根据所提问题自由回答。有些问卷为了兼顾数据的真实性和填写的便捷性，设计时既有开放式问题又有封闭式问题。

（二）问卷设计的基本原则

（1）根据研究目的和最终的研究报告中需要的结果，考虑调查问卷中应包含哪些信息，进而根据所需信息设计调查问题。

（2）尽可能使用标准问题。

（3）设计的调查问卷要经过专家研讨会论证，并与有关专家取得共识。

（4）正式调查开始前应进行调查问卷的预试验。

（5）调查问卷应注意尊重调查对象的尊严和隐私。

（三）调查问题编写的一般原则

（1）问题应尽可能清晰且有针对性。

（2）避免双重提问。一个问句只问一个问题，以防调查对象难以回答，如"您抽烟喝酒吗？"就是一个典型的双重问题，令部分被调查者无法准确回答此类问题。

（3）避免问题的诱导性与强制性，即条目内容不应有明显导向回答的作用，如"手术前对相关传染病进行检测是控制院内感染发生的重要手段，你是否赞成医院在手术前对相关传染病的感染情况进行检测？"

（4）问题要适合所有调查对象，如询问调查对象配偶多大年龄？只限用于已婚对象，而其他调查对象则无法回答。因此，需先确定婚姻状态，再确定转向回答哪些问题。

（5）问题不宜过长或包含过多的知识。

（6）调查问卷如涉及敏感问题，这类问题的安排可采用以下方法。①对象转移法：如"对公交或地铁上不给老弱病残让座的行为，有人认为无所谓，有人认为不道德，您如何看？"②假定法："假如取消手术前检测相关传染病感染状态，你会主动向医生要求对自己的传染病感染情况进行术前检测吗？"

（7）问题的答案设置：①应全面，但不应太多；②选择答案要相互独立，不交叉；③答案不应构成双重否定；④尽量与标准一致。

（8）问题编写顺序：①开场问题应是调查对象最易接受且有兴趣的问题。②问题的逻辑顺序应合理。时间上，先问过去，再问现在和将来；问题上，一般性问题在前，特殊性问题在后；难易上，易答题在前，难答题在后；生疏上，熟悉问题在前，生疏问题在后。③敏感问题一般应放在问卷靠后面的位置，因为这类问题的拒答率较高，以免影响其他问题的填答。

（四）问卷结构

一份完整的调查问卷通常由 3 部分组成，包括开头部分、一般情况部分和问题部分。

（1）调查问卷的开头部分是在接触调查对象时，调查者向被调查对象表示问候，以争取调查对象的合作及重视，向调查对象介绍问卷内容，指导调查对象规范填写问卷。

（2）一般情况部分包括调查对象的年龄、性别、民族、学历、职业、婚姻等一般人口学资料，根据研究项目需要可进行增减，主要是反映调查对象的一些基本情况，以便后续进行分类比较和分析。

（3）问题部分是调查问卷的主体部分，该部分包含了需要对调查对象收集数据的所有问题及其备选答案。

（五）注意事项

1. 问卷问题设计避免主观想象　问卷设计应遵循一定的原则，如要有鲜明的主题、合理的层次、适当的答题量、通俗的表述等，才能保证问卷的科学性。根据研究项目，要细化并确定测量指标。在编制问卷前，首先要明确研究目的及调查对象，调查要收集哪些信息等，也就是为什么要调查，怎么调查，调查什么，收集哪些信息。研究者根据研究目的设计问卷，用以收集资料，从这个方面来看，问卷设计应从研究者的角度来考虑。同时，调查问卷的作用对象是调查对象，不同形式的问卷对被调查者的作用和影响是不同的，对调查对象的要求也不同。设计不合理的问卷有可能使调查对象难以填答甚至拒绝填答，因此，为达到调查目的，在问卷设计时应从调查对象的角度出发，为应答者着想。

2. 问卷语言既要标准规范又要通俗易懂，避免出现倾向及诱导的提问　问题设计时要尽量避免使用非大众化、非普及性的专门术语、行语和俗语，既要能准确反映所要表达的内容，又要尽量回避使用普通人不易理解的专业用语；问题陈述要有中立性，不能流露出调查者自己的倾向或暗示，否则调查对象提供的答案可能不能真实、准确地反映其实际情况。

3. 问卷问题设计必须符合客观实际情况　①所列出的问题应涵盖调查主题的所有范围，拟订并筛选各问题题目。通过查阅文献选出一些符合研究目的的条目，经过预调查、小组讨论、专家讨论等，删除、合并等处理后，初步形成问卷题目，问卷题目要明确和具体，各题目之间既界限分明，又相互联系，构成一个完整的体系。②问卷设计尽量避免敏感问题。避免直接提问敏感、窘迫性问题以及调查对象不愿在调查员面前回答的问题。该类问题若直接提问易遭到拒绝，因此应改为非直接、联想式提问，如收入问题，可提供几个收入段作为选项，从而在一定程度上降低敏感性。

七、调查质量管理

在临床研究中，无论采用何种研究方法，必须考虑研究结果的真实性，即尽量保证研究结果与真实情况的一致。质量管理是尽量减少和消除各种误差/偏倚的措施。横断面研究要制定严格的质量管理措施，在研究的全过程贯彻落实。

（一）总体原则

调查项目承担单位全面负责组织、协调、落实质量管理工作，制定调查方案的质量管理措施；统一调查方法和调查问卷；负责调查员培训、现场调查技术指导及调查全过程的质量管理。调查点要有专人负责质量控制工作，按项目质量管理工作规范及方法，做好本调查点的质控工作。①统一质量管理方法：按照抽样、询问调查、体格测量、生物样品采集、实验室检测、数据管理等工作内容统一制定质量管理措施；②建立内外监督机制：项目技术执行组建立内部质量管理监督小组，并邀请有关专家组成立外部质量管理监督小组，对项目实施过程进行外部监督及评价；③统一培训：所有调查人员必须参加项目组织的统一培训，考核合格后方可参与调查。

（二）抽样的质量管理

检查并确保抽样过程是按照项目承担单位制定的统一方案的要求进行，并写出抽样过程的书面报告。调查实施过程中应每天检查以保证调查对象为应调查对象，统计应答率，并填写现场工作日志。

（三）询问调查的质量管理

（1）项目承担单位质量管理员要对询问调查进行抽查，发现问题及时总结并确定解决方法。

（2）调查点质量管理员要检查所有调查问卷是否有漏项、错项。如有，要及时纠正，并最后签字。

（3）调查员要掌握领会调查内容，认真调查，调查完成后要对自己填写的调查问卷全面检查，查看有无漏项、书写错误、逻辑错误等。

（四）体格测量的质量管理

（1）各项体格测量指标要按照统一方法进行测量，所有测量员要统一培训，合格后方可参与调查。

（2）各调查点应使用统一的测量仪器，仪器使用前均须通过计量部门认证。

（3）现场调查质量管理员每天应检查测量员的工作过程并对每名测量员测定的各项指标结果进行复核。

（五）生物样品采集的质量控制

（1）各调查点应使用统一的采集生物样品的专用耗材。

（2）保证每名被调查对象的所有生物样品均有唯一的可识别编码。

（3）各种生物样品要按照统一的生物样品采集方案进行采集，所有实验室工作人员要统一培训，合格后方可参与生物样品采集。

（4）按照统一方法对采集的生物样品进行预处理。例如，采集的血液需及时完成离心、分装。

（5）不同的生物样品有专门的运输与保存条件。例如，血清、尿和粪便采用冷链运输，-80℃长期保存。

（六）实验室检测的质量控制

（1）实验室：在培训结束后，实验室必须利用项目承担单位质量管理组提供的盲样进行考核，考核合格者才可进行实验室检测工作。

（2）仪器维护与校准：所有仪器应有较好的灵敏度和精密度，操作人员应熟练掌握仪器使用及维护保养方法，建立定期维护和使用登记制度。

（3）质量控制血清：各项检测质量控制血清由项目承担单位委托的实验室统一准备并下发。

（4）试剂：实验室使用统一规定的试剂，对各种试剂按照要求正确保存和使用。

（5）质量控制评价：每批标本测定结束后，应按照待测质控血清的检测结果绘制质控图，并进行质量控制评价，如失控要及时解决。

第三节　统计分析策略

研究者利用横断面研究所收集的数据，根据研究问题通过统计描述和分析得出研究结果。对收集到的数据资料，首先应仔细检查资料的完整性和准确性，填补缺项、漏项，对重复的予以删除，对错误的予以纠正，从而提高原始数据资料的可靠性和准确性。横断面研究中的统计分析主要包括调查对象的人口学特征描述、疾病（或健康状况）分布特征的分析、疾病（或健康状况）影响因素的分析等。根据不同的研究目的，可着重从以下几方面分析。

（1）按照明确规定的标准，对疾病（或某种健康状态）进行归类与核实，然后按照不同时间、空间及人群中的分布对疾病（或健康状况）进行统计描述。对于连续型变量的数据，根据变量的分布类型，可以计算均数和标准差或中位数和四分位数间距等指标，有时也可同时计算 95% 置信区间。分类变量的数据资料可以计算患病率、构成比等。在结果分析时，为了便于不同地区间率的比较，常需要对样本率进行标准化。

（2）变量间的关联性。横断面研究可用于了解变量间的关联性，但选择何种变量为解释变量或结局变量取决于研究者的因果假设而非研究设计。对于固有变量，如年龄、性别、种族、受教育程度等，不会随着其他变量或时间而改变，所以通常作为解释变量。然而，其他变量则既可以做解释变量又可以做结局变量。例如，横断面研究显示，学龄儿童蔬菜和水果的摄入状况与抑郁症相关联。选择蔬菜和水果的摄入还是抑郁症作为解释变量取决于研究者的因果假设。利用单因素分析或多因素分析的方法来分析暴露因素与疾病（或健康状况）的关联时，可采用两种不同的思路：①以是否暴露于某因素作为分组依据进行分析；②以是否患病为分组依据进行分析。

（3）横断面研究提供的是患病率信息，即某一时点（或时期内）患某种疾病的人群在总人群中的比例。患病率对临床医生比较重要，也是临床流行病学研究的重点内容之一。因为他们必须估计门诊患者患某种疾病的可能性；患病率越高，疾病的"先验概率（在获得各种诊断试验结果之前的概率）"越大。此外，患病率对卫生政策的制定同样有着重要的意义，因为卫生决策者想要知道多少人患有某种疾病，从而为其分配合适的医疗资源，实现有限医疗资源的优化配置。在分析横断面研究数据时，可比较具有或不具有某种暴露的两组人群某疾病的患病率，从而得出结局与暴露的关联强度指标 OR 值。

（4）横断面研究有时也被用于描述曾经暴露于某因素的人数的比例、疾病的患病率。在这种情况下，确保暴露组与非暴露组的观察时间相同是非常重要的。例如，一项旨在研究儿童肥胖的比例是否与屏幕使用时间有关的横断面研究。当然，年龄大的孩子看电视、玩游戏、上网的机会多，肥胖的风险也大，因此在多因素分析中对年龄进行校正甚为必要。

第四节 研究设计评价

在横断面研究中，所有的调查内容大致在同一时间完成，没有后续的随访。横断面研究设计非常适合描述变量及其分布特征。例如，我国于 1959 年开始了第一次全国营养调查，完成了 26 个省（自治区、直辖市）150 万人次的膳食调查，还进行了大量食物的主要营养成分的分析和实验研究。这项横断面研究掌握了当年全国居民的基本膳食营养与健康状况，为当时政府制定粮食定量分配政策提供了依据，为粮食加工等提供了科学数据。随后我国还定期地开展了多次横断面的全国营养调查（1982 年、1992 年、2002 年、2010～2013 年、2015～2017 年及 2022 年），通过系列横断面研究了解我国居民营养与健康状况的变迁。

一、横断面研究的优点

（1）暴露与结局在同一时间内获得，因此，横断面研究具有快速、经济的优点。

（2）横断面研究在资料收集完成之后，将样本按照是否患病或暴露情况分组比较，即有来自同一群体自然形成的同期对照组，使结果具有可比性。

（3）横断面研究可以同时调查多种因素，是用于疾病病因探索的重要基础数据资料。

（4）横断面研究可作为队列研究或临床试验的基础，而不增加费用。人群基线的人口学和临床特征的研究结果有时会提示进一步的研究方向。

（5）抽样调查是从目标群体中，随机抽取一个有代表性的样本进行研究。因此，研究结果有较强的推广意义，以样本估计总体的可信度较高。

二、横断面研究的局限性

（1）横断面研究是对特定时点和特定范围内的调查对象进行调查，收集的信息通常只能反映调查当时个体的疾病与暴露状况，因而基于横断面研究的数据通常难以确定先因后果的时相关系，无法建立因果关联。

（2）在横断面研究的进行过程中，如果调查对象中一些人正处于所研究疾病的潜伏期或者临床前期，则有可能会被误判为正常人，使研究结果发生偏倚，低估该研究人群的患病水平。

（3）横断面研究不适用于罕见疾病的研究，除非样本来自患病/高危人群而非一般人群。这种疾病适合采用病例系列分析来描述疾病特点，而不是分析患者与非患者之间的差异。

（4）由于横断面研究仅能测量疾病的患病率而非发病率，因此在对病因、预后或疾病自然史进行推断时应慎重。与疾病患病有关的因素可能是疾病发生的原因，但也可能仅仅与疾病病程或预后有关。

第五节 横断面研究实例

老龄化是全球的普遍现象，老龄人口的健康问题已成为全球关注的焦点。认知功能是评估老年人健康的一个重要方面。痴呆是一种常见的年龄相关的神经退行性疾病。由于痴呆往往隐匿起病，缓慢恶化，我们尚无法在疾病的早期阶段进行诊断和治疗。此外，痴呆发病过程具有不可逆性，我们尚未研发出阻止或延缓痴呆进展的有效药物。目前，痴呆的预防已逐渐转向其前期阶段——轻度认知功能障碍（mild cognitive impairment，MCI）。MCI 是从认知正常到痴呆发病经历的一个中间过程，这个阶段的患者有轻度记忆力损害，但日常生活能力基本保留，并未达到痴呆诊断标准。

衰老可以引起人体成分发生一系列变化，如肌肉量减少、体脂肪增加及肌肉内脂肪浸润，这些变化与老年人身体机能减退密切相关。国内外学者关注老年人体质状况与认知功能的关联，以期为提出预防 MCI 和痴呆的有效干预手段提供参考依据。其中，日本学者开展了一项有关肌少症性肥胖与认知功能障碍的横断面研究。

实例文献

一、研究背景

老年人群常同时存在肥胖与肌肉强度的降低，即肌少症性肥胖。本研究旨在探索肌少症性肥胖和认知功能障碍的关联性。

二、研究设计

研究人群：东京市文京区招募的一般人群，是队列研究项目"文京区居民健康研究"的基线调查。

调查对象的入选标准：居住在文京区；65～84 岁。

调查内容：主要包括认知功能问卷评估、身体活动和静坐时间问卷评估、食物频率问卷调查、疾病史、握力和最大步速测量、身高和腰围测量、双能 X 线吸收法测量体重、骨骼肌肉量和体脂肪量。其中，认知功能评估分别采用简易精神状态检查（mini-mental state examination，MMSE）和蒙特利尔认知测验（Montreal cognitive assessment，MoCA）两种量表。

样本量：1629 名调查对象，排除痴呆（$n=1$）或抑郁症（$n=11$）患者，以及体成分数据缺失者（$n=2$），最终 1615 名纳入分析。

统计分析：包括人口统计学特征、临床和神经病理特征的统计描述；脑血管的病理变化和年龄的相关性；利用多因素 Logistic 回归分析肌少症性肥胖和认知功能障碍的关联性。

三、主要研究结果

研究结果：①不同肌少症和肥胖组调查对象的基本特征，见表 8-3。②不同肌少症和肥胖组认知功能障碍的患病率，见图 8-2。③不同肌少症和肥胖组认知功能障碍的调整 OR 值及 95% 置信区间，见表 8-4。

表 8-3 调查对象的基本特征

	全人群	对照组	肥胖组	肌少症组	肌少症性肥胖组	P 值
	1615	960	343	236	76	
女性	931 (57.6)	611 (63.6)	161 (46.9)	118 (50.0)	41 (53.9)	<0.001
年龄（岁）	73 (68~77)	72 (68~76)	72 (68~77)	77 (72~81) [a,b]	79 (74~80) [a,b]	<0.001
体重指数（kg/m²）	23.2±3.1	21.9±2.0	27.1±2.0	21.6±2.1 [b]	26.9±1.9 [a,c]	<0.001
体脂肪率（%）	22.8±6.2	22.0±5.7	24.7±6.7	21.5±5.8 [b]	27.3±6.1 [a,b,c]	<0.001
骨骼肌指数（kg/m²）	7.1±1.1	6.8±0.9	8.2±1.0	6.7±0.9 [b]	7.7±0.9 [a,b,c]	<0.001
教育年限（年）	13.9±2.5	14.0±2.4	14.0±2.6	13.9±2.6	13.2±3.1	0.202
MoCA 得分	26 (23~27)	26 (24~28)	26 (23~27)	23 (20~27) [a,b]	23 (20~27) [a,b]	<0.001
MMSE 得分	28 (27~29)	28 (27~29)	28 (27~29)	27 (25~28) [a,b]	27 (25~28) [a,b]	<0.001
握力（kg）	25.9±7.1	26.4±6.4	29.5±7.5	20.3±5.2 [a,b]	20.0±5.3 [a,b]	<0.001
最大步速（m/s）	1.88±0.35	1.95±0.33	1.88±0.36	1.73±0.35 [a,b]	1.61±0.36 [a,b]	<0.001
身体活动强度（METs·h/w）	29.9 (16.5~54.2)	33.0 (19.8~56.7)	29.7 (15.4~55.8)	23.1 (11.6~42.8) [a]	27.1 (12.6~48.3)	<0.001
静坐时间（h/d）	6.0±3.6	5.9±3.6	6.2±3.7	6.1±3.6	6.2±3.3	0.469
能量摄入（kcal/d）	1962.1±597.7	1949.8±583.0	1976.6±620.4	1952.3±596.1	2082.5±675.5	0.289
蛋白质摄入（g/d）	83.0±30.6	83.1±29.8	82.6±32.8	80.9±27.8	91.0±37.4	0.189
脂肪摄入（g/d）	61.6±22.0	61.5±21.2	61.7±23.2	60.5±21.4	66.8±27.9	0.182
碳水化合物摄入（g/d）	242.1±83.3	241.0±81.4	241.4±85.1	245.0±87.3	250.4±87.4	0.745
高血压	1067 (66.1)	565 (58.9)	277 (80.8)	160 (67.8)	65 (85.5)	<0.001
糖尿病	208 (12.9)	88 (9.2)	55 (16.0)	46 (19.5)	19 (25.0)	<0.001
高脂血症	1013 (62.7)	567 (59.1)	251 (73.2)	137 (58.1)	58 (76.3)	<0.001
脑血管病	67 (4.1)	34 (3.5)	18 (5.2)	10 (4.2)	5 (6.6)	0.382
心血管病	75 (4.6)	33 (3.4)	23 (6.7)	11 (4.7)	8 (10.5)	0.006
目前吸烟	122 (7.6)	70 (7.3)	33 (9.6)	16 (6.8)	3 (3.9)	0.277
曾经吸烟	663 (41.1)	385 (40.1)	160 (46.6)	87 (36.9)	31 (40.8)	0.089
抑郁	221 (13.7)	118 (12.3)	44 (12.8)	42 (17.8)	17 (22.4)	0.018

注：表格数据表示为均数±标准差，中位数（下四分位数 P_{25}，上四分位数 P_{75}）或 n（%）。P 值：连续性变量采用方差分析或 Kruskal-Wallis 检验。分类变量采用卡方检验。$P<0.05$，a 与对照组相比，b 与肥胖组相比，c 与肌少症组相比

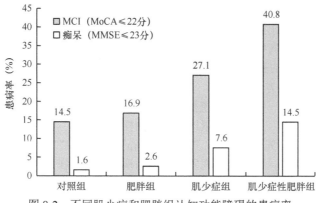

图 8-2　不同肌少症和肥胖组认知功能障碍的患病率

表 8-4　不同肌少症和肥胖组认知功能障碍的调整 *OR* 值及 95% 置信区间

	对照组	肥胖组	肌少症组	肌少症性肥胖组
轻度认知功能障碍（MoCA≤22 分）				
模型 1	1.00	1.06（0.75～1.50）	1.33（0.92～1.91）	**2.41（1.43～4.07）**
模型 2	1.00	0.95（0.66～1.35）	1.33（0.92～1.93）	**2.11（1.23～3.62）**
男性	1.00	0.98（0.60～1.62）	1.48（0.87～2.50）	1.17（0.51～2.66）
女性	1.00	0.93（0.54～1.60）	1.17（0.68～2.01）	**3.25（1.61～6.60）**
痴呆（MMSE≤23 分）				
模型 1	1.00	1.61（0.69～3.74）	**3.21（1.54～6.69）**	**6.33（2.70～14.80）**
模型 2	1.00	1.67（0.69～3.96）	**3.40（1.61～7.20）**	**6.17（2.50～15.27）**
男性	1.00	1.85（0.46～7.36）	2.84（0.83～9.67）	**7.97（1.82～34.87）**
女性	1.00	1.69（0.54～5.28）	**3.56（1.36～9.33）**	**5.49（1.65～18.29）**

注：模型 1 调整了年龄和性别，模型 2 进一步调整了受教育年限、身体活动、高血压、糖尿病、血脂异常和抑郁。粗体字表示结果有统计学意义（*P*＜0.05）

研究结论：日本老年人群肌少症性肥胖与 MCI 和痴呆具有独立关联性。后续研究需进一步阐明二者的因果关系。

拓展阅读

1. Savitz DA, Wellenius GA. Can cross-sectional studies contribute to causal inference? It depends. Am J Epidemiol, 2023，192（4）:514-516. 本文介绍了横断面研究存在的方法学不足之处，重点探讨了横断面研究对因果推断的贡献，有利于读者更好地掌握横断面研究设计的特点。

2. Wang X, Cheng Z. Cross-sectional studies: strengths, weaknesses, and recommendations. Chest, 2020，158（1S）:S65-S71. 本文总括性地介绍了横断面研究设计的特点、优缺点和方法学，针对呼吸和危重症医学相关的横断面研究设计和统计分析提出建议，并列举了审稿专家对横断面研究所关注的几个问题，有利于读者更好地设计横断面研究、分析数据和撰写相关论文。

◀◆ 思考与练习 ◆▶

一、选择题

1.（单选）下列哪些描述属于横断面研究的特点？

A. 一般在设计阶段不设对照组

B. 关注的是某一特定时点或某一特定时期内某一群体中暴露与疾病的状况

C. 根据暴露与疾病之间的统计学联系能做出因果推断

D. 定期重复进行可以获得发病率资料

E. 结果解释时，均可用现在的暴露来代替或估计过去的暴露情况

2.（单选）常见的概率抽样的方法有哪些？

A. 简单随机抽样　　　　　　　　B. 系统抽样　　　　　　　C. 分层抽样

D. 整群抽样　　　　　　　　　　E. 容量比例概率抽样

3.（单选）下列有关横断面研究的描述中，哪些是正确的？

A. 在排除可能偏倚的情况下，横断面研究发现性别与疾病之间存在关联性，可以判断二者存在因果关联

B. 横断面研究在数据分析时可以按暴露或疾病状态分组比较

C. 样本量和样本的代表性对横断面研究结果的外推性至关重要

D. 横断面研究适用于罕见病研究

E. 常规性资料和专题调查均是横断面研究的调查数据来源

二、问答题

1. 横断面研究设计的优缺点是什么？

2. 横断面研究样本量的影响因素有哪些？

3. 一位神经科的医生想要了解社区一般中老年人认知功能状况及其相关因素。于是，他在医院附近的某社区招募研究对象，最终有 510 名中老年人参加调查。经过问卷调查，研究发现 128 名调查对象存在轻度认知功能障碍，性别、年龄、教育程度、婚姻状况、身体活动与轻度认知功能障碍的关联性具有统计学意义。请回答：

（1）这位医生采用了何种研究设计方法？这种研究方法在设计上需要考虑哪些方面？

（2）研究者在该研究设计过程中存在哪些问题？

（3）研究者需要采用哪些统计方法分析认知功能的影响因素？

（4）这项研究的研究结果有何意义？

（贾小芳）

第九章 病例-对照研究

1854 年，英国因霍乱流行死亡人数达 23 000 人，在当时人们尚未认识到霍乱是由于特定的微生物导致的年代，John Snow 详细记录每天的死亡人数和发病人数，并将这些人的地址一一标注在伦敦地图上，形成点地图，结果发现几乎所有霍乱患者的死亡病例都发生在一个叫宽街的地方，而宽街附近的感化院和啤酒厂内几乎没有人感染霍乱。Snow 通过进一步调查，发现感化院和啤酒厂有自己独立的水井，因此判断宽街的霍乱流行可能源于饮用水的污染，在 Snow 建议当局拆除宽街的水泵，提出对自来水进行检测等措施后，伦敦的霍乱流行得到了控制。Snow 在 4 年后因卒中死亡，没有对霍乱进行更深入的研究。

Henry Whitehead 受 Snow 启发，针对"饮用水是否是导致人们感染霍乱的危险因素？"开展研究。他调查了 336 例霍乱患者（病例组）和 336 名未感染霍乱的当地居民（对照组）的饮用水情况，发现病例组与对照组人群从宽街水井饮水者与不从宽街水井饮水者的比例（暴露比值）分别为 4∶1 和 1∶5，即霍乱感染人群从宽街水井饮水的暴露风险是未感染人群的 20 倍（比值比），提示宽街水井的水极大地增加了饮水人群的霍乱感染风险。这一研究已具备了病例-对照研究的基本特征，分别从患病人群与未患病人群中获得病例组与对照组，对两组人群的疑似暴露风险进行回顾性调查，然后分析比较病例组与对照组人群的暴露比值比，以此为依据发现或验证导致疾病发生的危险因素。之后，病例-对照研究框架在越来越多的病因学研究中得以应用，并被逐步完善。由于开展病例-对照研究所需研究经费不多，可以在较短时间内针对疾病暴发、突发公共卫生事件的可能原因展开调查，并获得具有重大意义的研究结果，从而成为常用研究设计类型之一。

第一节 概 述

一、病例-对照研究设计原理

病例-对照研究（case-control study）是指从已患某种疾病的人群中抽样组成病例组，从未患该疾病的人群中抽样组成具有可比性的对照组，然后针对患者发病之前是否暴露于疑似影响因素的情况进行回顾性调查，同时调查对照组人群在同一时期内的暴露情况，最后进行统计分析，分别计算各影响因素在病例组与对照组的暴露与未暴露比值（odds），以及病例组与对照组的比值比（odds ratio，OR）及其 95% 置信区间（confidence interval，CI）。当 $OR \neq 1$，且其 95%CI 不包含 1 时，提示病例组与对照组之间所研究影响因素的暴露比值差异存在统计学意义，这一因素可能影响疾病的发生概率。病例-对照研究的设计原理见图 9-1。

二、病例和对照的内涵与外延

初学病例-对照研究的人常常误认为"病例"组一定由明确诊断患病的人组成，"对照组"一定由未患病的人组成，从而在面对具体的研究问题时，无法判断病例-对照研究是否适用，甚至发生误用"病例-对照研究"这一方法学术语的现象。例如，一项研究以 2 型糖尿病成年患者为"病例组"，年龄性别匹配的健康成年人为"对照组"，对两组人群同时进行 24 小时血糖监测，然后比较两组人群 24 小时血糖波动规律是否存在差异。该研究设计中，确实存在"病例组"和"对照组"，但其研究目的是比较两组人群在当下时刻的血糖代谢规律是否存在差异，而不是回顾性调查患 2 型糖尿病之前的疑似风险因素暴露情况，因此，此类研究设计类型的方法学术语应该是"横断面研究"，而不是"病例-对照研究"。

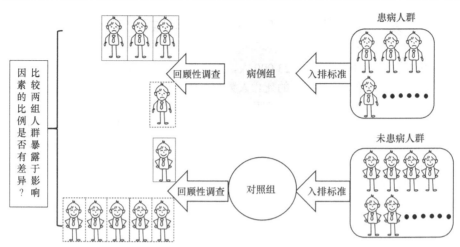

图 9-1　病例-对照研究设计原理

之所以会产生这种误解，是因为病例-对照研究的方法学框架是在探索疾病相关病因或影响因素过程中逐渐形成，并得以完善的。最初，研究对象由明确诊断患有某种疾病的"病例"及未患该种疾病的"对照"构成，从而称之为"病例-对照研究"，并沿用至今。当该研究设计类型被广泛应用到临床研究领域时，"病例"并不一定都是真正意义上患某种疾病的人，而是具备某种行为现象（如服药依从性不好的患者组成病例组，服药依从性好的患者组成对照组，探索潜在的服药依从性影响因素）或发生了某种结局（如同一种患病人群，在治疗过程中，发生某种严重不良事件者组成病例组，未发生者组成对照组）的患者。理解"病例"和"对照"的内涵与外延，有助于大家面对具体研究问题时，可以正确判断是否适合采用病例-对照研究设计类型。

三、病例-对照研究的应用场景

（一）病因学研究

1. 为建立病因假设提供线索　面对原因不明的新发疾病（如某种新发传染病）或突发公共卫生事件（如集体食物中毒）时，可以针对少数病例以及对照在发病前的暴露特征快速开展流行病学调查，广泛收集发病期疑似危险因素的暴露情况，然后逐一比较疑似影响因素在病例组与对照组的暴露与非暴露比值是否存在差异，从而筛选出潜在病因线索，建立病因假设。

2. 验证病因假设　在罕见病、疾病潜伏期长或人为暴露存在伦理学风险时，不适合采用前瞻性队列研究或干预研究来验证病因。此时，病例-对照研究可能成为唯一可选的、花费少且高效的研究设计类型。如采用 7 个病例和 28 个匹配对照证明母亲孕期使用己烯雌酚会增加女儿患阴道腺癌风险。另一个经典的案例则是在病例报告基础上，建立"孕妇孕早期服用反应停是导致短肢畸形儿的危险因素"的病因假设后，快速招募"短肢畸形儿母亲"组成病例组，以匹配的方式获得具有可比性的对照组，针对母亲孕早期服药情况及潜在混杂因素进行回顾性调查，发现短肢畸形儿母亲孕早期服用反应停的暴露风险是健康胎儿母亲的数十倍，从而快速获得因果验证的证据。

（二）预后研究

预后研究是关于疾病进展过程中，各种结局发生概率及其影响因素的研究。例如，某呼吸道传染病流行期间，人们发现疾病预后存在明显差异，大多数人只有轻微症状甚至没有症状，但一部分感染者可能因发生严重的急性呼吸综合征而死亡。因此，A 研究者招募了 835 例确诊传染病的重症病例和 1255 例健康对照，B 研究者招募了 775 例确诊传染病的重症病例和 950 例健康对照，完成全基因组测序，然后针对两组病例-对照人群获得的 8 582 968 个单核苷酸多态性进行 Meta 分析发现：某基因簇是这种传染病患者发生呼吸衰竭的遗传易感位点。

（三）药物与不良反应的因果判断

20世纪，许多食欲抑制剂、止咳和感冒药中含有去甲麻黄碱。从1979年至2000年，陆续有30多份病例报道描述了服用含去甲麻黄碱药物后发生颅内出血的事件。由于大部分患者是年龄在17～45岁的女性，因此引起了美国食品药品监督管理局的关注，于1992年启动了一项病例-对照研究（出血性卒中项目，Hemorrhagic Stroke Project）。结果证实含去甲麻黄碱的食欲抑制剂是导致女性发生出血性卒中的独立危险因素，含去甲麻黄碱的止咳药和感冒药可能是导致女性发生出血性卒中的独立危险因素。该研究为美国FDA调整类似药物的监管政策提供了证据。

实例文献

去甲麻黄碱

第二节　研究设计要点

一、构建研究问题

（一）明确研究目的

1. 探索导致结局发生的疑似影响因素，提供病因假设线索　当临床发现新发疾病（如新的职业暴露相关疾病）或监测到已知疾病的特殊现象（如某一疾病易感人群的年龄范围越来越趋向年轻化），经过文献复习、实验室研究等手段尚无法建立病因假设时，可以先采用病例-对照研究设计对患病（或异常表现）人群与未患病（或常规表现）人群进行多个潜在影响因素的比较，基于Mill准则和统计归纳推理，应用求同法、求异法（大部分病例组成员暴露于因素A，而对照组几乎没有人暴露于因素A）、共变法（如BMI越高的人群，冠心病发病率越高）等，在诸多因素中，发现疑似暴露因素，为建立病因假设提供线索。

2. 验证病因假设　在已建立病因假设的前提下，采用设计精妙的病例-对照研究来验证病因假设。

（二）构建研究问题

研究问题的构建往往会体现研究的基本要素，即研究对象、研究因素与研究结局。针对探索影响因素的目的，其研究问题一般只能体现研究对象与研究结局，如新发传染病患者（研究对象）发生重症（研究结局）的影响因素是什么？而以验证病因假设为目的的研究可以体现研究对象、研究因素（疑似病因）及研究结局，如服用含去甲麻黄碱的食欲抑制剂、感冒药或止咳药（研究因素）是否会增加15～40岁女性（研究对象）发生出血性卒中（研究结局）的风险？

二、病例的定义、抽样与招募

以证实去甲麻黄碱会增加18～49岁女性发生出血性卒中的研究为例（简称为"去甲麻黄碱与出血性卒中研究"），他们是如此描述病例的定义、抽样与招募的："1994年12月至1999年7月，我们在康涅狄格州、马萨诸塞州、俄亥俄州、肯塔基州、罗德岛州和得克萨斯州的43家医院发现的症状性蛛网膜下腔出血或脑出血患者，蛛网膜下腔出血的诊断依据是临床症状加上CT扫描的蛛网膜下出血证据或腰椎穿刺的黄褐斑证据，颅内出血诊断是根据临床症状加上CT或核磁共振扫描显示颅内出血。患者入选标准包括：18～49岁、卒中后30天内具备沟通和完成访谈的能力、没有会增加出血风险的脑损伤病史（即动静脉畸形、肿瘤或动脉瘤），以及没有卒中病史。确认患者符合入选标准后，只要他们的私人医生同意，就会亲自邀请或通过电话邀请他们参加研究。"

（一）病例的定义

由去甲麻黄碱与出血性卒中研究可见，首先要按照公认、明确的国际通用疾病诊断标准来定义病例，以避免遗漏真正的病例或将非病例误判为病例纳入，无论以上哪种错误，都会导致某种程度的选择偏倚风险。除了疾病诊断标准外，还应考虑研究的实际目的及可行性，制定入选与排除标准，如限定年龄范围、排除伴有特殊共病的患者等。

（二）病例的类型

在去甲麻黄碱与出血性卒中研究中，研究者定义"卒中后30天内"的患者为潜在招募对象，可见，该研究采用了"新发病例"作为研究对象。所谓"新发病例"，指疾病确诊距离开展研究时间间隔不长的病例，这里的"不长"没有精确时间定义，可根据所研究疾病（结局）本身的特征而定义。但使用"新发病例"的目的在于降低回顾性调查疾病（结局）相关因素的"回忆偏倚（recall bias）"风险，由于针对疾病（结局）发生之前不太久的相关因素进行调查，可以获得相对丰富且完整的信息。

与"新发病例"相对应的一个概念是"现患病例"，包括新诊断病例和既往诊断病例，如果所研究疾病有较长的带病生存时间，基于现患病例开展研究的局限性在于：一方面会增加现患病例本身的异质性（如10年前确诊患者可能暴露的因素与刚确诊患者存在差异）；另一方面可能带来幸存者偏倚（survivor bias），例如，针对10年前确诊的卒中患者，回顾性调查发病前的健康行为时，患者提供的信息可能是患病后被改正的健康行为，从而提供了错误信息。

因此，在临床背景下开展病例-对照研究时，优先选择"新发病例"构成病例组。

（三）病例的来源及抽样

1. 病例来源

（1）医院来源：临床研究的病例来源一般从医院门诊或病房招募确诊病例，其优势在于方便获得、诊断明确、招募成本低且便于组织实施调查。但医院来源，尤其是单中心来源病例的代表性可能会受到入院率偏倚（admission rate bias）的影响，可能存在，即基于医院可招募到的病例在疾病严重程度、病史长短、潜在影响因素暴露机会等重要特征的分布与病例总体之间存在差异。

（2）社区来源：基于社区招募病例，可以基于社区发病登记报告招募病例，或在社区开展横断面调查，筛出新发病例或现患病例。基于社区来源的病例会有更好的代表性，但可行性有限，因为不是所有疾病都有发病登记报告，而开展横断面调查从社区人群中筛出病例需要很大的成本投入，尤其是在病例相对罕见时。

2. 抽样 最理想的病例组包括拟研究疾病的所有患者，或基于这一患者总体的随机样本，因此无论是医院来源还是社区来源，均须明确抽样方案。但基于医院招募的病例可能无法代表所有的患者，因为在医院能接触到的病例已经是经过多次筛选的病例（图9-2）。

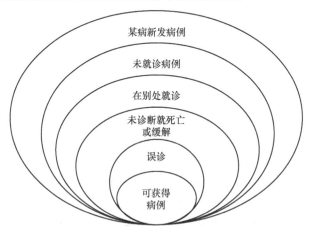

图9-2 可获得病例无法代表所有病例的原因

建议采用的方法是基于多中心连续纳入病例，因为在临床背景下，实施概率抽样不具备可行性。所谓连续纳入病例抽样（consecutive sampling），正如去甲麻黄碱与出血性卒中研究的设计，从1994年12月至1999年7月，将康涅狄格州、马萨诸塞州、俄亥俄州、肯塔基州、罗德岛州和得克萨斯州的 43 家医院发现的症状性蛛网膜下腔出血或脑卒中患者中符合入选标准的全部纳入。如果可以获得社区人群中的病例总体，则可以根据研究可行性来决定将全部病例纳入研究，采用随机抽样（random sampling）的方法抽取部分病例组成病例组。

三、对照的定义、抽样与招募

以去甲麻黄碱与出血性卒中研究为例，对照的定义、抽样与招募方法如下："我们试图采用电话号码随机拨号方法为每个患者匹配两个对照。匹配标准包括具有相同的电话交换码（在美国和加拿大意味着居住地为相近邻的社区）、性别和种族，以及年龄相近（30 岁以下患者，其对照年龄相差上下不超过 3 岁；30 岁以上患者，其对照年龄相差上下不超过 5 岁）。当无法找到完全匹配的对照时，选择一个不完全匹配的对照，而不是将患者排除在研究之外。所有与对照受试者的访谈必须在患者卒中后 30 天内完成，以尽量减少接触含去甲麻黄碱产品的季节差异。"

（一）对照的定义

对照指有发生疾病（或某种结局）可能，但尚未发生的人。例如，研究人乳头状瘤病毒（human papilloma virus，HPV）感染与宫颈癌发病的关系时，对照组应排除那些已接种了 HPV 疫苗的人，因为已接种 HPV 疫苗者的宫颈癌患病风险远低于未接种者。此外，在研究慢性病（如慢性阻塞性肺疾病或肿瘤）的病因时，需要通过临床检查排除无症状患者或处于疾病早期未被诊断的患者。对照与病例最好来源于同一人群，可以采用相同的方法进行测量。由于病例-对照研究中的病例与对照分别来自不同的总体，因此在设计时需要分别阐述病例与对照的定义。

（二）对照来源与抽样

病例的选择常常受限于可获得研究对象的来源，不可能具有很好的代表性，却是研究者不得不用的样本。但对照的来源与抽样会直接影响病例-对照研究结果的真实性，因此研究者在设计病例-对照研究时最困难的决定是如何选择合适、可比的对照。

1. 对照来源

（1）医院来源：虽然从同一医院不同专业门诊、病房或体检中心招募对照具有较好的可行性，但医院来源的对照常常是因为暴露于拟研究危险因素而就诊的，从而会高估对照组人群的暴露比值（OR 值的分母），导致危险因素与疾病（结局）之间的关联被低估。基于体检中心招募对照在某种程度上可以控制上述选择偏倚，但定期参加体检的人群在某些特征上（如年龄、经济水平等）可能与病例不具有可比性。建议从多个机构以及多个专业门诊招募对照来尽量降低选择偏倚风险。

（2）社区来源：随着我国逐渐实现全民医保及区域电子健康信息系统的完善，基于社区人群选择对照已成为可行且恰当的方法。我们可以基于医保数据库或电子健康信息系统获得未患病人群的总体，然后设计恰当的随机化抽样方案从中抽取足够样本的对照人群组成对照组。

（3）特殊健康人群：根据具体的研究问题，有时需要考虑从特殊的健康人群中招募对照，如从病例的同事、朋友、邻居及其家庭成员中招募对照，其优势在于提高对照与病例的基线可比性，如相似的经济文化水平、健康行为习惯等。

2. 抽样　无论研究何种疾病（结局），实际对照人数都远多于病例人数。与病例一样，最理想的对照组包括未患拟研究疾病的所有健康人群，或基于这一健康人群总体的随机样本，也就是说，最理想的对照组是基于社区对照人群的随机抽样。在不具有可行性时，考虑采用匹配的方法，以增加病例组与对照组的可比性。

（三）增加对照与病例的可比性

无论基于哪种来源选择对照，都可以使用匹配（matching）的策略来提高病例组与对照组的可比性。匹配是一种简单的方法，可以确保病例和对照在与疾病有关或者可能有关的暴露因素上可比，例如，年龄、性别、居住地（经济水平、气温或海拔）等，但需要注意以下几个方面。

（1）用来匹配的因素应该是被证实的影响因素，因为一旦被作为匹配因素，该因素在病例组与对照组内的暴露风险就被人为设置成相等或近似相等，从而意味着在本次研究中放弃对被匹配因素的探索，如年龄是与许多疾病或健康状态相关的因素，也是最常用的匹配因素。

（2）尽量选择不可变化的预测因素作为匹配因素，如性别等，以避免回顾性调查时产生信息偏倚，否则，选择可能发生变化的预测因素作为匹配因素时，如家庭人均收入，病例组或对照组均可能报告与发病前不相符的收入（更趋近于目前的水平），从而降低了匹配的一致性。

（3）匹配因素的个数一般不超过4个，避免过度匹配（over matching），即为了使病例和对照尽可能可比，把不必要的因素列入匹配，增加招募难度的同时，反而降低了研究效率。有两种情况不应作为匹配因素：一是疾病因果链上的中间变量；二是只与可疑病因有关而与疾病无关的因素。

（4）关于病例组与对照组的匹配比例，最基本的原则是对照组样本量不少于病例组。基于Pitman 效率公式的统计模拟，可以看到病例组与对照组的样本量比例超过1∶4时，统计学效能不再明显增加，因此在计算力不足的年代，一般建议大家最多按1∶4比例招募对照。但是，随着计算力的提高，对照组样本量其实是多多益善的，因为对照越多，对照组人群的暴露/未暴露比值的随机误差就会越小。近年来，在很多上百万研究对象的大样本研究中，经常按1∶100的比例来招募对照。

四、样本量估算

估算样本量之前，研究者有必要列出样本量估算所需的核心指标及其对应参数预设值：①确定假设检验显著性水平，即第Ⅰ类错误的概率（α），常规取双侧 0.05；②确定检验把握度（$1-\beta$），β 为第Ⅱ类错误的概率，常规取 0.10 或 0.15，一般不超过 0.2；③研究因素在对照组中的估计暴露率 p_0；④研究因素与疾病关联强度的估计值，即暴露的比值比（OR）。关于 p_0 与 OR 值的大小，建议研究者基于文献的系统评价/Meta 分析、实地调查及专家咨询等方法来确定。

样本量估算的具体方法取决于病例-对照研究的设计，即采用成组（不匹配）设计还是匹配设计。

（一）成组（不匹配）病例-对照研究

当病例组和对照组人数相同时，采用式（9-1）进行计算。

$$N = \frac{(Z_\alpha\sqrt{2\overline{pq}} + Z_\beta\sqrt{p_1q_1 + p_0q_0})^2}{(p_1 - p_0)^2} \qquad （式9\text{-}1）$$

Z_α 和 Z_β 分别为不同 α 或 β 水平的标准正态分布的分位数界值，大多数情况下取 $Z_{(\alpha=0.05,\ 双侧)}$ = 1.96，$Z_{\beta=0.1}$=1.28；p_1、p_0 分别为病例组与对照组有暴露史的估计比例（暴露率），其中 q_1=1−p_1，q_0=1−p_0，$\overline{p}$ =（p_1+p_0）/2，$\overline{q}$ =1− $\overline{p}$；其中，p_1 也可用式（9-2）计算获得：

$$p_1 = (OR \times p_0)/(1 - p_0 + OR \times p_0) \qquad （式9\text{-}2）$$

【例9-1】 为了确定首次使用含去甲麻黄碱药品是否会增加 18～49 岁女性出血性卒中的风险。研究者使用现有市场数据，估计 0.50%（p_0）的对照人群会在病例报告症状时间的前 24 小时内报告服用含去甲麻黄碱药品。考虑到该项研究重点旨在确认去甲麻黄碱可能增加出血性卒中风险，因此指定单侧统计学检验，$Z_{\alpha=0.05,\ 单侧}$=1.64，假设希望有 90% 的把握度（$Z_{\beta=0.1}$=1.28）发现首次服用含去甲麻黄碱产品后出血性卒中的比值比（OR）为 6.0，那么：

$$p_1 = \frac{6.0 \times 0.005}{1 - 0.005 + 6.0 \times 0.005} = 0.029$$

$$q_1 = 1 - 0.029 = 0.971$$

$$q_0 = 1 - 0.005 = 0.995$$

$$\overline{p} = （0.029 + 0.005）/ 2 = 0.017$$

$$\bar{q} = 1 - 0.017 = 0.983$$

将上述各项数值代入式（9-1），

$$N = \frac{\left(1.64\sqrt{2 \times 0.017 \times 0.983} + 1.28\sqrt{0.029 \times 0.971 + 0.005 \times 0.995}\right)^2}{\left(0.029 - 0.005\right)^2} = 492.84 \approx 493$$

即病例组与对照组各需要 493 人，共 986 人。

（二）匹配设计的病例-对照研究

匹配设计采用专门的公式计算样本量。因为按照匹配因素进行配对时，病例与对照暴露状态不一致的对子对回答研究问题才有意义，故样本量估算时，先求病例与对照暴露状态不一致的对子数（m）：

$$m = \frac{\left[Z_\alpha/2 + Z_\beta\sqrt{p\left(1-p\right)}\right]^2}{\left(p - 0.5\right)^2} \qquad \text{（式 9-3）}$$

$$p = OR/\left(1 + OR\right) \approx RR/\left(1 + RR\right) \qquad \text{（式 9-4）}$$

再按式（9-5）求需要调查的总对子数（M）：

$$M = m/p_e \qquad \text{（式 9-5）}$$

$p_e \approx p_1(1-p_1) + p_0(1-p_0)$，$p_1$ 和 p_0 分别代表目标人群中病例组和对照组的估计暴露率（同成组设计的样本量估计）。

【例 9-2】 为了确定首次使用含去甲麻黄碱药品是否会增加 18～49 岁女性出血性卒中的风险，研究者拟设计 1∶1 配对设计的病例-对照研究，对照组预期暴露率 $p_0 = 0.005$，$OR = 6$，$Z_{\alpha = 0.05, 单侧} = 1.64$，$Z_{\beta = 0.1} = 1.28$，样本量估算过程如下：

利用式（9-4），计算 $p = 6/(1+6) = 0.143$，将其代入式（9-3），

$$m = \frac{\left(1.64/2 + 1.28\sqrt{0.143 \times 0.857}\right)^2}{\left(0.143 - 0.5\right)^2} = 13$$

同上例，$p_1 = 0.029$，则按式（9-5）得：

$$M = 13/\left(0.005 \times 0.995 + 0.029 \times 0.971\right) = 392$$

即需要调查的对子数为 392 对。

（三）样本量估算的注意事项

由以上两个例子，不难看出，1∶1 匹配的病例-对照研究设计相对于成组病例-对照研究设计可以节约样本量，提高统计检验效能。此外，样本含量估算结果主要受对照组暴露比值及预期 OR 值的影响，因此，在估算样本量之前，应该系统检索文献，并对对照组（最好是社区人群）的暴露比进行准确估计，以确保病例-对照研究结果有足够的把握度。

五、暴露测量

（一）暴露的定义

在观察性流行病学研究中，暴露（exposure）泛指能影响疾病（结局）发生风险的各种因素。将机体在外环境中接触的因素，如化学、物理、生物学相关因素称为外暴露；而机体本身具有的特征，如生物学、社会、心理特征等称为内暴露。

（二）暴露因素选择

不论是外暴露还是内暴露，在研究设计阶段，需要参考大量的文献，必要时通过专家咨询等手段来审慎选择暴露因素，因为收集哪些暴露因素将直接影响到因果推断的真实性。收集研究变量

时，并不是多多益善，而是要尽可能收集到有潜在因果关联的变量。

1. 使用有向无环图表示变量间关联　有向无环图（directed acyclic graphs，DAGs）是由非循环的（不能包含圆环）有向箭头连接的变量网络，并以图形表示，是识别混杂、指导因果推断的有力工具。先以暴露因素（预测变量）、结局以及第三个因素来表示变量间的关联关系（图 9-3）。

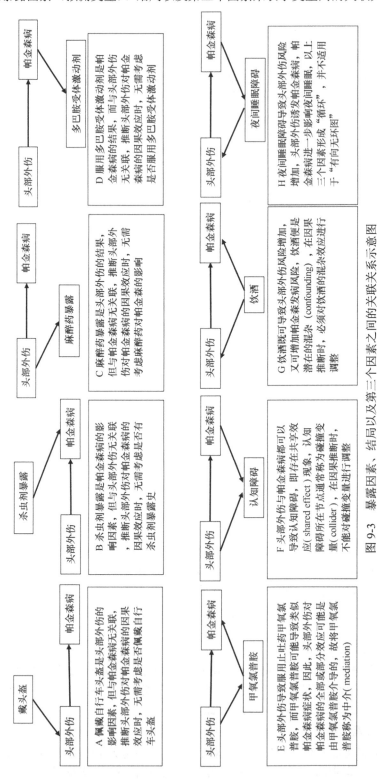

图 9-3　暴露因素、结局以及第三个因素之间的关联关系示意图

基于关联关系示意图，将已知的多个潜在预测因素（包括内暴露、外暴露、遗传因素与环境因素等）与研究结局绘制有向无环图，帮助研究者厘清变量之间的关系，最终选择有研究价值的变量开展调查与测量。

2. 评估暴露因素测量的可行性　在病例-对照研究中，既可以通过问卷调查收集既往暴露信息，也可以基于存储的生物标本、影像学图片、病理切片等进行新的测量。无论采用何种手段收集数据，设计阶段都要考虑测量的可行性，即是否有国际同行公认的测量标准与技术，是否有足够的经费支持等。

（三）暴露因素测量

1. 尽可能选择定量测量形式　定量测量的数据可以提供更丰富的信息及更多的分析可能，因此，在设计测量时，尽可能选择定量测量形式，如基于住院病例摘录患者基线血生化检查结果时，应摘录各生化指标的定量测量值，而不是"+"或"－"等定性结果；无法收集到定量变量时，尽可能采集有序分类变量。

2. 确定疾病（结局）的指示时间　通过问卷调查回顾性收集暴露信息时，要尽可能准确地确定指示时间（index time），即疾病（结局）发生的时间。在去甲麻黄碱与卒中研究项目中，将因颅内出血而发生相关症状，并导致患者就医的时间点确定为指示时间。考虑到一些蛛网膜下腔出血或脑出血患者可能在症状出现前几小时或几天出现短暂的头痛，导致他们就医，因此，对此类头痛患者，将指示时间修正为前哨性头痛的发作时间。指示时间的确定为研究提供了确切的数据收集时间窗。

同样，应在相同的时间窗内对没有发生疾病（结局）的匹配对照开展调查，如在病例指示时间后的一周内调查对照组参与者，从而最大限度减少回忆偏倚风险。

3. 采用盲法　针对病例和对照进行调查和测量时，应采用相同的流程和方法，尽可能对实施调查的人员设盲，即隐藏研究参与者的病例或对照身份，从而避免由调查人员导致的信息偏倚。此外，可以对研究参与者隐藏研究目的，避免他们，尤其是病例组人群因对自身疾病的关切，而过度报告自己的暴露风险，产生信息偏倚。四种可能的盲法见表9-1。

表 9-1　病例-对照研究中的设盲方法

设盲对象	对病例-对照状态设盲	对危险因素测量设盲
研究对象	在病例和对照患有某种与危险因素有关的疾病时可行	引入"虚拟"的危险因素，若其在病例组和对照组间不一致则值得怀疑
		如果是公认的疾病危险因素则可能不起作用
调查人员	当病例看上去与对照无明显差异时可行，但两组研究对象的特异性症状和个人主诉可能使设盲比较困难	如果调查者不是研究者时可行，但很难持续设盲

六、数据采集与质量控制

（一）建立数据收集平台

确定适宜的方法或平台来收集研究数据和管理研究实施是研究计划的一个关键步骤。为此，研究者必须平衡科学严谨性和精确性、参与者便利性和可及性、研究人员成本或负担的需求。许多曾经需要对参与者进行当面评估的研究测量现在可以使用远程平台捕获，包括基于网络的问卷调查平台、可穿戴电子监测器或设备、基于远程医疗或视频会议的检查。然而，研究者可能需要投入大量时间和精力来开发和测试远程数据收集程序。这包括用于准备详细说明以指导参与者访问远程平台或使用和归还借出设备的时间，以及用于确保远程收集数据安全性和质量的工作人员程序。研究者可能还需要创建符合电子文档监管标准的知情同意程序。

（二）质量控制

任何研究都需要严格的质量控制，并贯穿于研究的整个过程。病例-对照研究因其特殊的设计原理，在先确定疾病（结局）前提下，回顾性收集疾病（结局）发生前的暴露信息，因此可能有更高的偏倚风险。

在研究设计阶段，尤其要关注疾病（结局）的诊断准确性，避免发生错分偏倚；尽量在纳入排除标准限定的同一人群中筛选病例与对照，避免发生选择偏倚，例如，采用横断面研究将某一社区中的患者筛选出来组成病例组，从未患病人群中随机抽样组成对照组；或者长期随访某一专病队列，将发生研究关注结局的患者组成病例组，未发生结局的患者组成对照组。

在研究实施前，编制操作手册并统一培训参与问卷调查的调查员；开展预调查（pilot investigation）评估研究流程及测量方法的可行性、效率和成本、测量的可重复性和准确性。预调查的性质和规模取决于研究设计和研究需要。对于大型、昂贵的研究，全流程的预调查可能更为合适，以确保招募策略有效、样本量估计符合实际、研究测量恰当且参与者负担最小化。书面上看似顺利、没有问题的研究方案通常会在试点研究中显现出逻辑性或根本性问题，从而为进一步修订并完善研究流程提供修改依据与修改机会。

在研究实施中，设立专职质控协调员，监督研究的实施；考虑对研究参与者与调查人员设盲；暴露测量尽可能精确，对病例组与对照组采用同样的手段和方式测量暴露情况，避免暴露错分偏倚。

第三节 统计分析策略

在科学设计、良好质控前提下，规范、科学地呈现统计分析结果对于研究结果的解读及证据真实性评价都至关重要。参考"增强流行病学中观察性研究的报告规范"声明（STrengthening the Reporting of OBservational studies in Epidemiology，STROBE）针对病例-对照研究结果部分列出的统计结果报告核心内容清单，制定统计分析策略是确保研究结果透明性与无偏倚报告的重要措施。鉴于越来越多的临床研究者可以掌握统计分析软件的使用，或临床研究团队中有提供统计分析技术支持的专业人员，因此，本章不再介绍病例-对照研究的统计分析公式，而侧重介绍统计分析策略。

一、数据清洗与预处理

即使是质量控制很严格的临床研究，在锁定数据库前，首先都要进行数据清洗，包括：

（1）识别并核查错误值。常见的错误有逻辑错误（如：性别为男性的患者，却出现月经史相关数据）和测量或记录错误（如身高记录值＞250cm），一旦发现疑似错误值，要进行数据溯源，分析错误原因并尽量修改为正确值。

（2）识别并处理异常值。异常值指远离数据主流的测量值，如测量值大于 $\bar{x} \pm 3s$ 时，需要进行数据溯源，根据导致异常值的原因分析决定保留还是删除异常值。

（3）查找缺失值。缺失值是人群研究中不可避免的问题，其处理方式的差异可能在不同程度上引入偏倚，因此，要详细描述缺失值的处理方法，以帮助读者对潜在偏倚风险进行评价。

数据清洗完成后，建议使用流程图（图9-4），详细描述各阶段研究对象人数，如可能合格的人数、符合纳入排除标准的人数、数据清洗阶段被排除的人数、最终纳入统计分析的人数等。

实施统计分析之前往往需要对原始数据进行预处理，例如，对连续变量进行函数转换使其更接近正态分布，基于原始数据构建衍生变量，将连续变量离散化为分类变量或将分类变量的不同类别进行合并等。病例-对照研究常常需要采用多因素统计分析模型控制混杂因素对结果的影响，计算调整后 OR 值，因此，在运行多因素统计分析模型之前，明确原始数据的预处理方法及其相应标准对于理解统计分析结果是至关重要的。

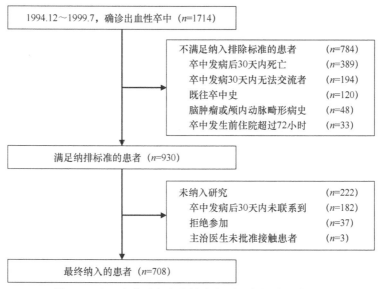

图 9-4　去甲麻黄碱与出血性卒中项目病例纳入流程图

二、病例组与对照组人群特征的统计描述及比较

病例-对照研究的统计描述通常以是否发生疾病（结局）分组，采用统计表（表 9-2）展示研究对象的基本特征（如人口学、临床以及社会特征等）、暴露和潜在混杂因素的信息等，以了解变量在病例组与对照组的分布情况。正态分布的连续型变量采用均数和标准差描述其平均水平与变异程度，非正态分布的连续型变量则采用中位数和四分位间距来描述；分类变量采用频数（百分比）描述其分布情况。必要时，报告各变量存在缺失数据的人数。

表 9-2　病例与对照人群的基本特征 [n（%）]*

特征	病例组（N=702）	对照组（N=1376）	P
女性	383（54.6）	750（54.5）	0.98
年龄（岁）			0.74
＜40	296（42.2）	592（43.0）	
40～49	406（57.8）	784（57.0）	
教育程度			＜0.01
未高中毕业	143（20.3）	121（8.8）	
高中毕业	280（39.9）	395（28.7）	
大学或研究生	277（39.4）	860（62.5）	
缺失	2（0.4）	0（0.0）	
吸烟状况			＜0.01
吸烟	358（51.0）	419（30.4）	
已戒烟	150（21.4）	367（26.7）	
不吸烟	194（27.6）	590（42.9）	
有高血压病史	272（38.7）	860（62.5）	＜0.01
缺失	0（0.0）	1（0.1）	
有糖尿病病史	44（6.3）	72（5.2）	0.37

续表

特征	病例组（N=702）	对照组（N=1376）	P
缺失	5（0.7）	2（0.1）	
有出血性卒中家族史	51（7.3）	56（4.1）	<0.01
缺失	137（19.5）	246（17.9）	
……			

注：* 数据来源于去甲麻黄碱与出血性卒中研究

　　组间比较通常用于检验两组或多组样本是否来源于同一总体，在比较研究对象的基本特征时起到重要作用。在处理两独立样本的组间比较时，正态分布的连续型变量采用成组 t 检验，非正态分布的连续型变量则采用 Wilcoxon 秩和检验；分类变量采用卡方检验；生存资料采用 Log-rank 检验。类似地，在处理三个及以上独立样本的组间比较时，分类变量和生存资料还可以采用卡方检验及 Log-rank 检验；但为了避免多重比较（multiple comparison）带来的 I 类错误（假阳性）膨胀问题，正态分布的连续型变量需采用方差分析，非正态分布的连续型变量需采用 Kruskal-Wallis 检验。而在处理两配对样本的组间比较时，不能将独立样本的统计方法直接套用，正态分布的连续型变量需采用配对 t 检验，非正态分布的连续变量需采用 Wilcoxon 符号秩检验；二分类变量需采用 McNemar 检验，多分类变量需采用 Kappa 检验。

三、暴露因素与疾病（结局）的统计学关联分析

（一）粗 OR 计算

　　成组设计的病例-对照研究，可以将暴露因素与疾病（结局）的资料归纳成如下四格表（表9-3）。

表 9-3　病例-对照研究暴露因素与疾病（结局）关联

暴露史	病例	对照	合计
有	a	b	n_1
无	c	d	n_0
合计	m_1	m_2	t

　　在病例-对照研究中，描述暴露与疾病（结局）关联强度的指标是"比值比"，即 OR 值。OR 定义为病例组的暴露与未暴露比值（a/c）和对照组的暴露与未暴露比值（b/d）之比（式9-6），也称暴露优势比。基于以上四格表，采用公式（9-6）计算获得的 OR 值为粗 OR（crude OR）值。

$$OR = \frac{a/c}{b/d} = \frac{ad}{bc} \qquad （式9-6）$$

　　同时需要计算粗 OR 的 95%CI。很多流行病学书籍针对粗 OR 的 95%CI 计算过程有详细的介绍，本章不再赘述。

　　OR 的数值范围为从 0 到无限大的正数，其 95% CI 表示有 95% 的把握推断总体 OR 所在的范围。OR 的 95% CI 包含 1 时，提示尚不能推断暴露与疾病（结局）发生风险存在关联；OR>1 且其 95% CI 下限同时大于 1 时，提示暴露存在会增加疾病（结局）发生风险；OR<1 且其 95% CI 上限同时小于 1 时，提示暴露存在会降低疾病（结局）发生风险。当然，当自变量为多分类变量时，可以根据变量的具体含义对 OR 值及其 95%CI 做出相应解释。

（二）调整 OR 计算

　　由于病例-对照研究的研究对象是分别来自患病总体和非患病总体的样本，因此，在许多基线特征及潜在混杂因素方面都存在分布不均衡的可能，如表 9-2 所示，病例组与对照组在教育程度、

吸烟暴露、出血性卒中家族史等方面都有统计学意义的差异。针对疾病（结局）是否发生这类二分类应变量，常采用多因素 Logistic 回归对以上潜在混杂因素进行控制，计算调整后的 *OR* 值。

1. 多因素 Logistic 回归的变量筛选　无论是探索性还是验证性病例-对照研究，在实施多因素 Logistic 回归分析前，首先要确定多因素统计分析的变量筛选策略。一种变量筛选策略是数据驱动的变量筛选，在针对相关变量之间是否存在共线性进行判断后，将所有潜在影响因素全部纳入多因素 Logistic 回归分析，采用前进法、后退法或逐步法等统计策略来筛选变量。基于统计分析的变量筛选的局限性在于：没有考虑各影响因素与结局之间以及不同影响因素之间的先验关系，从而导致有时会出现超出当前解释能力的结果。为了克服这一局限性，越来越多的研究者尝试在实施多因素统计分析前，先根据先验知识，借助有向无环图厘清影响因素与结局之间，以及各影响因素之间的关系（图 9-3），再进一步通过统计分析确认将哪些变量筛选入多因素 Logistic 回归分析。

2. 多因素 Logistic 回归的结果表达及解释　针对成组设计的病例-对照研究，采用非条件 Logistic 回归模型（unconditional logistic model），对于采用了匹配措施的病例-对照研究，则要采用条件 Logistic 回归模型（conditional logistic model）进行统计分析，其结果一般按表 9-4 的范式整理。考虑到性别的潜在影响，还针对性别进行了分层分析。

表 9-4 结果提示，服用含去甲麻黄碱的食欲抑制剂使 18～49 岁女性出血性卒中的风险比未暴露人群增加了十余倍，且差异有统计学意义。

表 9-4　女性去甲麻黄碱暴露与出血性卒中风险的关联

变量	病例组 n（%）	对照组 n（%）	调整 *OR**（95%CI）	*P*
所有研究对象				
纳入分析人数	702	1376		
未使用去甲麻黄碱	664（94.6）	1310（95.2）	—	
使用去甲麻黄碱	27（3.8）	33（2.4）	1.49（0.84～2.64）	0.17
咳嗽或感冒药	22（3.1）	32（2.3）	1.23（0.68～2.24）	0.49
食欲抑制剂	6（0.9）	1（0.1）	15.92（1.38～184.13）	0.03
首次使用去甲麻黄碱	8（1.1）	5（0.5）	3.14（0.96～10.28）	0.06
女性				
纳入分析人数	383	750		
未使用去甲麻黄碱	355（92.7）	713（95.1）	—	
使用去甲麻黄碱	21（5.5）	20（2.7）	1.98（1.00～3.90）	0.05
咳嗽或感冒药	16（4.2）	19（2.5）	1.54（0.76～3.14）	0.23
食欲抑制剂	6（1.6）	1（0.1）	16.58（1.51～182.21）	0.02
首次使用去甲麻黄碱	7（1.8）	4（0.5）	3.13（0.86～11.46）	0.08
男性				
纳入分析人数	319	626		
未使用去甲麻黄碱	309（96.9）	597（95.4）	—	
使用去甲麻黄碱	6（1.9）	13（2.1）	0.62（0.20～1.92）	0.41
咳嗽或感冒药	6（1.9）	13（2.1）	0.62（0.20～1.92）	0.41
食欲抑制剂	0	0	—	
首次使用去甲麻黄碱	1（0.3）	1（0.2）	2.95（0.15～59.59）	0.48

注：* 调整因素有吸烟状况、是否合并高血压、种族、教育水平，以上数据来源于去甲麻黄碱与出血性卒中研究

3. 其他事项 虽然许多研究者在其论文中会直接报告经多因素统计分析模型计算的调整 *OR* 值，但 STROBE 强调，应同时报告粗 *OR* 值与调整 *OR* 值，以让读者了解调整 *OR* 值相对粗 *OR* 值在方向上以及数值大小上的改变，从而为评估研究的估计精确度提供参考依据。

第四节　病例-对照研究的衍生类型

一、巢式病例-对照研究

（一）设计原理

巢式病例-对照研究（nested case-control study）是将病例-对照研究"嵌套"于已有的研究队列中（图 9-5），顾名思义，开展巢式病例-对照研究的前提是有一个"队列"，将随访过程中发生的病例（一般是所有的病例）作为研究病例，并在非病例中选取一部分作为对照，进而比较病例组与对照组中某种暴露因素的暴露频率差异的一种研究设计。选取对照人群的方法可以是随机抽取一部分研究对象，或者通过一些统计方法为病例组个体匹配一定数量的非病例，也可以选取所有的非病例。

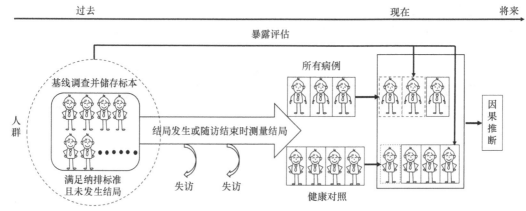

图 9-5　巢式病例-对照研究设计原理（虚线方框代表暴露于研究因素）

（二）巢式病例-对照研究的优势与局限性

巢式病例-对照研究的优势在于：

（1）病例与对照来源于同一个队列，入组时均未发生疾病（结局），因此巢式病例-对照研究获得的病例均为前瞻性随访诊断的新发病例，在控制了选择偏倚的同时，可以避免潜在的疾病状态或结局错分偏倚。

（2）基于队列基线调查获得的暴露信息是在疾病（结局）发生之前完成的，不需要再进行回顾性调查，很好地控制了由于回忆偏倚等导致的信息偏倚。

（3）针对需要花费高额经费完成的标志物测量，尤其是结局罕见时，可以按一定的比例从健康对照中随机抽取相应的样本进行测量，而不需要对所有样本进行测量，从而节约大量经费。

（4）队列基线数据与标本越丰富，随着随访时间的推移，将发生越来越多的不同结局，且随着新的生物学机制研究进展，巢式病例-对照研究可极大地扩展原有队列的研究范围，提高研究效率。

但是，巢式病例-对照研究的设计与实施取决于是否存在适用的队列，或是否有足够的资源启动一项队列研究。此外，如果随访有变化或不完全，或者暴露因素随时间推移而发生了改变，那么基于基线数据设计巢式病例-对照研究存在不足，这种情况下，最好设计为发病密度（incidence-density）巢式病例-对照研究，即针对每个病例，将那些在队列中经过相同长度的随访时间后仍然没有发生疾病（结局）的研究对象划分风险集（risk sets），然后从风险集中随机选择对照。

二、巢式病例–队列研究

（一）设计原理

巢式病例-队列研究（nested case-cohort study）设计与巢式病例-对照设计相似，唯一不同的是，在巢式病例-队列研究中，研究者以队列中所有研究对象（不考虑其是否发生结局）的一个随机样本组成对照，而不是以尚未发生研究结局的人为对照来源，其设计原理见图9-6。

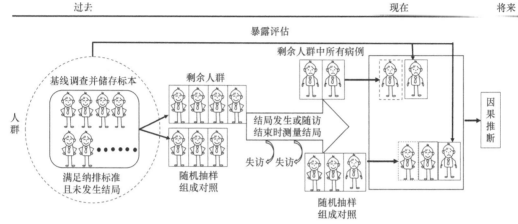

图9-6　巢式病例-队列研究设计原理（虚线方框代表暴露于研究因素）

（二）巢式病例–队列研究的优势与局限性

与巢式病例-对照研究一样，巢式病例-队列研究特别适用于在研究开始已经留存了检测费用较高的可用于后期分析的血清和其他标本或影像的情况。对所有病例和一部分对照样本进行费用较高的测量，所需费用远低于对整个队列进行测量。当实施测量的研究者被设盲时，这种设计保留了队列研究的所有优点，即在结局发生之前收集预测变量。另外，这些设计又可避免传统的病例-对照研究由于不能对死亡病例进行测量，以及从不同总体中选择病例和对照所带来的潜在偏倚。此外，巢式病例-队列设计的优点在于一个队列的随机样本可以作为多个不同结局的对照，例如，一个队列对照的全基因组学测序，可以为多个疾病的全基因组学测序结果充当对照。另外，队列的随机样本可以提供该队列中各危险因素的暴露率，即对照人群的暴露率，从而为因果推断提供相对准确的参考水平。

由于随机抽样建立的对照人群，在随访过程中也可能有人患病或发生研究结局，因此可能会导致疾病（结局）的错分偏倚。但是，当疾病（结局）比较罕见时，该错分偏倚带来的影响几乎可以忽略不计，即使不太罕见，该错分偏倚对研究结果的影响是可以评估并加以控制的。

第五节　病例-对照研究的评价

当疾病（结局）比较罕见，或者已知暴露对健康有潜在危害时，病例-对照研究往往是最可行的研究设计类型。但是，病例-对照研究设计原理存在理论上的局限性，具体如下。

（1）设计阶段，因无法判断研究者可获得的病例是否能代表病例总体，如果无法采用社区来源的对照，那么就很难避免选择偏倚；同样在设计阶段，研究者一般根据自己的先验知识设计研究变量，如果由于人们对疾病（结局）的认识存在局限，那么极有可能漏掉关键因素，从而影响研究结果的真实性。

（2）实施阶段，疾病（结局）已经发生，通过回顾性调查收集疑似影响因素信息，由果及因的时序关系注定无法完全避免错分偏倚、回忆偏倚、幸存者偏倚、因果倒置等对研究结果真实性的影响。

（3）统计分析阶段，尽管人们可选择的统计分析手段越来越多，但是，除了调整混杂对因果关联的影响外，统计模型的应用无法解决选择偏倚、因果倒置等问题。鉴于这些局限性，理论上，病例-对照研究提供的因果论证强度的等级并不高。

已故临床流行病学家 David Sackett 教授在 20 世纪 90 年代曾说过，"虽然每年有上千篇病例-对照研究文献发表，但他相信能做好病例-对照研究的专家只有几位"。因此，熟悉病例-对照研究的设计原理与实施要素的同时，掌握对病例-对照研究进行真实性评价的方法同样重要，可以帮助大家在进行循证决策时，快速评价研究偏倚风险，对研究结果真实性有相对准确的判断，以去伪存真。

一、纽卡斯尔-渥太华量表

英国纽卡斯尔大学和加拿大渥太华大学联合制定的纽卡斯尔-渥太华量表（Newcastle-Ottawa Scale，NOS）较为常用。该量表适用于评价病例-对照研究和队列研究。NOS 量表针对病例-对照研究设计了研究人群选择（selection）、可比性（comparability）及暴露（exposure）因素三个维度评价，共 8 个条目。NOS 对文献质量的评价采用了星级系统的半量化原则，满分为 9 颗星，详细内容见表 9-5。

表 9-5　NOS 量表关于病例-对照研究的偏倚风险评价

维度	条目#	评价标准
研究人群选择	病例定义和诊断是否恰当（1分）	①恰当，有独立的确定方法或人员 *；②恰当，如基于病历记录或自我报告；③未描述
	病例的代表性（1分）	①连续纳入病例，或有代表性的系列病例 *；②有潜在选择偏倚或未描述
	对照的选择（1分）	①基于社区人群的对照 *；②医院来源的对照；③未描述
	对照的定义（1分）	①无目标疾病史 *；②未描述
组间可比性	病例组和对照组的可比性（2分）	①研究控制了最重要的混杂因素 *；②研究控制了其他重要的混杂因素 *（即对混杂因素进行了调整）
暴露因素测量	暴露因素的确定（1分）	①有可靠的原始记录（如外科手术记录）*；②结构式访谈，且设盲（不知被访者是病例还是对照）*；③未实施盲法的访谈（即知道病例或对照的情况）；④未描述
	病例组和对照组的调查方法是否相同（1分）	①是 *；②否
	无应答率（1分）	①两组无应答率相同 *；②描述两组无应答情况；③两组无应答率不同，但未描述

注：#：给分条目；*：给分点

二、严格评价清单

2004 年，英国牛津循证医学中心文献严格评价项目（critical appraisal skill program，CASP）也制定了针对观察研究的评价清单，用于评价病例-对照研究的 CASP 清单（表 9-6）包括了 12 个问题，其中第 7 个问题只适用于队列研究，因此在用 CASP 清单评价病例-对照研究时可以忽略。CASP 清单相对于 NOS，提供了细节，不仅可用于病例-对照研究结果真实性评价，12 个条目更是病例-对照研究在设计、实施与分析阶段应审慎考虑的要素。

表 9-6 病例-对照研究真实性的 CASP 评价清单

维度	条目	提示
研究结果可靠吗？	1. 研究是否提出了清晰明确的问题？	①研究的人群； ②研究的危险因素； ③研究是为了检测有益或有害的效应？
	2. 回答问题的方式是否合适？	①在目前的情况下，病例-对照研究是否符合研究目的（结局是否罕见或有害）？ ②病例-对照研究能否解决研究问题？
	3. 病例的选择方法是否合适？	①是否准确地定义了病例？ ②病例组具有代表性（地理学上的和/或暂时的）？ ③有无建立可靠的系统来选择病例？ ④是研究发病率还是患病率？ ⑤病例组有无特殊特征？ ⑥研究时间范围是否与疾病/暴露有关？ ⑦样本量充足吗？ ⑧计算把握度了吗？
	4. 对照组的选择方式是否合适？	①对照组具有代表性吗（人口学上和/或暂时的）？ ②对照组有无特殊特征？ ③应答率高吗？不应答的人群是否具有不同特征？ ④使用匹配选择、人群来源还是随机选择？ ⑤样本量充足吗？
	5. 是否准确测量暴露因素以减少偏倚？	①暴露因素是否有明确的定义？测量方法是否准确？ ②研究者使用的是主观还是客观的测量方法？ ③测量方法的真实性如何（是否是被验证的）？ ④病例组和对照组使用的测量方法是否相似？ ⑤在适合使用盲法的地方是否使用了盲法？ ⑥时间顺序正确吗（研究的暴露因素是否在结局前）？
	6. A：作者考虑了一定的混杂因素吗？ B：在设计和/或分析中，研究者对潜在混杂因素采取措施了吗？	在设计阶段的严格控制；在分析阶段使用技术手段如建模、分层、回归、敏感性分析来纠正、控制、调整混杂因素
	7. A：研究对象随访是否完成？ B：随访时间是否足够长？	①不管效应好坏，应该有足够长的暴露时间； ②失访人群可能有不同结局； ③在动态队列中，对加入和离开队列的人有无特殊要求？
研究结果是什么？	8. 研究结果如何？	①基线的结果？ ②分析方法合适吗？ ③暴露因素与结局的关联强度如何（OR 值为多少）？ ④调整混杂因素后，混杂因素是否还起作用？ ⑤调整混杂因素是否对 OR 值有很大的影响？
	9. 研究结果的精确度如何？危险效应的估计值精确度如何？	①P 值是多少？ ②置信区间是多少？ ③研究者是否考虑所有重要的变量？ ④如何评估排除的人群的研究效应？
	10. 结果是否可信？	①无法忽略的大效应量； ②有无偏倚、机遇或混杂因素的影响？ ③研究的设计和方法是否有缺陷导致结果不可靠？ ④考虑 Bradford Hills 标准（时间序列、剂量-效应梯度、生物学相似性、一致性）
研究结果适用吗？	11. 试验结果是否适用于当地人群？	①纳入试验的研究人群是否与你所研究的人群相似？ ②当地的环境和研究中的是否相似？ ③能否量化对当地人群的有益和有害效应？
	12. 研究结果与其他证据是否符合？	考虑所有可得到的、来自随机对照试验、系统评价、队列研究及病例-对照研究的一致性较好的证据

第六节 病例-对照研究实例

一、研究背景

全球范围内，出生缺陷首位疾病为先天性心脏病（以下简称先心病），有一百多万先心病患儿，虽然近年来先心病筛查技术得到快速发展与普及，但一旦发生，无论是终止妊娠还是出生后诊治，都给孕妇及其家庭带来极大的精神压力与经济负担。因此，加强围孕期保健以降低先心病发病风险仍具有重要临床与公共卫生意义。

2021 年，我国的科研团队基于 102 项 Meta 分析或系统评价（覆盖 949 项先心病非遗传因素原始研究）的伞式综述发现，叶酸添加在降低先心病风险方面有中等程度的保护效应，*OR* 值及其 95% 置信区间为 0.61（0.51，0.73）。但是，亚甲基四氢叶酸还原酶（MTHFR）C677T 基因多态性会影响叶酸在体内的代谢，先前尚无研究在胎儿心脏发育之前或接近胎儿心脏发育的关键时间窗中测量该生物标志物，因此，母体叶酸是否以及在多大程度上与后代冠心病风险相关尚不清楚。

实例文献

考虑到在母孕期开展干预的伦理学限制，针对这一问题，我国的科研团队基于上海孕前队列（Shanghai Preconception Cohort，SPCC）设计了巢式病例-对照研究，采用世界卫生组织推荐的红细胞叶酸作为体内叶酸暴露的金标准测量值，研究围孕期母体红细胞叶酸水平与子代先心病发生风险之间的关联关系。

二、研究方法

（一）上海孕前队列

上海孕前队列于 2016 年 3 月启动，是一项持续的前瞻性队列研究，旨在调查孕前必需营养素与后代冠心病风险之间的关系。研究基于中国上海 12 个区的 29 家产科机构招募参与者，即在怀孕前到医院就诊，并打算在 1 年内怀孕的夫妇和首次怀孕的孕早期女性。所有参与者在妊娠 14 周内进行产前检查，采用标准化问卷收集其生活方式、膳食补充剂、妊娠史和人体测量数据，并在招募时抽取血液样本，根据红细胞叶酸检查的要求处理血液样本，并将其储存在中心实验室的 –80℃ 冰柜中，直至分析。之后，所有孕妇都接受了常规产前保健程序的随访。截至 2021 年 12 月，在 35 166 名注册妇女中，有 22 753 人获得了分娩结果。详细的队列信息可阅读发表在 *BMJ Open* 上的 SPCC 建设方案。SPCC 研究方案通过了机构伦理审查（机构审查委员会编号：201649），所有参与者在注册前提供书面知情同意书。

（二）病例组定义与选择

病例定义为子代确诊先心病的母亲。所有先心病采用国际儿科和先天性心脏病命名法来定义。先心病确诊胎儿包括活产、死产和因胎儿心脏异常而流产的所有胎儿。先心病诊断流程如下：由训练有素的超声医生在妊娠中期（妊娠 20 至 24 周左右）对所有入组孕妇进行产前超声扫描，经授权的三级胎儿医学中心证实异常发现；对所有新生儿行常规新生儿先心病筛查，筛查阳性的新生儿随后被安排进一步的超声心动图检查；筛查结果阴性者在出生后 42 天、3 个月、6 个月和 1 岁时完成常规儿童预防保健随访；对那些晚期出现心脏症状（如发绀、呼吸急促和进食困难）以及出生后在其他医院诊断为先心病的患者进行了进一步鉴定。随后，由经过培训的工作人员电话随访，向以上患儿父母确认其子女的先心病诊断信息。

最后排除了单纯卵圆孔未闭、动脉导管未闭在 3 个月大时闭合、生理性肺分支狭窄在产后随访时消失、房间隔缺损在 3 个月中闭合的病例。将合并心脏结构异常或需要早期干预的先心病患儿的母亲纳入研究，组成病例组。

（三）对照组定义与选择

对照定义为上海孕前队列中子代无出生缺陷的母亲。按照 1∶4 的比例筛选对照，即每个确诊病例匹配 4 名对照，匹配条件为：对照母亲年龄与病例母亲年龄相仿（±2 岁）；采血时间邻近

（±3 个月）；来自同一医院；入组状态（孕前或孕早期）相同。

■ （四）样本量估算

由于巢式病例-对照研究是基于可获得病例开展的，因此，在已知病例组及对照组样本量前提下，需要进行基于研究假设的把握度分析，以此来判断已有病例及对照样本量是否能达到足够的统计效能。在样本量计算与把握度分析（power analysis and sample size，PASS）软件下，基于匹配设计的病例-对照研究对 OR 值假设检验进行样本量估算或把握度分析的界面见图 9-7，该界面适用于自变量为连续型变量的情形。

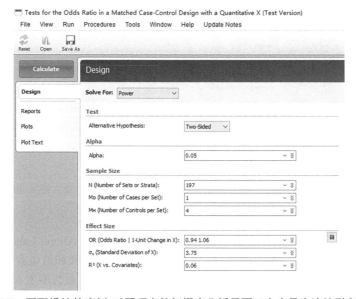

图 9-7 匹配设计的病例-对照研究的把握度分析界面（自变量为连续型变量）

需要设置的参数有：

1. 统计学检验水准：α，常规设置为 0.05，双侧。

2. 匹配对子数：N（number of sets or strata）。

3. 每对对子中的病例数：M_D（number of cases per set）。

4. 每对对子中的对照数：M_H（number of controls per set）。

5. 相比自变量 X，自变量 $X+1$ 个单位时的 OR 值：OR（odds ratio | 1-unit change in X）。

6. 自变量的标准差：σ_x（standard deviation of X）。

7. 暴露因素对其他协变量的影响：R^2（X vs. covariates）。

实际操作过程中，α、N、M_D、M_H 是人为设置的，OR、σ_x、及 R^2 则需要查阅文献、系统综述或重新计算获得。在本研究中，双侧 $\alpha = 0.05$，估计红细胞叶酸浓度每增加 100nmol/L 时，其标准差为 3.75，每 100nmol/L 增量估计的红细胞叶酸浓度与先前队列研究估计的其他协变量之间的相关关系 $R^2 = 0.06$。基于病例与对照比为 1∶4 的条件 Logistic 回归模型估算，197 例患者的样本量将有 80% 的能力检测出小于 0.94 或大于 1.06 的 OR（结果见图 9-8）。

Tests for the Odds Ratio in a Matched Case-Control Design with a Quantitative X

Numeric Results
Hypothesis Type: Two-Sided

Power	Number of Matched Sets N	Cases per Set M_D	Controls per Set M_H	Odds Ratio OR	Standard Deviation of the Covariate X σ_x	Regression of X on other Covariates R^2	Alpha
0.8063	197	1	4	0.9400	3.7500	0.0600	0.0500
0.7579	197	1	4	1.0600	3.7500	0.0600	0.0500

图 9-8 匹配设计的病例-对照研究的把握度分析结果（自变量为连续型变量）

当然，如果采用经典匹配设计的病例-对照研究，则可以参考图 9-9 界面计算所需样本量。

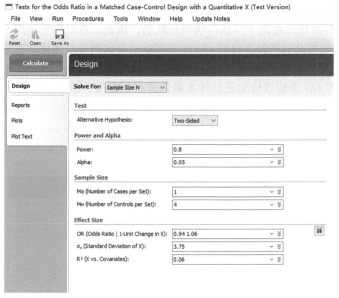

图 9-9　匹配设计的病例-对照研究的样本量计算界面（自变量为连续型变量）

（五）红细胞叶酸测量

使用化学发光微粒免疫测定法（ARCHITECT i2000SR 分析仪；Abbott Laboratories）测定红细胞叶酸、血清叶酸和血清维生素 B_{12} 的水平。红细胞叶酸、血清叶酸和维生素 B_{12} 的 QC1-QC3 变异系数小于 7.5%，符合实验室质控要求，且研究样本的批次内变异系数小于 6.5%。

（六）统计分析

1. 主要分析　分析母体红细胞叶酸浓度持续升高（每 100nmol/L）与子代先心病风险的关联。采用条件 Logistic 回归模型估计 OR 值及其 95% 置信区间，并对潜在的混杂因素进行了调整，包括入组和受孕之间的持续时间（月：孕前累积为负数，孕后累积为正数）、孕前体重指数（kg/m²）、流产史（是或否）、吸烟暴露（是或否）、饮酒（是或否）、教育水平（高中或更低、大学或研究生）和维生素 B_{12} 水平（每 100pmol/L）。为了有益于临床解释并与其他研究进行比较，研究者将红细胞叶酸水平按世界卫生组织推荐的 906 nmol/L 阈值转化为二分类变量。

2. 次要分析　按 226 nmol/L（100ng/mL）间隔，将红细胞叶酸浓度分为 7 组（<226nmol/L、226～452nmol/L、453～679nmol/L，680～905nmol/L、906～1131nmol/L、1132～1359nmol/L 以及≥1360nmol/L），以评估红细胞叶酸浓度与先心病风险是否存在剂量-反应关系。在条件 Logistic 回归模型中将 7 个剂量组（编码为 1～7）作为连续变量进行趋势检验。以上海每 1000 名新生儿 8.98 例先心病的率作为参考，估算 7 个剂量水平的红细胞叶酸浓度的人群风险。

三、主要研究结果

（一）病例组与对照组特征比较

表 9-7 显示，两组研究对象人口学特征有较好可比性。血清叶酸水平组间差异无统计学意义，但是对照组红细胞叶酸高于病例组，在未补充叶酸亚组人群中，病例组红细胞叶酸水平更低。

表 9-7　病例组与对照组人口学特征

人口学特征	先心病患儿母亲（n=197）	匹配健康对照母亲（n=788）
年龄（岁），中位数（P_{25}, P_{75}）	30.1（28.3, 33.1）	30.0（27.8, 32.6）

续表

人口学特征	先心病患儿母亲（n=197）	匹配健康对照母亲（n=788）
民族，n（%）		
汉族	195（99.0）	778（98.7）
其他	2（1.0）	10（1.3）
体重指数（kg/m²），中位数（P_{25}，P_{75}）	20.9（19.2，22.8）	20.7（19.2，22.4）
教育程度，n（%）		
高中及以下	18（9.0）	79（10.0）
大学	141（72.0）	571（72.5）
研究生	38（19.0）	138（17.5）
吸烟，n（%）	28（14）	134（17.0）
饮酒，n（%）	26（13）	148（18.8）
血清叶酸（nmol/L），中位数（P_{25}，P_{75}）	31（21，38）	32（21，39）
未服用叶酸片	24（18，31）	21（15，30）
服用叶酸片	32（25，39）	35（29，41）
红细胞叶酸（nmol/L），中位数（P_{25}，P_{75}）	714（482，1008）	788（557，1094）
未服用叶酸片	490（343，740）	566（418，810）
服用叶酸片	830（577，1072）	877（651，1179）

（二）母亲红细胞叶酸水平与子代先心病的关联

由表 9-8 可见，母亲红细胞叶酸含量达到 WHO 推荐阈值时，子代先心病风险中等程度下降，调整后 OR 及其 95%CI 为 0.61（0.40～0.93），且剂量-反应关系有统计学意义。

表 9-8 母亲红细胞叶酸与子代先心病风险的关联 *

母亲红细胞叶酸含量	病例组	对照组	调整 OR**（95%CI）	P
连续变量，每增加 100nmol/L	197	788	0.93（0.88～0.99）	0.014
按 WHO 阈值转换为二分类（nmol/L）				
＜906	141	486	1	
≥906	56	302	0.61（0.40～0.93）	0.022
剂量亚组（nmol/L）				
＜226	6	16	1	0.007
227～452	39	103	1.06（0.34～3.23）	
453～679	50	180	0.67（0.21～2.13）	
680～905	46	187	0.55（0.18～1.76）	
906～1131	23	126	0.40（0.12～1.34）	
1132～1359	15	67	0.47（0.13～1.72）	
≥1360	18	109	0.35（0.10～1.26）	

注：* 有删减，全部变量的统计描述请阅读原文；** 条件 Logistic 回归针对入组和受孕之间的持续时间（月：孕前累积为负数，孕后累积为正数）、孕前体重指数（kg/m²）、流产史（是或否）、吸烟暴露（是或否）、饮酒（是或否）、教育水平（高中或更低、大学或研究生）和维生素 B_{12} 水平（每 100 pmol/L）进行了调整

（三）结论

母体红细胞叶酸水平升高与后代先心病风险降低相关。但针对先心病一级预防，是否需要推荐更高的目标红细胞叶酸水平，需要进一步研究。

四、评　价

（一）研究偏倚风险评价

首先采用 NOS 量表对该研究的偏倚风险进行评价，可以获得 7 颗 *（满分 9 颗 *），见表 9-9。该研究偏倚风险较低，研究结果真实性较好。

表 9-9　基于 NOS 量表的病例-对照研究偏倚风险评价

维度	条目	评价标准
研究人群选择	病例定义和诊断是否恰当（1分）	* 恰当，本研究采用国际儿科和先天性心脏病命名法来定义先心病，有质控严格的诊断流程
	病例代表性（1分）	* 该研究确诊胎儿包括活产、死产和因胎儿心脏异常而流产的所有胎儿，而且从孕中期随访到出生后1年，降低了漏诊与误诊导致的选择性偏倚风险
	对照选择（1分）	* 该研究虽然基于医院孕产门诊招募参与者，但对照是基于同一队列人群，基于匹配原则筛选获得的，因此较好地控制了选择偏倚风险
	对照定义（1分）	该研究对照定义为无出生缺陷者，但病例组排除了不需要早期干预的先心病病例，那么对照是否包含这些病例，未做清洗描述
组间可比	病例组和对照组的可比性（2分）	** 研究对混杂因素进行了调整
暴露因素测量	暴露因素确定（1分）	* 实验室测量确定暴露
	病例组和对照组的调查方法是否相同（1分）	* 是
	无应答率（1分）	红细胞叶酸测量无缺失数据，但母亲是否添加叶酸的数据有缺失

（二）因果推断

一项偏倚风险低的研究，是否能满足因果推断，尤其是作为循证医学证据时，需要根据 Hill 因果推断标准进行评价。

研究显示母亲红细胞叶酸含量达到世界卫生组织推荐阈值时，子代先心病发生风险中等程度（关联强度）下降，调整后 OR 及其 95%CI 为 0.61（0.40～0.93），而且随着母亲红细胞叶酸水平升高，子代先心病风险下降呈现剂量-反应关系（dose-response relationship），因此，依据该证据可以肯定母亲红细胞叶酸水平对子代先心病的保护效应。而叶酸添加预防子代先心病的结论，在其他研究中也有报告，满足关联的一致性（consistency）。有研究证据显示，由于心脏发育需要整合迁移的神经嵴细胞，大约 8 周后，依赖于神经嵴细胞的心脏流出道和间隔就完成了，因此母亲补充叶酸降低先心病风险具有生物学合理性（biologic plausibility）。需要注意的是，巢式病例-对照研究所采用的人口学信息与生物学标本都是在疾病（结局）发生之前就完成采集的，因此该研究的统计学关联的时序性（temporality）属于前因后果。

但是，根据该研究证据是否能支持修订先心病一级预防相关叶酸补充剂量推荐时，需要关注叶酸与出生缺陷疾病之间不存在关联的特异性，在有些研究中已发现，较高的叶酸水平虽然可以降低神经管畸形、先心病与唇腭裂的风险，但有可能增加泌尿系下尿道裂的风险。

> **拓展阅读**
>
> 严若华，彭晓霞. 队列研究与病例-对照研究的统计分析逻辑及表达规范. 中华麻醉学杂志，2023, 43(3): 257-264. 此论文基于临床研究实例介绍了不同研究设计类型的统计分析逻辑，以帮助临床研究者规范地报告病例-对照研究结果。

◀ **思考与练习** ▶

一、选择题

1.（单选）病例-对照研究设计时，最好选择"新发病例"组成病例组的目的是（　　　）

A. 控制选择偏倚

B. 回顾性调查暴露信息时，减少回忆性偏倚

C. 增加研究对象招募的可行性

D. 控制混杂

E. 避免入院率偏倚

2.（单选）采用匹配策略选择对照时，以下哪些原则是正确的（　　　）

A. 用来匹配的因素应该是被证实的影响因素

B. 尽量选择不可变化的预测因素作为匹配因素

C. 为了避免过度匹配，匹配因素的个数一般不超过 4 个

D. 对照与病例的比例不必设置上限

E. 以上均正确

3.（单选）在病例-对照研究中，如果需要通过问卷调查来收集暴露信息，控制信息偏倚的策略有（　　　）

A. 严格培训调查员

B. 尽可能对研究对象设盲，使其无法了解具体的研究目的

C. 尽可能对调查员设盲，使其无法了解研究对象的患病状态

D. 设置专人核查质控，避免缺漏项

E. 以上均正确

二、问答题

假设您是研究者，计划采用病例-对照研究来回答研究问题："有卵巢癌家族史的女性患卵巢癌的风险会增加多少？"请问，您在设计该研究时如何考虑以下问题。

（1）有哪些挑选病例的好方法？

（2）应该如何选择对照？

（3）您所定义的病例和对照样本中可能存在什么偏倚？它们可能对结果产生怎样的影响？

（4）如何测量"卵巢癌家族史"？评论此测量中存在哪些潜在偏倚风险。

（5）应用什么方法评估关联关系？用什么方法检验其统计学显著性？

（6）您认为病例-对照方法是解决该研究问题的合适方法吗？针对本研究问题，讨论病例-对照设计相对于其他可行研究设计类型的优缺点。

（彭晓霞）

第十章 队列研究

队列研究（cohort study）是指将某一特定人群按是否暴露于某可疑因素或按不同暴露水平进行分组，追踪观察一段时间，比较各组某种健康相关事件或结局（如疾病的发生、死亡等）的发生率（如疾病的发病率或死亡率）的差异，以检验该暴露因素与研究疾病是否存在关联及关联强度的一种观察性研究方法。

第一节 概　　述

一、队列研究概念

队列研究具有三大要素：队列（cohort）、暴露（exposure）以及结局（outcome），这三大要素以时间为轴线构成了从"因"到"果"的时间顺序。队列是特定的研究人群，是具有某个（或某些）特质的、未发生所研究的健康相关事件或结局的一群人。根据研究对象是否接触过某种特定的物质，或是否具备某种待研究的状态或特征（暴露），可以将研究对象分成暴露与非暴露组或者不同的暴露水平组，随访观察一段时间后，比较不同暴露组或各暴露水平下某种健康相关事件或结局的变化情况与差别，以推断暴露与结局之间可能存在的关联及其强度。

二、研究设计特点

队列研究是一种分析性流行病学研究方法。不同于病例-对照研究的"病-因"追溯设计，队列研究的"暴露"与"结局"存在时间上的先后顺序，满足了因果推断的时间顺序要求。其中，前瞻性队列研究是观察性研究中证据级别最高的研究类型，通过前瞻性收集研究资料，提供的信息相对比较可靠，能够极大地避免回忆带来的信息偏倚。队列研究中的分组是依据研究对象某特质/暴露因素的自然状态进行的，是一种真实世界的状态，而非人为施加的分组，也不存在随机分配，这也是队列研究区别于干预性研究的主要特质。前瞻性队列研究结果作为干预性研究的重要补充，在特定的条件下，可直接获得因果关联。

基于队列研究的设计特点，其研究目的可以是：①观察疾病的发生、进展、结局等自然变化的全过程；②估计疾病的人群发病率与发病风险，寻找高危人群；③评价已经实施的预防或干预措施在真实世界人群中的效果；④探索暴露与疾病的关联性，验证病因学假设，检验因果关联。

三、研究设计类型

依据研究对象进入队列及终止观察的时间，队列研究可分为前瞻性队列研究（prospective cohort study）、历史性队列研究（historical cohort study）和双向性队列研究（ambispective cohort study）。三种队列研究方法示意如图10-1。

前瞻性队列研究是经典的队列研究设计类型，研究对象进入队列的时间是"现在"，依据研究对象当前的暴露状况进行分组。研究结局尚未发生，需要通过前瞻性随访观察一段时间获得。因此，前瞻性队列研究需要观察一段时间，通常这个观察时间是相对比较长的（可以长达十几年甚至几十年），样本量大，花费高，质量管理难度大，执行困难；但在前瞻性队列研究中，由于研究者可以直接获取关于暴露与结局的第一手资料，因而资料的偏倚较小；由于没有人为的干预，可以观察疾病的自然发展病程，结果可信。

历史性队列研究是指研究对象进入队列时，研究的结局已经出现，分组是依据研究对象过去某个时点的暴露状况/暴露水平进行的，暴露与结局信息均可从历史资料中获得，不需要前瞻性随访观察。因此，历史性队列研究具有省时、省力、出结果快的特点。但缺点也比较明显：研究数据

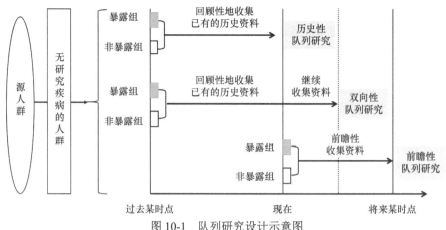

图 10-1　队列研究设计示意图

信息未经过设计，可能存在重要信息的缺失；研究目的、内容以及指标测定方法完全受限于已有数据、信息以及生物样品，导致结论的外推性和可靠性受限。

双向性队列研究是在历史性队列研究的基础上，继续前瞻性随访观察研究对象一段时间，获得全部或一部分重要结局数据，在一定程度上弥补了历史性队列研究的不足。

除上述三种常见的队列研究方法外，还有巢式病例-对照研究以及病例-队列研究等方法，这些研究方法是综合了病例-对照研究与队列研究设计的优势形成的研究设计类型，相关介绍详见本书第九章。

由于队列研究耗时长、花费多，所需样本量大，因此在实施队列研究前应该根据具体情况选择合适的研究设计类型。在选择设计类型时应权衡研究问题、研究目的、时间与基金资助情况等多方面综合考量。另外，队列研究实施前应能够明确暴露因素与结局的时间先后关系，暴露应能够被观察或测定，同时人群具有足够的暴露比例，并且大部分观察人群应能被长期随访。

第二节　研究设计要点

队列研究设计的要点包括建立研究假设，根据研究假设确定研究目标人群与本次研究对象，暴露、结局和混杂因素等研究变量的筛选与梳理，以及队列的随访。

一、明确研究假设

研究假设是队列研究的关键，不仅决定了做什么，同时也决定了怎么做。由于队列研究耗时费力，为避免浪费资源与精力，队列研究假设的提出应非常谨慎，需具有一定的机制研究与人群研究的证据支持。比如，在机制研究中发现但尚未在人群中证实的假设，或是在横断面研究或病例-对照研究中已经被观察到的关联性，都可以通过队列研究进一步验证。一个好的临床研究假设/问题需具有以下特点：有前期研究的证据基础、可测性、有效性、实用性、创新性、符合伦理以及医学相关性。

通过队列研究，可以观察人群自暴露于某影响（危险/保护）因素后，疾病发生、发展的全过程；评价某些预防和干预措施的人群效果；由因到果，检验暴露因素与疾病（或健康状态）之间可能的因果关联。

二、人群选择

队列研究的人群是一个特定的人群，这个人群首先是尚没有发生本次研究结局/事件的人群，并且该人群中的研究暴露因素比例不能太低。研究人群可以是一般人群、特殊暴露人群、职业人群或者有组织的人群。一般人群通常是某行政区域或地理区域范围内的全体人群或者通过随机抽样获得的有代表性的人群样本，基于这样的队列获得的结论的外推性比较好，但考虑到调查方法的可操作性与调查对象的依从性，更多时候是通过便利抽样获得样本队列。一般人群队列中特殊暴露比例较低，在研究特殊暴露时需要特殊暴露人群，如选择某种特殊的职业暴露人群来研究职业暴露与疾病的关联。另外，可以考虑选择一些有组织的团体（如在校大学生、某地域注册护士等），这些团体虽然不能代表一般人群（外推性需要论证），但是该类人群特有的组织架构为有效的资料收集和后续随访提供了有力的保障。

队列研究可以选择来自同一队列中未发生暴露或者暴露水平较低的人群作为对照人群（内对照），也可以选择外部队列人群作为对照（外对照）。由于内对照人群与暴露人群均来自同源人群，内对照与暴露人群的异质性小于外对照人群，可比性较强。对于一些特殊暴露人群，很难获得同队列的对照人群，可以选择外部对照人群。

队列研究的人群选择需考虑以下问题：

（1）队列研究实施的关键是随访，暴露人群与非暴露人群均需随访较长时间，如果失访比例过高，并且失访人群与随访人群之间在某些特征上存在显著差异时，很有可能会引起选择性偏倚。因此，最好选取研究期间不会离开居住地的人群，以便于研究人员在整个随访期间获取相关信息。但是同时也带来一些问题，比如便于随访的人群是否能够代表真实的人群，便于随访的人群可能与不便于随访的人群（研究期间离开居住地的人群）之间存在某种差异。

（2）人群的选择取决于研究目的，例如，研究目的为医护人员的工作压力与糖尿病之间的关联性，研究人群必须是医护人员，选取健康的医护人员作为研究对象；如果目的是探索一般人群的工作压力与糖尿病之间的关联性，研究人群为各行各业的、目前尚未患糖尿病的工作人员，医护人员仅仅是其中的一部分。

（3）选取研究人群时需要考虑人群中的暴露比例以及结局发生的比例，暴露比例太低或者结局发生的比例太低均不适合作为队列研究的人群。例如，研究维生素D的摄入是否可以预防糖尿病的发生，由于糖尿病发生前历经的时间相对较长，通常需要随访的时间比较长，可能长达几十年，如果选择青年人，依从性会较差，这时可以选择糖尿病的高危人群作为研究对象，在相对较短的随访时间内糖尿病的发生率比较高，可以缩短随访时间。另外，人群的选择影响研究结论的推广性，应根据具体的研究目的与实际经费情况合理选择。

三、暴露及其测量

暴露因素在不同的研究中有不同的具体定义，可以是危险因素，也可以是保护因素；可以包括环境因素、职业因素、社会心理因素、生活行为方式、饮食因素、食品药物因素、遗传因素、治疗与预防措施、人体及其组织测量指标等。不同暴露因素的测量方法不同，主要有直接观察与测量、问卷调查以及翻阅历史资料或档案记录信息。

采用直接观察与测量的暴露比较少见，如性别、肤色、眼睛颜色等，需要给出统一的标准，以便于每个观察人员都能够得出一致的判断。而实际中，多数的暴露需要通过仪器设备以及实验室检测获得，如身高、体重、血压、血糖等。直接测量的指标一般是连续型变量，具有测量单位；在测量时，为保证测量值的准确性、精确性与一致性，需采用统一的测量仪器和标准化的操作流程，以降低测量误差，并通过重复测量以减少随机误差的影响。

除直接观察与测量外，更多的情况下，很多暴露因素的测量来自于问卷调查，其已经成为临床研究中最常用、有效的暴露测量方法之一。调查问卷收集的暴露非常广泛，可以包含一些可测量或者不可测量的暴露信息。随着电子设备的普及应用，问卷调查在临床研究中更为便利，得到了更加广泛的应用与推广。依据调查方式的不同，可以分成面对面访谈与自填式问卷。无论是调查员与研究对象之间通过电话或面对面交流的方式进行调查，还是调查者事先把调查表发送或邮寄给调查对象，让其自己完成，都需要提前设计好统一的标准化问卷。特别是针对一些特殊的测量，如睡眠、心理健康状态、疼痛、饮食以及运动水平，具有标准化的测量量表，在选择时尽量采用业内通用的标准化测量量表。量表是经过严格的信效度评估的标准化的问卷，已经被认为是暴露或者疾病的标准化测量工具。例如，测量睡眠质量可以考虑使用匹兹堡睡眠质量指数。由于量表具有语言、适用对象和调查环境限制，如果某种在国外建立的量表第一次用于中国人群，首先需要进行量表的汉化及信效度评价，确保量表在中国人群的可用性，保证测量结果的准确性和可靠性，才可以在中国人群中应用。调查问卷中的条目可采用选择、填空等形式，为保证各研究对象提供统一可比的信息，调查问卷中多采用选择性题目，获得的数据一般是分类变量，可以是二分类（是否吸烟），也可以是多分类（种族）；填空形式获得的一般是连续型变量，如年龄、孕周等，这些数据一般是研究对象可以轻松获取的；有时一些易于测量的数据也可以通过问卷来获取，如身高和体重，与现场实测结果相比准确性会相对较低；但是对于 10 年前的身高和体重，已经没有办法再测量，可以通过问卷获得。另外，填空类型的信息转化为选择类型，数据从连续型变量变为分类变量，收集的信息量会大幅下降，需慎重选择。总之，需根据实际情况选择暴露的测量方法以及条目的形式。

另外，也可以通过翻阅档案及历史记录来获取研究对象的暴露信息。随着医院信息系统及数据库连接技术的发展，其在临床研究中的应用越来越广泛。需要强调的是，选择档案或历史记录作为暴露测量方式的前提是历史资料的收集方式、数据质量管理方法、数据完整性等重要关键信息能够充分被保证，能确保获取数据的准确性。

同一种暴露通常会有多种不同的测量指标和测量方法，比如肥胖的测量指标有体重、体重指数、体脂成分、腰围等。选取暴露因素的测量指标时需综合考虑以下因素：①代表性，即测量指标是否能够准确、真实、持续地反映暴露或者研究变量在随访期内的水平、频率、强度、状态与变化情况，并且最好是公认的、规范化的暴露指标。②可测量性，即所选指标能够直接被观察或者能够被准确测量，针对上述提到的三种暴露测量方法，选择顺序一般是：直接测量或观察、档案以及历史记录、问卷调查。连续型的测量值是暴露测量的首选测量方法。③剂量和时间，需要明确测量值所代表的是个体的近期暴露、历史暴露还是累积暴露水平，并合理地设定测量的时点、频率以及暴露水平。④费用，是选择暴露测量的重要考虑因素，直接决定暴露测量及研究的可行性。

四、结局以及结局指标的选择

队列研究的经典结局是疾病或者健康相关事件的发生与否，如发病、复发或死亡，这类结局指标一般是二分类变量。另外一种常见的结局指标是一些能够指示人体健康或者疾病状态的生物标志物或者体检指标，这些指标可以是分类变量也可以是连续型变量，可以有一次测量，也可以有多次测量。结局指标的选择与暴露指标的选择同样重要，上面提到的几个问题同样需要考虑。一般选择能够被直接观察或客观测量的、公认的、规范化的指标。同时，不同于随机对照临床试验，队列研究可以研究多个结局指标与暴露之间的关联。

五、偏倚及其控制

偏倚是指研究过程中由于对象选择、资料收集、观察指标与测量方式不当等人为因素导致的研究结果偏离真实情况的现象。队列研究中的偏倚主要有选择偏倚、信息偏倚以及混杂偏倚。选择偏倚与信息偏倚是由于研究中设计、收集信息的过程以及测量方法不当导致的系统性误差，不能在分析阶段被纠正，也不能确定其影响的大小，可以通过严格的质量管理来降低甚至于避免偏倚；混杂偏倚在分析性研究、干预性研究中均可发生，以在分析性研究中常见，是由暴露和结局变量之外的其他变量引起的，可导致错误的研究结论，但当混杂因素已知时，其影响的大小是可以通过统计分析方法确定并校正的。

1. 选择偏倚 队列研究的选择偏倚（selection bias）主要是由于拒绝参加研究的人群可能具有某种倾向性，例如工作忙、移民、疾病状态以及自我健康意识低等原因，导致所选研究人群代表性差，影响研究结果在目标人群中的推广性。选择偏倚很难避免，可通过随机选取研究对象等方式增加样本的代表性，必要时在统计分析阶段进行敏感性分析，以确定研究结果是否存在选择偏倚。

　　其中，失访偏倚是队列研究特有的一种选择偏倚。前瞻性队列研究中，需要随访研究对象一段较长的时间，各种主客观原因可能会导致研究对象中途未完成随访而处于信息缺失状态，无法纳入统计分析。当暴露组与对照组中失访人数不同，或两组失访者的发病率不同，暴露与结局间的关系可能会因失访而被歪曲，最终导致研究结果的代表性和外推性受到影响。如果队列的失访率过高（如超过 20%），应谨慎分析失访原因，下结论时更应慎重、保守。

　　2. 信息偏倚　在各类型的研究中均可能存在信息偏倚（information bias），相对于横断面研究和病例-对照研究来说，队列研究的前瞻性使得回顾性信息量相对减少，回顾性的信息偏倚较低；但是由于仪器设备不准确、询问方式不佳、检测技术不熟练、记录或摘抄错误、医护人员技术水平参差不齐等原因导致的信息偏倚依然存在，需要通过严格的资料收集和质量控制方法来预防和降低信息偏倚。必要时采用盲法收集资料，尽量选择可以客观评价的量化指标来降低信息偏倚。

　　3. 混杂偏倚　为了证实暴露与结局之间的关联性，除了需要明确暴露与结局指标外，还需排除某些因素对暴露与结局关联的扭曲，这些关联的扭曲称为混杂偏倚（confounding bias），引起混杂偏倚的因素称为混杂因素。混杂因素（confounding factor）必须具备三个条件：①是所研究疾病/结局的一个危险因素；②与暴露因素相关联；③不是暴露与疾病因果链条上的中间环节。前两个条件可以通过数据分析来验证，第三个条件只能通过专业知识与生物学机制予以确认（如图 10-2 所示），或者通过数据分析进行评估。潜在的混杂因素与暴露因素一样需要在研究设计中考虑，测量并收集相应的信息，以便于在统计分析过程中客观评价并进行合理的统计分析校正。

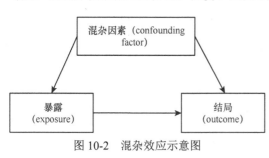

图 10-2　混杂效应示意图

　　在研究设计阶段，可以通过对研究对象进行限制、筛选比较组、进行混杂因素的匹配（如倾向性评分匹配）等方法，保证混杂因素在暴露组和非暴露组分布均衡，控制混杂效应。在统计分析阶段，通过直接标准化、分层分析和多因素分析等方法对混杂效应进行校正。混杂因素的合理控制与校正直接影响到研究结果的准确性，因此在研究设计阶段应仔细考虑，准确测量，谨慎控制，并在分析过程中进行合理的校正。

六、随　访

　　队列研究的结局需要通过前瞻性随访研究对象来确定，随访不仅要确定研究对象结局/事件的发生情况，并最好同时记录结局/事件发生的时间，以便于校正疾病发生时间早晚与暴露之间关联对结局的影响。随访计划的制定需考虑随访的对象、内容、方法、时间以及频率。除特殊设定某一结局或指标的随访只针对队列的部分人群进行外，需要对全队列人群进行定期的随访观察。随访的方法与横断面调查类似，根据实际情况可以选取面对面调查，也可以通过电话、邮件或电子设备进行调查随访等。随访的内容可根据随访时间进行调整，但是研究结局指标及其相关指标是必须要重点随访的内容；随访时长、终点及频率主要依据结局指标确定。随访时间太短，未超过研究疾病或结局的潜伏期与诱导期，发生结局的个体数太少；随访时间越长，对人、财、物的要求越高，同时，失访的人数也可能会增多。因此，随访时间可选用能观察到足够结局事件数所需的最短时间。对于随访时间较长的研究，需进行多次随访，随访间隔时间不宜过长，以免错过结局指标变化的关键时间点；同时也要避免频繁的随访增加人、财、物的耗费和研究的难度。

七、样本量估计

　　队列研究的样本量估计需要考虑的因素很多，主要包括研究设计类型（如前瞻性队列研究、病例-队列研究等）、研究目的（建模预测还是检验暴露与结局的关联性）、研究结局变量类型（分类变量还是连续型变量）、选择的统计分析方法（多重线性回归、Logistic 回归、Cox 回归）、假设检验为双侧检验还是单侧检验、统计学显著性水平 α 与检验功效（$1-\beta$）值的设置以及缺失数据比例等因素。由于内容限制，这里仅提供常见的研究结局类型的样本量估算方法，如有特殊需要可参考相关书籍。

1. 结局指标为二分类变量 计算相对危险度（relative risk，RR），样本量计算公式为：

$$n = \frac{\left[z_\alpha \sqrt{\left(1 + \frac{1}{m}\right) \bar{p}(1-\bar{p})} + z_\beta \sqrt{\frac{p_0(1-p_0)}{m} + p_1(1-p_1)} \right]^2}{(p_0 - p_1)^2} \qquad （式 10-1）$$

其中，p_0 为非暴露组的发病率，p_1 为暴露组的发病率，m 为非暴露组与暴露组人数的比例。一般情况，检验功效（$1-\beta$）取 0.80、0.85 或者 0.90，α 取 0.05（双侧），$\bar{p} = \frac{p_1 + mp_0}{m+1}$，$p_0$ 可以通过所研究疾病在一般人群中的发病率作为估计值。如果可行的话，建议选择一组或者多个 RR 值探索性地评估研究的把握度。

队列研究更多的是计算风险比（hazard ratio，HR）值，对应的样本量计算为：

$$n = \frac{(z_{\alpha/2} + z_\beta)^2}{b^2 p_1 p_2 d} \qquad （式 10-2）$$

其中，p_1、p_2 分别为两个比较组的发病率，d 是结局事件在研究期间内的总体概率值，b 是 Cox 回归系数估计值，亦即 HR 的自然对数转换值。

2. 结局指标为连续型变量 对于连续型指标进行多因素回归分析，尤其是对于纵向数据（即存在对连续型结局指标的多次测量），简单通过公式计算获得的样本量并不够准确，可通过各种软件提供的模拟方法来估算样本量或对检验功效进行评价，必要时可以咨询统计学专家，以确保样本量估算方法正确，样本量合理。

另外，巢式病例-对照研究的样本量可参照病例-对照研究的样本量估算方法，病例-队列研究的样本量估计可查阅相关文献提供的样本量估计方法。以上样本量的估算仅仅是对最小样本量的估算，还需要考虑失访率、多重比较次数和纳入统计模型的变量数；并考虑到一些潜在未知因素影响的可能性，可在已估算的样本量基础上适当增加一定的样本量。

第三节 统计分析策略

统计分析是建立在真实、准确、完整和可靠的数据基础上。因此，在获得研究数据之后，首先要核查数据的完整性与准确性，如发现问题，先更正数据再进行分析；其次，是定义数据分析集，依据数据的准确性和完整性，确立统计分析的分析集；之后，在制定统计分析方案时，应先对各研究变量进行梳理，按照数据类型进行归类（分类变量与连续型变量），并确定主要暴露指标、结局变量、混杂因素等；最后，在确立的数据分析集中进行统计描述、单因素分析、多因素分析，确定逐步深入的统计分析方案。

一、核查数据的完整性和准确性

收集的原始数据一般无法直接进行分析，首先要对数据进行检查和清理。数据清理是指去除/过滤或者修正一些不符合要求的数据，包括缺失数据、重复数据、逻辑错误数据、异常数据以及数据类型错误。这一过程的目的是保证数据的准确性、有效性以及完整性，是非常重要的步骤。其重要之处在于：提高数据质量；可以避免产生偏倚的结果，保证结果的有效性和准确性；降低重复分析的风险，避免浪费时间，如果数据问题在分析过程中或者分析之后才发现，会增加重复分析的风险；在数据清理的过程中可以初步对数据有整体的认识和理解，对接下来正式的数据分析也有一定的帮助。数据清理过程主要包括以下内容。

1. 检查缺失数据或未回答数据 首先需要确定该数据是否为真的缺失，也就是采访对象真的未给出答案或者未获得采访对象的测量值。这时需要区分数值"0"的不同意义：没有对该个体进行测量；进行了测量，测量值为0。这两者意义不同，没有测量或没有回答才是缺失。还需要区分缺失的原因：如果对个体进行了测量，但是测量值超出了仪器可检测的数值范围，这时虽然是缺失值，但不同于完整意义上缺失值，可以确定该测量值的大概范围，比如大于或小于某个数值（最高或最低检测限）。这种情况一般会对数据进行填补，比如填补一个最小值或者业内的一个既定方法计算的数值。在确定数据缺失后，可以先通过补充调查以填充缺失的数据。如果确实没有办法补充，则在分析时按照统计分析计划中预设的缺失值处理方法进行处理。

2. 检查重复数据 通过数据核查，去除重复的数据，保证数据的唯一性。比如，同一个个体存在重复的多行数据时，通过核实确实是完全的重复数据时，可以删除多余的数据保留其中一行。

3. 检查数据错误

（1）数据的逻辑错误是指数据的合理性存在问题，包含内部合理性和外部合理性，需要寻找错误数据产生的原因，并更正数据。内部合理性是指数据本身未能合情合理。比如，一个人的出生日期为2000年2月31日。外部合理性是指数据和数据之间存在矛盾，违背常理。比如，一名男性，月经周期数为27天，明显违背常理。当数据出现逻辑问题时，首先要寻找数据错误的原因，尽量重新确认数据并更正。如果没有办法核实更正，可以选择删除错误数据项。

（2）异常数据是指数据明显超出了可能的范围，比如体重是1000千克，明显超出了人类体重的合理范围，这种数量级的数据错误，需确认是否为数据单位错误导致或者单纯的数据摘抄错误引起，需经核实后进行修正。

（3）数据格式错误常见于数值格式数据中存在少量的字符数据，需要对数据格式进行统一；或本该是数值型的数据却以字符型格式储存，需要对数据格式进行整体转换，在转换数据格式时需小心数据转换时导致的错误；另外一些时间格式的数据一般以字符格式保存，且存在多种格式，比如，年年年年-月月-日日、月月-日日-年年、年年年年/月月/日日、年年年年月月日日等，需要统一格式类型。

数据清理过程最好能形成统一标准，按照统一的数据清理规则进行，保证数据的准确性、完整性、合理性与有效性。另外，在数据清理过程中，最好留痕，保留数据修正的内容以及原因，便于数据清理过程的可重现性。

二、明确定义分析数据集

确立分析数据集就是确定哪些研究对象的数据将纳入统计分析，并明确缺失数据以及异常数据的处理原则。一般选用暴露、结局、重要的混杂因素都有测量值的个体构成分析数据集。虽然统计软件会自动删除存在缺失数据的研究对象，但是这些个体的剔除是否会引入选择偏倚，并最终造成对结果的有偏估计，这些仍然需要在分析中加以论证，有必要给出统一的缺失数据处理方法，并对缺失数据的原因进行记录，以便于后续分析探讨。必要时，可绘制研究对象入选流程图，如图10-3所示。

三、统 计 描 述

统计描述的目的是通过一些简单的统计描述指标（如均数±标准差、构成比等）、统计图和统计表，初步探索样本人群各种指标的分布情况，包括暴露（暴露水平、强度、持续时间、次数、频率、途径、类型、方式以及累积暴露量）、结局（人群分布特征）以及混杂因素的分布特点。按照暴露水平将研究数据集分成不同的暴露组，根据变量类型选择合适的统计描述指标，分别描述各暴露组的结局变量和混杂因素的分布情况。此处仅针对队列研究中特有的结局及结局指标的描述性统计量进行说明，其他常用的统计描述指标可参阅本书第七章。

（一）人时数

人时数是队列研究中特有的描述性统计指标，用来估计人群中某种疾病或事件发生的实际风险时间，一般以年、月或天为单位。在队列研究中，一方面由于研究对象进入研究队列的时间不同，另一方面由于各种原因造成的失访等，随着时间的推移，队列中的人数逐渐变少，每个观察对象处在随访队列的时间不同，每个研究对象对队列随访期内的贡献是不同的，若仅用总人数计算率是不合理的。通过计算人时数来评价研究人群的贡献，可以估算疾病或健康事件人时数比率，或人们以多快的速度发生疾病或健康事件。例如，某研究队列中，某个体处在随访队列历经 2 年，另一个体处在随访队列历经 1 年，如果只计算人数的话，应该为 2 人，但这显然是不合理的。考虑处在随访队列历经时长后，这两个研究对象贡献的人时数是 3 人年。

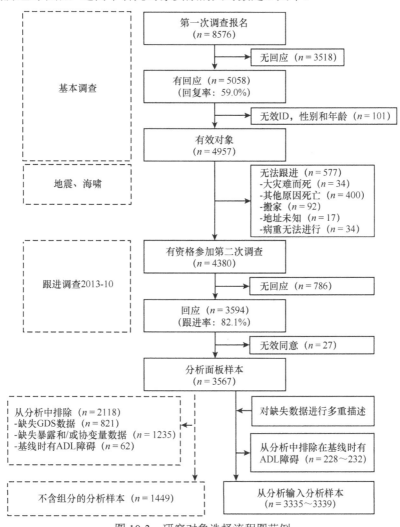

图 10-3 研究对象选择流程图范例

（二）分类变量

1. 累积发病率（cumulative incidence rate，CIR） 如果研究对象在队列中的观察时间基本一致（多见于固定队列），可以用随访期内终点事件的总例数作为分子，研究开始时队列的总人数（即观察人数）作为分母，计算事件的发生率或危险度。如表 10-1 所示，暴露组的发病率可以通过暴露组发病人数 a 与暴露组总人数（$a+b$）之比来估计，即 $\dfrac{a}{a+b}$；同样，非暴露组的发病率为

$\dfrac{c}{c+d}$；总体的发病率为 $\dfrac{a+c}{N}$。以上计算的发病率是在特定的一段观察时间（t）内疾病的发病风险，因此也称为累积发病率，依赖于随访时间的长短。累积发病率可用于研究大型人群队列，并且研究人群比较稳定的队列。因此，在描述发病率时，一定要说明是在随访多长时间内的发病率。

表 10-1　队列研究暴露与结局四格表

基线暴露情况	随访观察获得		合计	随访人年数
	发病	未发病		
暴露组	a	b	$a+b=n_{暴露}$	$\sum_{i=1}^{n_{暴露}} t_i$
非暴露组	c	d	$c+d=n_{非暴露}$	$\sum_{i=1}^{n_{非暴露}} t_i$
合计	$a+c$	$b+d$	$a+b+c+d=N$	$\sum_{i=1}^{N} t_i$

2. 发病密度（incidence density）　对于动态队列，研究对象进入队列的时间先后不一，研究结束时不同个体的随访时间长短不一，累积发病率的时间段不能确定，不能准确地评估疾病发生的风险，这种情况下可以通过计算发病密度来评价发病风险。不同于累积发病率，发病密度的分母是观察对象的人时（年）数，因此可以用来评估某段时期内，疾病的发病"速率"。计算公式如下：$\dfrac{a+c}{\sum_{i=1}^{N} t_i}$，$\sum_{i=1}^{N} t_i$ 表示随访人群的总的人时（年）数。同样，暴露组的发病密度为 $\dfrac{a}{\sum_{i=1}^{n_{暴露}} t_i}$，非暴露组的发病密度为：$\dfrac{c}{\sum_{i=1}^{n_{非暴露}} t_i}$。

如表 10-2 所示，非暴露组中有 3 人发生疾病，累积发病率为 3/40=7.5%；暴露组中有 29 人发病，累积发病率为 29/40=72.5%；在总共 80 人中共 32 人发病，累积发病率为 32/80=40%。

表 10-2　SPSS 软件计算累积发病率的结果

暴露	疾病状态，n（%）		合计
	未发病	发病	
非暴露组	37（92.5）	3（7.5）	40
暴露组	11（27.5）	29（72.5）	40
	48（60.0）	32（40.0）	80

由于疾病的发病率会随着年龄、性别、种族以及随访时间而改变，如果要估计人群中某种疾病的发病率，用于估计发病率的人群必须能够代表目标人群。也就是说该人群的特点应该与目标人群基本类似，这样估计的发病率才能代表目标人群的实际发病情况。另外，计算发病率的分母一定是可能会发生该疾病的人群，换句话说，应该排除那些已经患病（仅限于不可重复发生的疾病）或者不可能会发生该疾病的人群。例如，在计算子宫内膜癌的发病率时，分母应该仅包含女性，并且应该排除已经患病的女性；如果估计子宫内膜癌术后的复发率，那么分母应该是已经被确诊为子宫内膜癌并已接受手术治疗的女性患者。

基于个别研究人群获得的发病风险估计，研究人群的年龄、性别、种族比例都各不相同，直接比较没有太大的意义。如果想比较，可以先定义一个标准人群，然后根据标准人群的各年龄、性别或者种族比例，按照比较人群在各年龄、性别以及种族组中的发病率，计算各年龄、性别以及种族中的发病人数，进而计算标准化发病率，再进行比较。例如，最常见的标准化死亡率，计算公式如

下：$\widehat{SMR} = \sum_{i=1}^{I} w_i d_i / n_i$，$d_i$ 表示第 i 年龄组发病人数，n_i 表示第 i 年龄组的累计人年数，w_i 表示标准人群中第 i 年龄组人数所占的比例。当标准人群的各年龄组人口数已知时，可以通过以上公式计算标准化发病率。但是，更多的情况是仅仅已知标准人群的年龄别比例。这种情况下可以计算标准化发病率（standardized incidence ratio，SIR）/死亡比率（standardized mortality ratio，SMR）来代替，但标准化发病率（SIR）/死亡比率（SMR）并不是发病率/死亡率，仅仅是一个比率。计算公

式为：$\widehat{SMR} = \sum_{i=1}^{I} d_i / \sum_{i=1}^{I} n_i \lambda_i$，其中 $i = 1, 2, \cdots, I$ 表示年龄分组，d_i 表示第 i 年龄组死亡人数，参考人群的年龄别死亡率为 λ_i，n_i 表示第 i 年龄组的累计人年数。

3. 描述暴露与结局关联强度的指标 描述关联强度的指标包括相对危险度、风险比、比值比、归因危险度以及归因危险度百分比、人群归因危险度以及人群归因危险度百分比等。表 10-3 给出相关指标的计算公式和流行病学意义。

表 10-3 描述暴露与结局关联强度的统计量

统计指标	英文名称	计算公式	公式中字母含义	解释
比值比	odds ratio，OR	$\dfrac{\pi_1}{\pi_0}$	π_1：病例组暴露比例 π_0：对照组暴露比例	病例组的暴露与非暴露比是对照组的多少倍
相对危险度	relative risk，RR	$\dfrac{\pi_1}{\pi_0}$	π_1：暴露组发病比例 π_0：非暴露组发病比例	暴露与非暴露或低暴露水平人群相比疾病发生风险增加为多少倍
风险比	hazard ratio，HR	$\dfrac{HF_1}{HF_0}$	HF_1：暴露组发病风险 HF_0：非暴露组发病风险	在一定的随访时间内，暴露与非暴露或低暴露水平人群疾病发生风险比例
归因危险度	attributable risk，AR	$\pi_1 - \pi_0$	π_1：暴露组发病比例 π_0：非暴露组发病比例	暴露与非暴露或低暴露水平人群相比疾病发生风险增加了多少或者是暴露人群中疾病的发生有多大比例是由暴露导致的
归因危险度百分比	AR%	$\dfrac{\pi_1 - \pi_0}{\pi_1}$	π_1：暴露组发病比例 π_0：非暴露组发病比例	暴露人群中疾病的发生有百分之多少是由暴露导致的
人群归因危险度	population attributable risk，PAR	$\pi_t - \pi_0$	π_t：人群的发病率 π_0：非暴露组的发病率	人群发病率中归因于暴露的部分是多少
人群归因危险度百分比	PAR%	$\dfrac{\pi_t - \pi_0}{\pi_t}$	π_t：人群的发病率 π_0：非暴露组的发病率	人群发病率中归因于暴露的部分占全人群发病的百分之多少

（三）连续型结局变量

连续型结局变量描述方案有以下几种：①直接计算连续型变量的均数±标准差（或者中位数和四分位数）等统计量。②将连续型结局指标转换为分类变量，进而计算各组的描述性统计量。分类的依据最好是业内统一公认的标准，例如，体重可采用体重指数（BMI＞30kg/m^2）划分为肥胖与非肥胖；也可以通过百分位数（如 75%、90% 分位数等）进行分组（可以保证各组样本数比较均衡，便于比较）。③如果结局指标进行了不同时间点的多次重复测量，可以先计算结局指标各时间点基于基线的变化值的均值、平均变化率（差值与基线值的比值的均值）以及平均的变异度。

除了对研究结局的描述外，作为一个研究的总体，有必要对研究人群的暴露比例以及暴露的平均水平进行相应的统计描述，具体描述方法可以参照分类变量与连续型变量的统计描述方法进行。

另外，除了使用一些统计指标进行统计描述外，统计图在统计描述过程中可以更加直观、简

洁、美观地反映研究人群某些特征的分布情况。能使用图表达的数据信息尽量推荐使用图形呈现。下面是一些统计图形的具体形式，图 10-4 为直方图、图 10-5 为箱式图。

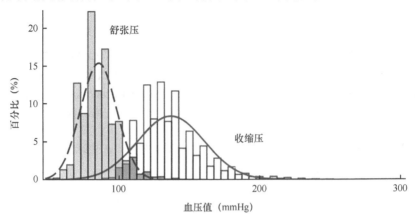

图 10-4　收缩压与舒张压分布直方图

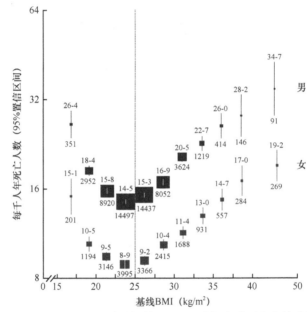

图 10-5　不同性别与体重指数（BMI）分组人群死亡率箱式图

四、组间比较与多因素分析

统计描述可以帮助研究者初步了解研究变量在人群中的分布情况，对研究人群的特点做到心中有数。随后需要针对研究目的进行深入的分析比较，得出相对稳健的研究结果来支持研究结论的获得。与统计描述类似，统计分析阶段同样需要根据不同的数据类型选择相应的统计量和统计分析方法。具体分析方法小结如表 10-4 所示。

表 10-4　分析暴露与结局指标关联性的多因素分析方法

变量类型	可选模型	数据要求	统计量	统计量的解释
分类变量	Logistic 回归模型	明确的结局指标，不考虑结局发生时间	$OR_{校正}$	暴露水平每增加一个单位或者暴露与非暴露相比，相应的结局 Y 发生风险增加到 $OR_{校正}$ 倍
	Cox 回归模型	明确的结局指标及发生时间	$HR_{校正}$	在 T 时间的随访期内，暴露水平每增加一个单位或者暴露与非暴露相比，结局事件 Y 发生率增加到 $HR_{校正}$ 倍

续表

变量类型	可选模型	数据要求	统计量	统计量的解释
连续型变量	线性回归模型	具有至少一次准确测定的研究指标	$\beta_{校正}$	暴露水平每增加一个单位或者暴露与非暴露相比，相应的结局指标 Y 水平增加到 $\beta_{校正}$ 倍
	混合线性模型	重复测量的研究指标	$\beta_{校正}$	暴露水平每增加一个单位或者暴露与非暴露相比，相应的结局指标 Y 水平增加到 $\beta_{校正}$ 倍

统计分析存在三个层次的比较，单因素分析→多因素分析→深入分析。这三个层次的分析逐层深入，逐步阐述暴露与结局之间的关联性。单因素分析的目的是比较不同暴露组结局以及混杂因素的分布情况，初步了解暴露与结局以及混杂因素之间的关联性。可以根据不同的变量类型以及变量的分布类型选择合适的单因素分析方法，例如，连续型变量在暴露与非暴露组的比较可以通过 t 检验进行，分类变量的组间比较可以通过 χ^2 检验比较。但是，队列研究属于观察性研究，存在较多的混杂因素，单因素分析的结果并不稳健，通常不能作为最终的结果。需要对各种潜在的混杂因素进行校正，即通过多因素分析，对统计分析结果的稳健性进行进一步的论证。多因素分析的关键在于模型变量的筛选，筛选变量遵循的唯一原则是：包含所有应该控制的混杂因素，尽量减少不必要的变量。但在现实中很难分辨混杂因素与非混杂因素，一般可以通过单因素分析结果（如 $P<0.10$）、查阅相关文献以及机制研究证据的提示选择合理的控制变量。筛选变量没有一劳永逸的方法，单靠统计方法进行变量筛选有时并不合理。对比多个模型的分析效果时，通常对拟考察的自变量设置一定梯度，可采用嵌套模型的分析方法。例如，在研究吸烟与死亡之间的关联性时，可以设定 3 个模型：①模型 1 中纳入的协变量为性别、年龄和种族；②模型 2 在模型 1 的基础上增加教育水平、家庭收入、平时是否参加体育锻炼；③模型 3 在模型 2 的基础上再增加体重指数以及饮酒习惯。模型控制的变量由少到多，从而动态地阐明研究关联的稳定性。以上模型变量的筛选并不适用于研究目的是建立预测模型的情况，仅限于探索暴露因素与结局之间关联性时使用。在完成多因素分析之后，可以再进行相应的探索性分析，比如亚组分析、分层分析、敏感性分析等。有关统计分析方法的选择，可参阅本书第七章的介绍。

五、混杂与修饰效应的分析

在统计分析中辨别混杂效应（confounding effect）是非常重要的，有可能会对研究结果产生重要的影响。混杂效应可以分为正向混杂和负向混杂，正向混杂是指混杂的存在使得真实的关联性（关联性可正也可负）被夸大，负向混杂是指混杂的存在使得真实的关联性被低估。

【例 10-1】 研究吸烟与随访 10 年后的全死因死亡的关联性。具体数据如表 10-5 所示。

表 10-5 吸烟与全死因死亡关联的四格表

暴露	死亡	生存	合计
吸烟	30	205	235
不吸烟	100	2325	2425
合计	130	2530	2660

计算得吸烟人群相对于非吸烟人群全死因死亡的 HR=3.78。但是，吸烟的人多数同时也会饮酒，饮酒会增加心血管疾病的风险，进而增加全死因死亡的风险；饮酒同时与暴露因素（吸烟）以及结局（死亡）相关联；因此，考虑饮酒可能是吸烟与死亡关联的潜在混杂因素（依据第二节中的混杂因素判断要求）。混杂因素的大小可以通过估计粗关联指标（crude HR）与校正混杂因素后的关联指标（adjusted HR），计算二者差异来初步量化。一般差异大于 10% 时，可认为混杂因素存在。假设按照饮酒因素进行分层分析发现，饮酒人群中吸烟与死亡的 HR= 2.86，不饮酒人群中吸烟与死亡的 HR= 2.30，在校正了饮酒因素的影响后，吸烟人群相对于非吸烟人群全死因死亡的 HR

降为 2.70。可见，未校正饮酒的 *HR* 高于校正后的 *HR*，是正向混杂。

修饰效应（modification effect）是另外一种常见的效应。沿用上面的例子，假设按照饮酒的状态进行分层后，饮酒人群中吸烟与死亡的 *HR* 为 5.86，不饮酒人群中吸烟与死亡的 *HR* 为 2.30，不同分层中二者的关联性差别相对比较大，但是在校正了饮酒这个因素之后，吸烟人群相对于非吸烟人群的死亡风险为 3.90。校正的 *HR* 与未进行校正的 *HR*（3.78）非常接近，如果没能正确识别效应修饰作用，可能会得到虚假的关联估计值，这个时候，需要通过分层分析来获得特定层的关联估计值。在没有弄清楚特定分层结果时，可能会错过理解风险因素和结果之间关系的生物学或心理社会性质的重要机会。

混杂效应与修饰效应的区别：混杂效应是指粗关联估计值超出两个层特定估计值的范围（在以上示例中原始 *HR* 值高于分层估计的两个 *HR*），可以通过多因素分析、固定效应模型（fixed effect model）以及匹配等方法来校正混杂因素的影响。修饰效应的粗估计值更接近于校正的估计值，层特定的估计值差别较大，需要报告各层的估计值或交互效应。但效应修饰因素最好不要进行匹配，匹配后无法对修饰效应进行评估。混杂效应与修饰效应分析的步骤基本一致：①计算粗估计值；②按照可能的混杂因素或者效应修饰因素进行分层分析，并比较各层估计值与粗估计值；③计算校正的估计值。

六、巢式病例-对照研究与病例-队列研究数据分析

巢式病例-对照研究的统计分析可以参照病例-对照研究分析方法进行。为了提高比较效率，巢式病例-对照研究一般会通过匹配的方式筛选对照，因此可以参照匹配的病例-对照研究分析方法进行统计分析。如果有随访病例发生的时间，也可以使用生存分析的方法进行分析，如 Kaplan-Meier 法、Log-rank 检验、Cox 回归模型等方法。

病例-队列研究中，由于亚队列的选取是通过随机抽样获得的，每个抽中的个体在原队列中代表了多个个体，因此在统计分析时需要考虑个体权重的问题。除此之外，由于未纳入所有个体，如何处理一部分未被随机抽取的个体成为了分析难点，可以将结局设置为时间依赖型变量进行统计分析。目前，常用的分析软件中并没有现成的过程可以直接实现这种病例-队列研究的统计分析，如果需要可查阅相关文献，通过编程进行相应分析。

七、结果报告与解读

研究结果的报告与解读是统计分析中非常重要的部分，被认为是研究者能力的体现。在报告统计结果时需要遵循观察研究结果报告的一般准则（如 STROBE）。同时，统计结果的罗列顺序需要具有一定的逻辑性，体现对研究问题的逐层深入，抽丝剥茧，并从多方面论证结果的可靠性与稳定性。

与之相呼应，如何将统计结果转化为易于解读的临床研究证据？可以从纵向和横向两个维度进行解读和评价。纵向解读：可以先从研究的 6 个要素 PICOST（研究对象、干预/暴露、对照/对比、结局、研究设计以及时间）分别进行报告和梳理，然后根据具体的分析变量（包括暴露、结局及混杂因素）逐一进行评论。横向解读：与其他的研究进行比较，比较时需要考虑不同研究存在的固有差异，如研究人群的特点以及研究设计（PICOST）的差别；同时也可以从描述到分析比较，进一步细化分析，并对研究结果进行客观的研判。

第四节　队列研究设计的评价

应用思辨创新的思维客观地评价队列研究设计的优势和局限性。

一、队列研究的局限性

1. 不适于发病率很低或潜伏期较长的疾病的病因学研究。对于发病率过低，潜伏期过长的疾

病，为了观察到足够的结局发生数，需要较大的样本量或者较长的随访时间，等同于增加人力、经费的需求。

2. 易发生选择偏倚、信息偏倚和混杂偏倚。队列研究一般需要较长的随访时间和相对较大的样本量，研究对象的依从性相对较难把控，容易在研究过程中发生失访以及信息偏倚。因此需要系统的质量管理方案与实施手册，以降低各种偏倚。

3. 需要花费大量人力、物力、财力，研究时间较长。队列研究对组织和实施要求都比较高，在研究设计阶段需做好可行性分析，并做好相关的部署和把控，避免不必要的浪费。

4. 设计要求较高，资料的收集和分析难度较大。队列研究是一项长期工程，不仅持续时间长，收集的资料与样本也比较多，并需要将尽可能多的混杂因素以及相关信息收集起来，涉及的变量维度庞大，相应的分析难度远大于临床试验和其他观察性研究。

5. 随访过程中，一些已知变量的变化或未知变量的引入会增加分析难度，影响研究质量。

二、队列研究的优点

1. 队列研究可以直接获得暴露组和非暴露组的发病率、死亡率等指标。这些信息可以为进一步的研究提供重要的依据和线索。

2. 队列研究对研究人群前瞻性地随访很长时间，并且没有人为给予干预措施，可以观察疾病在研究人群中的自然发生发展过程。

3. 研究设计符合时间顺序，验证因果关系的能力强于横断面研究和病例-对照研究。证据充足的情况下，队列研究的关联性可以作为因果关联。

4. 队列研究可以同时研究一种暴露与多种结局的关系。

5. 收集的资料完整可靠，回忆偏倚较小。

三、队列研究的注意事项

鉴于以上队列研究的设计和实施特点，队列研究在人力、物力、财力以及时间的大量投入，在研究设计阶段应给出充分的科学可行性以及实施可行性的论证，确保建立队列的必要性。同时，成本效益的评估显得尤为重要。首先，研究设计阶段，研究人群的选择需要慎重，保证人群中的暴露以及结局的发生率不能过低，同时需要保证队列与研究源人群在人群特征上的一致性。除了论证科学上的可行性外，还要考量实施可行性，人、财、物以及时间的分配，在条件允许的范围内最优化设计。另外，队列研究属于观察性研究，在设计时尽量纳入较多指标、可能的混杂因素以及生物样本的采集，并给出合理的暴露与结局指标以及相应的混杂因素的收集方案，以确保后期可以通过数据分析解释相应的混杂偏倚。其次，需要提供严谨的质量管理方案。最后，数据分析过程中，校正可能的混杂因素，合理地解释研究结果也非常关键。

第五节　队列研究实例

实例文献

本节以上海市男性和女性健康队列研究为例，简要阐述队列研究的基本内容。

一、研究背景与目的

职业铅暴露可能会增加各种癌症的发病风险，包括胃癌、肺癌、肾癌、脑癌和脑膜瘤等。但是，目前的流行病学研究证据尚不一致。因此，通过中国上海的两个前瞻性队列研究探讨以上五种癌症与职业铅暴露之间的关联性。

二、研究设计

基于已有的两项以人群为基础的队列研究：上海女性健康研究与上海男性健康研究队列。其中，上海女性健康研究队列是一项大规模的以人群为基础的前瞻性队列研究，于1996年开始，大约 75 000 名在上海生活的中国女性（年龄范围为 40～70 岁）被纳入该研究。上海男性健康研究队列也是一项基于人群的队列研究，共调查了 61 480 名来自上海的 8 个城市社区（2002～2006）、年龄在 40～74 岁的中国男性。剔除失访以及基线时已经确诊癌症的个体，最终纳入本次研究的样本为：男性 61 379（上海男性健康研究队列），女性 73 363（上海女性健康研究队列）。

三、癌症的诊断

本研究的主要研究结局为上述五种癌症的发生情况。每 2～3 年进行一次随访，调查每个个体的癌症发生情况，并与上海癌症登记处和人口统计局进行年度数据记录链接。已知永久迁出上海或连续 3 次随访均无法联系的个体被定义为失访个体。通过家访和医疗信息资料审查，验证所有癌症诊断，以确认病例。随访的截止日期为 2009 年 12 月 31 日（上海女性健康研究队列）和 2010 年 12 月 31 日（上海男性健康研究队列）。

四、铅暴露量的估计

铅暴露水平的估计是通过结合专家认定的铅暴露强度等级、测量结果值以及研究个体自己提供的终身工作历史信息，应用统计模型计算得出铅/烟尘暴露的年度工作/行业特定估算值。

五、统计分析策略

应用 Cox 回归模型，分别估计上海男性健康研究队列与上海女性健康研究队列两个队列的暴露和非暴露人群的 HR 和相应的 95% 置信区间。由于数据来自两个队列，可能存在人群的异质性，不能直接进行原始数据的合并分析，需要分别分析，计算各自的统计指标后通过 Meta 分析方法对结果进行合并。

六、主要研究结果

上海女性健康研究队列和上海男性健康研究队列人群的职业暴露比例分别为 8.9% 和 6.9%。铅暴露与女性脑膜瘤的发生风险呈正相关（脑膜瘤发病人数：非暴露组 $n = 38$ 例；暴露组的发病人数 $n = 9$ 例；$HR = 2.4$；95% CI：1.1～5.0），尤其是在高于中位累积铅暴露者中发生脑膜瘤的风险更高（$HR = 3.1$；95% CI：1.3～7.4）。然而，所有的 12 例男性脑膜瘤患者都没有铅暴露史。没有发现铅暴露水平与肾癌的关联性（肾癌发病人数：非暴露组 $n = 157$ 例，暴露组 $n = 17$ 例；$HR = 1.4$；95% CI：0.9～2.3）以及与脑癌的关联性（脑癌发病人数：非暴露组 $n = 67$ 例，暴露组 $n = 10$ 例；$HR = 1.8$；95% CI：0.7～4.8）。

七、结　　论

虽然发病人数较少，但研究结果提示了铅暴露与女性和男性患多种癌症的风险之间存在关联。

拓展阅读

Timothy L. Lash, Kenneth J. Rothman, Tyler J. VanderWeele 等编写的 *Modern Epidemiology (4th Edition)* 是 1 本经典的流行病学教科书，整本书从流行病学的定义到流行病学各种方法的介绍，详细阐述了各种流行病学研究方法设计、实施及其分析，是进行临床研究的实用的、也是经典的教科书。

◀ **思考与练习** ▶

一、选择题

1.（单选）想要判断吸烟与肺癌的因果关系，可以选择以下哪些临床研究设计类型来实现？（　　）

A. 随机对照试验　　　　　　　B. 真实世界研究　　　　　　　C. 观察研究

D. 前瞻性队列研究　　　　　　　　E. 系统综述与 Meta 分析

2.（单选）以下属于前瞻性研究设计类型的是（　　　）

A. 随机对照临床试验　　　　B. 队列研究　　　　C. 巢式病例-对照研究

D. 单臂临床试验　　　　　　E. 病例-队列研究

3.（单选）进行一项前瞻性队列研究，研究目的是分析糖尿病高危人群中发生子宫内膜癌的风险，研究对象应排除以下哪些人群？（　　　）

A. 2 型糖尿病患者　　　　　B. 子宫内膜癌患者　　　　C. 糖尿病前期患者

D. 胰岛素抵抗的患者　　　　E. 脂肪肝患者

二、问答题

1. 如果想要探索两种手术方式：腹腔镜手术与开腹手术，治疗宫颈癌的近期和远期效果，如何设计一个前瞻性队列研究？如何以同样的目的设计一个随机对照试验？二者的差异在何处？各自的优势与缺点又在哪里？在何种类型的场景选择前瞻性观察性研究？

2. 在当前数据化飞速发展，万物皆可数据化，计算基数和分析模型快速发展的时代，特别是 ChatGPT 的出现，实现了自然语言模型的生成，如何应用新技术新方法进行或者改进前瞻性队列研究方法（从设计到分析）？

（张　熙）

第十一章 诊断试验

诊断试验（diagnostic test）是为了评价一种诊断方法区分疾病和健康状态的能力而进行的临床试验，核心是对诊断方法的准确性作出估计并进行统计推断。临床诊断方法包括病史、临床症状、体格检查、实验室检验、影像学检查、病理活检等。随着医学技术的进步，尤其是基因组学、蛋白质组学、人工智能等技术的发展，新的诊断方法层出不穷。每一种诊断方法的适用范围、诊断准确性、卫生经济学价值以及在一系列诊断方法中的地位等都需要经过科学严谨的评价，以确定其是否具有临床应用价值。诊断试验需要科学的设计、足够的样本量、合适的资料处理及统计分析等，不仅要衡量漏诊（假阴性）和误诊（假阳性）造成的后果，还要分析成本效益等卫生经济学方面的价值。

第一节 概 述

诊断试验的设计要点包括确定研究设计类型、选择金标准、选择受试者、估算样本量、资料整理与统计分析、结果报告等。为了减少偏倚，诊断试验的整个过程应采用"独立"和"盲法"的措施。

一、研究设计类型

根据数据收集类型或研究对象招募方式，诊断试验的研究设计可以采用横断面设计、回顾性设计（如病例-对照研究）、前瞻性设计（如队列研究）或双向性设计（如双向性队列研究）；根据研究目的可分为单组设计、平行组设计和配对设计。

如果采用病例-对照研究设计，病例组和对照组的受试者分别选取自患者群体和非患者群体（图 11-1A）。病例组的受试者从已经被金标准确诊患有所研究疾病的患者中选取，对照组的受试者从未患所研究疾病但具有可比性的人群中选取，然后比较两组的结果。由于病例组和对照组的受试者的比例是人为设定的，并非随机抽样样本，样本的患病率通常不能反映所研究疾病的实际患病情况。相比于队列研究，病例-对照研究评价诊断试验的优点在于相对简便、快捷，所需人力、物力较少，尤其适用于患病率较低的疾病。但是，由于是收集既往病例资料，数据资料的获取难以采用盲法和遵循随机化原则，研究结果可能存在偏倚。

如果采用横断面研究或前瞻性研究设计（图 11-1B），研究者首先从疑似患有某病的人群中选取一定数量的受试者（纳入受试者时，研究者并不清楚其患病状态），然后分别采用诊断试验方法和金标准检测受试者，从而获得诊断试验结果与金标准诊断结果之间的关系。采用横断面研究或前

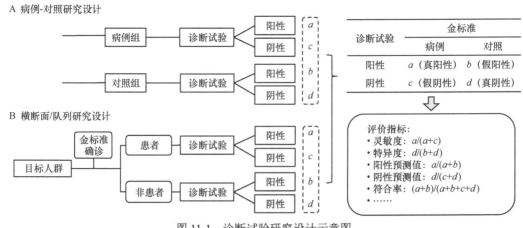

图 11-1 诊断试验研究设计示意图

瞻性研究设计的诊断试验，如果样本对目标人群的代表性较好，样本的患病率一定程度上可以反映所研究疾病的实际患病情况。但是，对于患病率较低的疾病的诊断试验，一般不宜采用横断面研究或前瞻性研究设计。

二、选择金标准

评价一项诊断试验对疾病的区分能力，需要以金标准（gold standard）的诊断结果作为参照。诊断试验中的金标准是相对的，通常指当前医学领域公认的最权威、可靠、准确的疾病诊断方法，能够准确区分受试者的患病状态。临床上常用的金标准包括实验室检查、组织病理学活检、手术探查、影像学检查、病原体分离培养鉴定、尸检、指南推荐的疾病诊断方法、业内专家共识及通过长期随访得到的诊断等。当以随访作为金标准确定受试者的患病状态时，随访的时间不能太短，否则可能错误估计实际的疾病状态。多数情况下，诊断疾病的金标准是昂贵、有创或难以实施的。例如，冠状动脉造影是诊断冠心病的金标准；病理活检是确诊肿瘤的金标准。此外，对于目前尚无特异诊断方法的疾病，可采用临床专家共同制定的、公认的综合诊断标准，如诊断风湿热的 Johes 标准等。若金标准选择不妥，可能造成错误分类，影响对诊断试验的准确评价。

在诊断试验中，需要根据金标准的诊断结果，正确地将受试者区分为"有病""无病"两组。此处，"有病"是指受试者被金标准确诊患有所研究的疾病；"无病"是指受试者被金标准排除患有所研究的疾病，并不一定指完全无病的健康人。

有时，获取金标准诊断结果存在一定风险（如组织病理活检），对于诊断试验阴性的受试者做病理活检也是不符合伦理的。这种情况下，诊断试验阴性的受试者是否患病，就需要通过其他方法判定，如长期随访、肿瘤登记系统等。

三、选择受试者

受试者应能够代表诊断试验可能应用的目标人群，既要考虑受试者的代表性，还要顾及诊断试验的鉴别诊断能力。如果采用病例-对照研究设计，用于评价诊断试验的受试者包括病例组和对照组。病例组由金标准确诊为患有所研究疾病的受试者组成；对照组由金标准排除患有所研究疾病的受试者组成。如果采用横断面或前瞻性研究设计，受试者应是目标人群的一个有代表性的样本，进而采用金标准将受试者样本分为"患者"和"非患者"两组。

病例组应是病例总体的一个代表性样本。需要强调的是，病例组一般应包括所研究疾病的各种临床类型，如不同分期、不同分型、不同病程、病情严重程度、典型和非典型症状、有并发症和无并发症等，使得选择的病例具有足够的代表性，能真实反映所研究疾病的临床特征，使诊断试验的结果更具推广性和临床应用价值。

对照组除被金标准排除患有所研究疾病外，其他可能影响诊断试验结果的因素应尽可能与病例组同质、可比。对照组应选择未患有所研究疾病的其他病例，特别是需要与目标疾病进行鉴别诊断的患者，这样才能有效评价诊断试验的鉴别诊断能力。必要时，可以设立多个对照组。一般情况下，对照组不宜完全由健康志愿者、学生等组成，因为对照组只纳入健康人群，无法对诊断试验的鉴别诊断能力进行客观评价。

例如，研究者设计血清 DKK1 诊断肝癌的诊断试验，病例组纳入的患者包括组织病理活检（即金标准）确诊的不同分期的肝癌患者；对照组不能全部选择健康志愿者，应纳入需要与肝癌进行鉴别诊断的慢性肝病患者，如慢性肝炎、肝硬化等。这种情况下，可考虑设置三个对照组：慢性肝炎组、肝硬化组和健康志愿者组。

四、估计样本量

与其他临床研究一样，诊断试验设计时也需要估算样本量。诊断试验中，决定样本量的因素包括：①预估的诊断试验灵敏度（sensitivity，*Sen*）；②预估的诊断试验特异度（specificity，*Spe*）；

③Ⅰ类错误 α，一般取 $\alpha = 0.05$（双侧），α 的取值越小，所需要的样本量越大；④Ⅱ类错误 β；⑤容许误差 δ，即灵敏度或特异度的允许波动范围，一般取 95% 置信区间宽度的 0.5 倍，0.05～1.0 倍均属常用。容许误差越小，需要的样本量越大。根据诊断试验目的和具体的研究设计类型，需要采用对应的样本量估计公式。

（一）诊断试验与金标准比较的样本量估计

研究目的是评价新的诊断试验的诊断准确性。如果采用病例-对照设计，可以根据预估的灵敏度计算出病例组所需样本量，根据预估的特异度计算出对照组所需样本量。当诊断试验的灵敏度、特异度接近 50% 时，具体计算可以采用抽样调查中率的样本量计算公式：

$$病例组样本量：\ n_{cases} = \frac{z_{\alpha/2}^2 Sen(1-Sen)}{\delta^2} \tag{式 11-1}$$

$$对照组样本量：\ n_{controls} = \frac{z_{\alpha/2}^2 Spe(1-Spe)}{\delta^2} \tag{式 11-2}$$

式中，n_{cases} 和 $n_{controls}$ 分别表示病例组和对照组的样本量；Sen、Spe 分别表示预估的诊断试验灵敏度和特异度；δ 为容许误差；$z_{\alpha/2}$ 为标准正态分布的分位数，一般 α 取双侧 0.05，对应界值 $z_{\alpha/2}=1.96$。

当预期的灵敏度或特异度小于 20% 或大于 80% 时，样本率明显偏离正态分布，需对率进行平方根反正弦转换，样本量的计算公式为（以病例组为例）：

$$n_{cases} = \left(\frac{57.3 \times z_{\alpha/2}}{\arcsin(\delta / \sqrt{Sen(1-Sen)})} \right)^2 \tag{式 11-3}$$

以上的样本量估计是基于回顾性研究（如病例-对照研究）。对于横断面或前瞻性研究，受试者是在金标准诊断前进入研究的，入组时受试者的疾病状态是不清楚的，此时可以依据计算出的病例组（或对照组）的样本量，结合所研究疾病在人群中的患病率对样本量进行调整，计算出研究所需的总样本：

$$n_{total} = \frac{n_{cases}}{P} \ 或 \ n_{total} = \frac{n_{controls}}{1-P} \tag{式 11-4}$$

式中，n_{cases} 为基于灵敏度计算出的病例组人数，$n_{controls}$ 为基于特异度计算出的对照组人数；P 是目标人群中所研究疾病的患病率。

【例 11-1】 评价某诊断试验诊断鼻咽癌的准确性，根据预试验，该诊断试验的灵敏度约为 80%，特异度约为 60%，取 $\alpha = 0.05$（双侧），容许误差 $\delta = 0.05$，若采用病例-对照研究设计，应检查多少人才能达到统计学要求？

已知：$Sen = 0.8$，$Spe = 0.6$，$\delta = 0.05$，$z_{\alpha/2} = 1.96$

代入式（11-1）计算得病例组样本量：$n_1 = \dfrac{1.96^2 \times 0.8 \times (1-0.8)}{0.05^2} \approx 246$ 例

代入式（11-2）计算得对照组样本量：$n_2 = \dfrac{1.96^2 \times 0.6 \times (1-0.6)}{0.05^2} \approx 369$ 例

因此，此诊断试验至少需要调查 246 例鼻咽癌患者和 369 例非鼻咽癌患者。

（二）两种诊断试验灵敏度（或特异度）比较的样本量估计

如果研究目的是比较两种诊断试验的灵敏度（或特异度）是否有统计学差异，可以采用两样本率比较的样本量计算公式。研究设计上可以采用配对设计或成组设计。

配对设计比较灵敏度，所需患者的样本量计算公式为：

$$n_1 = \left\{ \frac{z_{\alpha/2}\sqrt{2\overline{p}} + z_\beta \sqrt{2(Sen_1 - p)(Sen_2 - p)/\overline{p}}}{Sen_1 - Sen_2} \right\}^2 \tag{式 11-5}$$

式中，Sen_1 和 Sen_2 分别为预估的两种诊断试验灵敏度，p 为两诊断试验结果都为阳性的概率；$\overline{p} = (Sen_1 + Sen_2 - 2p)/2$。如果同时比较特异度，将式（11-5）中用 Spe 代替 Sen，p 代替为两诊断试验结果都为阴性的概率，$\overline{p} = (Spe_1 + Spe_2 - 2p)/2$，代入（式 11-5）中估计所需非患者的样本量。

成组设计时，总患者的样本量需要分为两组，此时需要考虑患者在两组中的分配比例 k_1 和 k_2（$k_1 + k_2 = 1.0$）。患者的总样本量为：

$$n_{cases} = \frac{\left(z_{\alpha/2}\sqrt{(k_1 Sen_1 + k_2 Sen_2)(1 - k_1 Sen_1 - k_2 Sen_2)(1/k_1 + 1/k_2)} + z_\beta \sqrt{Sen_1(1 - Sen_1)/k_1 + Sen_2(1 - Sen_2)/k_2}\right)^2}{(Sen_1 - Sen_2)^2}$$

（式 11-6）

式中各符号含义同上。如果同时比较特异度，可以用相同的方法估计出非患者的总样本量。如果采用前瞻性研究设计，还需要根据人群患病率对计算出的样本量进行（式 11-4）所示的调整。

五、同步试验与盲法观察

诊断试验中，除通过选择可靠的金标准以及严格地选择受试者来避免选择偏倚外，诊断试验对疾病的诊断结果需要与金标准进行同步试验以及盲法观察，以避免信息偏倚。所谓盲法，是指研究者应在事先不知道受试者疾病状态或有利于诊断疾病信息的情况下对诊断试验结果进行判断，从而避免主观因素（如心理因素）对结果判定的影响。尤其对于影像学诊断试验，必须采用双盲的方法进行结果判断。

六、资 料 整 理

经金标准证实的目标疾病患者和非患者，同步接受诊断试验的检测后，如果诊断试验的结果为二分类变量，可将研究结果整理为表 11-1 的四格表，用于统计分析。

表 11-1 中，金标准确诊"有病"的病例数为 $a+c$；金标准证实"无病"的受试者数为 $b+d$。诊断试验与金标准的比较结果包括四种情况：①真阳性：金标准确诊有病，诊断试验结果为阳性，即 a；②假阴性：金标准确诊有病，诊断试验结果为阴性，即 c；③真阴性：金标准证实无病，诊断试验结果为阴性，即 d；④假阳性：金标准证实无病，诊断试验结果为阳性，即 b。

表 11-1 诊断试验四格表

诊断试验	金标准		合计
	有病	无病	
阳性	a（真阳性）	b（假阳性）	$a+b$
阴性	c（假阴性）	d（真阴性）	$c+d$
合计	$a+c$	$b+d$	$a+b+c+d$

第二节 诊断试验的评价及统计分析

通过比较诊断试验与金标准的诊断结果，可将研究的数据整理为表 11-1 的四格表，包括真阳性、真阴性、假阳性和假阴性四种情况。其中，真阳性和真阴性为诊断正确，假阳性和假阴性为诊断错误。需要综合评价诊断试验的真实性、可靠性和收益。在实际应用中，诊断试验的评价还应考虑科学性、可行性及实用性。

一、真 实 性

真实性（validity），又称准确性或效度，是指测量值与真实值的接近程度。诊断试验的准确性包括受试者患病时对"有病"的识别能力和受试者未患病时对"无病"的排除能力，评价指标包括灵敏度、特异度、符合率、似然比、约登指数、诊断优势比等。

（一）灵敏度和特异度

灵敏度和特异度是评价诊断试验准确性的基本指标。

灵敏度（sensitivity，Sen）是指诊断试验将患者正确诊断为阳性的比例，也称为真阳性率（true positive rate）。灵敏度只与患者有关，反映了疾病存在时诊断试验检出疾病的能力。诊断试验将患者诊断为阴性称为漏诊，即假阴性（false negative），漏诊率 =1–Sen。灵敏度越高，漏诊率越低。灵敏度的计算公式为：

$$Sen = \frac{a}{a+c} \times 100\% \qquad (式\ 11\text{-}7)$$

特异度（specificity，Spe）是指诊断试验将非患者正确判断为阴性的比例，也称为真阴性率（true negative rate）。特异度只与非患者有关，反映了疾病不存在时诊断试验排除疾病的能力。诊断试验将非患者诊断为阳性称为误诊，即假阳性（false positive），误诊率 =1–Spe。特异度越高，误诊率越低。特异度的计算公式为：

$$Spe = \frac{d}{b+d} \times 100\% \qquad (式\ 11\text{-}8)$$

灵敏度、特异度、漏诊率、误诊率之间的关系如图 11-2，图中间的垂线与横轴的交点称为诊断界值（cut-off value），它是判断诊断试验结果为阳性或阴性的截断点。当诊断试验的测量值为定量或等级资料时，取不同的诊断界值，就对应不同的灵敏度和特异度。在图 11-2 中，如果负向移动诊断界值，灵敏度增加，漏诊率（假阴性）降低，但会增加误诊率（假阳性）；如果正向移动诊断界值，特异度增加，误诊率（假阳性）降低，但会增加漏诊率（假阴性）。

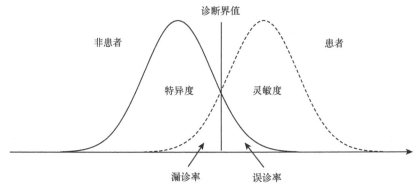

图 11-2　灵敏度、特异度与诊断界值的关系

表 11-2 显示了不同诊断界值下灵敏度和特异度的变化关系。可以看出，随着诊断界值的升高，灵敏度越来越小，特异度越来越大；反之，随着诊断界值的降低，则表现出相反的变化趋势。

表 11-2　不同诊断界值下的灵敏度和特异度

诊断界值	正确诊断的人数		灵敏度	特异度
	患者（40 例）	非患者（40 例）		
0.5	40	20	1.00	0.50
2.5	38	30	0.95	0.75
4.5	36	34	0.90	0.85
6.5	34	36	0.85	0.90
8.5	32	37	0.80	0.93
10.5	30	38	0.75	0.95
12.5	16	40	0.40	1.00

从理论上讲，一项理想的诊断试验，其灵敏度和特异度均应为100%，即对应的漏诊率和误诊率均为0。但遗憾的是，临床上这种情况难以达到。为此，在临床应用时需要充分权衡漏诊和误诊可能造成的后果，考虑是需要高灵敏度的诊断方法还是高特异度的诊断方法。一般说来，如果漏诊将造成不良后果，而且检出后有效果确切的治疗方法时，考虑选择高灵敏度的诊断方法，尽可能保证所有的患者都被诊断出来。当然，高灵敏度势必会增加假阳性（即误诊率）。如果误诊可能造成严重后果时，高特异度就显得尤为重要。采用什么诊断界值应充分权衡诊断试验的效果、误诊与漏诊的后果、成本效益等多方面。如果灵敏度和特异度同等重要，可将诊断界值定在非患者的分布曲线与患者的分布曲线的交界处（图11-2）。

（二）符合率

符合率（agreement rate），也称准确率或一致率，是指诊断试验的真阳性与真阴性人数占总例数的比例，表示诊断试验与金标准符合的程度，反映正确诊断患者与排除非患者的能力。一般来说，灵敏度和特异度均高，符合率也高。但是，相同符合率的两个诊断试验，其灵敏度和特异度可以不同，临床意义也不一样，所以不能单从符合率来评价诊断试验的优劣。此外，符合率还受患病率的影响。符合率的计算公式为：

$$符合率 = \frac{a+d}{a+b+c+d} = \frac{Sen(a+c)}{a+b+c+d} + \frac{Spe(b+d)}{a+b+c+d} \qquad （式11-9）$$

（三）似然比

似然比（likelihood ratio）是将灵敏度和特异度结合起来的复合指标，似然比在计算时只涉及灵敏度与特异度，不受患病率的影响，是诊断试验较为稳定的综合性评价指标。似然比包括阳性似然比（positive likelihood ratio，PLR）和阴性似然比（negative likelihood ratio，NLR）。

阳性似然比是诊断试验的真阳性率与假阳性率的比值，表示患者中诊断结果为阳性的概率是非患者中诊断结果为阳性的概率的多少倍，反映了诊断正确的可能程度。显然，PLR值越大，表示诊断试验结果为阳性时是真阳性的可能性越大，诊断价值越高。阳性似然比计算公式为：

$$PLR = \frac{Sen}{1-Spe} \qquad （式11-10）$$

阴性似然比是诊断试验的假阴性率与真阴性率的比值，表示患者中诊断结果为阴性的概率是非患者中诊断结果为阴性的概率的多少倍，反映了诊断错误的可能程度。显然，NLR值越小，表示诊断试验结果为阴性时是真阴性的可能性越大，诊断价值越高。阴性似然比计算公式为：

$$NLR = \frac{1-Sen}{Spe} \qquad （式11-11）$$

（四）约登指数

约登指数（Youden index，YI），又称正确诊断指数，是诊断试验中真阳性率与假阳性率之差，表示为：$YI = Sen - (1-Spe)$。约登指数介于$-1\sim1$，其值越接近于1，表明诊断准确度越高。

（五）诊断优势比

诊断优势比（diagnostic odds ratio，DOR），又称诊断比值比，是评价诊断试验效能的综合指标，表示阳性似然比与阴性似然比的比值，反映了诊断试验结果与疾病的相关程度。DOR取值范围为$0\sim\infty$，其值越大，诊断试验效能越好。当DOR＞1时，值越大说明诊断试验的判断效果越好；当DOR=1时，说明该诊断试验无法区分非患者与患者；当DOR＜1时，提示假阴性错误和（或）假阳性错误加剧。DOR不受患病率的影响，并可适用于诊断试验研究的Meta分析。

二、预　测　值

在临床实践中，临床医生更希望知道，当诊断试验的结果为阳性时，诊断个体真正有病的把握有多大；阴性时，又有多大把握排除此病，这就是阳性预测值（positive predictive value，PPV）和阴性预测值（negative predictive value，NPV）。预测值是评价诊断试验实用性的指标。

阳性预测值是指诊断试验结果为阳性者中患者所占的比例，计算公式为：

$$PPV = \frac{a}{a+b} \times 100\%$$ （式 11-12）

阴性预测值是指诊断试验结果为阴性者中非患者所占的比例，计算公式为：

$$NPV = \frac{d}{c+d} \times 100\%$$ （式 11-13）

预测值反映了依据诊断试验结果判断受试者患病或不患病的可能性，与灵敏度、特异度、疾病患病率有关。一般来说，当人群疾病患病率不变时，灵敏度越高，阴性预测值越高；特异度越高，阳性预测值越高。

患病率（prevalence，p_0）是指调查人群中某特定时间内患者所占的比例。在诊断试验中，患病率是指病例组占所有受试者的比例，即 $\frac{a+c}{a+b+c+d}$。对于被评价的诊断试验，也称为验前概率（pre-test probability）。当诊断结果为阳性时，阳性预测值就是验后概率（post-test probability）；诊断结果为阴性时，1−阴性预测值就是验后概率。

如果是病例-对照研究设计，样本中病例的构成比例不能代表目标人群中该病的实际患病率，则不能用式（11-12）和式（11-13）计算阳性预测值和阴性预测值。这种情况下，需要根据 Bayes 条件概率理论，采用式（11-14）和式（11-15）分别计算阳性预测值和阴性预测值：

$$PPV = \frac{p_0 Sen}{p_0 Sen + (1-p_0)(1-Spe)}$$ （式 11-14）

$$NPV = \frac{(1-p_0)Spe}{(1-p_0)Spe + p_0(1-Sen)}$$ （式 11-15）

从式（11-14）和式（11-15）可知，在灵敏度和特异度不变的情况下，诊断试验的阳性预测值随着患病率的升高而升高，而阴性预测值随着患病率的升高而降低，图 11-3 显示了预测值随患病率变化的趋势。患病率对预测值的影响比灵敏度和特异度更重要，一般情况下，灵敏度和特异度变化较小，而基于不同的地区或医院，其患病率可相差很大，同一种诊断方法在不同地区/医院的表现也可能差别很大。因此，在大医院应用效果很好的诊断方法，在基层医院或筛查现场的应用效果不一定理想。

例如，在一般男性、75 岁以上男性、有可疑前列腺结节三种人群中利用前列腺酸性磷酸酶筛检前列腺癌，前列腺酸性磷酸酶诊断前列腺癌的灵敏度和特异度分别为 70% 和 90%。表 11-3 显示了在不同患病率人群中，此诊断试验的预测值变化情况。

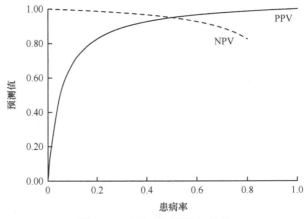

图 11-3 患病率与预测值关系

表 11-3　不同患病率人群下前列腺酸性磷酸酶筛检前列腺癌的预测值

人群	患病率（/10 万）	阳性预测值（%）	阴性预测值（%）
一般男性	3.50	0.02	100.00
75 岁以上男性	500.00	3.40	99.83
有可疑前列腺结节	50 000.00	87.50	75.00

三、可　靠　性

可靠性（reliability）亦称可重复性（reproducibility）或信度，是指在相同条件下用同一种诊断试验在不同时间重复测量同一批受试者，或者相同条件下不同观察者用同一种诊断试验测量同一批受试者，其结果之间的一致程度。理想的诊断试验，应具有较高的可靠性。

1. 连续型指标　如果诊断试验的测量结果为连续型变量，可以采用 Pearson 相关系数、变异系数、组内相关系数（intra-class correlation coefficient，ICC）等指标评价诊断试验的可靠性。上述三个指标均可通过常用的统计分析软件（如 SPSS）计算得出。其中，ICC 是较常用的指标，其取值范围为 0~1。一般认为，$ICC<0.4$ 表示一致性程度较差，ICC 介于 0.4~0.75 表示一致性程度一般，$ICC>0.75$ 表示一致性程度较高。

2. 分类指标或等级指标　如果诊断试验的测量结果为分类变量或等级变量，可以采用 Kappa 值评估诊断试验的可靠性。Kappa 值的计算公式为：

$$\text{Kappa} = \frac{2(ad-bc)}{(a+b+c+d)(b+c)+2ad} \tag{式 11-16}$$

Kappa 值反映了不同观察者测量同一组受试者，或同一观察者不同时间测量同一组受试者的一致程度。Kappa 值常用于评价两种诊断试验测量结果或同一诊断试验两次测量结果的一致性。Kappa 值不易受患病率的影响，相对稳定，其取值范围为 –1~1。Fleiss 提出 3 级划分法：Kappa 值 ≥0.75，表示两者一致程度很好；Kappa 值介于 0.4~0.75，表示两者一致程度中等；Kappa 值 ≤0.4，表示两者一致程度较差。

【例 11-2】　A、B 两位医生分别独立阅读 100 张相同的胸部 CT 片诊断肺癌，结果见表 11-4。

表 11-4　两位医生依据胸部 CT 片诊断肺癌的结果

B 医生	A 医生		合计
	肺癌	非肺癌	
肺癌	46（a）	10（b）	56
非肺癌	12（c）	32（d）	44
合计	58	42	100

$$\text{Kappa} = \frac{2\times(46\times32-10\times12)}{(46+10+12+32)\times(10+12)+2\times46\times32} = 0.85$$

表示两位医生依据胸部 CT 诊断肺癌的一致程度较高。

3. 影响诊断试验可靠性的因素　在实际工作中，诊断试验的可靠性受多方面因素的影响。

（1）受试者自身生物学差异：由于个体生物学变异，使得同一诊断试验重复测量同一批受试者，其测量结果可能会不一致。例如，血糖、血压的测量结果会受测量时间、地点及受试者的情绪等因素影响。因此，诊断试验的操作需要标准化。

（2）测量误差：不同测量者（或同一测量者）对同一指标进行测量时，因测量者技术水平、操作能力等因素可能导致结果不一致。

（3）试验因素：由于试验所使用的仪器设备、试剂质量、外部环境等试验条件的不稳定，可能引起测量结果的差异。例如，仪器设备电压不稳、实验室温度（湿度）不同、不同试剂批号等均可能引起测量结果间的不一致。

　　研究者应充分了解影响因素的来源，采用合适的方法，将这些因素的影响控制到最低限度。因此，实际应用中，需要对诊断试验的仪器、环境、试剂等条件有严格、标准的规定。

四、确定最佳诊断界值的方法

　　如果诊断试验的结果为连续型取值的变量，需要确定一个最佳诊断界值来区分患者与非患者。临床上确定诊断界值的方法包括正态分布法（如均数 $\pm 1.96\times$ 标准差）、百分位数法（如 $P_{2.5}\sim P_{97.5}$）和受试者操作特征曲线（receiver operating characteristic curve，ROC 曲线）。其中，正态分布法和百分位数法常用来确定正常人群参考值范围。ROC 曲线是诊断试验中用来确定最佳诊断界值的常用方法。

　　当诊断试验的测量指标为连续型变量或等级变量时，可以根据不同的诊断界值（至少 5 个）计算出多个灵敏度和特异度，分别以"1–特异度"和"灵敏度"为横坐标和纵坐标，在直角坐标系中标出各点并连成曲线，即为 ROC 曲线。

　　【例 11-3】 某研究者欲利用功能磁共振成像参数鉴别高级别和低级别胶质瘤。收集了 42 例胶质瘤患者的功能磁共振参数肿瘤实质细胞内弥散比例（ICVF）和弥散方向分布（ODI），其中高级别胶质瘤患者 24 例，低级别胶质瘤患者 18 例，数据见表 11-5。利用 ICVF 和 ODI 指标鉴别高级别和低级别胶质瘤绘制的 ROC 曲线如图 11-4 所示。其中，（0，0）和（1，1）两点分别对应于灵敏度为 0 而特异度为 1、灵敏度为 1 而特异度为 0 的截断点。

表 11-5　42 例胶质瘤患者功能磁共振成像参数

序号	年龄	性别	胶质瘤分级	ICVF	ODI
1	61	0	1	0.439	0.419
2	63	1	1	0.524	0.398
3	48	1	1	0.353	0.350
4	50	1	1	0.343	0.283
5	47	0	1	0.432	0.339
6	50	1	1	0.212	0.251
...	...	...	...	...	...
41	13	0	0	0.166	0.237
42	56	0	1	0.319	0.289

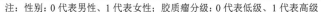

　　注：性别：0 代表男性、1 代表女性；胶质瘤分级：0 代表低级、1 代表高级

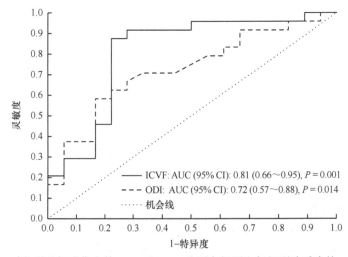

图 11-4　功能磁共振成像参数 ICVF 和 ODI 鉴别高级别和低级别胶质瘤的 ROC 曲线

ROC 曲线可以用来：

（1）综合评价诊断试验的诊断价值：ROC 曲线下面积（area under the curve，AUC）是最常用的评价 ROC 曲线特性的参数，它综合反映了诊断试验的诊断价值。当 AUC=0.5 时，表明诊断试验没有临床价值，AUC 越接近于 1，诊断价值越高。一般来说，AUC 在 0.5～0.7，表示诊断准确性较低；AUC 在 0.7～0.9，表示诊断准确性中等；AUC＞0.90，表示诊断准确性较高。例 11.3 中，ICVF 鉴别高级别和低级别胶质瘤的 AUC=0.81，表明 ICVF 区分高级别和低级别胶质瘤的准确性尚可。

（2）确定最佳诊断界值（optimal cut-off value）：在 ROC 曲线上最接近左上角的一点，即为最佳诊断界值，此点对应的假阳性和假阴性之和最小。在实际工作中，对于连续型变量或等级变量，常选取约登指数最大的点对应的观测值为最佳诊断界值。如图 11-5（A）和（B），分别显示了 ICVF 和 ODI 两个指标不同诊断界值对应的约登指数，当 ICVF 指标取值为 0.306 时，约登指数最大（0.653），对应的灵敏度和特异度分别为 87.5% 和 77.8%；同理，当 ODI 指标取值为 0.338 时，约登指数最大（0.417），对应的灵敏度和特异度分别为 58.3% 和 77.8%。此外，也有研究采用 " $[1-Sen]^2+[1-Spe]^2$ " 最小的点对应的观测值作为最佳诊断界值。

（3）通过 AUC 的大小，直观比较两种或两种以上诊断试验的诊断价值，协助临床医生选择最佳的诊断方法。如图 11-4 所示，ICVF 指标的 AUC 大于 ODI 指标的 AUC，提示 ICVF 鉴别高级别和低级别胶质瘤的诊断价值大于 ODI。比较两种诊断试验 AUC 的差异是否具有统计学意义，需要根据式（11-17）进行统计学检验：

$$Z = \frac{\left|AUC_1 - AUC_2\right|}{\sqrt{SE_{AUC_1}^2 + SE_{AUC_2}^2 - 2r \times SE_{AUC_1}^2 \times SE_{AUC_2}^2}} \qquad （式 11-17）$$

其中，AUC_1 和 AUC_2 为对应诊断试验 ROC 曲线下面积；SE_{AUC_1} 和 SE_{AUC_2} 对应诊断试验 AUC 的标准误；r 为两个 ROC 曲线下面积间的相关系数，如果两个诊断试验是独立的，则 $r=0$。

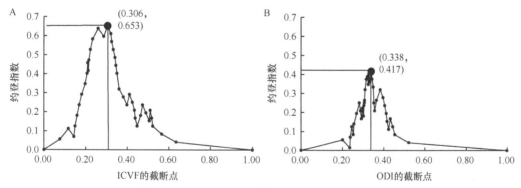

图 11-5　ICVF 和 ODI 指标的诊断界值和约登指数

第三节　诊断试验的临床应用

诊断试验在临床工作中应用非常广泛，可以用于诊断疾病、筛检高危人群、判断疾病严重程度、评估治疗效果与预后等多方面。如何用尽量短的时间、较低的成本、无创（或较小的创伤）的方法获得尽量准确的临床诊断，是医生和患者所期望的。在诊断试验的临床应用中，可以考虑通过以下方法提高诊断试验的准确性或效率。

一、选择患病率高的人群

如前所述，从阳性预测值和阴性预测值的公式可知，当灵敏度和特异度不变时，阳性预测值随患病率升高而升高，假阳性率随之降低。阳性预测值（验后概率）越高，诊断疾病的把握也就越大。所以，在临床实践中，通过掌握病史、临床症状、一般实验室检查结果，综合分析后缩小可疑范围（提高患病率），提高阳性预测值，从而可以显著提高诊断试验的效率。

二、诊断试验的联合应用

有时，临床上用于诊断某疾病的方法的灵敏度或特异度不理想，可通过联合两个或多个诊断试验进行联合诊断，以提高诊断的灵敏度或特异度。联合诊断的方法包括并联试验（parallel test）和串联试验（serial test）。

1. 并联试验 又称平行试验，是指同时进行多个目的相同的诊断试验，其中任何一个诊断试验的结果为阳性即诊断为患者。当群体患病率一定时，并联试验可以提高诊断的灵敏度和阴性预测值，减少漏诊率；但会降低特异度和阳性预测值，增加误诊率。并联试验多用于灵敏度低，而漏诊可能导致严重后果的情况。并联试验也可用于人群的筛查试验，以增加筛查的检出率，降低漏诊率，做到早发现、早诊断和早治疗。

以两个诊断试验的并联试验为例，其灵敏度和特异度的计算公式分别为：

灵敏度：$Sen_{A+B} = Sen_A + [(1 - Sen_A) \times Sen_B]$ （式 11-18）

特异度：$Spe_{A+B} = Spe_A \times Spe_B$ （式 11-19）

2. 串联试验 又称系列试验，是指按一定顺序做多个诊断试验，只有当全部试验结果均为阳性时才确定为患者。因此，如果前一个试验为阴性结果时，则后面的试验就不必继续进行。当群体患病率一定时，串联试验可以提高诊断的特异度和阳性预测值，减少误诊率；但会降低灵敏度和阴性预测值，增加漏诊的风险。在临床上，为了提高诊断试验的特异度以确诊疾病，而没有一项特异度很高的试验时，就可以考虑采用串联试验的方法。串联试验适应于：①不需要迅速做出诊断的情况，因为是否做后一个诊断试验取决于前一个试验的结果，费时较多；② 当某些诊断试验昂贵或有危险时，可先进行简单、安全的诊断试验，当出现阳性结果时再做比较复杂或有一定风险性的诊断试验。如果这些条件差不多时，应首先使用特异度最高的试验，这样才可以减少进行后续诊断试验的人数，提高诊断效益。

以两个诊断试验的串联试验为例，其灵敏度和特异度的计算公式分别为：

灵敏度：$Sen_{A+B} = Sen_A \times Sen_B$ （式 11-20）

特异度：$Spe_{A+B} = Spe_A + [(1 - Spe_A) \times Spe_B]$ （式 11-21）

表 11-6 显示了血糖和尿糖联合诊断糖尿病的试验结果。并联试验诊断糖尿病的灵敏度为82.4%，特异度为99.5%；串联试验诊断糖尿病的灵敏度为58.8%，特异度为99.7%。

表 11-6　血糖和尿糖联合诊断糖尿病的结果

诊断试验		糖尿病		并联试验	串联试验
尿糖	血糖	是	否		
+	-	14	10	+	-
-	+	33	11	+	-
+	+	117	21	+	+
		35	7599	-	-

当然，实际应用中可将并联试验和串联试验混合使用。例如，我国当前的人群结直肠癌筛查，即采用了并联和串联混合应用的策略：对目标受检者进行大便潜血试验和高危因素问卷调查，其中任何一项为阳性即判断为结直肠癌高危个体，推荐进一步采用肠镜进行确诊。

三、多因素回归模型综合诊断

临床上各种不同的诊断方法，涉及的诊断指标非常多，不仅有分类指标，还有连续型指标或等级指标。联合试验一般只适合具有明确诊断界值或定性诊断的情况。当检测结果为连续型指标或等级指标时，联合诊断试验就会受到限制。

对于上述情况，可以考虑采用多因素分析方法构建综合诊断模型，提高诊断的准确性。常用的多变量诊断模型有判别分析、Logistic 回归模型、Cox 回归模型、神经网络模型、贝叶斯回归模型等。例如，纳入多个诊断试验的诊断指标构建 Logistic 回归模型，用回归系数反映每项诊断指标的贡献，进而依据 Logistic 回归模型估算出每位受试者被判断为阳性的概率，并利用此概率估计值绘制 ROC，从而评估综合诊断的能力，确定最佳诊断界值，计算灵敏度、特异度等评价指标。

四、似然比的临床应用

似然比是综合评价诊断试验的理想指标，它综合了灵敏度和特异度的临床意义。临床应用中，可以依据诊断试验结果的阳性或阴性，利用对应的似然比，计算出受试者患有或不患有目标疾病的概率（即验后概率），以便临床医生更确切地对受试者做出诊断。验后概率的具体计算步骤如下：

$$验前比（\text{pre-test odds}）= \frac{验前概率}{（1-验前概率）} \qquad （式 11\text{-}22）$$

$$验后比（\text{post-test odds}）= 验前比 \times 似然比 \qquad （式 11\text{-}23）$$

$$验后概率（\text{post-test probability}）= \frac{验后比}{（1+验后比）} \qquad （式 11\text{-}24）$$

其中，验前概率是指患者接受诊断试验前患病的可能性，可由医生根据患者的病史、症状和体征等信息估计，一般用人群的患病率作为参考。根据诊断试验结果的阳性（或阴性），通过对应的 PLR（或 NLR），可计算出当前诊断试验结果下患者患有或不患有目标疾病的验后概率。需要注意的是，如果诊断试验中设定的验前概率为所研究疾病的人群患病率，则诊断结果为阳性的验后概率与阳性预测值相等。

对于同样的诊断试验结果，由于不同的验前概率，不同患者的验后概率也会不同。例如，A、B 两位患者均因呼吸急促就诊，临床医生经问诊及查体后，初步怀疑为肺动脉栓塞。患者 A：65 岁男性，肿瘤患者，卧床 4 天；患者 B：25 岁男性，1 周前行疝气手术，术后可正常活动。很明显，患者 A 患肺动脉栓塞的验前概率高于患者 B。为明确诊断，医生让两位患者接受 D-dimer 检测。已知，D-dimer 诊断肺动脉栓塞的 +LR=4.85，−LR=0.35。如果两位患者 D-dimer 诊断试验的结果为阳性，通过计算，患者 A 为肺动脉栓塞的概率为 67%，患者 B 的概率为 5%；如果两位患者 D-dimer 诊断试验的结果为阴性，通过计算，患者 A 为肺动脉栓塞的概率为 13%，患者 B 为 0.35%。具体结果见表 11-7。

表 11-7　两位患者的验后概率

	患者 A	患者 B
验前概率 / 患病率	0.3	0.01
验前比	$\frac{0.3}{1-0.3}=0.43$	$\frac{0.01}{1-0.01}\approx 0.01$
当诊断试验为阳性时		
验后比	0.43×4.85=2.09	0.01×4.85=0.05
验后概率	$\frac{2.04}{1+2.04}=0.67$	$\frac{0.05}{1+0.05}=0.05$

续表

	患者 A	患者 B
当诊断试验为阴性时		
验后比	0.43×0.35=0.15	0.01×0.35=0.0035
验后概率	$\dfrac{0.15}{1+0.15}=0.13$	$\dfrac{0.0035}{1+0.0035}=0.0035$

第四节　无金标准情况下诊断试验的评价方法

在医学研究中，常常存在以下情况：①由于成本、身体侵害性等原因（如肿瘤穿刺活检），部分受试者金标准诊断结果难以获得；②缺乏金标准（如精神心理相关疾病的诊断评价）。这些情况给诊断试验准确性评价带来一定挑战。在这种情况下，研究者有时会采用参考标准（reference standard）作为对照进行诊断试验准确性评价，如果参考标准不能准确反映受试者的真实疾病状态，就会造成诊断试验评价指标的有偏估计。近年，方法学专家提出了多种无金标准或金标准诊断不完整情况下有效评价诊断试验准确性的统计学方法。

一、金标准诊断结果不完整

临床实践中，由于受试者依从性、伦理考虑、金标准不易获得等原因，会出现少部分受试者缺失金标准诊断结果，真实疾病状态不清楚的情况。当部分患者缺少金标准检查结果时，可考虑采用缺失数据填补方法或偏倚校正（bias correction）方法。常用的填补方法有单值填补法和多重填补法，需要结合诊断试验的结果（二分类、有序或连续型变量）、缺失数据的机制以及结局指标的分类选择合适的缺失值填补方法。偏倚校正的方法比较多，如 Logistic 回归、倾向性评分校正、期望最大化回归校正等。

此外，还可以采用差异化验证（differential verification），对部分无金标准诊断结果的受试者可以采用其他可用的参考标准对受试者的疾病状态进行确证，再通过贝叶斯潜类别分析、贝叶斯法、ROC 法对替代检查的结果进行校正以使其接近金标准的方法。

二、无金标准

如果没有金标准，一种常见做法是联合使用多种不完善的参考标准用以判断受试者的疾病状态。联合方法包括：

（1）校正（correction）：在无金标准情况下采用参考标准评价诊断试验准确性，如果已知参考标准的灵敏度（Sen_r）和特异度（Spe_r），在诊断试验与参考标准条件独立的假设下，对诊断试验的灵敏度（Sen_t）和特异度（Spe_t）进行校正。具体计算如下：

$$Sen_t = \frac{\{Spe_r \times (a+b) - b\}}{\{N(Spe_r - 1) + (a+c)\}} \qquad （式 11-25）$$

$$Spe_t = \frac{\{Sen_r \times (c+d) - c\}}{\{N \times Sen_r - (a+c)\}} \qquad （式 11-26）$$

N 为样本量，a、b、c、d 对应表 11-1 中四格表的四个格子。

（2）差异化分析（differential analysis）：对诊断试验与不完善的参考标准结果不一致的部分或全部受试者，采用另一种诊断方法来确诊受试者的疾病状态，并更新诊断试验的四格表。有学者提出改进的差异化分析策略：分别从诊断试验和参考标准结果一致和不一致的受试者中各抽取一部分受试者，采用另一种诊断方法进行验证。

（3）潜类别分析（latent class analysis）：在无金标准诊断试验中广泛应用。在无金标准诊断试验中，假定受试者的疾病状态是无法直接观测的潜在变量，通过联合同一受试者的多个可直接观测指标构建潜在分类模型，可以利用构建的潜在类别变量作为参考标准，计算诊断试验的准确性评价指标。例如，在采用量表诊断网络成瘾时，可将量表条目作为外显变量，构建潜在类别模型，然后以得分最高的潜类别作为病例，其余类别作为对照，形成参考标准，进而通过 ROC 曲线确定量表的最佳诊断界值，并计算灵敏度和特异度等评价指标。在临床上，外显变量的内容可以拓展到其他类型的诊断指标。例如，在衣原体感染的诊断中，利用免疫分析、细胞培养和聚合酶链反应的结果，通过潜类别/剖面分析，建立参考标准，进而评价诊断试验的准确性。此外，也可以让 n 位医生对同一个受试者进行诊断，各位医生的诊断结果形成 n 个外显变量 Y_n，通过潜类别分析综合多位医生的诊断结果，形成参考标准。

（4）构建复合参考标准：通过一定的规则将多个不完善的参考标准组合构建出一个参考标准，评价诊断试验的准确性。

（5）专家小组共识：通过专家小组的方式确证每一位患者的疾病状态，进而进行诊断试验的准确性评价。

图 11-6 列出了无金标准或金标准诊断不完整情况下评价诊断试验准确性的方法学流程图。

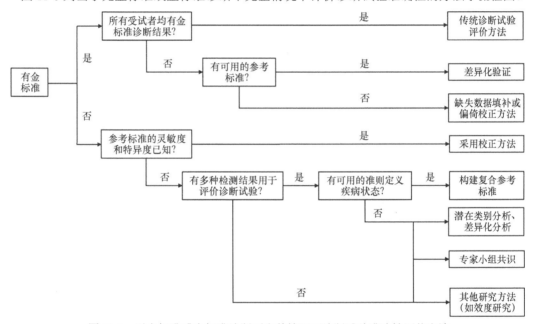

图 11-6　无金标准或金标准诊断不完整情况下诊断试验准确性评价方法

第五节　诊断试验的评价原则

一项诊断试验是否有临床应用价值，需要综合评价其准确性、可靠性、可行性、卫生经济学价值等，同时还要考虑诊断试验结果对临床决策和预后结局的影响。

1. 金标准的选择是否合理　选择的金标准是否为目前公认的疾病诊断方法。诊断试验的评价必须以金标准诊断结果作为参照，这是保证诊断试验结果真实可靠的关键。如果金标准选择不当，会出现错分偏倚，影响诊断试验准确性的评价。

2. 诊断试验是否与金标准进行了同步盲法对比　如果研究人员事先知道金标准的诊断结果，将会影响诊断试验结果的判断，反之亦然。因此，为尽量减少两类结果互相参照造成的偏倚，在判断诊断试验或金标准的结果时应尽量采用盲法，即判断诊断试验结果的人与进行金标准判断的人，应相互保持盲态，以增强结果判断的客观性。尤其对于影像学、超声等涉及主观判断的诊断试验，更要采用盲法。此外，研究者应对有助于结果判断的其他临床信息保持盲态。例如，超声检查诊断阑尾炎的试验中，不应该让医生知道受试者的病史等信息；同样地，病理医生对受试者做出病理诊断时，也不应该知道超声检查的结果。

3. 受试者的代表性如何　病例组和对照组的代表性是决定诊断试验结果可信度的基础。理论上，病例组应包括各种临床类型的病例，如典型和不典型、不同疾病分期等。对照组应纳入与所研究疾病有鉴别诊断价值的其他疾病患者，不能刻意选择容易鉴别的人群（如志愿者、健康人群等），否则容易高估诊断试验的特异度。例如，本章第六节的肝癌诊断试验的实例中，病例组纳入了不同 BCLC 分级的肝癌患者；对照组分别纳入了慢性肝炎、肝硬化患者和健康志愿者，受试者的代表性较好。然而，较常见的问题是病例组入选标准过于严格，患者构成范围过窄；对照组未包含需要鉴别诊断的其他疾病患者，甚至全部纳入健康体检者作为对照，使病例组和对照组样本的代表性较差。受试者来源不同（如不同级别的医院、门诊患者、住院患者、普查人群等），有可能会对诊断试验的评价产生一定影响。因为不同来源的人群，疾病的患病率不同，而患病率的不同将直接影响诊断试验预测值的估计。所以，诊断试验的研究中，需要明确陈述受试者的定义、临床特征、诊断标准及招募方法等。

4. 样本量是否足够　与其他临床研究一样，对于诊断试验而言，需要有一定的样本量，才能保证受试者的代表性。在评价诊断试验时需要考虑其是否给出了详细的样本量估算过程，样本量是否足够？

5. 诊断界值的确定是否合理、可靠　对于诊断试验指标为连续型指标或等级指标的情况，选择不同诊断界值，将会影响诊断试验的灵敏度和特异度。因此，在诊断试验评价中，诊断界值的确定非常重要，以患者均数高于非患者均数的情形为例，诊断界值过高会增加漏诊率，过低则会增加误诊率。目前，应用 ROC 曲线确定诊断界值是常用的统计学方法。

6. 是否详尽描述了诊断试验的方法，重复性如何　诊断试验中是否清晰详尽地描述了诊断试验的操作步骤、使用仪器及试剂规格、注意事项、结果判断标准等内容，以便研究者需要时可以按标准操作程序，保证试验结果的可重复性。必要时，应对诊断试验的重复性进行检验。重复性好，则说明诊断试验的方法（如仪器性能、操作技术等）可靠。

7. 诊断试验是否为最优选择，与其他诊断试验联合应用的效果如何　新的诊断试验需要与其他诊断方法进行临床应用的比较，如准确性、成本效益、患者的依从性、不良反应等。对联合试验的评价，不仅要看联合试验的灵敏度和特异度等，而且还要评价单项试验的灵敏度和特异度。只有了解单项试验的诊断价值，才能正确评价联合诊断的价值。

8. 诊断试验的实用性　除了正确评价诊断试验的优劣外，还要考虑新的诊断试验是否方便、易行，是否有创，费用如何，医生和患者能否接受，结果的判定是否容易，处理漏诊和误诊是否方便，是否会造成某些严重后果等临床实际情况。诊断试验的受试者是否与将要被应用的待鉴别群体类似、检验后得到的验后概率是否有助于疾病的诊断与处理等也是需要考虑的问题。

第六节　诊断试验研究实例

本节以"血清 DKK1 诊断肝细胞癌的多中心临床研究"为例，简要阐述诊断试验的设计与结果报告。肝癌是世界范围内常见的恶性肿瘤，肝细胞癌占所有肝癌的 70%～80%。全球范围内，肝细胞癌的 5 年生存率仅为 3%～5%，主要原因之一是缺乏有效的早期诊断方法。目前，临床上诊断肝细胞癌的血清学标志物最优的指标是 AFP，但是 AFP（诊断界值为 20ng/mL）诊断肝癌的灵敏度较低，仅为 25%～65%。此外，多数慢性肝病患者（如慢性肝炎、肝硬化）也会出现血清 AFP升高的现象。因此，需要新的、可靠的生物标志物联合 AFP 来提高临床诊断的准确性。根据以往文献报道，血清 Dickkopf-1（DKK1）是潜在的肝癌诊断标志物。Shen QJ 等设计了一项大样本、多中心的横断面诊断试验，评价 DKK1 联合 AFP 诊断肝细胞癌的准确性。

实例文献

一、研究设计概述

Shen QJ 等的研究中，诊断肝细胞癌的金标准为组织病理活检。所有受试者均测定了血清 AFP 和 DKK1 浓度。病例组选自 2008 年 12 月～2009 年 6 月在复旦大学附属中山医院肝癌研究所就诊、经组织病理学确诊的肝细胞癌患者，共计 424 例，包括 BCLC 分级 A 级及以下患者 285 例和 BCLC 分级 B 级及以上患者 139 例。对照组选自 2009 年 4 月～2009 年 7 月在苏州大学第一附属医院就诊的非肝癌患者，共计 407 例，包括慢性乙型病毒性肝炎患者 98 例、慢性肝硬化患者 96 例和健康受试者 213 例。

二、统计分析及结果

研究者进行 ROC 曲线分析，将 "$[1-Sen]^2+[1-Spe]^2$" 最小值点对应的 DKK1 值确定为诊断肝细胞癌的最佳诊断界值。此外，利用 DKK1 和 AFP 建立了 Logistic 回归方程，利用回归方程的概率预测值进行 ROC 曲线分析，评价 DKK1 和 AFP 两个指标联合诊断肝细胞癌的诊断准确性（p 为患病的概率），建立的回归方程为：

$$\log(\frac{p}{1-p}) = -6.152 + 5.517 \times DKK1 + 6.867 \times AFP \qquad \text{（式 11-27）}$$

ROC 曲线分析显示，DKK1 诊断肝细胞癌的曲线下面积为 0.848（95%CI：0.820～0.875），最佳诊断界值为 2.153ng/mL，对应的灵敏度和特异度分别 69.1% 和 90.6%；AFP 诊断肝细胞癌的曲线下面积为 0.830（95%CI：0.802～0.858），对应的灵敏度和特异度分别为 57.8% 和 88.0%；AFP 联合 DKK1 诊断肝细胞癌的曲线下面积为 0.889（95%CI：0.866～0.913），对应的灵敏度和特异度分别提高到 73.3% 和 93.4%，结果见表 11-8 和图 11-7。

表 11-8 DKK1、AFP 以及两个指标联合诊断肝癌的结果

诊断指标	四格表				最佳诊断界值	Sen (%)	Spe (%)	PPV (%)	NPV (%)	PLR	NLR
	a	b	c	d							
DKK1	293	38	131	369	2.153	69.1	90.6	89.3	70.6	6.910	0.343
AFP	245	48	179	359	20.000	57.8	88.0	85.1	63.2	4.730	0.481
联合诊断	311	22	91	380	0.710	73.3	93.4	98.4	86.6	51.042	0.127

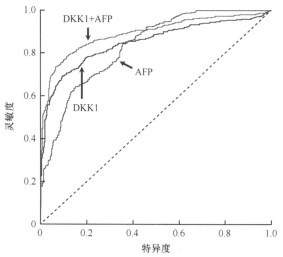

图 11-7 DKK1、AFP 以及两个指标联合诊断肝癌的 ROC 曲线

拓展阅读

The Cochrane Handbook for Systematic Reviews of Diagnostic Test Accuracy（v2.0, updated July 2023）是由Cochrane筛查与诊断试验方法学组制作的手册，从方法学角度详细介绍了诊断试验评价及结果汇总方面的内容，对于研究者解读及评价诊断试验结果有一定的帮助。

◀ **思考与练习** ▶

一、选择题

1.（单选）在某社区开展的结核病普查中，有85%的结核病患者的结核菌素试验阳性，该值所反映的是结核菌素试验的哪一指标？（　　）

A. 灵敏度
B. 特异度
C. 假阳性率

D. 真阴性率
E. 一致率

2.（单选）若甲乙两人群某病患病率分别为20%和30%，某项诊断试验分别应用于甲、乙两个人群，则下述正确的是（　　）

A. 甲人群漏诊率低于乙人群

B. 甲人群误诊率低于乙人群

C. 试验阳性者中假阳性所占比例，甲人群低于乙人群

D. 试验阴性者中假阴性所占比例，甲人群低于乙人群

E. 甲人群真实性低于乙人群

3.（单选）两项诊断试验串联使用，可以提高诊断试验的哪一指标？（　　）

A. 灵敏度
B. 特异度
C. 符合率

D. 预测值
E. 可靠性

4.（单选）普查中对400例有胰腺癌的男性和400名正常男性进行腹部CT检查，结果是前者中100例阳性，后者50例阳性。该试验的灵敏度和特异度分别为（　　）

A. 87.0%、12.0%
B. 67.0%、33.0%
C. 25.0%、87.5%

D. 33.0%、67.0%
E. 12.0%、25.0%

二、问答题

1. 简述诊断试验准确性评价指标。

2. 当增大和减小诊断界值时，灵敏度、特异度、阳性预测值、阴性预测值相应会发生哪些变化？

3. 诊断试验的联合应用有哪些？各自的特点是什么？

（冯丽芬）

第十二章　Ⅰ期临床试验

1962 年的沙利度胺事件之后，美国食品药品监督管理局出台修正案，进一步加强对新的研究药物安全性的控制，要求制药公司证明研究药物可以安全地给予患者，从而设置第一阶段临床试验，即Ⅰ期临床试验。Ⅰ期临床试验（phase Ⅰ clinical trial）是初步的临床药理学及人体安全性评价的试验，是新药从动物转向人体的第一个试验，又称为早期人体试验或首次人体（first-in-human，FIH）试验。其目的是研究人体对药物的耐受程度，并进行药物代谢动力学（pharmacokinetic，PK）研究，了解药物在人体内的吸收、分布、排泄的规律，为后续研究中的给药方案提供依据。2021 年我国在研的临床试验共有 5578 个，较 2020 年上升了 14%，其中Ⅰ期临床试验共计 2061 个，占比约 37%，比 2020 年增长 8%。Ⅰ期临床试验包括耐受性试验和药代动力学研究，一般在严格控制的条件下，经过谨慎选择，筛选出少数健康志愿者（毒性较大，如抗肿瘤药物，通常为患者），通常要求志愿者在研究期间住院，全天候密切监护。在物种差异尚未完全明确的情况下，Ⅰ期临床试验是安全性风险最高和最复杂的临床试验。申办方和研究者在试验设计和具体实施上需要格外慎重。

第一节　概　　述

Ⅰ期临床试验设计方案主要包括：摘要，试验流程表，研究药物简介，背景介绍，临床前数据，试验设计考虑，试验目的，总体研究计划剂量设置及分组 [初始剂量的确定，剂量递增，剂量限制性毒性（dose limited toxicity，DLT）和最大耐受剂量（maxium tolerated dose，MTD）定义]，纳入/排除标准，试验药物和给药方式（包括试验药物的规格、给药方式、给药周期，伴随用药和治疗），观察指标，试验步骤 [分为筛选期、给药（单/多次）观察期、随访期、与研究相关的限制措施]，安全性/耐受性评估 [包括安全性评价指标、不良事件（adverse event，AE）、严重不良事件（serious adverse event，SAE）、可能与试验相关的不良事件及处理]，有效性评估的方式和时间，受试者退出和终止标准（退出标准、受试者替补、终止试验标准、结束试验的评估检查），生物样本的采集（血样本采集时间点、尿液和粪便采集时间段、生物样本采集和处理），药代动力学研究（检测方法及分析方法确证、药代动力学分析），数据管理（病例报告表填写、病例报告表录入、病例报告表修改、数据监查/审核/锁定），统计分析（分析人群、分析方法），临床试验质量控制和保证，参考文献/附件等。

Ⅰ期临床试验如在健康人群中实施，采用随机安慰剂对照方式，平行设计，病例数为 20～100 例，起始剂量至最大剂量一般设 4～6 个剂量组，每位受试者只接受一种剂量，不得再次用其他剂量。在低剂量时，每组可仅试验 2～3 人；接近治疗量时，每组 6～8 人，双盲随机分配其中 1～2 例使用安慰剂。一个剂量水平试验结束，确定本次试验剂量安全后，才可继续下一个较高剂量的试验。对于在患者中进行的Ⅰ期临床试验，抗肿瘤药物Ⅰ期临床试验已经从传统的Ⅰ期、Ⅱ期、Ⅲ期转换为适应性设计，即在Ⅰ期剂量递增过程中选择某几个剂量进行扩展试验，但对于毒性指数陡峭、治疗窗较窄且患者间和患者内 PK 变异大（即变异系数 ≥100%）或药代动力学显示多态酶介导的药物清除的小分子药物或毒性较大的化疗药物，由于药物相关毒性风险增加而不适合无缝扩展队列。

一、最大暴露量和给药剂量

FIH 试验方案中最大给药剂量或者预期最大暴露水平的合理设置，可参考以下原则：①根据所有非临床和可用的临床数据，包括药效学（pharmacodynamics，PD）、PK、毒理学研究结果以及拟用临床治疗剂量范围内的暴露量，或者动物长毒实验中引起中毒症状或脏器出现可逆变化的剂量的 1/10；②动物长毒实验中最大耐受量的 1/5～1/2；③临床应用同一药、同类药或结构相近的药物的单次最大剂量等。最大剂量范围内应包括预期的有效剂量，必要时还要考虑作用靶点的饱和性，因为在达到靶点的完全抑制或激活时通过增加剂量不能进一步增加治疗效果，反而增加了毒性。

二、DLT 和 MTD

在试验方案中应详细定义 DLT，并且规定 DLT 观察的时间窗，如 14 天、21 天、28 天等。根据药物不同或者受试人群不同进行定义 DLT（相关、很可能相关或可能相关的不良事件），主要内容包括血液学毒性和非血液学毒性。例如，抗肿瘤药物的 DLT 定义血液学毒性：未有细胞刺激因子支持 4 级中性粒细胞减少症；≥3 级的中性粒细胞减少症伴发热（体温＞38.5℃）；伴有致命性出血倾向或需要血小板输注的≥4 级血小板减少症，或≥4 级贫血；非血液学毒性≥3 级毒性的非血液学毒性（但不包括脱发、无临床意义的 3 级实验室检查异常）；最佳支持治疗恶心、呕吐或腹泻≥3 级。

MTD 定义为≤1/6 例受试者出现 DLT 的剂量。抗肿瘤药物在 MTD 附近的剂量级可适度地增加受试者例数，确定 MTD 是否正确。

在剂量递增阶段不建议进行剂量调整，如患者有后续维持治疗，出现毒性可以设计调整剂量。

三、受试者的入选和排除标准

健康人作为受试者的入选标准包括年龄范围在 18～45 岁，体重指数范围在 19～26kg/m^2，无心血管、肝脏、肾脏、消化道、精神神经等疾病病史等；排除标准包括血液检查异常，重大脏器疾病，对试验药物（或成分）过敏，孕期或者哺乳期女性，半年内有生育计划等。

患者作为受试者需要考虑的因素更多，也是方案重点部分，需考虑靶向人群。例如，细胞毒抗肿瘤药物对肿瘤细胞和正常细胞缺乏选择性，治疗窗窄，并有潜在的致突变、致畸及致癌作用。对于细胞毒药物的 I 期临床试验，受试者应选择肿瘤患者（必须有病理确诊），基于伦理学考虑，不应该入选能够在常规药物治疗中获益和症状改善的肿瘤患者，而应选择标准治疗失败或晚期肿瘤患者。若药物已收集到可靠的安全性证据，并有初步临床试验显示在某些肿瘤患者可获益，I 期扩展试验可针对性选择潜在有效的瘤种，例如，PEG-CPT-11 在 I 期单次给药临床试验显示对脑转移患者有效，在扩展阶段可以入选脑转移的患者。

肿瘤患者作为受试者的入选和排除标准的条目更复杂。入选标准包括：经证实（组织学或细胞学证实）局部晚期不可切除或转移性恶性肿瘤且标准治疗不存在、不再有效或不可接受的受试者；年龄大于 18 岁且小于 65 岁或 72 岁；ECOG 评分为 0 或 1；预期寿命＞12 周；无重大脏器疾病；骨髓储备正常；肝功能 ALT、AST 低于正常值 2.5 倍（对于肝转移患者，可扩到 5 倍范围）；与最近一次治疗的间隔时间可以根据药物特性规定，一般为 3～4 周。排除标准包括：对于首个 I 期临床试验，脑转移患者，除非治疗后稳定，不需激素治疗的患者可以根据药物的实际情况给予考虑；活动型肝炎病毒携带患者；有胸腹水的患者；有传染病（如活动性的感染患者）；症状性充血性心力衰竭 Ⅱ～Ⅳ 级（纽约心脏病协会）、症状性或未被控制的心律失常、QTc 间期＞480 ms 或先天性长/短 QT 综合征个人或家族史、重度或不稳定型心绞痛、冠状动脉或外周动脉搭桥术；两个药物联合仍无法控制的高血压（收缩压≥160 mmHg 或舒张压≥100 mmHg）；系统性疾病，包括糖尿病、肺纤维化、急性肺病、间质性肺病、肝硬化等；对药物过敏的患者；有精神症状的患者；毒性没有恢复到 1 级及以下的。

四、终 止 标 准

考虑到 FIH 研究的风险未知或不明确，方案中应明确定义终止标准，同时确定是最后的终点还是暂停。终止标准至少包括：受试者发生一例可能是与研究用药物（investigational medicinal product，IMP）相关的 SAE；同一个队列发生可能是与 IMP 相关的两例同一器官系统或不同器官系统的严重非 SAE 的不良反应；依据美国国立癌症研究所的 CTCAE V5.0 标准，某一剂量组≥1/2

的受试者出现 2 级及以上与试验药物相关的不良事件；或 ≥1/4 的受试者出现 3 级及以上与试验药物相关的不良事件；在审查与该标准相关的新产生的数据时，应考虑在队列中单个受试者观察到的最大暴露量（C_{max} 或 AUC），而不是平均的暴露量；发生的中度非 SAE 受试者数比同类药多。

在 FIH 试验中的数据监查委员会（Data Monitoring Committee，DMC）或数据与安全监查委员会（Data and Safety Monitoring Board，DSMB）对获得的临床试验安全性和 PK 数据进行评估，保证受试者的安全；达到上述任何一条剂量递增终止标准时，则由 DMC 对发生 AE 的受试者进行讨论，以判断是否需要终止试验，并提出进一步的试验建议，并结合伦理委员会审查意见执行。DMC 对盲态或非盲态下可能与 IMP 相关的中度非 SAE 的不良反应、与 PD 效应的关系、发生这些 AE 的受试者数、同一受试者中发生多个 AE，以及同类药物已经确定的潜在安全信息进行持续性审查。

五、实　　施

1. 给药的描述　给药剂量以及给药方式都需详细描述。口服制剂需详细规定受试者空腹还是餐后（一般首次人体试验采用空腹）服、禁食禁水的时间、口服的水量等。静脉输注给药需要描述药物的配制过程，需考虑药物在溶液中的稳定性，允许最低或最高溶液浓度，如果受试药物是前体化合物，滴注速度需考虑转化酶的量。

2. 受试者的观察　以给药当天作为 0 天，分为筛选期、给药期、随访期和结束期。根据临床前动物或者同类药毒性种类，出现毒性时间、最高峰、毒性缓解时间等设计观察指标和观察时间。观察指标包括生命体征、体格检查、实验室检查（如血常规、血生化、凝血酶等）、辅助检查如心电图、B 超、胸片，特殊检查如脑电图、CT 等。

3. 安全性信息　按照方案收集不良事件、治疗后出现的不良事件、严重不良事件、重要不良事件（significant adverse event）、重度不良事件（severe adverse event）、药物不良反应（adverse drug reaction，ADR）、非预期药物不良反应（unexpected adverse drug reaction，UADR）、可疑非预期严重不良反应（suspected unexpected serious adverse reaction，SUSAR）、特别关注的不良事件（adverse event of special interest，AESI）、研发期间安全性更新报告。对于 AE 等的记录要详细，包括开始的时间、程度、与药物的关系、转归等。在研期间，按照《药物临床试验质量管理规范》和医院 SAE、SUSAR 上报要求执行。

4. 合并用药记录　根据方案详细记录合并用药的名称、使用开始时间、使用剂量、持续时间、使用目的等。

5. 剂量调整　详细记录剂量调整的原因、调整后的剂量等。

六、单次和多次给药剂量递增的试验设计

单次剂量递增（single ascending dose，SAD）的主要 PK 参数包括 C_{max}、T_{max}、AUC_{0-t}、$AUC_{0-\infty}$、半衰期（$t_{1/2}$）、Vd/F 和 CL/F。研究用药物的药代动力学线性特征根据剂量归一化的 AUC 差异是否满足 25% 判定，或 $\log(y) = \beta_0 + \beta_1 * \log(dose)$，其中 y 表示 PK 参数（C_{max}、AUC_{0-t}、$AUC_{0-\infty}$），β_0 代表截距项，β_1 代表斜率。采用 SAS 软件中混合效应模型进行 power model 统计分析，预测 β_1 的点估计及 95% 置信区间。当 β_1 的 95% 置信区间包含 1，可以判定药物在研究的剂量范围内存在比例化剂量反应关系。

根据人体中 SAD 的 PK 和 PD 数据，结合研究用药物可用的非临床安全性数据，确定研究用药物预期浓度范围内线性与非线性 PK 特征、$t_{1/2}$ 及作用持续时间，确定多次剂量递增（multiple ascending dose，MAD）中低、中、高不同剂量后的最大预期暴露量（C_{max} 和 AUC_{0-t}）和蓄积特征。如果 MAD 中出现的临床数据表明对研究的 SAD 部分中观察到的不良反应可耐受，则可以考虑在 MAD 部分中进行低于设定的最大暴露水平的更高暴露水平的试验。MAD 还可探索不同的给药方案和时间表，如从每日一次给药到每日两次给药。根据 MAD 试验数据计算 IMP 蓄积系数或蓄积因子的公式如下。

$$AR=AUCss/AUC_{0-t} \quad (式 12\text{-}1)$$
$$AF=Css_{max}/C_{max}（疗效呈浓度依赖型如抗生素）\quad (式 12\text{-}2)$$

AR 或 AF 在 1 附近时，可以认为该药在人体内没有蓄积特征。

七、食物影响的试验设计

食物影响的研究主要用于口服给药的药物制剂，在早期临床研发过程中初步评估食物对 IMP 体内暴露的影响程度，确定服药与进餐之间的间隔，避免食物作为混杂因素影响对 IMP 确证性临床研究安全性和有效性研究结果的评价。如果高脂餐对药物的系统暴露有显著影响，则可能需要额外评估不同类型的食物（如低脂餐）对药物药代动力学的影响，有助于确定食物相关的给药方案。表 12-1 列出了高脂饮食的定义。

表 12-1　食物类型的定义

食物类型	总热量（kcal）	脂肪		
		热量（kcal）	质量（g）	百分比（%）
高脂餐	800～1000	500～600	55～65	50
低脂餐	400～500	100～125	11～14	25

一般采用随机、单次给药、两周期、双交叉试验设计。至少纳入 12 例健康受试者的两个周期分别接受空腹和餐后服药，选取临床治疗剂量范围内的剂量，两周期之间需要间隔足够的清洗期（至少为试验药物的 5 个 $t_{1/2}$）。给药前至少空腹 10 小时，在开始进餐后 30 分钟时用 240 ml 水送服试验药物。每个给药周期每名受试者收集 12～18 个样本，根据测定的浓度计算 PK 暴露量参数（$AUC_{0-\infty}$、AUC_{0-t} 和 C_{max}），使用自然对数进行数据转换，计算进餐组和空腹组的几何均数之比及其 90% 置信区间，若该区间未超出 80%～125% 范围，一般可以认为食物对药物的生物利用度无显著影响。

八、药物相互作用

多数疾病的治疗需要两种及以上药物的联合使用，在药物联合应用之前，首先要搞清楚药物之间是否存在相互作用，即药物相互作用（drug interaction），以防患者因合用药而出现不必要的安全性风险或预防潜在的疗效下降。药物相互作用试验一般采用临床治疗剂量的单次给药的双重 3×3 交叉设计，如药物 A 和 B，C=A+B，入组 12 例受试者的设计，具体如表 12-2 所示。

表 12-2　药物相互作用设计

治疗组	周期 1	周期 2	周期 3
1	A	B	C
2	A	C	B
3	B	A	C
4	B	C	A
5	C	A	B
6	C	B	A

试验结果的判断：C_{max} 和 AUC 对数转换后的几何均数的 90% 置信区间位于 80%～125% 内，无临床显著的药物相互作用存在；<50% 或 >200%，药物相互作用有临床显著意义。

第二节　起始剂量的估算

一、健康受试者中的起始剂量估算

通常，确定健康受试者中的最大推荐起始剂量（maximum recommended starting dose，MRSD）

是为了确保受试者的安全性，推测 MRSD 不会产生毒性反应，剂量单位为 mg/m² 和 mg/kg。估算方法如下所述。

（1）以毒理实验剂量为基础估算 MRSD：动物实验中的一系列动物种属没有出现明显毒性反应的最高剂量（与对照组相比），即无可见不良作用水平（no observed adverse effect level，NOAEL），以其为基础外推人体等效剂量（human equivalent dose，HED）。

（2）以生物暴露量为基础估算 MRSD：根据在非临床的药理学研究中显示 PD 效应的暴露量数据来确定人体的最低预期生物效应水平（minimal anticipated biological effect level，MABEL），估算人体内的药理学活性剂量（pharmacologically active dose，PAD）和（或）预期治疗剂量（anticipated therapeutic dose，ATD）范围，同时需要考虑到人与动物对 IMP 的作用方式的敏感性存在潜在差异。此外，计算 MABEL、PAD 和（或）ATD 时应考虑在人和相关动物物种的靶细胞中进行的体外靶点结合和受体占领研究，以及相关动物物种在药理活性剂量下的暴露量。试验中最终采用的 MRSD 应该是各种方法中得出的较低剂量。

健康受试者中 MRSD 推算方法：从合适的动物毒理试验中确定 NOAEL，km 是剂量（mg/kg）转化为体表面积剂量（mg/m²）的换算因子，见表 12-3。

$$HED = NOAEL \div [km 人/km 动物]　　　　　　　　（式 12-3）$$
$$MRSD = HED/10（安全系数）　　　　　　　　（式 12-4）$$

其他方法如，① Blackwell 方法：最敏感动物 LD50 的 1/600 或最小有效量 ED_{min} 的 1/60 以下；② PBPK 方法，根据动物的 PBPK 模型，采用 Wajima 方法推算稳态分布体积（Vss）和清除率（CL）等。

表 12-3　体表面积剂量换算因子

动物品种	小鼠 b	仓鼠 b	大鼠 b	豚鼠 b	家兔 b	家猫 b	猕猴 b	比格犬 b	狒狒 b	微型猪 b	成人 b
标准体重（kg）	0.02	0.08	0.15	0.4	1.8	2.5	3.0	10.0	12.0	20.0	60.0
表面积（m²）	0.0066	0.016	0.025	0.05	0.15	0.2	0.25	0.5	0.6	0.74	1.62
体重系数	0.0898	0.0862	0.0886	0.0921	0.1014	0.1086	0.1202	0.1077	0.1145	0.1004	0.1057
系数 S	3	5	6	8	12	12.5	12	20	20	27	37
小鼠 a	1.00	0.600	0.500	0.375	0.250	0.240	0.250	0.150	0.150	0.111	0.081
仓鼠 a	1.67	1.00	0.833	0.625	0.417	0.400	0.417	0.250	0.250	0.185	0.135
大鼠 a	2.00	1.20	1.00	0.750	0.50	0.480	0.500	0.300	0.300	0.222	0.162
豚鼠 a	2.67	1.60	1.33	1.00	0.667	0.640	0.667	0.400	0.400	0.296	0.216
家兔 a	4.00	2.40	2.00	1.50	1.00	0.960	1.00	0.600	0.600	0.444	0.324
家猫 a	4.17	2.50	2.08	1.56	1.04	1.00	1.04	0.625	0.625	0.463	0.338
猕猴 a	4.00	2.40	2.00	1.50	1.00	0.960	1.00	0.600	0.600	0.444	0.324
比格犬 a	6.67	4.00	3.33	2.50	1.67	1.60	1.67	1.00	1.00	0.741	0.541
狒狒 a	6.67	4.00	3.33	2.50	1.67	1.60	1.67	1.00	1.00	0.741	0.541
微型猪 a	9.00	5.40	4.50	3.38	2.25	2.16	2.25	1.35	1.35	1.00	0.730
成人 a	12.33	7.40	6.17	4.63	3.08	2.96	3.08	1.85	1.85	1.37	1.00

人体的初始剂量采用体重校正、体表面积校正、固定剂量。对于口服剂型如片剂、胶囊，建议采用固定剂量。小分子化合物一般采用体表面积校正给药，分子量大于 100 000 的药物（如抗体类药物、多肽类药物、病毒类药物）采用体重校正给药。而有些大分子药物 [如抗体-药物偶联物（antibody drug conjugates，ADCs）]，有的药物采用体重校正，有的药物采用体（表面积校正。临床试验受试者体重分布跨度大，由于个体差异，有的患者可能超出剂量的最高限）。有研究显示采

用校正理想体重，毒性下调 40%，疗效不变。ADC 类药物采用体表面积校正给药的优缺点：长春新碱-ADC 类药物，体表面积较少超过＜2.0mg/m²，安全性风险不易估量，低体重的患者或者恶病质患者接受剂量不够。

为了减少健康受试者中不良反应的发生率，在估算首次人体试验的起始剂量时采用一定的安全系数（safety factor，SF），小分子化合物的安全系数一般取 10，大分子化合物的安全系数可增加到 50，如遇到下列情形安全系数酌情增大：①剂量反应曲线斜率很陡时；②无先兆症状的毒性反应；③生物利用度变异度大；④不可逆的毒性反应；⑤不明原因的死亡；⑥非线性药代动力学；⑦剂量-反应数据不足；⑧新的治疗靶点；⑨现实动物模型的限制性。

此外，可能影响安全系数的因素包括非临床研究中发现的问题和临床试验中如何监测潜在靶器官的效应。

二、患者中的起始剂量估算

患者中 FIH 研究的起始剂量（如没有健康受试者的前期数据）可以根据药物的特性和受试者疾病特征，如非肿瘤患者一般是预期具有最小药理作用并且使用安全的剂量，或者 NOAEL 推算 HED。上述健康受试者中计算起始剂量的方法在患者作为受试者的 I 期临床试验中同样适用。如果受试者人群为肿瘤患者，试验药物为细胞毒药物，单次给药的 I 期临床试验初始剂量的计算有 6 种方法：①国外同样药物 MTD 的 50%～60%；②同类新药临床治疗量的 1/10；③ Dollry 法：最敏感动物最小有效量的 1%～2%；④ 改良 Blackwell 法：两种动物急性毒性 LD50 的 1/600，或犬最低毒性剂量的 1/4～1/3（m²），或两种动物长期毒性试验中出现毒性剂量的 1/60 以下（多次给药）；⑤最高无严重毒性剂量（highest non-severely toxic dose，HNSTD）法；⑥最低预期生物效应水平（MABEL）法等。

以非啮齿动物的 HNSTD 估算 MRSD，此法主要用于抗体类或者抗体耦联细胞毒药物，啮齿动物一般采用猕猴的 HNSTD，例如，DS8201 猕猴的 HNSTD 为 30 mg，人的 HED = 30mg/kg÷3.1÷6=1.6mg/kg，为了保证安全，初始剂量选择 0.8 mg/kg。

最低预期生物效应水平（MABEL）方法估计新药的 FIH 剂量。EMA 发布的 MABEL 指南，初衷是为生物药（如单抗类药物）撰写的，并不适用于化学类（NCEs）药物。因此，以下 MABEL 方法的讨论只涉及单克隆抗体类药物的剂量校正。MABEL 起始剂量可通过以下四个步骤获得：①在相关动物模型中定量评估抗体暴露量-药效响应关系，以获得潜能（potency）估计值（例如，EC50）；②应用调整因子将效力估计值从动物转换到人体；③定义一个人体中靶标暴露量（target exposure，如 EC10），该暴露量预期没有显著的药理学效应；④预测人类 PK 将靶标暴露量转化为起始剂量。作为一种保守的方法，或者在没有其他 PD 终点的情况下，靶标参与度（target engagement）也可以用于确定 MABEL 起始剂量。

Nnane 等使用不同的种属缩放方法和动物 PK 数据进行临床前研究以预测 CNTO5825 的药物代谢动力学，以便为 I 期临床试验选择安全和正确的始剂量。CNTO5825 是抑制人 IL-13 与 IL-13Ra1 和 IL-13Ra2 结合的人抗白细胞介素-13（IL-13）单克隆抗体。静脉内（IV）给予 CNTO5825 后，清除率（CL）为大鼠 9.98～11.49ml/（d·kg）和食蟹猴 5.78～7.19ml/（d·kg）。与食蟹猴（49.77～61.10ml/kg）相比，稳态分布体积（V_{ss}）较大（151.52～155.64 ml/kg）。基于种属缩放模型的方法（即简化种属缩放模型和物种时间不变法）以及大鼠和食蟹猴的 PK 数据，得到了相当不错的人体清除率（CL）和稳态分布体积（V_{ss}）的预测。例如，根据物种时间不变法，预测 70kg 人体的 CL 和 V_{ss} 分别为（4.84±1.13）ml/（d·kg）和（68.93±35.55）ml/kg。Nnane 等将 MABEL 定义为在使用重组人 IL-13 刺激人胚胎肾（HEK）-Blue STAT6 细胞（其表达 IL-13Ra1 和 IL-4Ra2 受体）时，抑制 IL-13 体外活性达 20% 的 CNTO5825 的浓度（IC20）。如下等式所示，通过将估计的 IC20 与中央隔室的预测体积（$V1$，通过物种时间不变方法预测；下面计算使用了上面预测的 V_{ss} 数值）相乘来计算首次人体的起始剂量：起始剂量 = IC20×V_{ss} = 1 ng/mL×68.93mL/kg = 0.07μg/kg。

第三节 剂量递增方法

在Ⅰ期临床试验中，剂量增量的幅度应考虑剂量/暴露-毒性或剂量/暴露-效应曲线的陡度，抗肿瘤药物增加剂量的一个关键原则是保持快速剂量增加，以避免患者暴露于无效治疗剂量，同时通过DLT发生频率来保证受试者安全性。最大耐受剂量的估计将DLT的概率限制在一个特定的水平，即目标毒性水平（target toxicity level，TTL），通常设置为30%。Ⅰ期临床试验的剂量递增方法可分为三大类：基于规则的方法（如3+3，快速滴定法）；基于模型的设计，如连续重评估法（continual reassessment method，CRM），具体操作及优缺点见表12-4。

表 12-4 常用剂量递增方法具体操作及优缺点

设计类型	3+3	快速滴定法	连续重评估法
剂量水平	预设起始剂量（基于临床前数据）按预设的阶梯逐级爬升	预设起始剂量（基于临床前数据）按预设阶梯剂量爬升至DLT发生	起始剂量基于剂量-毒性曲线和目标DLT发生率。剂量爬升根据连续修正的剂量-毒性模型和相同的目标DLT发生率
每组入组受试者例数	每组3例，出现1例DLT后加至6例	加速爬坡早期每组1例受试者。观察到毒性后转变为3+3	由研究者决定，通常每组2例
剂量爬坡方式	每个剂量水平先入组3例受试者，当1例受试者发生DLT时，相同水平下再入组3例	加速爬坡阶段，剂量组间递增100%直至2度毒性出现转为3+3后，剂量组间递增40%，允许在没有DLT的情况下同一受试者接受递增剂量	剂量-毒性模型通过研究过程中的毒性观察结果持续调整，通过相同的预先设定DLT率来确定最优化的剂量水平
MTD	6例受试者≤1 DLT的最高剂量水平	多数情况下同3+3	基于DLT率与最终获得的模型
优势	简单易操作，不需要建模。对于治疗窗窄的药物提供较大的安全保障	更多受试者接受有效剂量，爬坡速度更快	更多受试者接受有效剂量，基于模型可使最终MTD更准确。可以纳入迟发毒性的考量
不足	过多受试者可能接受低于有效剂量的治疗。对于毒性极小的或延迟出现毒性的靶向治疗药物，MTD可能不准确	对于治疗窗较窄的药物可能不适合	需要生物统计学家持续支持

图12-1图示了常用剂量递增方法。最常用的基于规则的设计是3+3设计。它依次招募3名患者组成队列；第一个队列根据动物毒理学数据或其他疾病的经验，起始剂量是安全的，随后的队列按照预先固定的增加剂量水平进行治疗。因为剂量升级执行谨慎，3+3是保守的毒性发生的数量，但它可能需要大量的患者来估计MTD，特别是如果真正的MTD位于剂量的上限侧时。基于模型的设计方法是假设剂量和DLT之间存在单调函数关系，最常用的基于模型的方法是连续重评估法，需要根据临床前数据定义剂量-毒性曲线（dose-toxicity curve，DTC）和目标毒性水平，根据文献和前期资料预先估计每个剂量水平的DLT概率，DTC通过来自试验的毒性数据积累不断地进行更新，新的患者被给予来自更新后DTC的MTD。CRM是单个入选受试者，在DTC时，初始患者如接受MTD剂量，由于允许剂量增加超过一个水平（剂量跳跃），并需要固定数量的患者（通常在20人左右），受试者可能由于过度毒性暴露和研究的时间而受到质疑，因为以前患者的毒性数据可能需要一定时间后才会发生。改进措施：患者的初始剂量水平较低，不允许剂量跳跃；每个队列受试者超过1名，制定早期停止规则，以限制研究持续时间，是对增加过量予以控制的方法。

FIH试验方案设计中应用较多的是改良费氏递增法（改良Fibonacci法）：即当初始剂量为n（g/m^2）时，其后按顺序递增的剂量分别为$2n$、$3.3n$、$5n$、$7n$、……，此后则依次递增前一剂量的1/3。对于大分子药物（如抗体类药物）剂量的递增幅度为$Log10$。每个剂量组受试者的给药顺序：

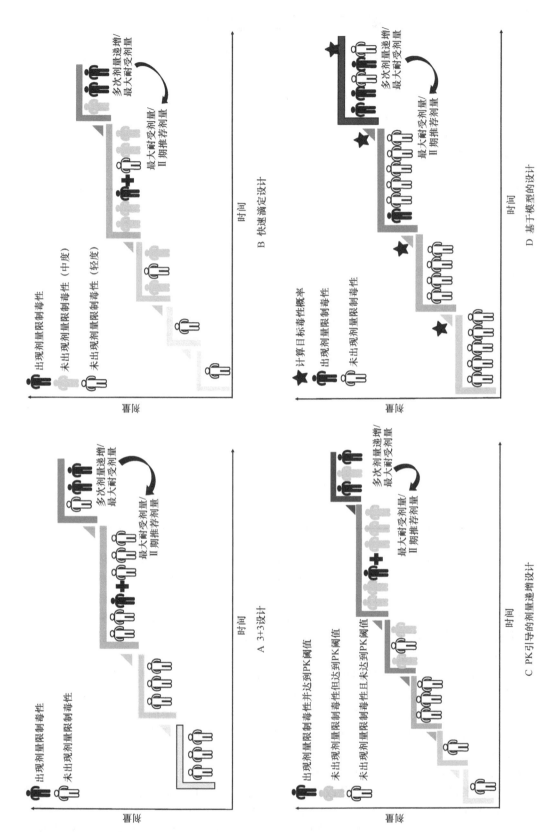

图 12-1　常见剂量递增方法示意图

低剂量或未出现 2 例 2 级毒性的剂量,可采用 3 例患者相继入组,间隔时间至少相差 1~2 天。对于接近或高于 MTD 的剂量,原则上不能≥2 个受试者在 DLT 的观察窗内,第 1 个受试者给药后,第 2 例受试者在第 1 个受试者接受治疗 2~7 天后给药,第 3 例受试者的给药取决于第 1 例受试者的观察所见,如第 1 例受试者出现 DLT,则最好等到第 2 例受试者观察完后再给药;如第 1 例受试者未出现 DLT,则可纳入第 3 例受试者给药。

> **拓展阅读**
>
> 由崔- 民、阳国平主编《Ⅰ期临床试验设计与实施》一书,是"十三五"国家重点图书出版规划——药物临床试验设计与实施系列丛书之一。此书较为系统地介绍了Ⅰ期临床试验的概念、设计、实施、统计分析与总结等方面的内容,对于提高研究者Ⅰ期临床试验设计能力和实施规范性有很好的帮助。

> **拓展阅读**
>
> FIM 研究的定义、法规及目的,Ⅰ期方案设计,剂量探索,PK/PD
>
>

◀ 思考与练习 ▶

一、选择题

1.(单选)Ⅰ期临床试验的主要内容包括(　　)

A．初步的临床药理学及人体安全性评价试验

B．观察人体对于新药的耐受程度、药代动力学和药效动力学,为制定给药方案提供依据

C．探索 MTD 和 DLT

D．确定Ⅱ期研究的给药剂量

E．确证药物的疗效和安全性

2.(单选)肿瘤Ⅰ期临床试验中,细胞毒药物单次给药的初始计量计算方法有哪些?(　　)

A．同样药物 MTD 的 50%~60%　　　　B．同类新药临床治疗量的 1/10

C．Dollry 法　　　　　　　　　　　　D．改良 Blackwell 法

E．最低预期生物效应水平(MABEL)法

3.(单选)最大耐受剂量的目标毒性水平通常设置在多少?(　　)

A. 5%　　　　　　　　　　　　B. 10%　　　　　　　　　　　　C. 15%

D. 20%　　　　　　　　　　　　E. 30%

4. 关于"3+3"剂量递增方法的描述,正确的是(　　)

A. 每个剂量水平先入组 3 例受试者,当 1 例受试者发生 DLT 时,相同剂量水平下再入组 3 例

B. 起始剂量基于剂量-毒性曲线和目标 DLT 发生率

C. MTD 定义为 6 例受试者≤1 DLT 的最高剂量水平

D. 对于毒性极小的或延迟出现毒性的靶向治疗药物,MTD 可能不准确

E. 对于治疗窗窄的药物能提供较大的安全保障

二、问答题

1. 简述Ⅰ期临床试验中常用剂量递增方法的具体操作及优缺点。

2. 在估算首次人体试验的起始剂量时,哪些情形下可以酌情增大安全系数?

(李　苏)

第十三章 Ⅱ/Ⅲ期临床试验

随着医学的发展，新的医疗干预措施（如药物、手术方式等）不断涌现，这些新措施推广应用于临床前，首先需要科学地评价并确证它们的有效性、安全性以及临床应用价值。在评价某一干预措施（如药物或诊疗措施）是否安全有效时，规范的临床试验仍是目前最好的选择。药物临床试验是临床试验中的重要分支，本章以药物临床试验为主线，介绍Ⅱ、Ⅲ期临床试验设计与实施的相关内容。

第一节 概　　述

一、临床试验的定义

广义上，任何在人体（患者或健康志愿者）进行的、有计划的干预性医学研究均可称为临床试验（clinical trial），其主要目的是综合评价某种干预方法（或治疗措施）的有效性、安全性和临床应用价值。干预方法（或治疗措施）可以是药物、医疗器械、新技术、新方法等。

药物临床试验属于临床试验的重要分支，是指以人体（患者或健康受试者）为对象的试验，旨在发现或验证某种试验药物的临床医学、药理学以及其他药效学作用、不良反应，或者试验药物的吸收、分布、代谢和排泄，以确定药物的疗效与安全性的系统性试验。根据研究所处的阶段，临床试验可分为Ⅰ、Ⅱ、Ⅲ、Ⅳ期。需要指出，并不是所有的临床试验都需要从Ⅰ期临床试验开始做起。对于新药临床试验，在批准上市前，通常需要进行Ⅰ～Ⅲ期临床试验；Ⅳ期临床试验为上市后研究。其中，Ⅱ期临床试验（phase Ⅱ clinical trial）是治疗作用的初步评价阶段，其目的是初步评价药物对目标适应证患者的治疗作用和安全性，也包括为Ⅲ期临床试验设计和确定给药方案提供依据。此阶段的研究设计可以根据研究目的采用多种形式，可以是单臂试验，也可以是随机对照试验等。Ⅲ期临床试验（phase Ⅲ clinical trial）为治疗作用的确证阶段，其目的是进一步验证药物对目标适应证患者的治疗作用和安全性，评价获益与风险关系，为药物注册申请的审查提供充分证据。此阶段试验一般应为具有足够样本量的随机对照试验。

二、临床试验的基本原则

（一）符合伦理准则

临床试验需要遵循伦理道德准则。保护受试者权益、保障受试者安全是开展临床试验的首要原则，其核心是"公正、尊重人格、力求使受试者最大程度受益和尽可能避免伤害"。国际上先后制定了多个涉及人类受试者的伦理学准则，其中世界医学会《赫尔辛基宣言》和国际医学科学组织委员会《涉及人的健康相关研究国际伦理准则》（2016版）是国际上重要的、具有普遍指导意义的伦理准则。

伦理审查与知情同意是保障受试者权益的主要措施。在开展临床试验前，研究者首先需要申请并获得伦理委员会的审查同意，才可以启动临床试验，开始筛选受试者。招募受试者时，必须让受试者充分知情并自主决定是否参加临床试验，研究者和受试者（或其法定代表人）需要共同签署书面的知情同意书。临床试验过程中难免会遇到各种医学伦理学问题，研究者在设计及开展研究过程中，需要充分考虑受试者参与临床试验的可能获益和风险，充分权衡获益风险比，尽量避免不可接受的风险。

当纳入的疾病类型有标准治疗或公认的有效治疗措施时，需要保障受试者的基本医疗。这种情况下，可以考虑先从后线治疗开始研究，在获得有效性和安全性证据后再审慎地向二线或一线治疗推进；或者在研究设计上采用加载设计，在保证患者基本医疗权益的基础上给予"标准治疗/安慰剂"或"试验措施"。

（二）遵循法规和指导原则

临床试验的组织与实施需要符合相关的法规和指导原则。国际上，临床试验主要参照人用药品注册技术国际协调委员会（ICH）制定的系列指导文件。例如，ICH E6（R2）即《药物临床试验质量管理规范》（GCP），是临床试验全过程的标准规定，包括伦理委员会、研究者、申办方、临床试验方案及其修订、研究者手册等相关内容。2017 年 6 月，我国国家食品药品监督管理总局成为 ICH 正式成员，意味着中国将逐步转化与实施临床试验相关的国际标准和指南。

此外，各国会根据当地实际情况制定适用于本国临床试验相关的法规。在我国，主要的法规包括《中华人民共和国药品管理法》《中华人民共和国药品管理法实施条例》《药品注册管理办法》《药物临床试验质量管理规范》等。此外，国家药品监督管理局及药品审评中心还制定了临床试验的系列指导原则，如《药物临床试验的一般考虑指导原则》《药物临床试验的生物统计学指导原则》等。对于以药物注册上市为目的的临床试验，正式开始前，还需要获得国家药品监督管理部门的批准，取得"新药临床试验批件"，在有资质的药物临床试验机构开展。

（三）遵循科学性原则

临床试验需要建立在充足的前期非临床研究或既往临床研究的基础上，有充分的科学依据。在临床试验设计阶段，需要明确研究对象、干预/暴露、对照/对比、结局、研究设计（简称 PICOS）等研究要素，遵循"随机、对照、重复、盲法"等科学性原则；实施阶段需要严格遵照方案执行，确保数据真实、完整、准确和可靠；统计分析阶段，选择合适的统计策略完成统计分析，结果报告需要同时考虑统计学意义和临床意义，保证试验结果能够客观回答预设的临床问题，达到临床试验目的。

（四）服务临床，造福患者

临床试验的目的是为医学实践提供循证医学证据，指导诊疗决策，提高诊疗水平，改善患者健康。在临床研究的选题方面，有必要充分了解患者的需求，倾听患者（尤其是儿童、老年人等特殊群体）的声音，以患者为中心、以临床需求为导向，从病因、诊断、治疗、预后和预防等方面的临床问题出发，有针对性地开展临床研究，解决患者的诊疗需求。在研究设计方面，也需要充分考虑患者的权益与安全，减少受试者的负担和风险，采用能够体现患者需求的试验设计方法（如适应性设计等）。这样以临床价值为导向获得的证据才更具有针对性，更符合我国患者的特点和需求，更好地指导临床实践，造福患者，践行全民健康战略。

第二节　临床试验方案

临床试验方案（clinical trial protocol）是阐明试验目的、设计方法、统计学考虑和组织实施的文件。试验方案的好坏关系到整个临床试验的质量和成败。根据我国《药物临床试验质量管理规范》和 ICH E6 的要求，一项临床试验的方案至少应包含以下项目：

1. 基本信息　包括临床试验方案题目、版本号和日期；申办者、主要研究者等各方人员的基本信息；医疗机构信息等。方案的任何修改也需要标明修改版本号和日期。

2. 研究背景资料。

3. 试验目的　详细描述试验目的，包括主要研究目的和次要研究目的。

4. 试验设计　包括明确主要研究终点和次要研究终点（如有）；随机分配方法与过程；盲法及其实施，盲底保存和紧急揭盲的程序，如果采用单盲或开放试验需要说明理由和控制偏倚的措施；干预方法的描述；对照的选择及理由；预期的研究时长及试验安排（如随访等）；暂停/终止试验的标准等。

5. 受试者的选择和退出　包括受试者的入选标准、排除标准，明确受试者退出试验的标准。

6. 受试者的治疗 试验各组的详细治疗措施；合并用药与禁用药等。

7. 疗效评价 详细描述疗效评价指标，包括定义、测量方法、测量时间、记录等。

8. 安全性评价 详细描述安全性评价指标，包括定义、测量方法、测量时间、记录等。

9. 统计学考虑 样本量估计的详细描述；Ⅰ类错误 α 及其调整方法（如适用）；拟采用的统计分析方法和统计分析软件；如进行期中分析，应说明理由、分析时间点及操作规程；缺失值、异常值的处理方法；统计分析数据集及定义等。

10. 源数据/源文件的直接查阅。

11. 质量管理与质量保证 方案中应明确实施临床试验质量管理和质量保证的具体措施。

12. 伦理学考虑 描述与试验相关的伦理学问题的考虑。

13. 数据管理和记录保存 描述临床试验数据采集、管理、记录、保存等步骤；数据管理质量保障措施；数据管理系统等。

14. 财务和保险 在试验方案中说明试验相关的财务和保险问题。

15. 其他 如参考文献、研究者列表、附件材料等。

下面对试验方案中的主要项目进行介绍。

一、试 验 目 的

临床试验的目的主要是评价临床干预或预防性措施（如药物、疫苗、手术方式、物理治疗、行为心理干预等）的有效性和安全性，从而探讨新干预措施与传统治疗（或安慰剂）相比，是否可以提高疾病诊治或预防的效果，为临床诊疗决策提供循证医学证据。每一项临床试验都应有明确的试验目的，并在试验方案中清晰阐述，试验目的应尽量简单明确。研究者根据研究需要，可以分别设定主要研究目的（primary objectives）和次要研究目的（secondary objectives）。在临床试验方案中，对于主要研究目的，需要明确阐述试验类型。

（一）优效性试验

优效性试验（superiority trial）目的是检验试验组的疗效是否优于对照组，常用于Ⅲ期临床试验，如图 13-1（A）。以安慰剂作为对照组的临床试验，应当采用优效性设计。优效性临床试验需要事先规定优效性检验的界值 Δ，如果优效性检验界值 Δ 为某一具有临床意义的数值，则为临床优效性；如果设定优效性检验界值 $\Delta=0$，则为统计学优效性。

（二）等效性试验

等效性试验（equivalence trial）目的是确证两种（或多种）治疗方法在疗效上相当，即试验组的治疗效果既不比对照组差，也不比对照组好，如图 13-1（B）。等效性界值 Δ 是一个有临床意义的数值，应由临床专家和方法学专家共同商讨确定。仿制药的一致性评价通常采用生物等效性试验。

（三）非劣效性试验

非劣效性试验（non-inferiority trial）目的是确证试验组的疗效如果在临床上低于对照组，其差异应该在临床可接受范围内，即试验组的疗效非劣于对照组，如图 13-1（C）。阳性对照的临床试验可采用非劣效性设计。采用非劣效试验设计，试验组损失一定疗效的情况下，必须要在其他方面（如安全性、生命质量、治疗依从性、对患者的创伤等）表现出明显的优势。有时，为了更能说明临床问题，可同时针对主要疗效指标设计为非劣效检验，针对安全性指标设计为优效性检验。

非劣效界值（non-inferiority margin，NIM）Δ 的确定是非劣效试验设计的关键，需要由临床专家和方法学专家根据既往研究或循证医学证据共同商定，并最终由主要研究者确认。如果试验方法在某些方面有绝对优势，可以选择一个相对较宽的非劣效界值，但这个界值不能宽到让人怀疑其效果是否优于安慰剂。

在非劣效性试验中，需要注意阳性对照的生物效应递减现象（biocreep），是指当前非劣效试验中对照组的疗效是通过之前的非劣效试验确定的，就可能出现对照组疗效依次递减，最终等同于安慰剂效应的现象。所以，在非劣效临床试验中，所选的阳性对照应该是经过严格的随机、安慰剂对照试验确证且疗效被业内公认的。当阳性对照的疗效在不同试验中一致性受到质疑时，应当尽可能采用试验组、阳性对照组和安慰剂组的三组试验设计，可以在试验内部对非劣效性界值进行一定程度的验证。

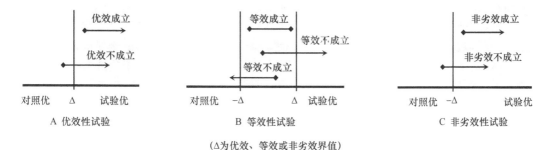

（Δ为优效、等效或非劣效界值）

图13-1　置信区间法示意临床试验优效性、等效性和非劣效性试验

【例13-1】　为了比较微创手术对比开放手术行根治性子宫切除术治疗早期宫颈癌的治疗效果，研究者设计了一项Ⅲ期、多中心、随机对照临床试验。

主要研究目的：证实微创手术行根治性子宫切除术治疗早期宫颈癌的无病生存率非劣于开放手术。研究者采用非劣效性设计的理论依据是：微创手术相对于开放手术，有术中出血量少、住院时间短、术后并发症发生率低等优势。

次要研究目的：比较两种手术方式的复发率、总生存率、安全性等指标的差异。

（四）非劣效与优效性结论的转换问题

1. 非劣效转优效性的判断问题　美国FDA及欧洲药监部门的指导原则均认为，在非劣效临床试验中，如果仅有一个试验组且仅有一个主要疗效指标时，在试验组与对照组疗效差值的95%置信区间下限大于非劣效界值（即非劣效结论成立）且大于0，可以在非劣效结论成立的情况下，进一步给出优效性的结论。此种情况下，一般无需校正Ⅰ类错误α。需要强调的是，优效性结论的判定需要依据全分析集。当有多个试验组或多个主要疗效指标时，则需要采用适当的方法校正Ⅰ类错误α。

2. 优效性转非劣效的判断问题　关于优效性检验不成立情况下转非劣效检验的情况，目前仍存在较大争议。美国FDA不接受失败的优效性试验改做非劣效检验。而欧洲药监部门认为是可以的，但需要遵循非常严格的前提条件：①非劣效界值必须是在研究方案中事先设定的或有充足且令人信服的理由；②全分析集和符合方案集均支持非劣效结论；③非劣效试验设计合理，实施质量高；④试验的灵敏度足够高，其他影响因素不会导致非劣效结论的改变；⑤有直接或间证据显示阳性对照药疗效可靠。

二、设计类型

根据试验目的和研究所处的阶段，临床试验可以采用不同的设计类型。

（一）单臂设计

单臂临床试验（single-arm clinical trial）即仅有一个研究组，没有为试验组设立专门的同期对照组。单臂临床试验实际是以历史数据作为对照组（即外部对照）。在Ⅱ期临床试验中多采用单臂设计，根据需要可以采用单臂单阶段、单臂二阶段、单臂三阶段等。其中，以Simon二阶段设计（Simon's two-stage design）应用最为广泛，多以客观缓解率（ORR）等近期疗效指标作为主要研究指标，一般不建议采用无进展生存期（progress free survival，PFS）、总生存期（overall survival，OS）等需要长期随访才能获得的指标作为主要研究指标。

Simon 二阶段设计的无效假设 H_0: $P \leq P_0$；备择假设 H_1: $P \geq P_1$（$P_1 > P_0$）。其中 P 为干预方法的实际有效率；P_0 为预设的不良有效率，多依据当前临床实践中的有效率水平确定，如果试验方法的有效率低于 P_0，则说明试验方法的有效率处于不良水平；P_1 为预设的期望有效率，如果有效率高于期望水平，则可以认为试验方法有效。P_0 和 P_1 的具体取值由研究者根据预试验或前期研究结果确定。

Simon 二阶段设计的基本原理如图 13-2。研究分为两个阶段：第一阶段先纳入 n_1 例受试者，如果有效例数不超过 r_1 例（称为临界值），则认为新干预方法的有效率处于不良水平，需要终止研究；否则，继续进入第二阶段，再纳入 n_2 例受试者，如果两个阶段总的 n_1+n_2 例受试者中，总有效例数（包括第一阶段的有效例数）超过 r 例（称为临界值），则可以认为新干预措施的有效率达到了期望水平，有潜在的治疗效果，可以考虑进入下一阶段临床试验。根据 α、β、P_0 和 P_1 的具体取值，通过样本量计算软件（如 PASS）即可计算得到 Simon 二阶段设计中的 n_1、r_1、n_2、r。根据样本量计算的准则，Simon 二阶段设计有最优化（optimum）设计和极小极大（minimax）设计。

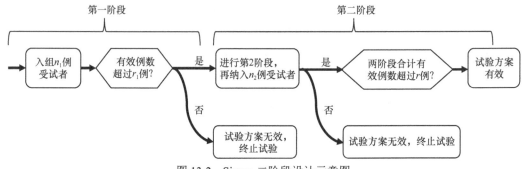

图 13-2　Simon 二阶段设计示意图

【例 13-2】　某医生想评价自体外周淋巴细胞回输联合阿昔替尼治疗对晚期肾癌患者的有效性和安全性。根据以往研究，预期联合治疗的有效率可达 60%（P_1），若有效率低于 45%（P_0），则认为联合治疗的有效率处于不良水平。采用 Simon 二阶段最优化设计，$\alpha=0.05$（单侧），检验效能取 80%，经样本量计算：第一阶段需要入组 26 例受试者，如果有效例数不超过 12 例，则提示联合治疗的效果不及预期，需要终止试验；否则，继续进行第二阶段，再纳入 46 例受试者至总样本为 77 例，若两个阶段的总有效例数超过 41 例，则有 80% 的把握度说明联合治疗有效。

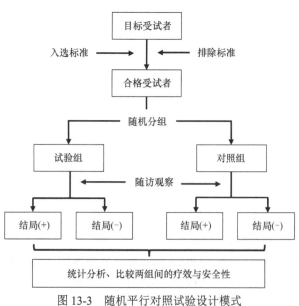

图 13-3　随机平行对照试验设计模式

（二）平行对照设计

平行对照设计（parallel controlled design）是 III 期临床试验中最常用的设计类型，是将受试者随机（或非随机）分配进入试验组或对照组，分别给予不同的干预措施，进而比较各组间的干预效果（图 13-3）。根据受试者是否随机分配，可分为随机平行对照或非随机平行对照临床试验。通过随机化分组可以将已知或未知的混杂因素尽量均衡化，增强组间的可比性。

（三）析因设计

析因设计（factorial design）是指通过研究因素不同水平的组合，对两个或多个因素同时进行评价。最简单的析因设计是 2×2 析因设计，包括两个处理因素，每个处理因素有两个水平，两个因素的不同水平组合即有四个处理组，将符合条件的受试者随机分配入其中的一个处理组。析因设计可以提供两个方面的信息：①各因素不同水平的效应；②因素之间的交互作用。在药物临床试验中，析因设计常用来评价联合用药的效果，探索两种药物不同剂量的最佳组合，但需考虑两种药物高剂量组合可能带来的毒副作用。

例如，研究药物 A（6mg、3mg）和药物 B（3mg、1mg）对某局部晚期肿瘤的治疗效果，通过两种药物不同剂量的组合，即得到析因设计的四种处理组：6mg 药物 A +3mg 药物 B、6mg 药物 A +1mg 药物 B、3mg 药物 A +3mg 药物 B 和 3mg 药物 A +1mg 药物 B，通过研究可以确定两种药物的最佳给药剂量组合。

（四）交叉设计

交叉设计（cross-over design）是将自身对照设计和平行对照设计综合应用的一种设计方法。最简单的交叉设计是 2×2 交叉设计（图 13-4），即 2 种处理 2 个试验阶段的交叉设计，将研究对象随机分入两个不同的试验顺序组，分入第一个试验顺序组的受试者先接受 A 治疗，后接受 B 治疗；分入第二个试验顺序组的受试者先接受 B 治疗，后接受 A 治疗。在 2×2 交叉设计中，每个受试者先后经历了试验准备阶段、第一试验阶段、洗脱期和第二试验阶段，最后统一评价干预措施的效果。每个试验阶段结束后均需要安排足够长的洗脱期（一般是药物的 5 个半衰期）或采用有效的洗脱手段，消除延滞效应。

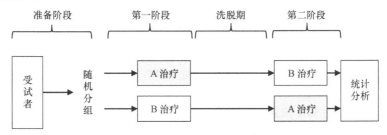

图 13-4　2×2 交叉设计示意图

交叉设计：①可以较好地控制个体间的差异，节约样本量；②能有效控制时间因素和个体差异对疗效的影响；③常用于生物等效性研究或临床上尚无特殊治疗且病情进展缓慢的慢性病的疗效评价，不适用于有自愈倾向或病程较短的疾病的研究；④由于每个受试者接受了所有处理组的治疗，提供了多个处理效应，交叉设计的临床试验中应尽量避免受试者的失访。

（五）适应性设计

适应性设计（adaptive design）是指预先在研究方案中计划，利用已经累积到的试验数据，在不影响试验的完整性和合理性的前提下，在试验进行过程中对试验设计的某个或某些方面（如试验组数、样本量、受试者分配）进行调整的一类试验设计（图 13-5）。适应性设计可以贯穿临床试验设计与实施的各环节，本章主要介绍Ⅱ、Ⅲ期临床试验中常用的几种适应性设计类型。

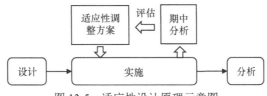

图 13-5　适应性设计原理示意图

1. 成组序贯设计（group sequential design）　是指预先在方案中计划，在试验进行过程中利用累积的数据进行一次或多次期中分析，依据期中分析的结果对后续试验做出决策（图 13-6）。决策通常包括：①依据有效性终止试验；②依据无效性终止试验；③依据安全性（如严重不良反应）终止试验；④继续试验。

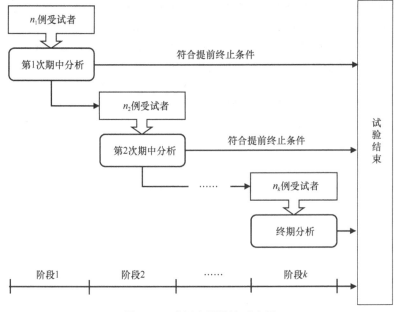

图 13-6 成组序贯设计示意图

在成组序贯设计中，研究者需要事先规划期中分析次数、分析时间点、Ⅰ类错误 α 的调整方法、独立数据监查委员会等内容，在试验实施过程中严格按照方案执行期中分析，不可随意进行计划外的期中分析，以确保整个试验的科学性和完整性。期中分析的时间点多采用信息时间（即已入组样本量占总样本的比例或发生事件数占预计总事件数的比例）的方式定义。一般第一次期中分析不宜太早，通常在获得约 50% 信息（即收集完成 50% 样本/事件数）时进行。期中分析次数不宜太多，就节省样本量而言，1～2 次期中分析的效果最佳。为了使总的Ⅰ类错误维持在预先规定的 α（如 0.05）水平，必须对每一次期中分析的检验水平进行调整，常用的Ⅰ类错误 α 调整方法包括 O'Brien-Fleming 法、Pocock 法、Haybittle-Peto 法、Lan-DeMets 法等。其中，O'Brien-Fleming 法是成组序贯设计中常用的 α 调整方法。

成组序贯设计的样本量估计不同于传统的平行对照设计。决定成组序贯设计样本量的因素除了Ⅰ类错误 α、Ⅱ类错误 β、组间疗效差异等常规参数外，还需要考虑期中分析次数、Ⅰ类错误 α 调整方法等。

2. 样本量再估计（sample size re-estimation） 如果在研究设计阶段对估计样本量所需的某些参数（如组间疗效差异、试验随访时间、主要指标变异程度等）的估计值有相当大的不确定性，可以在方案中设计期中分析计划，利用累积的试验数据对估计样本量所需的某些参数的设定值进行调整，重新估计样本量，以保证最终的统计检验能达到预先设定的目标或修改后的目标（图 13-7）。

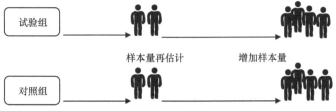

图 13-7 适应性样本量再估计示意图

3. Ⅱ/Ⅲ期无缝设计（phase Ⅱ/Ⅲ seamless design） 传统的Ⅱ期、Ⅲ期临床试验是两个相对独立的研究阶段，Ⅱ/Ⅲ期无缝设计是将传统Ⅱ期和Ⅲ期两个独立的临床试验视为一个整体，整合为一个试验的两个阶段，第一阶段将Ⅱ期临床试验结束时的分析作为期中分析，据此进行第二阶段Ⅲ期临床试验。Ⅱ／Ⅲ期无缝设计可以缩短临床试验周期，在保证一定检验效能的前提下，用相对较小的样本量达到两期的试验目的。Ⅱ／Ⅲ期无缝设计有两种类型：①操作无缝设计，这种情况下Ⅱ期的样本不纳入Ⅲ期的最终分析，在Ⅲ期最终分析时不需要调整Ⅰ类错误 α；②推断无缝设计，Ⅲ期最终分析时包含Ⅱ期的受试者，这种情况下需要采用合适的方法调整Ⅰ类错误 α。

【例 13-3】 INHANCE 研究是一个典型的Ⅱ／Ⅲ期无缝设计临床试验（图 13-8），旨在确诊吸入性茚达特罗治疗慢性阻塞性肺疾病的疗效。研究的第一阶段为剂量探索阶段，770 例受试者随机分入茚达特罗 75μg、150μg、300μg、600μg 组，福莫特罗 12μg 组，噻托溴铵 18μg 组或安慰剂组，治疗两周后依据期中分析结果，终止了福莫特罗 12μg 组，选择了茚达特罗 150μg 组和 300μg 组，与噻托溴铵 18μg 组和安慰剂组，继续进行第二阶段的试验，再入组 285 例受试者，最终根据两个阶段的受试者数据进行统计分析，比较茚达特罗 150μg 组和 300μg 组相对于噻托溴铵 18μg 组或安慰剂组的疗效。

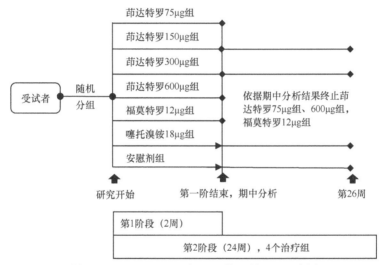

图 13-8 INHANCE 研究 II/III 期无缝设计示意图

（六）主方案设计

主方案设计（master protocol）是指在一个整体临床试验方案的框架下包含多个子方案，可以同时研究一种/多种干预措施对一种或多种疾病的临床疗效，不需要为每次试验制定新方案的试验设计。每个子方案可以是单臂试验，也可以是随机对照试验。主方案设计能够为患者提供最大的入组机会并选择最合适的干预措施的机会。常见的主方案设计包括篮式设计、伞式设计和平台设计。

1. 篮式设计 是指把具有相同生物学特性（如靶基因）的不同类型的疾病放在一个"篮子"内进行研究。例如，BRAF V600E 突变不仅是黑色素瘤的驱动基因，也是其他多种恶性肿瘤的驱动基因。因此，研究者设计了一项篮式试验，纳入 122 名具有 BRAF V600E 突变的肿瘤患者（包括肺癌、结直肠癌、甲状腺癌、胆管癌、卵巢癌、肉瘤等），研究口服激素酶抑制剂维罗非尼（主要用于治疗黑色素瘤）对 BRAF V600E 突变肿瘤患者的治疗效果。

2. 伞式设计 是评估多种药物对一种疾病不同生物标记物类型的靶向治疗的临床效果。将不同的靶点检测在同一时间内完成，然后根据不同的靶基因分配不同的靶向药物。伞式设计的最大优势在于将非常"少见"的基因突变事件集中起来，变"少见"事件为"常见"事件，对于加速罕见病的临床试验和针对个体的精准治疗都有重要的意义。例如，MASTER 试验就是典型的伞式设计试验，针对鳞癌患者，按照不同的生物标志物分为 4 组，分别给予针对这 4 种生物标志物的药物治疗。

3. 平台设计 以不间断的方式在单一疾病背景下研究多种干预措施，根据决策算法允许治疗措施进入或离开平台，通过对多种治疗措施的比较研究，寻找对该类疾病的最佳治疗策略。从整体形式和运行看，平台试验是一种动态设计模式，允许在试验进行过程中根据前期试验累计的数据和信息对试验的关键因素进行修改（图13-9）。平台试验可以同时评价多种药物/干预措施，加速对有效药物/干预措施的识别，同时还可以评价联合治疗以及确定针对亚组患者的个体化治疗方式。

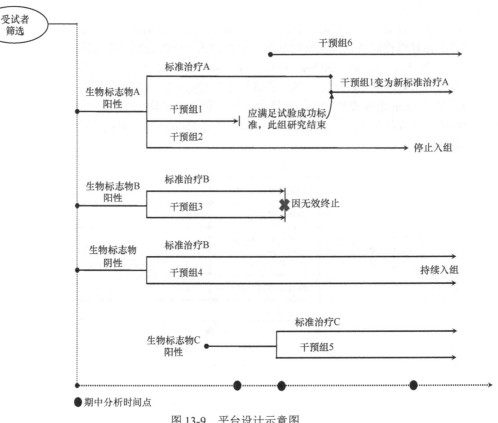

图 13-9　平台设计示意图

三、对　照　组

临床试验中设置对照的目的是有效控制非处理因素对试验结果的影响，使非处理因素在试验各组间尽量均衡，从而减少偏倚，增加统计结果和临床推断的准确度及可信度。

（一）安慰剂对照

安慰剂对照（placebo control）常用于随机双盲临床试验，可以排除疾病自然变化、受试者/研究者心理作用（安慰剂效应、霍桑效应）、诊断或评估中的主观因素、精神因素及其他非药物因素对试验结果的影响。安慰剂是一种伪药物，在外观、色泽、气味、剂型以及用法和用药途径方面均与试验药物保持一致，但不含试验药物有效成分且无药理作用，将其用于临床试验的对照组人群，通过比较试验药物与安慰剂的治疗效果，来证实试验药物的有效性。

临床试验中，安慰剂的使用应当非常谨慎。使用安慰剂对照必须符合伦理学原则，确保使用安慰剂对照不会延误受试者的病情和治疗。只有所研究的疾病在临床上缺乏有效治疗措施或标准治疗失败的情况下，使用安慰剂对照才可能是合理和被接受的。如果研究的疾病尚有标准治疗，可以采用加载设计，即试验组受试者接受"标准治疗＋试验药物"，对照组受试者接受"标准治疗＋安慰剂"，这样可以保证患者的基本医疗。

采用安慰剂对照，需要考虑如何保证受试者的依从性。由于接受安慰剂组的患者可能难以通过试验改善病情，因此开放性试验中分入该组的受试者的依从性难以保证。在研究设计阶段需要予以考虑。

此外，如果试验药物与对照药物在外观、剂型、颜色、气味等方面存在明显差异，这种情况下需要采用双盲双模拟技术（double dummy technique）。例如，试验药物为片剂，对照药物为胶囊，这种情况下可以分别为试验药物和对照药物制备安慰剂，分入试验组的受试者给予试验药物和对照药物的安慰剂，分入对照组的受试者给予对照药物和试验药物的安慰剂，从而达到双盲目的。

（二）阳性对照

阳性对照（positive control），也称标准对照（standard control），是指以临床上公认有效的药物、当前的标准治疗或常规方法作为对照。在更多的情况下，出于对受试者伦理的考虑，采用安慰剂对照常受到限制，临床试验多采用阳性对照，阳性对照药原有的用法和用量不得随意改动。临床试验的三种比较类型（优效性、等效性、非劣效性）均可能选择阳性对照，尤其对于非劣效性和等效性临床试验，阳性对照的选择需要慎重。

（三）多剂量平行对照

多剂量平行对照（dose parallel control）是指为试验药物设计多个不同的剂量水平，受试者被随机分配到其中一个剂量组，观察不同剂量的治疗效果及量效反应关系，确定最优剂量。多剂量平行对照主要用于研究药物剂量和疗效（或不良反应）的关系，多用于Ⅱ期临床试验，探索Ⅲ期临床试验的最佳给药剂量。由于剂量反应关系一般呈 S 形曲线，选用的剂量最好从曲线拐点附近向两侧展开，因拐点处斜率较大，剂量的改变会使疗效和安全性反应更加灵敏，易于获得合适的结论。此外，在多剂量平行对照试验中，可以考虑设置安慰剂对照组来估计各剂量组的绝对有效性。

（四）历史对照

历史对照（historical control），又称外部对照，是将试验结果与研究者本人或既往文献的研究结果进行对比。一般情况下，采用历史对照的受试者与试验组的受试者，在病例选择和试验条件等方面存在差异，只适用于一些特殊目的或特殊情况。

四、随机化分组及其实施

临床试验中的随机化分组（randomized allocation）是指参加临床试验的每一位受试者都有同等机会被分入试验组或对照组。随机化分组可以避免研究者和受试者对分组的影响，同时通过随机化可以使各种已知和未知的影响因素（如年龄、性别、疾病严重程度、疾病分期等）在处理组间的分布尽量趋于相似，增加组间的可比性。随机化分组是临床试验的基本原则，也是疗效和安全性评价的统计学基础。当然，只有在一定样本量的情况下，随机化分组才有实际意义。

（一）简单随机化分组

简单随机化分组（simple randomized allocation），也称完全随机化分组，对随机化分组序列不作任何限制，在入组过程中按入选受试者的先后顺序，依据随机分配序列对受试者进行分组。简单随机化分组可以通过随机数字表或用计算机产生伪随机数进行受试者的随机化分配。此种方法简单易行，每一位受试者的分组事先都不可预测，但由于未对主要影响因素加以控制，可能会存在一段时间内多数受试者集中分配进同一组，出现各组受试者例数不等和分布不均匀的情况，从而限制了简单随机化分组在临床试验中的应用。例如，可能会出现某一段时间内病情较轻（或较重）的受试者分配入试验组（或对照组）。简单随机化分组只有在研究结束时，两组的样本才相等，提前终止试验可能会出现两组间受试者例数差别较大的情况。

（二）分层随机化分组

分层随机化分组（stratification randomized allocation）是指在随机化分组过程中，先将受试者按某个或某几个已知的影响因素（如年龄、性别、疾病严重程度等）分为若干层，然后在每一层内采用简单随机化分组等方法完成受试者的分配。实际应用中，分层因素不宜过多，一般控制在 3 个内。例如，不同病情的患者对试验药物可能存在不同的治疗效果，为了保证两组间病情严重程度的均衡性，可以采用按病情严重程度分层的随机化分组方案，首先将患者按病情严重程度分为"轻、中、重"三层，然后在每层内进行简单随机化分组，最后将分入相同组的不同病情的受试者合并。

（三）区组随机化分组

区组随机化分组（block randomized allocation）是事先设定区组长度，根据受试者进入研究的顺序，将受试者划分为多个长度相等的区组，然后在每一个区组内完成随机分组。在区组随机化分组方法中，区组的长度不宜过短或过长。区组长度为分组数量的倍数，对于两组平行对照设计，4、6、8是常用的区组长度。例如，针对某高血压药物的临床研究，采用阳性药物平行对照设计，试验组与对照组按1∶1入组，采用区组随机化分组。随机过程中，区组长度设为6（需要对研究人员保密），根据受试者进入研究的顺序，每6例受试者中3例被随机分入试验组，3例被随机分入对照组。通过区组随机化分组，可以尽量地保证两组受试者例数的均衡。

区组随机化分组是常用的随机化分组方法，特别是与分层随机化方法联合的分层区组随机化分组方法，不仅可以控制重要的因素对结果的影响，同时还能控制季节因素、流行趋势等因素对结果的影响。在多中心临床研究中，多采用按中心分层的区组随机化分组方法，各中心分配的样本量应为区组长度的倍数，从而实现按中心分层的区组随机化。需要强调的是，研究者和实施随机化分组的人员需要对区组长度处于盲态，以避免随机分组信息的可预见性。为了避免因知晓区组长度导致受试者分组的可预见性，可以采用动态区组随机化分组方法，让区组长度也随机变动（例如，在4、6、8之间随机变动），从而降低随机化分组的可预见性。

（四）动态随机化分组

动态随机化分组（dynamic randomized allocation）是指在临床试验的过程中每位受试者分到各组的概率不是固定不变的，而是根据一定的条件进行动态调整的方法，它能有效地保证各试验组间受试者例数和某些重要的非处理因素接近一致。动态随机化法分组的方法很多，包括瓮法、偏币法、最小化法等，其中最小化法是常用的动态随机化方法。

（五）随机化分组的实施

为了避免选择性入组受试者带来的偏倚，研究实施阶段需要采用有效的分配隐藏（allocation concealment）方法，使研究人员和受试者等均无法事先预测受试者的分组情况，确保随机化分组准确、完整地实施。分配隐藏的方法有密封信封法或采用中心随机化系统。不恰当的分配隐藏方法会高估治疗效果。

密封信封法是指将随机分组信息依次装入事先准备的密封、不透光的信封内，然后根据受试者入组顺序，依次拆开对应的随机信封，获得该受试者的随机分组信息。密封信封法成本低、易于实施，但人为操作空间大、容易出错。最好由专人负责随机信封的保管与随机化分组方案的实施。

随着信息化技术的发展，中心随机化系统已被广泛应用于临床试验。中心随机化系统是将计算机、网络技术和电信技术集成的随机化系统，负责随机化的统计师或研究人员在后台事先设置好随机化分组参数，由系统生成随机分配表。试验实施过程中，研究者通过电话或网络访问服务器，输入受试者信息后由随机系统根据随机分配表给出分配结果。条件允许的情况下，建议尽量采用中心随机化系统完成受试者的随机分组。尤其是在多中心临床试验中，通过中心随机化系统可以统一控制整个试验随机方案的分配，各中心竞争入组，不仅可以有效避免因各分中心试验进度不同导致的延期，缩短临床试验周期，同时也能保障整个试验中组间的均衡性。

在随机化分组的实施过程中需要注意：①应该在完成受试者筛选，确定符合入组条件并签署知情同意书后，才能参加随机化分组；②多数临床试验是在患者接受完基础治疗后才给予试验治疗或对照治疗，这种情况下随机化分组的时间点需要审慎地考虑，最好在完成基础治疗后才进行随机化分组。如果在基础治疗前就进行随机化分组，可能会出现基础治疗后个别患者由于各种原因脱落，进而影响随机化分组的效果。

五、盲法及其实施

盲法（blind method）是按试验方案的规定，不让参与试验的受试者、研究者或其他相关人员知晓受试者分组信息的策略，从而避免他们对试验结果的人为干扰。盲法是临床试验中控制因"知晓随机化分组信息"而产生的偏倚的重要措施之一。随机化分组和盲法结合使用，可以有效避免受试者分组信息的可预见性，控制相关人员（如研究者、申办方、受试者等）因知晓受试者分组信息而产生的各种偏倚。根据设盲的程度，临床试验可分为双盲（double blind）、单盲（single blind）和开放（open label）试验。

在双盲试验中，受试者、研究者（如参与研究的研究者及医务人员、终点评价人员、方案依从性评价人员、统计人员等）及申办者均不知道受试者的分组情况。在单盲试验中，仅受试者或研究者一方不知道受试者的分组情况。在开放试验中，包括受试者和研究者在内的所有人员均有可能知道受试者的分组情况，主观因素引起的偏倚相对较大。

临床试验的设盲程度应综合考虑试验药物的应用领域、评价指标和可行性。如条件许可，尤其在主要评价指标（如疼痛评分、生命质量等）易受主观因素干扰时，应采用双盲试验。当执行双盲的难度较大、可行性较差时，可考虑单盲试验，甚至开放试验。一般情况下，神经、精神类药物的临床试验采用量表评价效应，用于缓解症状（过敏性鼻炎、疼痛等）的药物，以患者报告结局等主观指标为主要研究指标的临床试验，以安慰剂为对照的临床试验，均应采用双盲；在肿瘤相关的临床研究中，多以临床终点（如死亡）为主要评价指标，可以接受开放试验。采用单盲或开放试验均应制定相应的措施，使可能的偏倚来源达到最小。例如，尽量选择客观、易于测量的指标作为主要研究指标，参与疗效与安全性评判的研究者在试验过程中尽量处于盲态，实行试验设计者、操作者、评价者"三分离原则"，必要时可以通过成立独立的结局评价委员会对临床疗效进行独立第三方评估，从而最大程度降低偏倚。

六、受试者的选择

受试者的选择一方面要考虑科学性，入选的病例要满足临床研究的要求，能够较好地代表干预措施的目标适用人群，另一方面要符合伦理，除非专门设定，一般情况下要排除婴幼儿、未成年人、孕妇、哺乳期妇女、老年人等弱势人群。在研究方案中明确规定受试者的入选标准（inclusion criteria）、排除标准（exclusion criteria）、试验过程中的退出标准（withdrawal criteria）等，并在研究过程中严格遵照执行，以确保最终结果的可比性。受试者选择标准的制定应符合专业要求，充分考虑可操作性、特异性、可行性以及受试者的权益。

1. 入选标准　是指进入临床试验的受试者必须完全满足的条件。在明确诊断标准的基础上，应根据研究目的制定符合试验要求的入选标准。制定纳入标准时，应考虑适应证范围及确定依据，选择公认的诊断标准，注意疾病的分期、既往治疗情况、体格检查评分、实验室检查及影像学检查等结果，对器官功能的要求，可能影响预后的年龄、性别等。除抗肿瘤药和计划生育等特殊药外，Ⅰ期临床试验多选择健康受试者。在其他期的临床试验中，最可能获益或出现预期结果的患者是合适的候选人。

2. 排除标准　是指满足纳入标准的受试者中需要被排除出临床试验的判断标准。需要强调的是，排除标准并不是纳入标准的对立面，例如，纳入标准中规定受试者年龄应介于18～75岁，排除标准就不应该再出现"年龄小于18岁或大于75岁"的条件。所谓排除标准，是指满足纳入标准的受试者中根据研究目的和实际情况需要排除的个体。一般情况下，排除标准应考虑：①婴幼儿、未成年人、孕妇及老年人群等应排除在外；②伴有影响指标观察和判断的生理或病理状况，如伴有心、肝、肾等器质性病变者应排除；③伴有其他基础疾病（如高血压与糖尿病患者）需要长期服药者，应予以排除；④不愿签署知情同意书、不依从或可能退出试验者应排除。作为基本原则，受试者不应同时参加两个及以上的临床试验。

在受试者筛选过程中，对于纳入标准或排除标准，应当依据纳入标准和排除标准制定筛选登记表，只有在纳入标准中全部选择"是"，同时在排除标准中全部选择"否"的受试者才能进入临床试验。

3. 退出标准 是指已经进入临床试验的受试者在试验过程中需要中止或退出临床试验的情况。例如，在试验进行过程中，受试者出现重要器官功能异常、药物过敏反应、病情加重或出现严重不良反应等需要停止治疗或接受其他治疗者，应退出试验。此外，受试者可在任何时候以任何理由选择退出临床试验。受试者在临床试验结束前的任何时候撤回知情同意书，均可视为退出临床试验。

七、评价指标

◤（一）主要指标与次要指标

在临床试验设计阶段，需要根据研究目的，严格定义及区分主要研究指标（primary outcome）和次要研究指标（secondary outcome）。

主要研究指标应能直接反映主要研究目的，根据试验目的选择易于量化、客观性强、重复性高，并在相关研究领域已有公认标准的指标。主要研究指标包括其详细定义、测量方法（若存在多种测量方法时，应该选择临床相关性强、重要性高、客观并切实可行的测量方法）、统计分析模型等，都必须在试验设计阶段充分考虑，并在试验方案中明确规定。主要研究指标在试验进行过程中一般不得修改，若须做修改则应在充分论证的基础上谨慎行事，并在揭盲前完成，不允许揭盲后对主要指标进行任何修改。此外，主要研究指标不宜太多，一般情况下，一项临床试验只设置1个主要研究指标，用于评价试验方法的疗效。

次要研究指标是与次要研究目的相关的效应指标，或与主要研究目的相关的支持性指标。在试验方案中，也需要明确定义次要研究指标，并对这些指标在解释试验结果时的作用以及相对重要性加以说明。一个临床试验可以设置多个次要指标，但不宜过多，以达到试验目的即可。

此外，随着分子生物学技术和精准医学的发展，许多生物标志物已经被作为临床上观察疗效的指标，如ctDNA、PD-1/PD-L1、EB病毒等。研究者设计临床试验时，可以考虑设置一些生物标志物作为探索性指标，探索生物标志物与疗效方面的关系，寻找潜在获益的亚组人群。

◤（二）有效性指标与安全性指标

有效性指标用于评价干预措施对疾病的治疗效果。根据不同的疾病类型和研究目的，可以采用发生率、有效率、治愈率、缓解率、生存时间或者患者报告结局（如生命质量、心理健康状态）等指标测量。例如，肿瘤Ⅱ期临床研究多关注短期疗效，可以采用有效率、缓解率等指标评价疗效；肿瘤Ⅲ期临床研究中，多采用长期效果指标，如无病生存期、无进展生存期、总生存期等。又如，在有关降低抑郁症的临床研究中，可以采用抑郁相关量表（如汉密尔顿抑郁量表）得分作为主要疗效指标。研究中应尽量选用灵敏、客观的指标作为主要疗效指标。当采用临床最终获益指标（如总生存期）作为疗效评价指标在技术、可行性或伦理方面会受到限制时，可以考虑采用替代指标作为主要疗效评价指标。选用替代指标作为主要疗效指标时需要注意：①替代指标与临床获益指标呈高度正相关；②替代指标能真实反映受试者的获益；③替代指标能被准确测量和评价；④受试者的权益、安全不会受到额外的损害；⑤替代指标被同行专家接受并认可。

安全性评价是临床试验评价的重要方面，与有效性评价同等重要。常用的安全性评价指标包括不良反应、不良事件、严重不良事件、生命体征、实验室数据（如治疗前后变化、异常改变等）、物理检查（如心电图、X线检查）等。方案中需要对不良事件/严重不良事件的判断方法、不良事件的严重程度、转归、后续处理、与干预措施的相关性等做出详细规定。

八、样本量估计

样本量估计是临床试验设计中极为重要的环节，直接关系到研究结论的可靠性、可重复性以及研究效率。样本量估计是一个成本效益和检验效能的权衡过程。例数过少，检验效能不足，容易出现假阴性结果；例数过多则会造成人力、物力和财力的浪费，而且容易检验出一些微小的、临床意义甚微的统计学差异，不符合伦理。临床试验中的样本量需要经过严谨的参数设定和统计学计算，以保证统计分析具有足够的检验效能。

临床试验的样本量需要依据主要研究指标来确定。在确证性临床试验中，一般只设置一个主要研究指标，参数的确定主要依据文献或前期研究结果。临床试验中样本量的估计需要综合考虑研究设计类型、主要研究指标及类型、主要研究指标的组间差异（即效应值）、等效/优效/非劣效的界值、统计学参数（如 Ⅰ 类错误 α，Ⅱ类错误 β）、样本分配比例（一般按等比例分配）等因素。采用统计学公式估算出的样本量是满足统计学检验效能的最小样本量，还需要在此基础上增加一定的病例数（一般不超过 20%），以避免因受试者脱失等原因导致有效分析例数不足的情况。在临床试验方案中需要明确列出估算样本量的具体方法、计算过程中用到的各参数的估计值及依据、采用的样本量计算软件及版本号等。有关样本量计算的介绍详见本书第五章。

九、临床和实验室检查

为了收集疗效和安全性数据，需要对受试者进行定期随访，并根据随访计划进行规定的临床和实验室检查。检查项目的设置要与试验目的相关，数量不宜太多，特别是侵入性/有创性检查，同时还要考虑费用的问题，避免增加患者负担。在选择检查项目时，应考虑：①关联性，检查项目与试验目的相一致；②普遍性，能观察所有受试者的变化；③真实性，能无偏地反映各种现象，而且足够灵敏；④依从性，受试者和医务人员接受度高。

临床检查项目一般包括症状和体征，有时需要测量生命质量等软指标。不要忽略软指标，有时软指标比一些定量指标更重要。实验室检查指标在临床试验中是非常重要的，是疗效和安全性的评价指标，有时甚至是主要指标。

重视基线检查。基线检查反映了受试者接受干预之前的状态，基线检查的意义主要有：①查清病情，分析干预前后的病情变化，也有助于阐明干预的反应原理，减少医疗纠纷；②评价可比性，即使是随机分组的临床试验，也不能保证组间的均衡，特别是当样本量较小时，组间的可比性分析是必不可少的；③可以计算每例受试者干预前后的"差值"或"变化率"，然后对其进行组间比较，提高统计分析的效率；④有助于分层分析，帮助确定获益的特定人群；⑤便于历史对照研究；⑥可能检出一些不清楚的毒副作用。

临床试验方案中要明确定义并陈述各次随访的内容及具体安排，包括检查项目、时间、频次等，最好是在病例报告表中列出流程图，并清晰定义各次随访应做的检查项目。

十、质量管理

统一各种标准、仪器、操作；制定各种标准操作规程并严格遵照执行；对主要参与人员进行培训，关键操作应进行一致性分析；对重要标签、数据、参数加强核对；控制或尽量减少各种偏倚、误差；配合与接受管理部门的检查、专家的稽查、申办方的监查；定期的单位间协调与自我检查；必要时进行预试验。对于确要修改的文字、数据等，不能涂改，只能在该处"划线"以确保修改前内容可见，写明修改原由，修改者签署姓名和日期。

第三节　统计分析策略

基于临床试验样本观察到的数据，需要经过统计学检验，比较基线、疗效、安全性等指标的组间差异，来验证临床试验目的。可参考的指导原则有《药物临床试验质量管理规范》《药物临床试验的生物统计学指导原则》《化学药物和生物制品临床试验的生物统计学技术指导原则》《药物临床试验数据管理与统计分析的计划和报告指导原则》等。

一、统计分析数据集

临床试验过程中，难免会出现受试者退出试验、失访或不依从方案的情况，这些受试者是否应当纳入统计分析，需要在研究方案中明确定义，并在盲态审核时确认每位受试者所属的数据集，称为"分析数据集"。在定义分析数据集时，需要遵循两个基本原则：①尽可能减少偏倚；②严格控制Ⅰ类错误 α。临床试验的分析数据集包括：全分析集（full analysis set，FAS）、符合方案集（per protocol set，PPS）和安全数据集（safety set，SS）。

1. ITT/全分析集

（1）意向性治疗原则（intention-to-treat principle，ITT）是指主要分析应包括所有随机化后的受试者，并按其分到的组别进行随访、评价和分析，无论其是否按研究方案计划完成研究过程。意向性治疗原则可以保持随机化分组的完整性，避免由于破坏随机化而造成的偏倚，而随机化分组是随机对照临床试验统计学检验的基础。

（2）在实际实施过程中，会由于各种原因出现病例的脱落或失访，意向性治疗原则的贯彻有一定的难度，更多情况下会采用全分析集。全分析集是指尽可能接近意向性治疗原则的理想的受试者集。全分析集是从所有随机化的受试者中，以合理的方法剔除尽可能少的受试者后得到的数据集。剔除的受试者通常包括：①有重大方案违背，如违反主要的纳入或排除标准；②随机化后，受试者未曾接受过干预措施的治疗；③随机化后，受试者无任何记录等情况。除上述情况，对于试验过程中退组或剔除的受试者，应当包含在全分析集中。对于未能观察到全部治疗过程的病例资料，可以用最后一次观察数据结转到试验最终结果（last observation carry forward，LOCF）等方法填补。

2. 符合方案集 也称为有效病例或可评价病例，它是全分析集的一个子集，包含严格按照方案进行试验的受试者，这些受试者对方案有更好的依从性。纳入符合方案集的受试者一般具备以下特征：①完成了事先设定的治疗最小量，需要在研究方案中明确规定达到方案规定的服用药物的百分之多少为治疗的最小量；②试验方案中规定的主要指标的数据均可获得；③未对方案有重大违背。受试者的剔除标准需要在方案中明确定义，如果符合方案集被剔除的受试者比例过大，则影响整个试验的有效性。由于符合方案集只纳入了依从性较好的受试者，与上市后的疗效比较，可能存在高估疗效的情况。

3. 安全数据集 所有经随机化分组、至少接受过一次治疗且有安全性评价数据的受试者，均应纳入安全数据集，用于安全性评价。

什么情况下应该把受试者排除出全分析集或符合方案集，需要在研究方案中明确定义。对于每一位从全分析集或符合方案集剔除的受试者，都应该在盲态审核时阐明理由，并在揭盲之前以文件形式说明。根据不同研究目的，采用的数据集不尽相同。在优效性临床试验中，为了避免高估疗效，应采用全分析集作为主要分析集，因为它包含了依从性差的受试者，结果相对较保守。在等效性或非劣效性临床试验中，用全分析集的分析结果不一定保守，在统计分析时需要同时用全分析集和符合方案集进行分析，两个数据集得出一致的结论，可以增加试验结果的可信度。否则，应充分讨论并合理解释导致不一致的原因。

二、统计分析内容

统计分析建立在真实、准确、完整和可靠的数据基础上，应根据研究目的、设计类型、数据结构、结局指标类型等内容选用国内外公认的统计分析方法，此部分应详细地描述可能用到的统计分析方法及其统计学考虑（例如，Ⅰ类错误 α 的设定、优效/等效/非劣效检验等），并说明采用的统计分析软件及版本号。

临床试验的统计分析内容包括：

1. 描述性统计分析 包括受试者筛选情况、人口学资料、基线资料、组间分布情况、主要和次要研究指标等的统计描述。

2. 主要指标和次要指标的参数估计及组间差异的比较　参数估计和假设检验是对主要指标和次要指标进行分析的必要手段。疗效的大小常用两组间危险度的差别来测量，常用的指标有比值比（odds ratio，OR）、相对危险度（relative risk，RR）、风险比（hazard ratio，HR）、相对危险度减少（relative risk reduction，RRR）、绝对危险度减少（absolute risk reduction，ARR）、需治人数（number needed to treat，NNT）等，应同时给出上述点估计值的置信区间及 P 值。

3. 协变量及多因素校正　如需要校正受试者的基线特征、分层因素、中心因素等协变量对结局指标的影响，采用什么模型及模型中具体纳入哪些协变量及其理由需要事先明确说明。

4. 安全性指标的分析　安全性评价的数据主要来源于受试者的主诉、症状、体征、实验室检测指标由正常转为异常等。所有的安全性指标都需要高度重视。对不良事件的分析，常用事件发生的频数、频次和发生率等指标描述。不同组间安全性指标的差异比较多采用 χ^2 检验、Fisher 精确概率法等。

5. 其他分析的说明　如中心效应、亚组分析、缺失值/离群值的处理方法、敏感性分析等。对于非事先规定的缺失数据填补、亚组分析、不同数据集分析、不同协变量调整等，通常只能作为探索性研究的参考，结果解释需谨慎。必要时，可进行敏感性分析，考察上述因素对试验结果的影响。

6. 期中分析　如果要进行期中分析，需要预先在研究方案中明确阐述期中分析次数、分析时间点、I 类错误 α 调整方法、提前终止试验标准或方案调整内容、具体实施（如 DMC）等内容。非必要不进行计划外的期中分析。

7. 依从性分析　包括研究时间、药物暴露时间、药物使用量、方案偏离发生率、合并用药/治疗等组间比较。有关统计分析方法选择的详细内容可参阅本书第七章。

第四节　多中心临床试验

多中心临床试验（multicenter clinical trial）是指由一位或几位主要研究者（principle investigator，PI）总负责，多个医疗机构合作，多位研究者共同参与，按同一研究方案同时进行的临床试验。多中心临床试验的优点主要包括：①可以加快入组速度，在较短时间内招募到足够数量的受试者，缩短临床试验周期；②受试者来自不同医疗机构，样本更具代表性，可以增加研究结果的可靠性和研究结论的外推性；③可以更加真实地反映干预措施的效果和少见的不良反应；④更多的医疗机构和研究者参与研究，集思广益、扬长避短，有利于提高临床试验设计、实施和结果报告的水平。

对于多中心临床试验，需要着重考虑以下问题：

1. 多中心临床试验的组织实施与质量管理　多中心临床试验的管理比单中心试验复杂，影响因素也比较多，对试验实施标准化要求较高，需要研究单位之间充分沟通、协调与合作。试验前要对人员统一培训，试验过程中有效的质量管理措施。当主要指标易受主观因素影响时，需进行统一培训并进行一致性评价。当主要指标在各中心实验室的检验结果有较大差异或参考值范围不同时，应采取相应的措施进行校正或标准化处理以保证其可比性，如采用中心实验室检验等。如果预期多中心间检验结果有较大差异，应在临床试验方案中预先规定可能采用的差异性检验及校正方法。

2. 样本分配及随机化分组问题　多中心临床试验中，各分中心试验组和对照组病例数的比例最好能与总样本的比例大致相同。在多中心临床试验中，可按中心分层进行随机化分组；当中心数较多且每个中心的病例数较少时，也可不按中心分层。样本分配方面，目前多采用竞争入组的方式，即由组长单位（或采用中心随机系统）完成各中心入组受试者的随机化分配，以保证整个临床试验的进度。对于多中心临床试验，建议采用中心随机化系统完成受试者的随机化分组和分配隐藏。

3. 中心效应问题　多中心临床试验中，由于不同中心在受试者基线特征、临床实践、试验条件、方案实施等方面可能存在差异，导致不同中心之间的效应不尽相同，这种中心之间的效应差异称为中心效应（center effect）。理论上，严格实施的临床试验是不应该有中心效应的。所以，在疗效评价时，通常要分析中心效应，描述各中心不同组别的疗效。此外，还需要检验中心与处理组别的交互作用，分析中心之间处理效应的异质性，如果不存在交互效应，估计处理效应的统计模型中不应包含中心与组别（即中心×组别）的交互作用项；反之，则说明各中心处理效应存在异质性，需要在统计模型中纳入中心与组别的交互作用项，并审慎地解释中心效应对统计学结论的影响。中心效应的差异常见三种情况：①无中心效应，即各中心试验组效应和对照组效应同质，此时各中心间的组间效应是一致的；②有中心效应，但中心与处理组间不存在交互作用，即各中心试验组与对照组效应之差是同质的；③有中心效应，且中心与处理组间存在交互作用，此时，各中心试验组与对照组的效应之差是异质的。中心与处理的交互作用分为定量交互作用（各中心试验组与对照组效应之差的方向一致）和定性交互作用（至少一个中心的处理组与对照组的效应之差与其他中心方向不一致）。分析主效应时，对于第①种情况，模型中不需要包括中心效应；对于第②种情况，模型中可包括中心项，但不包括中心与处理组别的交互项，以提高检验效能；对于第③种情况，若存在定量交互效应，需要采用合适的统计学方法来估计处理效应，结果解释时须谨慎，可从试验的管理、受试者基线特征、临床实践等方面找原因；当存在定性交互作用时，需找到合理的解释并重新做临床试验。当中心数较多或每个中心样本数较少时，可不用考虑中心效应的影响。常用于分析中心效应的方法有 Breslow-Day 检验、CMH 方法、Logistic 回归分析等。采用何种方法分析中心效应需事先在研究方案中明确阐明。

第五节　数据监查委员会

为了避免受试者承担不必要的安全性风险，同时为了保证试验持续足够的时间来回答预设的科学问题，临床试验有时需要成立独立的数据监查委员会来承担这些任务。数据监查委员会（Data Monitoring Committee，DMC），也称数据与安全监查委员会或独立数据监查委员会，是一个独立的具备相关专业知识和经验的专家组，负责定期审阅正在开展的临床试验的累积数据，从而保护受试者的安全性，保证试验的可靠性、完整性以及试验结果的有效性。

一、DMC 的职责

为了保障受试者的权益并提高试验的完整性和可靠性，DMC 需要定期审阅临床试验过程中收集的有效性和安全性数据，进行风险-获益评估，为主要研究者/申办者提供专业建议。DMC 的职责包括安全性监查、有效性监查、试验操作质量监查、试验设计调整建议等。安全性监查是对试验进行过程中的严重不良反应、严重毒副作用等安全性问题进行审阅，必要时可以向研究者/申办者提出暂停试验、终止试验等建议。有效性监查是指通过审阅期中分析的数据，协助研究者/申办者做出是否提前终止试验的决策。提前终止试验的建议包括：①期中分析结果显示，继续试验得到阳性结果的概率较小，以无效提前终止试验；②期中分析的有效性结果满足预设的统计决策准则，以阳性结果提前终止试验。对试验操作质量的监查包括方案依从性、招募状态、受试者的脱落率和数据完整性等方面的信息。对于采用适应性设计等复杂设计类型的临床试验，通过 DMC 可以在保证试验完整性不被破坏的前提下，对正在进行的试验的某些方面给出调整的建议。

在临床试验中，是否需要设立 DMC，可视项目的具体需求而定。对于早期探索性试验或研究周期较短的试验，一般不需要设立 DMC；而对于大规模多中心临床试验、研究周期跨度较长的临床试验、采用适应性设计的临床试验或者是安全性风险较高的临床试验，则需要设立专门的 DMC 进行试验的监查。需要明确的是：是否成立 DMC 需要在临床试验方案中明确规定。此外，需要在试验设计阶段制定恰当的 DMC 标准操作规程，以确保期中分析的科学合理。

二、DMC 的组建

组建 DMC 时需要重点考虑成员的代表性、独立性和公正性，切实规避利益（如财务利益、学术利益及其他利益）冲突。DMC 的成员需要具备相关专业知识、有临床试验经验、有相关经历、不存在重大利益冲突等。同时，需要保证 DMC 成员的多学科性，应包括相关疾病领域的临床医生和生物统计学家。必要时，可以邀请受试者代表或其他领域专家（如临床药理学、毒理学、流行病学、医学伦理学等）加入 DMC。

DMC 成员规模主要取决于工作范围和临床试验的复杂程度，一般至少应包含 3 名成员，并全少有一名熟悉临床试验统计方法和试验数据序贯分析的生物统计学家。由于 DMC 可能需要审阅非盲数据的分析结果，与 DMC 的设立并行，还需要设立一个独立统计团队来支持 DMC 的工作，独立的统计团队不具有 DMC 决策的投票权。

三、DMC 的运行

为了保证 DMC 规范透明的运行，在试验开始前需要制定 DMC 章程，清晰地说明 DMC 将如何开展工作以及如何与其他研究参与方沟通交流。DMC 通常采用会议形式审核试验数据，分为开放会议和闭门会议。开放会议主要在盲态下审核受试者招募、数据质量、依从性、安全性及其他可能影响试验操作和结果的问题。闭门会议涉及非盲态数据的分析结果，只可以有 DMC 成员和独立统计团队的相关人员参加。DMC 成员基于事先制定的计划，结合统计团队提供的期中分析结果，针对安全性、有效性、试验操作及试验方案修订等方面给出建议，并建立相关文档记录其建议以及提出这些建议的依据，给出的建议中不应包含具体的临床试验结果。相关的建议应在试验方案或 DMC 章程中明确，包括但不限于继续试验、暂停试验、终止试验或调整试验方案等。其中，提前终止临床试验对于临床研究是一项重大决策，DMC 需要非常谨慎地决定是否给出提前终止临床试验的建议。

第六节　临床试验的评价原则

1. 是否采取了真正的随机分组，是否对随机分组进行了恰当的隐匿处理　方案和结果报告中均需要简明扼要地说明具体的随机化分组方法，不可以用"随机化"几个字简单代之。随机分组不应该受到人为因素的干扰。真正的随机化分组有赖于分配隐藏，分配隐藏可以避免研究者等人员由于预先猜测到受试者的拟进入组别而选择性入组受试者的情况，保持真正的随机化分组。如果不采用分配隐藏，研究者可能会根据随机分组方法推测受试者可能的入组情况，导致选择偏倚、测量偏倚等，影响研究结果的真实性。

2. 是否采用盲法进行干预和观测　盲法干预和观测是避免测量偏倚的重要手段。采用何种盲法以及如何执行盲法，要依据具体情况确定。非盲法的研究很难避免各种偏倚对试验结果的干扰。

3. 诊断标准是否准确，纳入和排除标准是否合适　疾病的正确诊断可以避免纳入不符合要求的患者，是保证研究质量的重要基础。根据纳入和排除标准，可以估计研究人群的代表性和研究结果的外推性。如果受试者的纳入和排除标准过于严格，会影响研究结果的推广和临床应用价值。

4. 样本量的估算是否合理，样本大小是否合适　临床试验的样本量需要经过合理的统计学计算，受两组疗效差异的影响较大。在样本量估算过程中，两组疗效差异的预设值必须符合临床实际情况和前期研究结果，切不可为了减少样本量，设置过大的组间差异。样本量过小，Ⅱ类错误就会偏大，导致检验效能低下，出现假阴性结果。但也不可过分保守地估计两组的疗效差异，设置较小的组间差异，导致样本量过大，一方面增大研究的难度和成本，另一方面过大的样本量容易得出一些临床意义较小的阳性结果，无实际的临床应用价值。

5. 改善受试者依从性及其处理措施是否具体可行 受试者随访的完整性对于结果的真实性非常重要。受试者的脱失率超过 20% 将会影响研究质量。受试者失访的原因可能有：①因治疗的不良反应，不愿意继续接受治疗；②症状得到缓解，不愿意继续治疗或随访；③在随访期间死亡；④不愿意接受某些检查等情况。

6. 除干预措施外，两组的治疗是否相同 除了研究性的干预措施外，其他的治疗和检查在两组之间应尽量相同。如果试验组额外接受了其他治疗，就会夸大干预措施的效果，引入干扰（co-intervention）；如果对照组额外地接受了试验组的治疗，就会夸大对照治疗的效果，引入沾染（contamination）。

7. 统计分析方法的选择和应用是否合理 由于受试者的依从性问题不可避免会出现失访、脱落、篡组等情况，为了定量化地判断受试者脱失对研究结果真实性的影响，需要重视意向性分析原则，其结果与采用符合方案集分析的结果一致，可增加研究结果的可信度。

8. 是否全面完整报告了临床试验结果 评估疗效使用的指标是体现一项临床试验实际价值的重要参考依据。对治疗效果的评价首选最终获益指标，典型的指标包括总生存期、心肌梗死、伤残等。与替代指标相比，临床医生和患者更关心终点指标的效果，终点指标也更具客观性和可靠性。研究结果中除了报告疗效相关结果外，安全性指标的报告也非常重要。在描述不良事件时，需要包括不良事件的名称、发生频率、程度、时间、与治疗的关系等。

此外，在结果适用性方面，还要考虑研究中的患者是否与自己诊疗实践中的患者情况相似；在诊疗实践中，这种治疗措施是否可行；治疗的获益与风险对自己的患者是否可接受等多方面的内容。

第七节　临床试验实例

实例文献

本节以我国研究者开展的一项"术前放化疗联合手术与单纯手术治疗局部晚期食管鳞癌的多中心随机对照临床试验（NEOCRTEC5010）"为例，简述临床试验设计、实施及结果报告的主要内容。

一、研究背景及目的

中国是食管癌高发国家，其中以食管鳞癌为主。对于局部晚期食管癌患者，单纯手术后 5 年生存率仅为 25%。最近的研究证据提示，术前放化疗可以改善患者的预后。但是关于新辅助放化疗联合手术对比单纯手术的随机对照临床试验，多集中在西方国家，纳入的病例以食管-胃交界腺癌为主，其结论不一定适用于我国的食管癌患者。术前放化疗是否可以改善食管鳞癌患者的预后仍不清楚。因此，研究者设计了一项多中心、随机对照临床试验，在局部晚期食管鳞癌患者中，评价术前放化疗改善患者预后的有效性和安全性。

二、研究设计概述

这是一项Ⅲ期、多中心、随机平行对照、开放临床试验。主要研究目的是评价术前放化疗是否可以提高局部进展期食管鳞癌患者的生存。

▌（一）受试者的选择

1. 主要入选标准 ① 18～70 岁；②病理确诊潜在可手术切除的食管鳞癌患者，治疗前临床分期为Ⅱb～Ⅲ期（$T_{1\sim4}N_1M_0/T_4N_0M_0$，6 版 AJCC）；③预期生存时间大于 6 个月；④既往未接受过抗肿瘤治疗；⑤血常规、肝肾功能正常；⑥ Karnofsky 功能状态评分≥90 分。

2. 主要排除标准 ①其他恶性肿瘤史；②因合并症不适合手术；③因胃切除术不能进行胃导管重建术；④孕妇或哺乳期妇女；⑤因心理、家庭或社会原因不能签署知情同意书。

3. 主要退出标准　①治疗期间出现远处转移；②并发症导致无法评估临床结局；③不可耐受的毒性；④术前放化疗后不能手术；⑤患者主动退出试验等。

（二）随机化分组及盲法

本试验采用了中心分层的区组随机化分组方法，区组长度20，将受试者按1∶1比例随机地分入术前放化疗联合手术治疗组或单纯手术治疗组。随机分配序列由计算机生成，分配隐藏采用了随机信封法。由于两种干预方式差别较大，主要研究指标是客观指标（总生存），研究者没有采用盲法。

（三）评价指标

主要研究指标为总生存期（OS），定义为从随机化分组日期至任何原因死亡或最后随访日期的时间间隔。次要研究指标包括无病生存期（disease-free survival，DFS）、安全性指标、R0切除率和病理缓解率等。放化疗相关毒性的评估采用CACAE 3.0版本。治疗后第1年内，每3个月随访1次，之后每6个月随访1次直至死亡或研究结束。

（四）样本量估计

研究者基于课题组Ⅱ期研究结果，预设放化疗联合手术治疗组的中位生存时间为56个月，单纯手术治疗组的中位生存时间为39个月，双侧 $\alpha=0.05$，检验功效取80%，试验组与对照组按1∶1入组，计划入组时间7年，最后一例受试者入组后再随访2年。考虑10%的脱落率，基于指数分布计算，预计总样本为430例（每组215例）。预期可在双侧0.05水平上检测出 $HR=0.72$。此研究最终实际入组451例。

研究者分别在入组完成123例（2011年6月）和451例（2015年12月）受试者时进行了期中分析，采用O'Brien-Fleming校正Ⅰ类错误 α，两次期中分析和最终分析的调整后检验水准界值分别为0.000 527、0.014和0.045。

（五）统计分析方法

主要研究指标（OS）的分析采用意向性治疗人群；术后并发症的统计分析采用符合方案集人群，所有接受手术治疗的受试者均纳入符合方案集。接受了同期放化疗的受试者纳入放化疗相关毒性的分析。在达到R0切除的受试者中进行DFS的分析。生存率（包括OS和DFS）的估计采用Kaplan-Meier法，组间比较采用Log-rank检验。R0切除率、并发症发生率等分类资料的组间比较采用 χ^2 检验（或Fisher精确概率法）。采用Cox比例风险模型分析治疗方式、年龄、性别、肿瘤部位、临床分期等因素对生存结局的影响。

三、主要研究结果

下面仅显示NEOCRTEC5010研究的主要结果，有关此研究的详细统计分析结果可查阅文献。

1. 受试者流程图　2007年6月至2014年12月来自8个研究中心的451患者被随机分入放化疗联合手术治疗组（ $n=224$ ）或单纯手术治疗组（ $n=227$ ）。图13-10详细描述了受试者从筛选到随访过程中的详细情况，并明确规定了受试者归属的数据集。

2. 疗效评价　术前放化疗联合手术治疗组的病理完全缓解率、中位生存时间和无病生存时间均优于单纯手术治疗组。两组生存曲线见图13-11，放化疗联合手术治疗组中位OS为100.1个月（95%CI：74.6～125.6个月），优于单纯手术治疗组的66.5个月（95%CI：39.7～93.3个月），$HR=0.71$（95%CI：0.53～0.96，$P=0.025$）。

3. 安全性评价　放化疗联合手术治疗组患者3级及以上血液学毒性发生率为54.3%，3级及以上非血液学毒性发生率为7.2%，其中白细胞减少（48.9%）和中性粒细胞减少（45.7%）是最常见的不良反应。放化疗联合手术治疗组术后心律不齐发生率高于单纯手术治疗组（13.0% vs. 4.0%，$P=0.001$），其他术后并发症在两组间的差异无统计学意义。

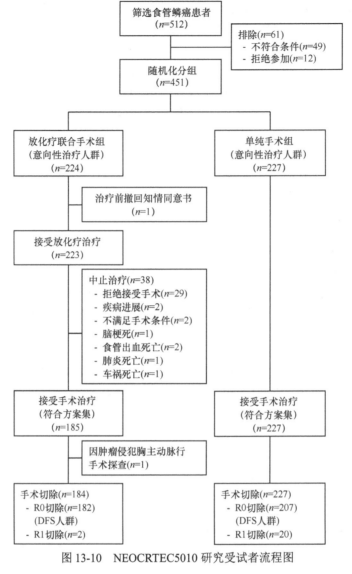

图 13-10 NEOCRTEC5010 研究受试者流程图

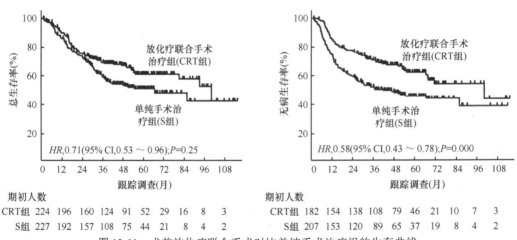

图 13-11 术前放化疗联合手术对比单纯手术治疗组的生存曲线

拓展阅读

　　Clinical Trials: Study Design, Endpoints and Biomarkers, Drug Safety, and FDA and ICH Guidelines 由 Tom Brody 等编写，全书采用综合的方法提供了试验设计的具体细节以及如何做出适当选择等方面的指导，对于从事临床试验相关人员，是一本很好的参考书。

拓展阅读

　　临床试验的定义及分期、研究问题与研究假设、临床试验比较类型、临床试验中的常用设计方法、适应性设计策略、对照类型及其选择、随机化分组及其实施、盲法及其实施、效应指标及其选择、安全性评价、样本量估计与检验功效、统计分析数据集、多中心临床试验、独立数据监查委员会（DMC）

◀ 思考与练习 ▶

一、选择题

1.（单选）下列有关临床试验目的的说法，**不正确**的是（　　　）

A. 优效性临床试验需要规定优效性检验界值 Δ

B. 等效性试验的目的是确证两种（或多种）治疗方法在疗效上相当

C. 在非劣效临床试验中，需要注意阳性对照生物效应递减现象

D. 非劣效性检验成立的情况下转优效性检验的前提条件比优效性检验不成立情况下转非劣效性检验的条件严格

E. 临床试验目的应尽量简单明确，可以分别设定主要研究目的和次要研究目的

2.（单选）下列有关临床试验设计类型的说法，**不正确**的是（　　　）

A. 单臂临床试验以历史数据作为对照组

B. 析因设计可同时对两个或多个因素进行评价

C. 交叉设计中不存在对照

D. 主方案设计可以同时研究一种/多种干预措施对一种或多种疾病的临床疗效

E. 主方案设计包括篮式设计、伞式设计和平台设计

3.（单选）下列有关受试者入选、排除、退出标准的说法，**正确**的是（　　　）（多选）

A. 入选标准是指进入临床试验的受试者必须完全满足的条件

B. 排除标准与纳入标准是对立的

C. 一般情况下，受试者不应同时参加两个及以上的临床试验

D. 受试者可在任何时候以任何理由主动要求退出临床试验

E. 除非专门设定，临床试验的受试者一般应排除婴幼儿、未成年人、孕妇、哺乳期妇女、老年人等弱势人群

二、问答题

1. 简述临床试验需要遵循的基本原则。

2. 简述临床试验常用的设计类型及其适用条件。

3. 临床试验中的随机分组方法有哪些？

4. 如何评价一项临床试验的研究质量、研究结果及其结果的外推性？

（李济宾）

第十四章　预后研究与预测建模

当疾病被确诊后，其预后是患者及其家属最为关心的问题之一。医生也会经常被问到有关疾病预后的问题，如该疾病治疗后复发的可能性多大、可以存活多久、会出现什么样的并发症等。准确的预后信息能够帮助患者和医生选择最佳的诊疗方案。如果患者发生不良事件的概率很低，则相对于潜在的风险、负担和花费，通过有效治疗预防不良事件的绝对获益将非常小；对于高风险患者，同样的治疗将会提供较大的临床获益。例如，狼疮性肾炎，如果 WHO 病理分型为Ⅳ型，提示肾脏预后比较差，需要积极治疗；狼疮性肾炎肾功能不全者，如果超声影像学显示肾脏缩小，提示肾功能恢复的概率甚微，保守治疗为主。医生进行治疗决策时，还需要知道哪些因素会影响疾病的预后，临床治疗可以通过干预这些因素来改善疾病的预后。如高血压会影响狼疮性肾炎的远期预后，提示在治疗狼疮性肾炎时，如果合并有高血压，则需要注意控制血压。因此，为了避免完全凭临床经验判断预后的局限性，科学开展预后研究非常有必要，是临床决策的重要依据之一。

第一节　概　　述

一、预后与预后研究

预后（prognosis）是指疾病发生后可能出现的各种结局（如痊愈、复发、恶化、致残、死亡等），既包括疾病的自然转归，也包括医疗干预下的各种结局，图 14-1 是疾病预后示意图。预后研究是指对疾病发展过程中出现各种可能结局的概率预测及其影响因素的研究，对结局发生概率的估计常通过治愈率、缓解率、复发率、生存率等表示；对疾病预后因素的研究，常通过多因素统计学模型进行研究，筛选影响疾病预后的因素。通过预后研究，可以了解：①疾病的发展趋势、病程和结局，帮助临床医生做出合适的治疗决策。②估计疾病的生存率，如鼻咽癌的 5 年生存率等。③寻找影响疾病预后的各种因素，有助于开展早期干预，改善疾病的预后，例如，肺癌的预后与年龄、细胞学分型、浸润范围、肺功能以及是否合并其他疾病等都有密切关系。④通过疾病预后研究，正确评定治疗/干预措施的效果，促进诊疗水平的提高。

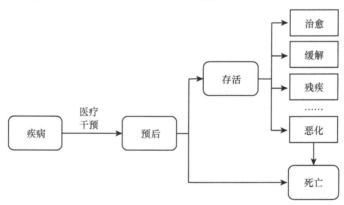

图 14-1　疾病预后示意图

二、疾病自然史与临床病程

疾病自然史（natural history of disease）是指在不进行任何医学干预或治疗措施的情况下，疾病在自然状态下从发生、发展到出现结局的全过程。疾病的自然史包括：生物学发病期（biological onset）、亚临床期（subclinical stage）、临床期（clinical stage）和结局（outcome）。研究疾病的自然史对病因和预后研究、早期诊断和预防、判断治疗效果等均非常重要。

临床病程（clinical course）是指首次出现症状和体征到出现结局所经历的过程。临床医生可采取医疗干预措施来改变（或延缓）疾病的病程。病程的概念不同于疾病自然史，病程会由于受到医疗干预而发生改变，从而影响疾病的预后。

三、预 后 因 素

凡是影响疾病预后的因素均可称为预后因素（prognosis factor），若患者具有这些影响因素，其病程发展过程中出现某种结局的概率就可能发生改变。疾病预后因素的研究，实际上是因果关系的推导。预后因素的研究有助于临床医生有针对性地早期进行医学干预，如疾病早筛、早期诊断、积极治疗，并通过改变影响患者健康的不良行为习惯等，改善疾病的预后。预后因素和危险因素（risk factor）是两个不同的概念，危险因素是指作用于健康人，会增加患病风险的因素；预后因素则是指在已经患病的患者中，影响疾病转归的因素。

在同一种疾病中，危险因素和预后因素可以是相同的，也可能有很大区别。影响疾病预后的因素是复杂多样的，概括起来包括：①患者本身的情况，如性别、年龄、种族、职业、受教育程度、营养状况、心理状态等。②疾病本身的特征，如疾病性质、病程、严重程度、临床类型、病变程度、是否伴随并发症、实验室检查和其他辅助检查结果等。③医疗干预方面，如药物、医疗器械、医疗技术水平以及治疗方案等。④早期诊断与及时治疗，如恶性肿瘤，若能早期诊断，通过及时治疗，常能获得较好的预后。⑤患者对治疗的依从性，对治疗依从性好的患者，预后一般较好。⑥社会与家庭因素，如文化、宗教信仰、医疗保险制度、家庭经济水平、家庭对患者的支持与照顾、对疾病的认知与态度等都会影响疾病的预后。

第二节　预后研究方法

一、预后研究设计方法

预后研究包括预后因素的研究和预后效果的评价，疾病预后因素与疾病转归的关系归属于因果关系推断，凡是探讨因果关系的研究方法都可以用于疾病预后研究。根据研究目的及可行性，可选择病例-对照研究、队列研究、随机对照试验等。预后研究中，研究效率最好的设计类型是队列研究，包括回顾性队列研究和前瞻性队列研究，其中以前瞻性队列研究为佳。尤其对于一些慢性疾病以及预后不佳的疾病（如恶性肿瘤等），往往需要较长时间的追踪随访才能观察到终点事件（如死亡、复发等）。

病例-对照研究也可用于分析疾病的预后，特别是对于一些罕见疾病，用前瞻性方法观察到足够数量的预后事件有一定难度，病例-对照研究则是可行的研究设计。但是，病例-对照研究容易产生各种偏倚，其结果的真实性低于前瞻性队列研究和随机对照试验。而且只能提供不同特征患者预后的相对差别（如 OR），不能提供病死率和生存率的信息。

此外，对于不同治疗方法的治疗效果及预后评定，还可采用随机对照试验，通过比较试验治疗与对照治疗，来评价新的治疗方法能否使患者获得更好的预后。例如，我国研究者开展的一项随机对照临床试验将 18～70 岁局部晚期食管鳞癌患者随机分入两组，一组接受辅助放化疗联合手术治疗，另一组接受单纯手术治疗，经过长达 10 年的随访，比较两组患者的总生存期，证实了术前新辅助放化疗可以显著延长患者的总生存时间。由于随机对照试验通过随机分组的方法尽可能地均衡了两组间干预因素以外的其他因素（如疾病分期等）的差异，在控制混杂因素的影响方面优于队列研究，因此，随机对照试验是比较患者接受不同干预方案下预后差异的最可靠的研究方法。当然，随机对照试验的基线资料也可以用于比较不同特征的患者在不同治疗下的预后和转归。但是，随机对照试验中，高度选择的受试者、高度标准化的治疗方案、严格控制的治疗环境，使得随机对照试验与临床实践之间存在较大的鸿沟，随机对照试验中显示的预后往往很难体现在一般患者中，进而限制了其结果的外推性。

二、预后研究设计要素

本节以队列研究为例阐明预后研究设计的基本要素。队列研究属于观察研究，在预后研究中，研究对象是患有某病但尚未出现终点事件（如疾病复发、死亡等）的一组患者，研究者从某一时间点（如疾病确诊时间、接受治疗时间）开始，对这些患者进行追踪随访，并收集与预后有关的信息，确定研究结局发生的数量、时间以及影响因素，进而阐明疾病的发展和转归。运用队列研究进行疾病预后及预后因素研究时，需要明确研究结局（outcome）、预后因素（prognosis factor）和随访时间（follow-up time）。

■（一）研究结局

研究结局即随访的终点事件（endpoint event），如痊愈、缓解、复发、疾病进展、死亡等。最客观的预后结局是死亡。如果研究结局的判定容易受主观因素的影响，需要采用盲法评价。研究结局要有明确的定义和判断标准，并在方案中详细阐述，研究执行过程中一般不允许改动。预后研究并非都以"死亡"作为结局，根据研究目的和疾病特点，可以采用"康复""复发""转移"等指标作为研究结局。

从观察起点到发生终点事件所经历的时间称为生存时间的完全数据（complete data）。完全数据提供了研究对象的确切生存时间，是生存分析的主要依据。在规定的随访期内，由于各种原因，某些研究对象结束随访的原因不是发生了终点事件，而是由于其他原因没有观察到终点事件，称为生存时间的删失数据（censored data）。造成删失的原因主要包括：①研究结局尚未发生，但是研究项目需按计划结束。②由于患者未继续就诊、拒绝访问或因患者搬离原住址等原因造成失访，在随访期内未能观察到研究结局。③患者因死于其他原因等被迫终止观察。不论何种原因造成删失，删失个体的生存时间的计算均为规定的起点（如疾病确诊时间）至删失点所经历的时间。

■（二）预后因素

预后因素是预后研究的主要内容。影响疾病预后的因素很多，不同的疾病不尽相同，应结合专业知识，尽可能将各种可能影响疾病预后的因素全部纳入研究，这样对预后因素的分析才不会遗漏。

■（三）随访

受试者的随访需要明确定义研究起始时间（即零点时间，是指患者进入研究时所处的病程阶段）、随访截止时间、随访频次和随访方式。由于处于不同病程阶段的患者的临床表现不尽相同，且对治疗措施的反应也可能不同，如果进入研究的患者处于不同的病程阶段，可能会造成零时不当偏倚。在预后研究中，研究者需要明确规定研究的起始时间，让进入研究的患者处于相同的病程阶段。根据研究目的和纳入患者的特征，可将起病、确诊、手术、出院等时间作为研究的起始时间。随访时间的长短和频次视疾病病程而定，原则上要有足够长的随访时间，以便使大部分可能会出现终点事件的患者能够达到研究终点。对于病程较短的疾病，随访间隔时间需要短一些，随访频次需要密一点；对于病程较长的疾病，随访间隔时间可以适当长一些，随访频次可以稍微疏一点。图 14-2 是队列研究中两种队列类型的研究起点、随访及终点事件的记录示意图。常用的随访方式有信访、面对面调查、电话随访、邮件随访、通过互联网随访等，可根据不同的对象和具体情况选择合适的随访方式。

失访会导致疾病预后信息丢失，进而影响预后研究结果的可靠程度。随访工作应周密部署，采取有效措施尽可能追踪到每一位患者的结局发生情况，减少患者的失访。如果失访率超过起始队列人数的 10%，需要引起注意；如果失访率超过 20%，则研究结果可能会有偏倚。在实际的临床研究中，可通过多种途径和措施降低研究队列的失访率，例如，①研究开始时，充分知情同意，加强宣传教育，提高患者对随访重要性的认识，提高随访的依从性。②制定完善的随访计划，包括随访方式、随访内容和随访时间点，所有随访在规划的随访期内完成。③建立健全随访管理制度，加强

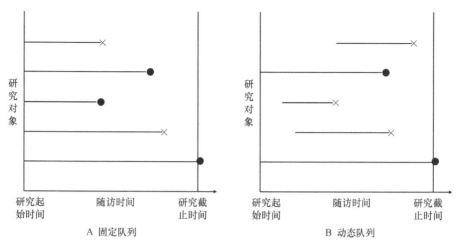

图 14-2　队列研究入组与随访示意图

"●"表示删失，"×"表示发生研究定义的终点事件

人员培训，专人负责随访，发现问题及时讨论解决。④借助 QQ、微信等现代化的信息手段，增加随访的便利性和可及性。⑤适当激励，对按要求参加随访的患者，可在就医、医疗检查上提供一定的协助或补偿，条件允许的情况下，给予报销交通费用等经济补偿。

三、预后研究的统计方法

生存分析（survival analysis）是疾病预后研究的主要分析方法，它是将研究对象的结局发生情况和出现结局所经历的时间结合在一起进行分析的统计方法，能充分利用删失数据的信息，更加准确地评价和比较预后结局。生存分析的基本内容包括描述生存过程（研究生存时间的分布特征，估计中位生存时间、生存率、绘制生存曲线等）；比较生存曲线的组间差异；探讨影响疾病预后的因素。

（一）描述生存过程

由于生存时间多呈偏态分布，常用中位生存时间描述生存时间的平均水平。中位生存时间（median survival time）又称半数生存期，表示被观察对象从随访开始至恰有 50% 的个体仍存活的时间。中位生存时间越长，表示疾病的预后越好；反之，提示预后越差。当然，根据不同的终点指标，可有中位总生存时间、中位无病生存时间、中位无复发生存时间等。随访观察的时间单位越小，精密度越高，即生存时间用"日"比"月"为佳。

生存曲线（survival curve）是用来描述生存过程的主要方法。生存曲线是以时间 t_k 为横轴，以对应的累计生存率为纵轴，表示累积生存率随时间变化的曲线。生存曲线是左连续的阶梯形曲线，随着随访时间的延长，随访病例数呈单调递减趋势，生存曲线左侧的观察例数始终比右侧多，曲线左侧的估计值较右侧可靠。如图 14-3，显示了绝经前和绝经后两组乳腺癌患者治疗后的无复发生存曲线。

针对生存资料的统计描述，可以采用时点生存率（如 5 年总生存率、3 年无复发生存率等）及其 95% 置信区间、中位生存时间及其置信区间、生存曲线进行描述。如图 14-3 中，绝经前和绝经后乳腺癌患者的中位生存时间分别为 66.0 个月（95% 置信区间：50.8～81.2 个月）和 34.0 个月（95% 置信区间：18.6～49.4 个月），3 年生存率分别为 72.1%（95% 置信区间：55.6%～88.6%）和 49.6%（95% 置信区间：35.3%～63.9%）。

（二）生存曲线的组间比较

比较不同疾病类型、不同临床分期、不同治疗方法等因素对疾病预后的影响，一方面可以通过生存曲线进行直观比较，如图 14-3 中，直观可见两条生存曲线差异程度明显，绝经患者的生存

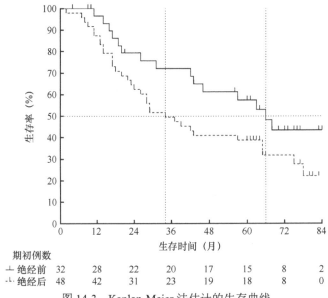

期初例数

⊥绝经前 32   28   22   20   17   15   8   2
L.⌐绝经后 48   42   31   23   19   18   8   0

图 14-3 Kaplan-Meier 法估计的生存曲线

曲线始终位于非绝经患者的下方，表明绝经后患者在随访期间死亡的概率较高，生存率偏低。但两组患者的生存曲线的差别是否有统计学意义，还需要通过专门的组间比较来确证。用于比较生存曲线差异的方法有 Log-rank 检验和 Breslow 检验（又称 Wilcoxon 检验）。Log-rank 检验相对重视远期效应，而 Breslow 检验相对重视近期效应。在实际应用中，要根据对近期效应和远期效应的重视程度来选择生存曲线的比较方法。图 14-3 中，采用 Log-rank 检验比较绝经前和绝经后两组乳腺癌患者的生存曲线差异，$P = 0.077$，提示两组生存曲线的差异无统计学意义。

在采用 Log-rank 检验和 Breslow 检验进行两组或多组生存曲线比较时需要注意：

（1）Log-rank 检验和 Breslow 检验属于单因素分析方法，应用条件是除比较因素外，影响生存预后的其他因素组间均衡可比，否则应采用 Cox 回归模型等多因素分析方法校正诸混杂因素的影响；或将生存时间分段，各段分别进行生存分析。

（2）组间比较发现差异有统计学意义时，可以通过生存曲线下降速度、中位生存期、风险比（hazard ratio，*HR*）等多个方面来考虑预后效果的好坏。

（3）Log-rank 检验用于两条（或多条）生存曲线的比较，若比较两条生存曲线某时间点处的生存率是否有统计学差异，如两组患者 3 年生存率的差异，需按式（14-1）计算：

$$Z = \frac{S_1(t) - S_2(t)}{\sqrt{SE^2_{[S_1(t)]} + SE^2_{[S_2(t)]}}}$$
（式 14-1）

$S_1(t)$ 和 $S_2(t)$ 分别为两组对应时间点的生存率（如 3 年生存率），*SE* 为对应时间点生存率的标准误。若比较多组的时点生存率的差异，应采用合适的方法（如 Bonferroni 法）校正检验水准，以保证总的 I 类错误不超过事先规定的 α 水平（一般为双侧 0.05）。

（三）多因素分析

疾病的预后常是多因素作用的结果，为了全面准确地评估各因素对疾病预后的影响，往往需要借助多因素统计模型筛选出与疾病结局有关的主要预后因素，如多重线性回归、Logistic 回归、Cox 回归等统计模型。其中，Cox 回归模型能够处理生存资料中的删失数据，在预后研究的多因素分析中被广泛应用。有关 Cox 回归模型的介绍详见本书第七章。

四、预后研究常见偏倚

1. 集合偏倚（assembly bias） 又称就诊偏倚，由于各医院收治患者的病情、病程、临床类型等可能不同，将来自不同医院（如三级甲等医院、基层社区医院等）的患者集合成研究队列进行随访时，由于上述因素的差异对预后的影响即可能出现就诊偏倚。例如，专科医院或三级医院往往收治的是危重或疑难患者，即使这些医院的医疗设备、技术力量均较好，但患者的预后可能比基层医院差，选择这类医院的患者为研究对象，就容易发生这类偏倚。

2. 失访偏倚（loss to follow-up bias） 失访是指在研究过程中由于种种原因，研究者未能继续随访到研究对象，无法获知其预后结局的情况。失访是前瞻性研究中常见的问题，失访的人数过多势必会影响结论的真实性。失访偏倚的根本原因在于失访患者的某些特征（如病情）可能与预后有关，进而造成对预后的影响。一项完整的预后研究不仅要报告失访率，还需要报告造成失访的原因，并比较失访患者与随访患者在预后因素方面的差异。

3. 迁移偏倚（migration bias） 研究对象从一个队列/观察组迁移到另一个队列/观察组的例数较多时，可能影响结果的真实性，进而出现迁移偏倚。例如，在研究吸烟与肺癌的关系中，原本吸烟的患者因担心加重病情而戒烟，就可能出现迁移的情况。

4. 零时偏倚（zero time bias） 病程是影响疾病预后的重要因素。在理想的状态下，预后研究的患者进入研究队列时应处于该疾病发展的同一起始阶段，这样可以有效排除不同病程对于预后的影响。如果预后研究中纳入了不同病程阶段的患者，由于病程不同导致的预后估计的偏差即为零时偏倚。

5. 测量偏倚（measurement bias） 指预后指标或结局指标测量过程中出现的偏倚。预后研究中，为了有效控制混杂因素对结果的影响，在研究设计阶段，可以采用随机化、匹配、限制（制订患者入选和排除标准）等方法，使混杂因素的分布在两组间趋于均衡；在研究实施阶段，通过加强患者的管理来降低失访率；在统计分析阶段，可以通过标准化、分层分析、多因素分析、倾向性评分等方法校正混杂因素对预后结局的影响。

第三节 预后评价指标

疾病的预后结局不仅是治愈或死亡，反映疾病预后的指标较多，但各指标的侧重点不同，实际应用中，应根据疾病性质和研究目的选择合适的预后指标。下面列举一些描述疾病预后的常用指标。

1. 病死率（fatality rate） 是指在一定时期内，患有某病的人群中死于该病的患者所占的比例，其表达式为：

$$病死率 = \frac{某时期内死于该病的患者人数}{同时期患该病的总人数} \times 100\%$$ （式 14-2）

病死率一般用于描述病情急、短期内死亡率高的疾病的预后，以反映疾病对生命的危害程度，如急性传染病、急性中毒、心脑血管疾病的急性期等，可以用病死率描述疾病的预后。

2. 治愈率（cure rate） 是指某病治愈的患者人数占该病接受治疗的患者总数的比例，计算表达式如下：

$$治愈率 = \frac{某病治愈的患者人数}{患该病接受治疗的总患者人数} \times 100\%$$ （式 14-3）

对于病程短、治疗效果好且不易引起死亡的疾病，常用治愈率描述预后。

3. 缓解率与复发率 对于慢性非传染性疾病等病程长且死亡率低的疾病，临床常表现为缓解、复发、好转、恶化等，预后指标即为上述结局的发生概率。

缓解率（remission rate）是指接受某种治疗后，进入临床消失期的病例数占总治疗例数的比例。缓解率可分为完全缓解率（complete remission rate）、部分缓解率（partial remission rate）。完全缓解率和部分缓解率合称为客观缓解率（objective remission rate）。临床上，有许多疾病属于"难以治愈性疾病"，多用缓解率描述预后，如白血病化疗、红斑狼疮的治疗等，只能计算和比较缓解率，计算表达式如下：

$$缓解率 = \frac{治疗后疾病进入临床消失期的病例数}{某病接受治疗的总患者人数} \times 100\% \qquad （式 14-4）$$

复发率（relapse rate）是指疾病经治疗后缓解或痊愈后，经过一段时间后又重复发作的患者数占该病缓解/治愈的总人数的比例，复发率一般用于描述病程长、治愈后容易复发疾病的预后，其计算表达式如下：

$$复发率 = \frac{某病缓解/治愈后复发的病例数}{该病接受治疗后缓解/治愈的病例总数} \times 100\% \qquad （式 14-5）$$

4. 生存率（survival rate） 是指患者从某一观察起点开始，经历一段时间（t_k）后仍存活的病例数占总观察病例数的比例。根据不同的结局指标，生存率可分为总生存率（overall survival rate）、无病生存率（disease-free survival rate）、无复发生存率（relapse-free survival rate）等。对于长病程、难治愈、致死性的疾病，如肿瘤，一般用生存率描述预后，据以评价疾病治疗的远期疗效。

在生存分析中，生存率的估计方法有直接法和间接法。如果资料中无删失数据，可采用直接法计算生存率，其计算公式为：

$$S(t_k) = P(T > t_k) = \frac{随访至 t_k 时刻仍存活的例数}{同时期观察总例数} \times 100\% \qquad （式 14-6）$$

如果存在删失数据，需要采用间接法估计生存率，常用的方法包括 Kaplan-Meier 法和寿命表法。需要注意的是，采用间接法计算的生存率是按照概率乘法原理计算出来的某时期生存率的估计值，该估计值的可信程度将受到观察病例数的影响。

5. 生命质量（quality of life） 也称生存质量或生活质量，在临床治疗、药物研究、预防保健、卫生经济学评价和社会医学等领域都有广泛的应用。医学领域中的生命质量一般指健康相关生命质量（health-related quality of life，HR-QOL）。生命质量作为评价健康的手段，能够从生理、心理、社会等多个维度测量个体或群体的健康状况，并能体现出健康的积极因素和消极因素。生命质量考虑到了疾病的现状和预后，在新的医学模式下更能全面地反映人们的健康状况。预后研究中，也需要关注生命质量等患者报告结局指标，从患者角度评价疾病的预后。

生命质量常通过量表进行测量，如健康调查量表 36（36-Item Short Form Health Survey，SF-36）、欧洲五维生存质量量表（EuroQol Five Dimensions Questionnaire，EQ-5D）等普适性量表，适用于所有的疾病人群和健康人群。此外，还有许多疾病特异性的量表，例如，针对癌症患者的癌症患者生命质量测定量表体系（Quality of Life Instruments for Cancer Patients，QLICP），针对 HIV 感染者的 HIV 感染者健康调查量表（Medical Outcomes Study-HIV Health Survey，MOS-HIV），针对冠心病患者的西雅图心绞痛量表（Seattle Angina Questionnaire，SAQ）等。研究者可以根据研究目的及患者群体选择合适的量表。

第四节 预后预测建模

利用大数据构建精准的疾病预后预测模型，指导临床治疗和干预，是个体化医学时代研究的热点。预后预测模型（prognostic prediction model）的本质就是利用已知的影响疾病预后的因素构建多因素统计模型，对疾病将来可能发生的结局（或生存结局）做出准确的个体化预测，例如，该疾病会出现哪些可能的不良结局、各种结局发生的可能性有多大、这些结局会在多长时间内发生，以便临床上可以早期进行有针对性的医学干预，改善疾病的预后。临床医学研究中，预测建模的流程见图 14-4。

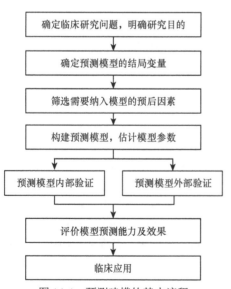

图 14-4 预测建模的基本流程

一、预测模型及其应用场景

临床预测模型，又称临床预测规则、预测模型或者风险评分（risk score），是基于个体的一系列特征，通过数学模型估计个体在未来某段时间内发生某种疾病或出现某种结局概率的统计分析工具，可以分为诊断预测模型（diagnostic prediction model）和预后预测模型（prognostic prediction model）。临床上，这些模型可以帮助医疗工作者筛查疾病的高危人群，对疾病的严重程度进行分层，以及预测疾病的复发、死亡、伤残等转归情况的概率。本节介绍预后预测模型。

二、筛选潜在预后因素

在建立多因素回归预测模型前，首先需要筛选纳入模型的预后因素，以减少纳入多因素回归模型的预后因素，提高建模效率。实际应用当中，可以从以下几方面进行预后因素的筛选：

（1）既往研究已经证实或专业知识判断，已知的确定与疾病预后显著相关的因素，即使未达到统计学筛选标准，也应该纳入多因素模型。

（2）根据单因素分析结果筛选可能的预后因素，将单因素分析中 $P < 0.1$（有时也会采用 $P < 0.2$ 或者 $P < 0.05$）的因素纳入多因素模型。

此外，还要考虑样本量大小，决定最终纳入模型的预后因素个数。如果样本量足够大，统计效能足够，可以借助 SPSS 等统计软件提供的变量筛选方法自动筛选纳入预测模型的变量。但是，如果样本量较小的话，完全依靠统计软件筛选变量是不合适的。

三、构建多因素预测模型

（一）Logistic 回归模型和 Cox 回归模型

这两种回归模型是常用的预后预测建模的多因素模型。两种方法的主要区别在于：Logistic 回归模型不考虑结局出现的时间因素，例如，进入重症监护病房的患者，我们更关心患者能否存活下来，如果以死亡为结局，我们很难说 10 天死亡者的预后比 2 天死亡者好，这种研究可能不一定需要考虑时间；Cox 回归模型同时考虑了研究结局和出现结局所经历的时间，例如，以死亡为研究结局，1 年死亡者是阳性结局，10 年死亡者也是阳性结局，但存活 1 年与存活 10 年显然是迥异的预后，需要考虑出现结局所经历的时间长度。

预测模型可以采用列线图（nomogram）的形式呈现。列线图是基于建立的预测模型，根据各预后因素对结局的贡献大小，给各预后因素的每个取值水平赋予不同的分数，根据某个体各因素的取值水平计算出一个总得分（total point），通过列线图将总得分与预测概率（如生存率）对应起来，从而根据多个预后因素直观地获得患者生存预后的概率。列线图将复杂的预后预测模型转化为直观的、可视化的图形，避免了复杂的公式转换，可显著提高预测模型的临床适用性。图 14-5 是基于年龄、性别、BMI、T 分期、N 分期、血浆 EBV-DNA、hs-CRP、LDH、HGB 构建的鼻咽癌无病生存预后预测模型的列线图，根据患者各因素的取值水平，在列线图中向上画竖线即可得到各因素对应的得分（point），将各因素得分相加得到总得分，根据总分即可快速获得患者的 3 年、5 年无病生存率。例如，一位男性鼻咽癌患者，年龄 45 岁、BMI 为 $20.0kg/m^2$、T2、N1、EBV-DNA 为 15 000copy/mL、hs-CRP 为 2.5g/mL、LDH 为 250U/L、HGB 为 120g/L，通过列线图计算出此患者的总得分为 209，对应的 3 年、5 年无病生存率分别在 78% 和 72% 左右。

在实际应用中，可以利用 R 软件中的"rms"程序包或 SAS 等软件绘制列线图，R 软件使用较为简单，SAS 软件的制作方法在其帮助文档中也有介绍。

（二）LASSO 回归模型

随着基因组学、蛋白质组学、影像组学等多组学分析在临床医学中的应用日益增加，研究者往往面对着数量远远大于样本量的预测变量，且各变量之间常具有强相关性，呈现高维度和共线性

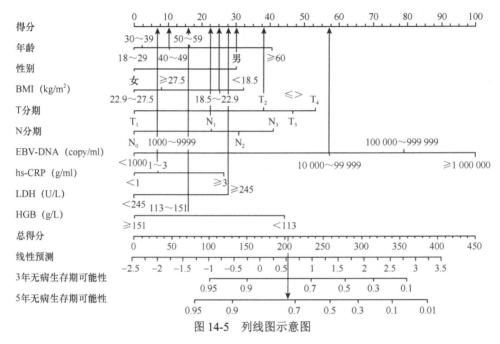

图 14-5　列线图示意图

特点，此时传统的 Logistic 回归和 Cox 回归模型就不再适用。

　　LASSO（least absolute shrinkage and selection operator）回归，在回归系数的绝对值之和小于等于一个常数 λ 的约束条件下，把一些无意义或者意义极小的自变量的系数压缩至 0，进而筛选出更有意义的自变量。LASSO 可以对高维资料进行降维，并解决自变量间的共线性问题，常被用于高维、强相关的多组学资料分析。常见的做法是先采用 LASSO 回归压缩变量数目，然后在精简变量的基础上，采用 Logistic、Cox 回归模型甚或更灵活的非线性方法进行模型构建。

　　【例 14-1】　某研究基于 326 名结直肠癌患者的队列，利用 LASSO 回归将 150 个潜在变量压缩至 24 个，再结合 Logistic 回归模型构建出基于影像组学的结直肠癌淋巴结转移预测模型。图 14-6 是 LASSO 回归的回归系数路径图，该研究纳入了 150 个潜在变量，便有 150 条曲线，每一条曲线代表一个自变量系数的变化轨迹；纵坐标是系数的取值，下横坐标是 log（λ），上横坐标是此时模型中非零系数的个数；随着参数 log（λ）的增大，回归系数不断收敛，最终收敛为 0。右边的垂直实线代表本次 LASSO 回归最终纳入了 24 个变量，进入下一步的筛选和建模。

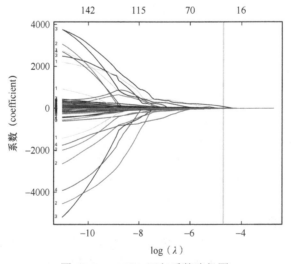

图 14-6　LASSO 回归系数路径图

（三）机器学习算法

近年，机器学习（machine learning）算法逐渐被应用于医学领域，为临床工作者建立预测模型提供了新的技术手段。常用的机器学习算法包括决策树（decision tree）、支持向量机（support vector machine，SVM）、人工神经网络（artificial neural network，ANN）、贝叶斯网络（Bayesian network）和随机森林（random forest）等，上述方法的具体介绍详见本书第十七章。

近年来，联合 LASSO 回归和机器学习算法对自变量进行降维、筛选，已成为一种新的研究策略。例如，某研究在筛选与早期肝癌复发风险相关的异常 DNA 甲基化过程中，分别采用了 LASSO 回归和支持向量机递归特征消除法（SVM-RFE），并将各自的筛选结果取交集（图 14-7），进一步提高入选的自变量的可靠性与后续建模的准确性。

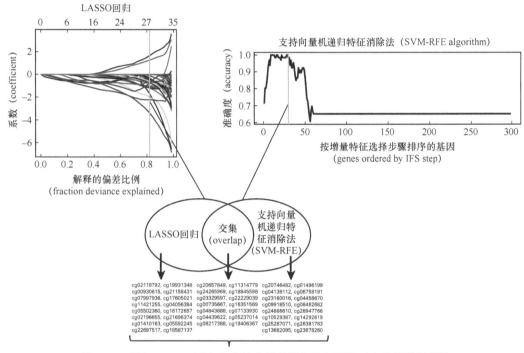

图 14-7　联合 LASSO 回归和支持向量机递归特征消除对自变量进行筛选

四、预测模型的验证

制作列线图之前，首先需要对预测模型的预测效果进行验证，只有当预测模型的预测效果得到验证之后，方可对模型制作列线图，切不可盲目建立某个指标的列线图。

（一）内部验证

内部验证（internal validation）是利用建模的数据验证模型的预测效果，其目的是检验模型的内部真实性，避免过度拟合偏倚。常利用数据分割（data-splitting）、交叉验证（cross-validation）和自举重抽样（bootstrap resampling）等方法，利用建模数据集进行模型预测效果的内部验证。

数据分割是将建模数据集随机地等分或非等分为两个数据集（如按 7∶3 将数据集划分为训练集和验证集），一个数据集用于建立模型；另一个数据集用于验证模型。数据分割是最简单的模型内部验证方法，由于验证过程中仅分割一次，通常适用于样本量较大的情况；在样本量较小的研究中，一般建议采用交叉验证方法，以便充分利用数据。

交叉验证方法是将研究样本随机分为多个子数据集，然后分别使用上述数据进行建模和验证。交叉验证的基本步骤：每次利用建模数据集中一定数量的样本建立预测模型，用剩余样本对建立的模型进行验证，重复上述过程，直到所有样本被模型预测一次为止。根据预留的样本数，有留一法（leave-one-out）交叉验证和留多法（leave-many-out）交叉验证。

在预测模型的交叉验证中，我们可以将数据随机分为 10 组，称为 10 折交叉验证，即每次留出其中 1 组，利用剩余 9 组数据构建模型，然后用构建的模型预测被留出的那组数据的结局事件，获得一次模型评价结果；重复上述过程 10 次，每次留出不同的组，一共可获得 10 次结果，汇总后即为 10 折交叉验证后的模型评价结果。

自举重抽样是另一种常用的预测模型内部验证方法，其基本思想是：在研究样本人群中进行有放回的重复抽样（如重复抽样 2000 次、5000 次等），每次抽取相同的样本数，以此作为训练集建模，未被抽到的样本作为验证集，重复 n 次（如 200 次以上）就可获得模型在内部验证的表现。汇总结果时，又可分为简单法、加强法和 0.632 法。简单法直接将 n 次重抽样获得的模型表现取均值，作为内部验证表现；加强法通过计算模型表现在训练集和验证集中的差异，得到模型表现的最优值，并根据最优值调整模型表现。0.632 法则用另外一种方法来计算最优值，需要用到 bootstrap 重抽样中未被选择的样本作为验证集。平均情况下，63.2% 的原始样本出现在 bootstrap 重抽样的样本中，38.2% 的原始样本则成为验证集，故得名 0.632 法。这些方法中，加强法最为常用。

（二）外部验证

外部验证（external validation）是使用另一组独立的研究数据（即外部数据），验证模型的预测准确性。对于预测模型的评价，多中心、大样本的外部验证是非常必要的，可以进一步评价预测模型的实际应用效果和泛化能力。

（三）"内部-外部"交叉验证

为充分检验模型的可重复性，我们可以联合内部和外部验证，进行"内部-外部"交叉验证。例如，在多中心队列中，我们可参考内部交叉验证的"留一法"，每次留出一个中心的样本作为验证集，剩余中心的样本作为训练集；重复该过程，直至每一个中心的患者都被用作验证集。与单纯的内部交叉验证不同，这一过程在数据分割时并非随机拆分，而是根据数据来源拆分，体现出外部验证的特点。"内部-外部"交叉验证综合了两种验证方法的长处，目前已得到越来越广泛的应用。

五、预测模型的评价指标

理想的预测模型能够准确地预测患者未来某段时间内出现结局事件的概率，然而，基于实际资料求解出的预测模型有时差强人意。对于建立的预测模型，可以从区分度（discrimination）、校准度（calibration）和临床获益（clinical benefit）三方面评价模型的预测准确性和临床适用性。

（一）区分度

区分度（discrimination）是指预测模型正确预测患者不同预后结局事件（如复发与否、生存与死亡等）的能力。对于二分类结局指标，常采用 ROC 曲线下面积（AUC）或 C-index 反映预测模型的区分能力。C-index 全称为 concordance index，也常写作 Harrell's C-index、C-statistic 等，是判断预测模型区分能力的重要指标，可用于评价各种模型预测结果的准确性。C-index 取值范围在 0.5～1.0，越接近于 1.0 表示区分能力越好。通常，C-index＜0.6，表示区分能力较差；0.6～0.75，表示有一定的区分能力；＞0.75，表示区分能力较好。AUC 主要反映 Logistic 回归模型的预测能力，针对二分类 Logistic 回归模型的 C-index 等价于 ROC 曲线下面积。

此外，对已有预测模型的改进效果进行评价时，常用的指标还有净重分类指数（net reclassification improvement，NRI）和综合判别改善指数（integrated discrimination improvement，IDI）。当新旧模型的 ROC 曲线下面积或 C-index 无统计学差异时，或比较在某一诊断截点下新旧模型对个体的分类能力时，可采用这两个指标。

NRI 是在采用最优诊断界值进行预测时，与旧模型相比，新模型使得个体的预测结果得到改善的概率，包括事件发生组改善概率与不发生组改善概率两部分。以二分类指标为例，在此情况下，可根据新旧模型对患者和非患者组进行重分类，构建四格表（表 14-1），NRI 的计算公式：

$$\text{NRI} = \frac{C_1 - B_1}{N_1} + \frac{B_2 - C_2}{N_2} \qquad （式 14-7）$$

其中，在患者组中，B_1 表示旧模型分类正确而新模型分类错误的人数，B_1 越小越好；C_1 表示新模型分类正确而旧模型分类错误的人数，代表了旧模型到新模型预测的改善情况，C_1 越大表示改进越多；同理，在非患者组中，B_2 表示新模型分类正确而旧模型分类错误的人数，C_2 表示新模型分类错误而旧模型分类正确的人数。NRI＞0 为正改善，表示新模型较旧模型对事件的预测能力有提升；NRI＜0 为负改善，表示新模型的预测能力下降；NRI=0 表示新旧模型的预测能力无差异。

表 14-1　基于二分类指标计算 NRI 指数的重新分类表

		新模型预测	
		阳性	阴性
旧模型预测	患者组（N_1）		
	阳性	A_1	B_1
	阴性	C_1	D_1
	非患者组（N_2）		
	阳性	A_2	B_2
	阴性	C_2	D_2

与 NRI 仅适用于采用最优诊断界值的情况不同，IDI 指数可在不同诊断界值的情况下，从平均概率的角度反映模型的整体改善状况，一定程度弥补了 NRI 的短板。仍以"患病""不患病"的二分结局指标为例，计算公式如下：

$$\text{IDI} = （P_{新模型,病例组} - P_{旧模型,病例组}） - （P_{新模型,非病例组} - P_{旧模型,非病例组}） \qquad （式 14-8）$$

其中，$P_{新模型,病例组}$ 和 $P_{旧模型,病例组}$ 表示新模型和旧模型对患者组所有个体预测疾病发生概率的均值，$P_{新模型,非病例组}$ 和 $P_{旧模型,非病例组}$ 表示新模型和旧模型对非患者组所有个体预测疾病发生概率的均值。IDI 越大，说明新模型预测效果越好。

（二）校准度

校准度（calibration）是指结局事件实际发生概率和预测概率的一致性。通常的做法是按一定的规则（如四分位数、五分位数、十分位数等），根据预测概率将患者分为若干个亚组，然后分别计算每组患者中结局事件的平均预测概率和实际发生概率，以预测概率为横轴，实际发生概率为纵轴在直角坐标系作图得到校准点，最后将校准点连接起来即得到校准曲线（calibration curve）。理论上，校准曲线越接近于 45°对角线，说明预测模型的预测能力越好。此外，还可以通过 Hosmer-Lemeshow goodness-of-fit 检验（HL χ^2）定量评价预测模型的校准度。

（三）临床获益

临床获益（clinical benefit）是指基于预测模型的临床决策多大程度上改善了患者的预后。净收益（net benefit）反映了预测模型的临床获益情况，其计算公式为：

$$净收益 = \frac{真阳性数}{n} - \frac{假阳性数}{n} \times （\frac{p_t}{1 - p_t}） \qquad （式 14-9）$$

其中，p_t 为决策阈值（threshold probability），即进行临床干预的预测概率界值，如果预测概率大于等于决策阈值则进行临床干预，如果预测概率小于决策阈值则不进行临床干预。决策阈值的确定需要充分权衡阳性个体接受必要临床干预的获益和阴性个体接受不必要临床干预的危害。

【例 14-2】　某项研究利用 3616 例接受前列腺穿刺患者的 PSA、直肠指检、经直肠超声建立了两个高级别前列腺癌的预测模型，用于预测区分高级别和低级别前列腺癌，分别为基础模型和扩展模型。将决策阈值定位为 10%，即高级别前列腺癌的预测概率≥10%，提示发生高级别前列腺癌的风险较高，需要进一步接受穿刺检查。数据见表 14-2。

表 14-2　决策阈值为 10% 时基础模型预测结果与穿刺活检结果比较的四格表

| | | 高级别前列腺癌 | | 合计 |
		是	否	
预测概率	≥10%	211	621	832
	<10%	102	2682	2784
合计		313	3303	3616

在 10% 决策阈值下，基础模型的净收益 $= \dfrac{211}{3616} - \dfrac{621}{3616} \times \left(\dfrac{0.1}{1-0.1} \right) = 0.0393$。理论上，净收益的取值介于 $-\infty$ 到疾病的发病率。净收益越高，模型的预测效果越好。另外，考虑两种极端情况：①在 10% 的发病率下，所有受检者均被认为是高级别前列腺癌患者并接受穿刺，此种情况下的临床净收益 $= \dfrac{313}{3616} - \dfrac{3303}{3616} \times \left(\dfrac{0.1}{1-0.1} \right) = -0.0149$；②所有受检者均被认为不是高级别前列腺癌患者，不给予穿刺，此种情况下的临床净收益为 0。

p_t 可以取不同的值，以此为横轴，对应的净收益为纵轴，利用统计软件即可绘制出决策曲线。通过决策曲线分析（decision curve analysis，DCA）可以反映不同决策阈值下预测模型的净收益情况，帮助临床医生做出最佳决策。

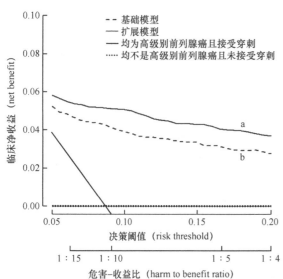

图 14-8　基础模型和扩展模型预测高级别前列腺癌风险的决策曲线

图 14-8 是基础模型和扩展模型预测高级别前列腺癌的决策曲线图，显示了两种模型在不同决策阈值下预测模型的临床净收益，a 线代表假设所有受检者均为高级别前列腺癌患者并接受穿刺的临床净收益，b 线是假设所有患者均不是高级别前列腺癌患者且未接受穿刺（净收益为 0）。从图中可以看出，在 5%～20% 决策阈值内，两类预测模型都有较大的净收益，表现为两个模型的曲线均在灰线上方，医生可以根据模型的预测结果进行决策。

六、预测建模中的样本量问题

预测模型需要建立在大样本数据基础上，通常需要通过代表性较好的前瞻性队列收集。与随机对照临床试验等研究设计不同，预测建模通常涉及多因素，样本量计算的方法较少，也相对复杂。

（一）经验准则

经验准则（rule of thumb）是指根据预计纳入模型的变量个数确定预测模型所需要的最小样本量，常要求 $\dfrac{\text{样本中阳性事件数}}{\text{拟纳入模型的变量个数}} \geqslant 10$，即 events per variable criterion（EPV）≥10，进一步依据阳性事件在研究人群中的比例计算所需样本量。也有学者建议，EPV 需要≥15。需要强调的是：

①此处的变量个数是指参与变量筛选的所有变量数，并非最终纳入模型的变量数。②对于多分类变量，如果设置了哑变量，各哑变量需逐一计入变量总数。虽然统计学界对于 EPV≥10 的经验准则仍存在争议，但由于这种方法容易操作，仍然是预后预测模型研究中常用的确定样本量的方法。

（二）样本量估计

对于 Logistic 回归或 Cox 回归模型，可以通过式（14-10）确定最小样本量：

$$n = \frac{p}{(S_{VH}-1)\ln\left(1-\dfrac{R^2_{SC\_adj}}{S_{VH}}\right)} \qquad (式 14-10)$$

其中，p 为预计纳入模型的变量个数；S_{VH} 为缩减系数（shrinkage factor），一般取 ≥0.9；$R^2_{SC\_adj}$ 为预测模型外部验证的 Cox-Snell generalized R^2 的估计值，可以来自于既往类似的多因素模型，如果既往研究没有报告 Cox-Snell generalized R^2，也可通过 Likelihood Ratio、C-index 计算获得，具体的计算方法，读者可查阅相关书籍。一般，$R^2_{SC\_adj}$ 的取值小于 0.3。

【例 14-3】　基于以往报道，研究者筛选出了 25 个可能影响静脉血栓栓塞复发的预后因素，希望利用这 25 个预后因素建立静脉栓塞治疗后复发风险的预测模型。既往已有研究基于年龄、性别、首次栓塞位置、D-dimer、D-dimer 检测到接受治疗的时间（通常在 30 天左右）建立的静脉栓塞治疗后复发风险的预测模型，但是，此模型的符合度不理想。试问需要多少样本量才能建立预测效果较好的模型？

基于文献报道，$R^2_{SC\_adj}$ 取 0.051，已知 $p=25$，S_{VH} 取 0.9，代入式（14-10）计算：

$$n = \frac{p}{(S_{VH}-1)\ln\left(1-\dfrac{R^2_{SC\_adj}}{S_{VH}}\right)} = \frac{25}{(0.9-1)\ln\left(1-\dfrac{0.051}{0.9}\right)} \approx 4286$$

基于 25 个潜在预后因素，如果要建立预测效果较好的模型，约需要 4286 例患者。

第五节　预后研究的评价原则

对于一项预后研究的质量及其研究结论是否可靠，应该进行评价，其评价原则包括七个方面。

（一）研究对象是否处于疾病病程的同一阶段

观察时间起点不同，疾病的结局可能不一样，要获得客观真实的研究结果，必须明确定义患者进入研究的时间，研究开始的时间并不一定是疾病发病的时间，但是纳入的研究对象必须是疾病发展过程的同一时间点，如口腔肿瘤手术后第一天、牙周疾病的第一次就诊、颞颌关节疾病确诊的日期等。

（二）研究对象代表性如何，是否详细叙述了研究对象的来源

在预后研究中，除了详细介绍疾病的诊断标准、研究对象的纳入标准和排除标准外，还需要说明研究对象的来源，因为所纳入的患者是整个患者群体中的一个样本，它必须有较好的代表性，患者来源不同，疾病预后也不一样。

（三）随访时间是否足够，失访的情况如何

疾病预后结局的发生常需要一段较长的时间，因此，只有随访时间足够长，才能保证观察到足够多的结局事件。随访时间的长短和频次需要结合疾病本身的病情特点和临床结局指标的属性决定。如果随访时间不够长，只有小部分患者出现结局事件，往往很难代表所研究疾病实际的预后。例如，早期鼻咽癌患者放化疗后的 5 年生存率超过 90%，关于鼻咽癌预后的研究，采用鼻咽癌相关的死亡作为结局指标，如果只进行 1 年的随访观察，就可能严重低估病死率。

随访的完整性直接影响研究结果的真实性，要尽量随访全部的研究对象，如果失访比例较大，数据不完整，势必导致错误的结论。一般认为，失访率在 5% 以下，对研究结果的影响不大，结果基本可靠；如果失访率超过 20%，则严重影响结果的真实性，结论不可靠。必要时，可以进行敏感性分析考查失访对研究结果的影响程度。

（四）结局指标的定义是否明确，是否采用了盲法，测量有无偏倚

预后研究对结局事件应有明确的定义。观察者之间对结果判断需有统一的评判标准。尽量使用客观的、重复性较好的指标进行结果判断，如死亡、复发、住院等。对于主观性较大的结局指标，如疼痛评分、神经功能评分、生命质量等，应采用盲法判断疾病的结局，以避免产生主观偏倚的影响。

（五）是否校正了影响预后的其他重要因素

预后研究中可能存在各种混杂因素，从而影响预后研究结论的真实性。因此，对研究者认为重要的某个预后因素进行研究时，应充分校正其他可能的混杂因素的影响。解决的方法有分层分析法、多因素回归分析（如 Cox 回归、Logistic 回归等）、标准化等。

（六）预后研究的结果报告是否完整

描述预后结局的指标包括：①某时点的结局事件发生率，如 3 年无复发生存率、5 年总生存率等。②中位生存时间，表示观察对象从随访开始到 50% 患者仍存活的时间，例如，肝癌患者的中位生存时间为 8 个月，即表示有 50% 的肝癌患者存活时间超过 8 个月。③生存曲线，描述不同随访时间内患者生存概率的曲线，可以了解疾病预后的全貌。完整地报告预后研究结果应同时报告某时点结局事件的发生率、中位生存时间及生存曲线，并同时报告结局事件发生概率的 95% 置信区间。

此外，对于预后研究的结果报告，应严格遵循 TRIPOD 准则（Transparent Reporting of a Multivariable Prediction Model for Individual Prognosis or Diagnosis）。TRIPOD 准则共包含 22 条，旨在改善预后研究结果报告的规范性和透明性。有关 TRIPOD 准则的介绍详见本书第二十一章。

（七）研究结果的临床适用性

除了评价预后研究的真实性和可靠性外，还需要对预后研究结果的适用性和临床意义做出客观评价。研究结果是否有助于治疗方案的选择？是否有助于对患者及其家属做出合理解释？

第六节 预后研究实例

实例文献

本节以"黑色素瘤患者的局部、区域和远处复发风险预测模型的研究"为例，简要阐述预后研究与预测建模的研究设计及结果呈现。

一、研究背景与目的

原发性皮肤黑色素瘤患者中，58%～81% 属于 T1 型（Breslow 厚度≤1.0 mm）。由于紫外线照射增加、人口老龄化以及早期诊断的普及等因素，全世界范围内的 T1 型黑色素瘤患者数量正稳步增加。总体而言，黑色素瘤患者的预后较好（5 年生存率为 88.6%～98.8%）；然而，部分患者仍存在复发的风险。其中，T1 型黑色素瘤患者在所有患者中占极高比例，死于 T1 型黑色素瘤的患者在绝对数量上要远远多于死于 T2、T3 或 T4 型黑色素瘤的患者。因此，本研究的目的是利用现有的临床病例信息，建立 T1 型黑色素瘤患者的局部复发风险的预测模型并予以验证。

二、研究设计

建模队列来自荷兰研究机构收集的 2000 年 1 月至 2014 年 12 月间新诊断的 T1 型黑色素瘤患者（25 930 例），中位随访时间为 6.7 年，主要研究终点为局部复发。模型的内部验证采用 bootstrap 重抽样法。外部验证采用来自于澳大利亚机构同一时期收集的临床试验的 T1 型黑色素瘤患者 2968

例。本研究采用 Cox 回归模型分析，最终的预测模型以列线图的形式呈现。

模型效果评价方面：采用 C-index 评价区分度；采用 10 年复发事件实际发生概率和模型预测概率的校准曲线评价校准度。

三、主要研究结果

研究者最终筛选出年龄（age）、原发部位（primary site）、Breslow 厚度（Breslow thickness）、黑色素瘤亚型（melanoma subtype）、溃疡情况（ulceration）和核分裂情况（mitoses）等 6 个因素构建了最终的 Cox 回归预测模型。图 14-9 是预测模型对应的列线图，该模型的 C-index 经 bootstrap 法校正后为 0.79，高于美国癌症联合委员会（American Joint Committee on Cancer，AJCC）第 8 版分期的 0.67；外部验证队列的 C-index 为 0.80，进一步肯定了该模型的预测效果。

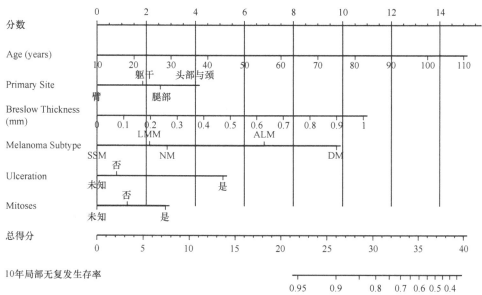

图 14-9　基于临床病例资料的局部复发预测模型的列线图

拓展阅读

1. Alba AC, Agoritsas T, Walsh M, *et al*. Discrimination and calibration of clinical prediction models: users' guides to the medical literature. JAMA. 2017; 318(14): 1377-1384. 这篇文献详细介绍了预测模型开发和验证的内容，帮助临床医生来了解用于评估不同预测模型区分度、校准度和相对性能的指标；同时可以帮助临床医生更好地使用已有预测模型。

2. Steyerberg EW, Vergouwe Y. Towards better clinical prediction models: seven steps for development and an ABCD for validation. Eur Heart J. 2014;35（29）:1925-1931. 这篇文献陈述了建立临床预测模型的方法学框架，同时给出了评估模型性能的四个关键指标，对于临床预测模型的建模、评估和结果报告有一定的指导作用。

◀ **思考与练习** ▶

一、选择题

1.（单选）疾病的自然史包括（　　　）

A. 生物学发病期　　　　　　　　　B. 临床期

C. 死亡　　　　　　　　　　　　　D. 亚临床期

E. 结局

2.（单选）关于临床病程的描述，以下正确的是（   ）

A. 疾病从首次出现症状和体征到最后出现结局所经历的全过程

B. 临床干预可能会改变疾病的病程   C. 早期的临床干预可以改善疾病的预后

D. 患者对治疗的依存性会影响临床病程   E. 社会环境因素不会影响临床病程

3.（单选）预后研究中控制混杂偏倚的方法包括（   ）

A. 提高病例的代表性   B. 随机化分组

C. 加强患者管理，提高随访质量   D. 多因素分析

E. 选择病情较轻的患者

4.（单选）关于生存曲线的描述，以下哪项是**错误**的？（   ）

A. 可以呈现疾病预后的全过程

B. 随着随访时间的延长，生存曲线的精确性会下降

C. 中位生存时间是生存曲线上 50% 生存率对应的横轴生存时间

D. 生存曲线的比较可以采用 Log-rank 检验、χ^2 检验、Fisher 精确概率法等

E. 生存曲线是单调递减的阶梯形曲线

二、问答题

1. 简述评价疾病预后的常用指标及其适用场景。

2. 简述疾病预后研究的常用设计方法及其优缺点。

3. 如何评价一项预后预测模型的准确性和临床适用性？

（李济宾）

第十五章 真实世界研究

自从 2016 年 12 月美国《21 世纪治愈法案》通过批准实施，其提及的利用真实世界证据支持监管决策的内容引发了医学界、产业界的真实世界研究热潮。作为起源于药品上市后评价的真实世界研究，以及由此引出的真实世界数据、真实世界证据，引起了药品监管部门、临床研究者和制药行业等多方面的广泛关注。而且，随着信息技术和数据科学的快速发展，对源于真实世界环境的各种电子数据资源的利用与分析也为临床研究提出了新的需求。由此，真实世界研究以一种新的理念、方法或模式被引入临床研究领域。当然，开展真实世界研究也应遵照科学研究的原则和方法，并符合医学伦理要求，因而本章就其概念、发展历程、设计类型、设计要点以及其实施过程的主要环节进行介绍。

第一节 概　述

一、关于真实世界的词义

近年来，真实世界研究（real-world study，RWS）逐渐成为生物医药界的关注热点。"真实世界"一词，由 real-world 翻译而来。在生物医学研究领域逐步得到广泛重视，早在 20 世纪 70、80年代，real world /real-world（真实世界）一词可见于交通伤害事故研究中描述真实世界驾驶行为、医学教育中的医学实践的真实世界环境教学（real world situation）以及认知行为学研究中的真实世界场景（real world scenes）的描述。而 real-world study 一词最早则见于 Tennen H 的论文，用于描述真实情景的认知行为研究，甚至在 Briscoe J 的论文中提到了 real-world data（真实世界数据）。在这些医学文献中，相对于实验研究而言，真实世界一词被用于描述真实的、自然的临床实践、干预或暴露的环境、状态、条件或场景。20 世纪 90 年代起，随着各国新药研发监管法规的逐步发展，考察药品上市后在广泛人群中应用的有效性和安全性的上市后研究成为药品持有人的义务和责任，而这正是药品在真实世界条件下（日常临床实践中）的评价。Kaplan NM 等在 1993 年发表的抗高血压药雷米普利的上市后研究就是在真实世界条件（real-world condition）下评价药物疗效和安全性。综合而言，真实世界一词可以理解为自然的、真实的、日常的临床实践环境、状态、条件或场景，而真实世界研究更多地是指在这种环境或状态下进行的临床研究。

早在 2002 年，《中华医学信息导报》发表的评论"伴随循证医学走入真实世界——GRACE 研究给我们的提示"在国内较早提出了以真实世界研究尤其是在更广泛人群中验证随机对照试验得出的结论的观点，其验证包括干预措施的有效性、安全性以及卫生经济学评价方面。2007 年陈纪林等报告了冠心病药物洗脱支架置入术后的真实世界研究。此后，真实世界研究在生物医学领域广泛开展，更多涉及的是医药产品的上市后研究。

二、真实世界研究的相关概念

从新药研发的生命周期看，一种新的药物经过 I、II 和 III 期临床试验，证实了其有效性、安全性并且获益大于风险之后，经监管部门批准注册就可以正式生产和上市销售，而药品上市后在广泛人群中使用仍需持续评价其有效性和安全性。这种情况就是在真实的临床实践环境中评价药品有效性、安全性以及其卫生经济学价值，甚至进行多种上市药物的比较以及精选适用人群。从这一角度说，医药领域的真实世界研究起源于药品上市后研究。几乎所有药品的 IV 期临床试验（即上市后评价）都可认为是真实世界研究，相比于上市前的 I～III 期试验，其研究对象的筛选明显宽泛，比如纳入高龄、儿童、孕妇以及有合并症、器官功能不全的患者。

上市的医药产品必然会在真实的、自然的医疗保健实践环境下使用，而在这种更广泛人群中的应用也引出相应的研究主题——效果与效率。效果（effectiveness）是相对于效力或效能（efficacy）而言的，是指一种干预措施在真实世界条件（real-world condition）下的表现。效力是指一种干预措施在理想的或受控的环境下表现出来的效应。卫生领域中的效率（efficiency）是一个卫生经济学的概念，是指一种干预措施的实施所花费的投入与产出（获益）的比率关系。由此可见，真实世界研究是一种关于效果和（或）效率的研究。

2020年，我国国家药品监督管理局发布的《真实世界证据支持药物研发与审评的指导原则（试行）》指出，真实世界研究是指针对预设的临床问题，在真实世界环境下收集与研究对象健康有关的数据或基于这些数据衍生的汇总数据，通过分析获得药物的使用情况及潜在获益-风险的临床证据的研究过程。在真实世界的医疗保健环境或条件下收集的与研究对象健康有关的数据，可称为真实世界数据（real-world data，RWD），这也是指来源于日常诊疗活动所收集的各种与患者健康状况和（或）诊疗及保健有关的数据。通过分析RWD，可获得医药产品的使用情况、效果、安全性以及其获益-风险比等临床证据，为监管或临床决策提供依据，这可称为真实世界证据（real-world evidence，RWE）。上述指导原则指出，真实世界证据是指通过对适用的RWD进行恰当和充分的分析所获得的关于医药产品的使用情况和潜在获益-风险的临床证据，包括通过对回顾性或前瞻性观察研究或者实施临床试验等干预研究获得的证据。

第二节　真实世界研究的数据来源

由有计划的研究或真实世界环境所产生的RWD既可用于支持医药产品的研发与监管决策，也可用于支持临床诊疗决策、卫生保健政策制订等其他用途。从其定义可知，真实世界研究数据的来源相当广泛，归纳起来有如下几个方面。

一、临床研究数据

临床研究是真实世界数据的主要来源之一。医药产品被批准注册上市之前的临床试验一般是在严格条件下进行的，这是为了证明医药产品的有效性（效能）和安全性的试验，为医药产品注册上市提供证据。这类数据不包括在RWD之内，但在日常医疗活动、卫生保健环境下进行的临床研究所产生的数据则属于RWD。正如Sherman RE等所强调：真实世界证据并不等于不采用干预性试验和随机化试验的设计。这些临床研究在日常医疗活动、卫生保健真实世界环境下进行，或使用真实世界数据进行，包括但不局限于以下几个方面：①在日常医疗活动、卫生保健真实世界环境下进行的临床试验；②从真实世界数据中获取与效果和安全性相关的临床结局的随机对照试验；③采用来自真实世界数据作为外部或历史对照组的单臂试验；④前瞻性队列研究或病例-对照研究等观察研究；⑤使用真实世界数据的其他临床试验；⑥使用真实世界数据的登记研究等其他研究。

二、电子健康记录

医疗机构、初级保健机构、健康管理、养老保健机构等场所在日常实践过程中产生大量涉及诊疗、保健、康复、健康检查的电子记录档案，称为电子健康记录（electronic health record，EHR），其中特别以医院的电子病历（electronic medical record，EMR）较为人所熟悉。据国家卫生部门颁发的《电子病历基本架构与数据标准电子病历》中的定义，电子病历是医疗机构对门诊、住院患者（或保健对象）临床诊疗和指导干预的、数字化的医疗服务工作记录。电子病历作为医院信息系统（hospital information system，HIS）的重要组成部分，记录了患者在医院的诊疗活动全过程和结果，用以代替手工书写的纸质病历，它的内容至少包含纸张病历的所有信息，包括但不限于个人信息、社会人口学资料、诊断、治疗、护理、病情变化、手术操作、实验室检测、影像学检查、药物发放与使用以及缴费等多个方面信息，记录的是医生处理就诊人员的日常工作情况和结果。因此，EMR记录的是真实诊疗环境下患者在医院诊疗的全过程，被认为是重要的真实世界数据来源之一。利用

EMR 可以进行医学研究和诊疗决策支持，包括：①用于持续改进医疗质量、风险管理、资源计划和业绩管理的研究；②利用医疗支付的患者健康相关信息进行卫生经济学评价；③提供纵向、适当而及时的信息以支持医疗研究、公共卫生报告和流行病学研究；④支持其他科学研究活动，包括临床试验和循证评价。当然，EMR 也存在一些不足之处，比如：①记录数据可能存在缺失、不一致性，特别是门诊的 EMR，患者的某些评测指标不易被连续观察记录或者存在记录误差而致数据不一致；②由于不同医疗机构采用的信息系统供应商不同而无法进行 EMR 数据合并，从而使单一机构 EMR 数据成为信息孤岛，影响 EMR 的充分利用；③数据库结构并非为科学研究而设计，记录内容的非结构优化增加了数据处理难度。

三、医疗保险理赔和支付记录

美国食品药品监督管理局（FDA）发布的文件指出，医疗保险理赔数据（medical claims data）是指卫生保健提供者向保险公司提交以获得治疗和其他干预措施费用的医疗索赔信息的汇编，这些医疗理赔数据使用世界卫生组织的国际疾病分类编码（ICD-CM）等标准化的医疗代码来确定诊断和治疗内容。这类数据除了个人信息之外还包含诊断及其分类、护理、治疗或干预措施及其支付费用等内容。数据收集自日常诊疗过程，反映了日常诊疗过程及支付情况，也是真实世界数据的主要来源之一，常被用于医保监管、医院管理、医疗质量改进、卫生经济学评价等研究，为医疗政策制定提供了有力支持。

目前，我国的医保信息系统是随着基本医疗保险制度的改革建设的。随着信息技术不断发展，医保信息系统中添加部分信息化的建设工作从区域开始，已逐步扩大到全国范围。鉴于我国庞大的人口基数，不管是地区还是全国性数据库，医保信息系统收集了海量数据，包括了脱敏的人口学资料、药品、诊疗项目、机构、医疗服务设施、付费及管理信息等。作为重要的真实世界数据资源，医保数据被用于多种科学研究目的，诸如合理用药分析、医疗资源利用评估、流行病学调查等。特别是区域性、大范围的医保数据库，可以提供患者在区域内多家医疗机构就诊、治疗、付费及医保管理等信息，包含了大量的患者转诊、追踪、随访信息。如果将医保数据与 EMR 链接，将可以相互补充，提供更为全面的、全过程的患者诊疗信息，为流行病学研究提供良好的真实世界数据资源。

医保数据存在的一些局限性应引起研究者的注意和重视，如患者隐私保护、病理学检查、治疗依从性等重要信息缺失。

四、医药产品或疾病登记数据

登记研究（registry study）是一个有组织的系统，利用观察研究的方法搜集临床和其他来源的数据，评价特定疾病、特定健康状况和暴露人群的临床结局，从而达到一个或多个预设的科学、临床和政策目标。登记研究的实施通常在真实的、自然的临床实践环境下进行，使用相对宽泛的纳入标准，以患者为中心，以患者意愿和病情变化及所具备的医疗资源给予干预措施，评测多个结局指标，结果更贴近于日常的诊疗实际情况。登记研究按照不同适用人群可进行分类，主要有医药产品登记、卫生服务登记、疾病或者健康状况登记等。

医药产品登记研究的人群主要是指使用生物医药产品或者医疗器械的患者（或使用者），重点在于产品的上市后评价，观察其不同适应证的效果或监测不良反应，也是对医药产品不良反应被动监测的补充。卫生服务登记涉及对象是拥有共同卫生服务诸如临床诊断治疗的患者组成。疾病或者健康状况登记则是对具有相同疾病的患者或同质的（社区）健康人群进行的观察随访。一般而言，常见的疾病登记研究是以患者为中心，综合观察、评测多个结局指标，对患者病情变化及所具备的医疗资源给予干预措施并随访其结局。因此，疾病登记研究可以更加深入了解疾病信息和疾病预后，在此基础上还可以开展效果比较研究和安全性监测，比较同类特征患者不同干预措施的效果以及干预措施的安全性，可以与随机对照试验的结果互为补充，为诊疗决策、卫生政策制订提供更全面、更切合实际的科学证据。

由于采取多次随访、观察或评测的纵向研究方法，登记研究可以积累大量的真实世界环境下研究对象的各类相关数据，可以说医药产品和疾病登记数据（products and disease registry data）是真实世界数据的重要来源之一。

五、通过数字化健康技术获取的数据

近二十年来，持续不断的信息科技创新给我们的生活带来了巨大影响。不管是医护人员、患者还是其他医疗保健从业者或受众，都在逐步接受数字化健康管理的理念和技术服务。据美国一项调查，医疗保健消费者通过使用远程医疗、可穿戴设备和在线评价等数字化工具来管理其医疗保健的普及率有明显上升趋势，采用至少一种数字化健康工具的受访者比例从 2015 年的 80% 上升到 2017 年的 87%。通过数字化医疗保健移动技术和设备（诸如头带、项链、眼镜、马甲、腰带、脚环、手环、智能手表）以及移动应用程序等可以远程监测被测者并获取大量的相关数据，这些数据包括了被测者在日常活动环境下的各种生理、功能状态、应答情况以及患者报告结局（patient-reported outcome，PRO）等。应用数字化健康技术的穿戴医疗设备可直接穿戴在研究对象身上，在软件支持下感知、记录、分析、调控、甚至干预疾病或维护健康状态。可穿戴医疗设备可识别人体的体态特征、状态，时刻监测身体活动、新陈代谢状况，可实时监测血糖、血压、心率、血氧、体温、呼吸频率等人体健康指标以及治疗后人体基本反馈。而且，在云存储、大数据等技术支持下，还可精准报告和评估用户生理状况、功能状态。可见，通过数字化健康技术获取的数据也是真实世界研究数据的重要补充。

六、其他来源收集的健康状况数据

除上述几种来源外，真实世界数据还可能来自其他途径收集的数据，包括：①疾病预防控制中心和户籍部门联合确认的死亡登记所形成的数据；②制药厂商的医药产品销售记录形成的各类数据；③传染病管理、登记、监测产生的数据；④社会保障制度登记、收集、产生的各种数据。例如，利用医药产品销售数据进行相关暴露因素的生态学研究，就是利用了这种来源的真实世界数据。根据不同研究目的，这些数据可为真实世界研究提供补充数据。

第三节 真实世界研究的设计要点

一、真实世界研究的一般步骤

真实世界研究与一般临床研究过程总体上是类似的，仍需经过提出研究问题、确立研究目的、设计研究方案、获取数据、分析与报告等环节。从定义上看，真实世界研究并非一种研究设计类型，而是一种在真实环境、状态之下进行的临床科学研究活动。因此，开展真实世界研究，也应遵循科学研究方法的基本准则。研究总体上可归纳为以下几个步骤。

（一）提出研究问题

真实世界环境下，研究问题的提出是基于实际情况考虑的，通常是指实际存在的、需要解决且值得研究的、有意义的临床问题，范围可能涉及疾病诊断、治疗、预后、安全性、卫生经济学等方面，一般情况下涉及的是效果或效率而非效力的问题。初步提出的研究问题，一般会经过整理、凝练与确立的过程。例如，干预性临床问题，参考 PICOS 模型进行结构化整理。对这一研究主题背景知识的熟悉有助于为一项研究确定一个适当的研究问题，熟悉该主题的当前趋势和研究进展，有助于研究设计。

对于 RWS，主要研究问题应由研究假设驱动而非根据既有数据提出。研究问题的提出是 RWS 的首要步骤，值得重视的是，有意义的临床问题才值得研究，才可能产生有价值的结果。不清晰的研究问题可能会影响研究设计的选择，降低研究效率，甚至可能导致研究失败，从而减少有临床意义结果产出的可能性。如果不投入适当的时间、人力资源凝练研究问题，研究的质量及随后的结果可能会受到削弱。因此，在 RWS 的起始阶段，必须提出一个既有临床意义又可回答的研究问题。

（二）确定研究目的

根据结构化模型（如 PICOS）来整理、确立研究问题，设立研究假设，进而确定研究目的。研究假设是从研究问题中发展而来的，而研究目的则应与研究假设相结合而确定，并应该在研究方案中明确表述。RWS 与一般科学研究类似，一般只有一个主要目的，但根据实际情况可设立多个次要研究目的，同时确保研究问题与目的具有可回答性、可行性和临床相关性。确定的主要研究目的是选择研究设计类型、确定主要研究内容的依据，连带影响研究的计划安排和产生的结果。例如，一项医药产品的上市后研究，作为 RWS 的一种，其主要研究目的是评价其在扩大人群中使用的有效性，而且希望取得高等级证据，我们会选择实效性随机对照试验设计；但如果其主要目的是安全性评价，则会选择采用前瞻性队列研究或是历史队列研究设计。

（三）选择研究设计类型

主要研究目的确定之后，据此选择研究设计类型，可适当兼顾次要研究目的安排研究内容。设计类型的选择关键取决于主要研究目的，当然应考虑开展和实施研究的条件、环境和资源。作为一种研究范式，RWS 几乎可以采用各类经典的研究设计类型，诸如随机对照试验（RCT）、单臂试验等干预研究，以及队列研究、病例-对照研究和横断面研究等观察研究，甚或生态学研究。从医药产品的 RWS 看，此前该产品的效能（efficacy）已得到验证，进行 RWS 的主要研究目的是评价效果（effectiveness）和（或）效率（efficiency），再结合其他因素诸如证据水平、实施条件、环境等考虑，其设计类型的选择可参见图 15-1。

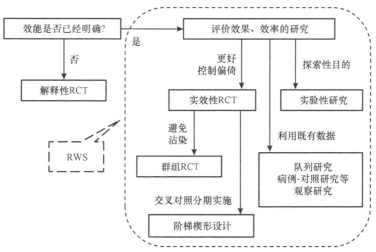

图 15-1　真实世界研究的设计类型的选择

（四）获取数据、统计分析与报告

确定了研究设计类型后，需进一步制订研究计划或研究方案，就研究内容和实施过程做出详细安排。这个步骤最重要的任务就是获取用于检验或回答研究问题的数据，继而进行统计分析、结果报告和结论推导。不管是利用历史数据还是前瞻性研究，收集哪些数据均是根据研究方案确定的。研究方案的一个主要内容就是制定数据采集表格，用于确认收集数据的具体项目、内容、频率（时点）和范围。鉴于研究是在真实世界环境下进行数据采集或利用既有真实世界数据，因而数据采集表格的设计应在保证数据质量的情况下考虑采集内容、方式和频率（包括时间框架）是否切实可行。建议在数据采集过程中尽量采用通用数据标准，以便于多个来源数据的整合分析。

RWS 可从多种来源获取数据，不管是一个研究项目，或机构内部的多个部门，抑或是机构之间，涉及多种数据资源的知识产权、标准、权限、安全等多层次管理工作，其数据管理已扩展到数据治理（data governance）的概念，也即是数据使用的一整套系统化管理行为。据国际数据治理研究所的定义，数据治理是一个通过一系列信息相关的过程来实现决策权和职责分工的系统，这些过程按照达成共识的模型来执行，该模型描述了谁能根据什么信息、在什么时间和情况下用什么方法来采取什么行动。因此，RWS中多来源数据获取应系统化考虑，采取数据治理的理念、技术和方法。

获取的数据确认已经清理完毕后可以进行统计分析，亦即已经解决了数据中的所有存在问题，特别是关键变量没有差错、缺失和不一致问题。数据分析是一个复杂的过程，具体方法需根据采用的设计类型、研究目的和分析内容考虑。不管采用何种方法，各种研究设计类型的统计分析均强调控制偏倚和混杂对结果的影响。具体方法可参见相关专著，在此不加赘述。

至于研究结论的推导，尽管RWS的研究对象范围宽泛，可能外推性较好，但仍应就所获取数据的分析结果提供的证据来考虑，不宜过分扩大和外推。研究报告的撰写可参考国际通用的各类报告规范，诸如STROBE、RECORD、CONSORT规范实效性试验扩展版等。

二、设计要点

根据数据采集方式，我们可粗略将真实世界研究分为两类：利用既有数据的真实世界研究与前瞻性真实世界研究。这两类RWS，都可能会采用一些经典的研究设计，诸如随机对照试验、队列研究、病例-对照研究等。基于获取数据方式的不同，其研究设计要点可分别叙述如下。

（一）利用既有数据的真实世界研究

在日常卫生保健实践过程中产生大量涉及诊断、治疗、康复、健康检查、费用支付、药品发放、保险理赔、管理等电子记录档案，甚至通过数据库关联可获取既有的其他真实世界数据。此类既有数据有两个特点：①为日常医疗保健管理目的而非预先设定的研究目的产生，诸如EMR、医保数据库、疾病登记数据等；②既有数据在研究开始前已经存在，研究假设的检验基于分析所收集的既有数据。开展此类RWS，在设计上有其特点，特别是研究问题的提出、研究目的、研究设计类型的选择和数据治理方面。

1. 确立研究问题 从RWS的环节看，当确立了研究问题后，通常需要对目标数据库进行探索，以了解数据基本情况、可利用性和可获得性，再针对具体研究问题形成设计方案，获取相应的数据建立数据集，最后进行数据分析和结果报告。因为需考虑既有数据的获取情况，在对目标数据库进行探索过程中研究问题可能会有适当的调整。例如，一项医院获得性感染研究中涉及评价干预措施的长期临床结局，由于转院而无法获得的话，研究问题的结局指标部分需做出调整。甚至有时研究问题的PICOS要素无法通过多源数据获取，为避免研究无法进行而需调整研究问题的要素。

2. 确定研究目的 根据研究问题设立的研究假设确定了RWS的主要研究目的。由于可能利用多种来源的既有数据库而拥有大量数据，次要研究目的会适当增加，甚至其次要研究内容可组成多个子研究。此时，适宜考虑作为一个大项目来整体规划，做好总体设计、实施和质量管理，相应地也需考虑可行的数据治理方法。

3. 选择研究设计类型 利用既有数据开展RWS，常见的研究设计类型包括队列研究、病例-对照研究等观察研究设计，可根据研究目的和既有数据条件做出选择。

（1）队列研究：又称群组研究，其中的队列或群组是指具有共同经历或特征的某一特定人群。从现在时点开始或过去时点开始，把这一特定群体根据暴露于假定因素（或接受防治措施）的有无（或多少）分组并同时随访，追踪观察其结局，从而推断暴露因素（或干预措施）与疾病（或结局）的关系。从现在时点开始追踪评测结局的队列研究属前瞻性队列研究（prospective cohort study）；从过去时点开始者，可观察至现在时点为止或也可继续随访至未来某一时点，这种队列研究称历史性队列研究（historical cohort study）。

由于获取过去某一时点开始随访追踪的数据，利用既有数据RWS中有不少采用历史队列研究设计，可探讨暴露因素与结局的因果关系以及发病率或疾病自然史。例如，一项基于北京医保数据分析门诊老年患者潜在不适当用药对胃肠道出血住院或急诊发生率影响的研究，就采用历史队列研究设计，其数据来源为经相关部门许可的 2016 年 7～9 月份北京市医保数据库。

（2）病例-对照研究：作为一种常用于病因学研究、因果关系调查的回顾性研究设计，由于其具有省时、易于实施等优点，适用于具有长潜伏期的罕见病研究，颇受临床研究者欢迎。RWS 中利用既有数据进行病例-对照研究，包括两种情形：①利用既有数据筛选确诊的患者和选择对照组，然后对患者和对照进行回顾性调查，获取数据进行分析；②在既有数据目标人群中选择病例和对照，再从既有数据中提取两组研究对象既往信息进行分析。例如，Nakatani H 等采用病例-对照研究设计，从 EMR 中提取为期 1 年 18 045 例住院患者的护理记录，获取了 335 例至少跌倒 1 次的患者和随机选择配比的 408 例没有跌倒患者资料，应用自然语言处理和机器学习方法分析患者跌倒的危险因素。

病例组的病例必须符合诊断标准。对已知的一些可能与疾病结局有关的影响因素，诸如年龄、性别、职业、社会状况、病情严重程度等，应尽量使病例组与对照组相近，否则应根据影响因素进行分层。为了控制混杂因素影响，病例与对照组常用配对的方法，也就是对于已知混杂因素如年龄、性别、种族等，通过对病例组与对照组配比的方法使其达到均衡。病例-对照研究应当把那些可疑的暴露因素尽可能地作为一个变量来研究，以免遗漏与疾病有真正联系的暴露因素。病例-对照研究有其优点，也存在易于产生偏倚等缺点，其存在的偏倚需加以合理控制，以保证研究结论的准确性和可靠性。

4. 数据治理 利用既有数据开展 RWS 时，制订数据治理计划也是关键环节之一。对既有数据特别是链接多来源数据时，需要用数据治理的理念设计一整套系统化管理行为，包括源数据管理、标准术语应用、数据获取、数据集成、数据安全等方面。不管是一个研究项目还是多部门、多机构合作来源数据的集成，涉及多方面的权益、权限管理、脱敏处理、传输、归档和保存等流程和协作，需要制订相应的治理方案，以便保证数据质量和数据管理效率。一般需根据研究目的、获取数据来源范围及具体情况，制订稳健、可靠的数据治理解决方案，以便可以交付安全、高质量的数据。

就一个研究项目而言，数据治理可能涉及几个技术要点，包括以下几方面。

（1）数据库链接：需确定患者唯一识别号，以此唯一识别号实现多源数据的链接，并评估数据链接成功的比例及准确性。

（2）数据提取及核查：基于预先制定的数据提取表单提取数据，对提取的数据进行核查，评估所提取数据的准确性。

（3）数据清理：包括编制数据字典、确定分析数据集、处理极端值、缺失值和不一致数据，确定逻辑检查处理优先级，以及文本信息结构化提取。数据清理规则的制定需基于研究目的、分析内容并结合数据情况考虑；所有原始数据在研究前均须脱敏去除患者身份识别信息，采用有效措施保护个人隐私和数据安全。

（二）前瞻性真实世界研究

前瞻性 RWS 可以理解为在真实世界环境下进行的前瞻性临床研究，其研究设计类型包括实效性随机对照试验、队列研究、单臂试验等。此类 RWS 中，当样本被纳入研究时，结局尚未出现，研究者可从暴露因素或干预措施去分析其对结局的影响。所以，在研究设计时可采取适当方法控制偏倚、混杂因素以减少其对结果的影响，事先制订相应措施使各项操作规范化和效应指标评测标准化。与利用既有数据的 RWS 相比，此类 RWS 的伦理学要求有所不同，特别是干预研究，应更注意患者的权益保护。根据选用的设计类型，设计要点可以就研究问题、研究目的、研究设计类型的选择、数据管理与统计分析几方面分述如下。

1. 确立研究问题 该类 RWS 不同于利用既有数据 RWS，主要研究问题应由假设驱动而非根据既有数据提出和进行调整。对于干预性临床问题，参考 PICOS 模型进行结构化整理，有助于确定研究目的。

2. 确定研究目的 对于前瞻性 RWS，主要研究目的由研究问题决定。一般医药产品需经过效能的研究证明其有效性和安全性且利大于弊之后，才开展 RWS，故前瞻性 RWS 通常涉及医药产品的安全性、效果和（或）效率（卫生经济学评价等）的研究。如果 RWS 包括次要研究目的，应考虑是否能收集足够数据支持回答次要研究问题。

3. 选择研究设计类型 可选设计类型包括实效性随机对照试验、队列研究、登记研究、单臂试验等，可根据研究目的和实施条件做出选择。

（1）实效性随机对照试验（pragmatic randomized controlled trial，pRCT）：结合了随机化试验和真实世界研究优势，可较好地控制混杂和偏倚而为因果关系推断提供有效方法。pRCT 主要目的在于评价干预措施在真实世界环境下（常规临床实践）的效果，可为干预措施效果或比较效果评价提供最佳真实世界证据，逐渐被视为真实世界研究的重要组成。其目的决定了 pRCT 在设计上的特点。

pRCT 的设计应从研究目的出发来考虑其研究场所、患者人群、干预措施、对照、结局指标、随访等方面的选择，可使用 PRECIS-2 工具辅助进行不同研究要素的设计，从总体上把握试验的实效性程度。设计包括但不限于以下类型：

1）个体实效性随机对照试验（individual pRCT，ipRCT）：即以个体为随机分组单位的随机对照试验，此时以个体为观测、干预的单元。

2）群组随机对照试验（cluster RCT，cRCT）：以群组为随机分组单位的随机对照试验，此时以群组为干预的单元。群组可以是家庭、诊所、医院、学校或居民小区等。

3）阶梯随机对照试验（stepped-wedge RCT，swRCT）：是一种特殊的群组随机对照试验，常用于评价疫苗接种、疾病筛查、健康教育等医疗卫生服务、卫生政策的干预效果评价。

在阶梯试验中，根据研究目的将受试者分为若干个小组，并对其进行随机编号；按照时间先后顺序将干预过程划分为不同的阶段。研究开始后，按照事先确定的随机编号顺序给予对应小组干预，已纳入的小组将在研究过程中持续接受干预，而未纳入的小组则保持"等待干预"状态，直至轮到其接受干预，如此反复至所有小组均接受干预。pRCT 中选择哪一种设计类型则主要基于研究目的、研究问题和研究条件来综合考虑。从研究效率角度而言，研究设计以简单高效为宜，所以一般先考虑采用 ipRCT。如果干预或对照措施实施个体间可能出现沾染（contamination），则应考虑采用 cRCT，即以群组方式进行干预或对照。当研究只能分阶段先后实施时，可考虑采用 swRCT 设计。swRCT 是一种自身对照设计，但也应考虑干预措施是否利大于弊、干预疗程与常规治疗长短是否影响患者病情和有无延迟效应等因素。pRCT 的研究要素可从 PICOS 模型、干预单元（或随机化单位）及随访等方面考虑，可参见表 15-1 和图 15-1。

表 15-1　pRCT 的设计要素

环节	设计要素	说明
研究设计	研究目的	pRCT 主要研究目的在于评价干预措施的效果和（或）卫生经济学。
	研究场所与环境	pRCT 实施场所和环境应适合于干预措施和对照疗法/措施的使用，可根据实际情况选取合适的研究场所和环境。
	研究对象	基于研究结论外推性考虑，患者的特征、招募条件尽量与干预措施的应用环境相吻合。患者给予处理（干预和对照措施）有时以群组方式进行。
	干预与对照措施	干预措施应已获得效力的证据，一般其对照也选择常规保健或治疗方法或公认有效措施为对照，以切合实际应用环境。
	结局评测	强调以患者为导向的临床结局，通常测量干预的远期疗效、功能变化、生命质量、卫生经济学指标以及远期终点事件等，且在真实世界环境中应该容易获取和评测。
	样本量估算	ipRCT 的样本量估算原则与解释性试验无异，而 cRCT 和 swRCT 的样本量估算则以 ipRCT 为基础，先计算其总样本量，再以不同研究类型的设计效应进行调整。

环节	设计要素	说明
数据分析	ITT 分析	意向性治疗（ITT）分析是基本原则，使用全分析集（FAS）作为主要分析集。对于 ipRCT，分析原则、内容及方法与解释性试验类似。
	cRCT	结果的比较可采用固定效应模型估计组内相关系数、群组效应和时间效应等，应考虑群组、个体水平和组间特征的影响。
	swRCT	多数试验采用群组随机效应模型进行分析，调整时间效应的影响，并将横向和竖向比较的信息纳入到干预效果分析中。
伦理学考虑	原则	遵循赫尔辛基宣言，仅在伦理审查、知情同意的方式上与解释性试验有所不同。
	方式和内容	对于 cRCT，基于群组的团体权益考虑，试验应该制订群组咨询计划，向研究人群利益相关方充分告知研究的风险与预期受益，征求团体意见，群组的咨询计划及知情同意方式可能不尽相同。
	隐私信息保护	涉及通过各类信息系统收集患者个人身份、联系方式、疾病诊断、治疗、结局评价等个人隐私相关信息时，应通过设定权限、脱敏、安全防护等方法保护隐私。

（2）前瞻性队列研究：这里的前瞻性队列研究，指的是在真实世界环境下或者利用 RWD 进行的此类研究。实际上，多数前瞻性队列研究是在社区、日常医疗保健活动中进行的，将其归为 RWS 未尝不可。其设计要点包括：①根据研究目的和规定条件选择特定的群体（研究对象）；②按这一特定群体自然状态下暴露于某因素（干预措施）的有无（或多少）进行分组；③两组采用相同的策略同时随访，观察其结局；④分析暴露因素（干预措施）与结局的关系。药物上市后研究常采用这种研究设计。例如，Kaplan NM 等报告的雷米普利治疗原发性高血压的上市后研究中，观察、比较了 591 例原发性高血压患者接受雷米普利每天 1.25～10mg、为期 8 周治疗的效果。结果发现，在这项 RWS 中大多数患者每日给予一次低剂量雷米普利可控制血压且耐受性良好。

设计队列研究时，要特别注意排除那些已出现研究者需要观察的结局的个体。相比于历史性队列研究，前瞻性研究可以预先采取多种措施控制偏倚和混杂，诸如结局指标评测标准化、研究对象筛选的限制和适当配对等。

（3）单臂试验：在真实世界环境下实施的单臂试验，或者利用 RWD 作为外部对照、历史对照的临床试验，设计上有其特点。首先，基于真实世界环境下，研究对象的选择条件较为宽泛，或者为适应于实际的干预措施实施环境而伴随其他治疗的情况下进行试验。选择这种研究设计类型，一般基于探索性研究目的和实际条件考虑，设计时应充分考虑研究对象的选择条件以及其所有可能使用的药物和非药物疗法情况。作为单臂试验，如果选择的外部或历史对照来自真实世界数据时，应考虑这种对照的可比性或采取控制混杂的方法进行处理。

4. 数据管理与统计分析　对于前瞻性 RWS 的设计，数据管理也是其重要内容之一，是保证数据质量的关键，需要在设计时事先考虑周全。此类研究数据是连续地前瞻性收集的，可事先制订整套质量控制的技术方案和流程。当然，如果是多部门、多机构合作并且获取多来源数据进行集成，仍须制订相应的数据治理方案，以便保证数据质量和数据管理效率。数据管理一般需根据研究目的、数据来源、收集范围及具体情况，制订稳健、可靠的数据管理标准操作规程，以保证所获取数据的真实性、准确性、完整性和合法性。

参照临床研究数据管理的原则和方法，前瞻性 RWS 的数据管理可能涉及如下几个技术要点。

（1）数据采集：根据研究方案要求制订数据采集工具（表格），基于真实世界环境下考虑采集时点、频率和内容的可行性，在保证可溯源性的基础上应做到高效和切合实际。

（2）数据核查：不管记录于纸质还是电子化介质，均需设立一定程序进行复核，验证数据与原始数据的一致性。电子化数据的更正应该在计算机系统中保留稽查痕迹，以备检查核对。

（3）数据录入：将纸质数据采集表录入到数据库系统，或将数据录入到电子化工具（比如电子病例报告表）需遵循科学合理的原则、程序和方法。

（4）数据清理与审核：其目的在于确保收集的数据准确、可靠，可采用手工检查、计算机程序检查和描述性统计等方法发现异常值、不一致性等数据问题。在数据清理完成后，应进行数据审核。如果是 pRCT，则应考虑做盲态审核，即盲态下（不知道分组）对数据做预分析审核。

（5）存储和传递：安全、高效和易于操作的数据存储也是前瞻性 RWS 重要任务，涉及电子数据的保存和研究记录文件的存档等方面。前瞻性 RWS 中，外部数据（包括多来源 RWD）可从外部传输入预定的数据库系统，这需建立接口使数据库能与不同数据源进行数据交换，研究结束时又需将数据库中的数据转出成各种文件格式的数据以供其他系统读取、使用。因此，临床研究中需要建立一套可靠的程序和方法，进行数据交换和传递。

前瞻性研究中数据分析应撰写统计分析计划，主要内容可能包括：研究目的、研究设计、分析内容、数据集定义与选择、主要效应指标、次要效应指标、统计假设、I 类错误水平、统计分析方法、数据预处理要求和结果表述等。该计划的内容和框架因不同研究设计类型会有所差异，具体可参考相关专著和指南。不管是 pRCT 还是队列研究，分析时均应考虑校正混杂因素，特别是观察性研究，可采取配比、倾向性评分法或多因素统计分析方法。在研究总结阶段，已完成数据审核并锁定数据库，需按照统计分析计划进行数据分析。这一阶段一般由生物统计人员独立按照确认的统计分析计划执行，最终将统计分析结果书写成统计分析报告，提交给临床研究者用于完成临床研究总结报告。

第四节 真实世界研究的实施

与一般临床研究一样，不管是哪种类型 RWS，研究流程上均会根据研究目的制订研究方案，并期望被高质量地执行。RWS 的实施涉及研究方案制订、伦理审查、注册、招募并筛选研究对象、采集数据、分析与报告等从计划到执行的多个环节。

一、制订科学合理可行的研究方案

研究方案的科学、合理、可行是研究实施的前提。因此，制订研究方案时应充分讨论，吸取多方面专家意见，遵循科学研究基本原则与方法，采取措施尽量控制偏倚和混杂对结局评测以及因果关系判断的影响。不管是利用既有数据还是前瞻性开展 RWS，鉴于利用 RWD 或真实世界环境下的实施，研究方案更需考虑可行性。研究方案撰写一般可包括研究背景、研究问题与假设、研究目的、方法、设计、数据获取与管理、数据分析与报告等内容，可能因不同研究设计类型和研究目的而有所不同，其基本内容和结构可参考相应的研究指南。

研究方案制订的基本要求是合法、科学、合理、可行，其关键是根据研究目的和实际条件选择研究设计类型，并认真考虑设计要点和细节。一个好的研究方案应该反映研究问题和研究目的的需求，符合科学研究的原则和流程，最终可以得出真实可靠的结论。所以，其基本要求包括：①符合国家有关法规，无论是利用既有数据时涉及患者隐私信息保护或前瞻性研究涉及患者权益，均需遵循现行法规执行；②符合伦理学准则，涉及人的生物医学研究项目均须遵循《赫尔辛基宣言》，研究方案等材料需获得所在机构医学伦理委员会审查同意，利用既有数据的 RWS 也需经伦理委员会审查同意后才能开展；③符合科学性原则，研究设计应符合临床研究的科学原则以及统计学设计基本原则，尽量采取措施控制偏倚和混杂的影响。

二、伦理学审查与研究注册

研究方案、数据采集工具以及相关资料需通过临床研究机构医学伦理委员会审查批准，RWS才可开始实施。对于前瞻性 RWS，特别是干预研究，应更关注研究对象的知情权、隐私权、健康权等各种权益保护。有学者认为，RWS 中"临床研究"与日常诊疗实践的界限变得模糊，这使得RWS 中研究对象的风险不同于传统临床研究关注研究干预所带来的风险，RWS 需更关注数据和隐私相关风险。尽管如此，国内外相关指南和法规对真实世界研究的伦理审查提出了明确要求。结合 RWS 的特点，知情同意过程及签署的知情同意书的获取往往在实际实施时面临诸多挑战，电子知情同意可作为一种有效的替代方式。但是，这种方式可接受性需要建立在对电子知情同意的实操性、有效性等基础上。

获得伦理委员会审查批准的 RWS，特别是前瞻性研究，应考虑在临床试验网站上注册，这是保证研究透明化和获得监督的重要措施。RWS 若属于研究者发起的临床研究，则应按照相关部门要求在医学研究备案登记系统注册。可选注册中心还包括中国临床试验注册中心、美国国立医学图书馆的 ClinicalTrials.gov 等。

三、高质量执行研究方案

获得伦理委员会审查批准的、公开注册的 RWS 研究方案应该尽快执行。此时开始正式实施研究，整个研究过程包括招募并筛选研究对象、采集数据、分析、报告和结束。这个过程是按照既定的研究方案执行的，因而关键是如何保证遵循研究方案执行以及研究对象的依从性。

（一）利用既有数据的真实世界研究

利用既有数据开展 RWS 的研究方案的实施有几个关键点需相对严谨执行，包括：①数据库选择与数据库链接；②研究对象筛选：设定筛选条件，确定合理算法，尽量采用公认的医学编码，诸如 ICD-10 等；③暴露或干预的合理定义：包括编码、量、频率、间隔、总量计算以及算法的确定；④混杂因素：确定其定义及水平如何测量；⑤结局评测：明确其判断、编码、评测时点；⑥数据预处理：包括不一致数据、缺失值、极端值如何处理，新建变量，文本的结构化提取；⑦统计分析方法的调整等。

（二）前瞻性真实世界研究

前瞻性 RWS 可采取适当方法控制偏倚、混杂因素以减少其对结果的影响，事先制订相应措施使各项操作规范化和结局指标评测标准化。所以，一般情况下，此类研究的实施与上述利用既有数据 RWS 有所不同。其实施包括几个方面内容：①根据研究方案及实际情况制订研究者工作手册、各环节操作的 SOP；②研究人员培训：对各类研究人员进行足够时间的培训，让各个环节研究人员熟悉自身职责、研究流程和具体操作方法等；③数据管理与质量控制：制订质量管理计划并执行，包括内部质量管理、监查和（或）稽查的计划与执行；④制订统计分析计划；⑤规范化报告结果。

第五节 真实世界研究的实例

本节介绍前瞻性 RWS 的一个研究案例：支持远程监控措施与 2 型糖尿病患者的血糖控制——pRCT。我们从中可以了解 RWS 的研究设计及其在真实世界环境下的实施过程。

实例文献

一、研究背景

控制血糖和血压以及管理血脂异常可降低 2 型糖尿病患者的病死率及并发症发生率。糖尿病和其他慢性疾病的日益流行意味着家庭实践中的传统管理模式面临着巨大的压力，全世界都对开发有效的自我管理方法相当感兴趣。让患者参与自我监测和管理可以改善一些慢性病的临床结局。虽然一些来自国际研究的证据显示，远程监控解决方案有利于慢性病管理，但自我监测血糖对 2 型糖尿病患者有效性的证据尚不清楚。

基于现有文献以及持续的探索和预试验，英国爱丁堡大学亚瑟尔人口健康科学和信息学研究所的研究团队采用英国医学研究理事会复杂干预研发与评价的原则设置了遥测支持慢性病自我监测干预方案（TELESCOT programme）。这套方案支持远程监控措施引入一名护士为主导，通过遥测居家血压和血糖控制的监测服务可能产生控制效果。该套干预措施可能在两个层面上起作用：

（1）在患者层面，患者将会掌握如何测量并控制血压和血糖。患者能够及时得到关于改变生活方式和药物、提醒、警示、在线信息的反馈，也可通过电话或电子邮件联系护士（能够线上查看到患者血压和血糖记录）。患者仍将参加每年糖尿病相关检查，但不需去诊所进行常规血压检测。预计这将为个人提供更大的激励和促进，以改善自我照顾。

（2）这种干预措施也在专业层面上起作用。专业人员可在任何时候远程获得平均血压和自我监测血糖水平的可靠估计。居家监测结果的可用性会使专业人员在评估患者的自我管理和药物治疗的有效性时有更多的信心，并可以更快地建立有效的治疗方案。

二、研究假设与目的

基于上述背景，爱丁堡大学的研究团队提出了研究问题：控制不佳（糖化血红蛋白 HbA1c＞7.5% 或＞58mmol/mol）的 2 型糖尿病患者实施支持远程监控措施相比于常规保健方法能否更好改善 HbA1c、血压和体重等指标？该研究团队将研究目的确定为评价采用测量设备遥测传输技术有监督地控制血糖、血压和体重（称为支持远程监控措施）相比于常规方法对控制不佳的 2 型糖尿病患者的血糖、血压和体重控制的效果。

三、研究设计与实施

该研究采用实效性群组随机对照试验设计，在英国四个地区实施。研究获得苏格兰东南部研究伦理委员会批准，接受一个独立的试验指导委员会监督，并进行试验注册。

在初级保健研究网络帮助下，在家庭医疗诊所检索 2 型糖尿病患者并发信邀请有兴趣的潜在合格患者参加研究。这些患者首先接受筛选，签署知情同意书，基线时实施 HbA1c 检测和动态血压监测。入选条件包括：家庭医生管理的 17 岁以上、血糖控制不佳的 2 型糖尿病患者（HbA1c＞58 mmol/mol），家里有移动电话。排除标准：血压高于 210/135mmHg、二级保健管理的肾病、心脏事件治疗、6 个月内出现过其他致命性疾病、无法使用自我监控设备者和孕妇。家庭医疗诊所作为随机分配群组（cluster），采用最小化随机方法将合格患者以 1∶1 比例分配到干预组或对照组，该方法基于年龄（＜70 岁，70 岁或以上）、性别、地区、糖尿病药物（2 种或以上）、降血压药物（3 种或以上）和前期监测血糖史为影响因素进行调整。随机处理编码由研究护士通过爱丁堡临床试验部门管理的网络系统获取。试验无法实施盲法，但患者被要求不向护士透露其分组直至研究完成。

试验组采用整套支持远程监控措施，持续 9 个月。这套措施包括一个系统，含有经认证的血糖仪、电子家庭血压监测器、体重秤和一个调制解调器。该调制解调器可通过短信将血糖、血压和体重读数传输到一个安全的网站，用户及其医疗团队可访问该网站。干预措施包含多个成分：

（1）居家血糖监测：要求患者每周早晚 2 次监测血糖。

（2）居家血压监测：要求患者在前 7 天测量 10～20 次血压，以确定一个可靠的平均值，如果他们的平均血压在推荐范围内，则每周测量 1 次；然而，如果他们对生活方式或药物做了改变而影响血压，会要求他们更密集地监测血压，让滚动平均数发生变化，并更快地评估效果。

（3）体重监测：患者要每周在早上测量 1 次体重。

（4）数据传输：打开调制解调器，并在进行测量时发出信号，患者测量血压、血糖、体重，三个监测仪上的读数通过插入底座的附属装置发送。

（5）反馈：患者可在任何时候通过互联网安全地访问服务器上的记录，也可选择通过电子邮件接收每月的报告。

（6）与家庭医生团队分享：家庭医生和护士可以通过互联网阅读这些传输的数据，医护人员可检查患者的电子医疗保健记录，以及最近是否有关于药物或生活方式改变的建议，如果没有，也可以联系患者做出改变。糖尿病的治疗根据方案每 4 周调整 1 次，以保持连续的空腹水平在 4～6mmol/L。降压药物可每 4～6 周调整 1 次，直到基于最后 10 个读数的平均收缩压达到或低于 130mmHg 的目标。建议医生和护士每周查看该网站，但他们可以选择登录的频率。鼓励患者通过电子邮件或电话进行联系，讨论治疗方法。血压、血糖过高或过低时，医生和护士需给出紧急医学建议。在家庭实践中，不需要额外的专门设施，但初级保健护士需要留出一些时间来回答患者的电话/电子邮件查询，并需要访问远程服务器上的记录。初级保健护士须每周检查患者的治疗结果，并根据国家糖尿病和高血压管理指南调整治疗。

对照组的患者被要求继续按照其日常生活参加家庭医生诊疗活动，进行血糖和血压监查，通常每年至少进行两次。在英国家庭医生实践中通常的糖尿病护理是经济上的激励，血糖和血压控制的奖励比例浮动。控制良好的患者每年至少进行一次复查，但对血糖或血压控制不佳的患者进行更频繁的复查。两组所有患者都领取一套包含一系列关于糖尿病管理和生活方式改变的公开宣传资料。

主要结局是 HbA1c 校正均数差，次要结局指标包括日间动态收缩压与舒张压的校正均数差和体重的校正均数差，以及血脂、肾功能（eGFR）、生命质量（EQ-5D）、自我报告的体力活动、运动耐量、饮酒和卫生保健资源使用情况（急诊、住院次数及时间、就诊全科医生护士次数及时间等）。在第 9 个月访视点（±6 周内）记录 HbA1c，以最大限度地提高数据的完整性。不良事件由研究护士从电子家庭医疗记录中提取。

四、统计分析

根据苏格兰洛锡安区糖尿病登记研究资料，该试验预计每组 125 例则能以 80% 的检验效能和 5% 显著性水平检测到研究结束时对照组没有变化而试验组 HbA1c 下降 5mmol/L、收缩压下降 5mmHg 的组间差异。考虑 20% 的脱落率，将样本量调整为每组 160 例。值得注意的是，该试验以个体实效性随机对照试验（ipRCT）设计估算样本量，并未采用设计效应（design effect）进行调整，也没有考虑群组内相关系数的影响。

统计分析在意向性治疗（ITT）原则的基础上进行，使用完整的病例分析，假设缺失数据是完全随机缺失。主要结局均数差的估计采用校正了基线特征的线性回归模型，协变量包括 HbA1c 基线值以及最小化随机分层因素。家庭医疗诊所作为群组，分析时考虑了群组内相关系数。事先计划的敏感性分析包括主要结局指标均数超过 4 倍标准差而剔除的病例数据采取多重填补与均数替补方法的对比。

五、主要结果与结论

有 42 个家庭医疗诊所参加招募患者，平均每个诊所招募 8 例（最少 1 例，最多 46 例）。总共邀请了 2680 例患者，500 例筛查合格，最终 321 例进入研究被随机分组。第 1 例患者于 2011 年 6 月 6 日入组，最后 1 例于 2014 年 5 月 21 日结束随访。主要结局的有效数据在干预组为 91%、对照组为 86%。两组的基线特征近似。试验组中有 25% 的患者按照要求提交了血糖读数，但有 21% 患者提交的血糖次数少于要求测量的 1/4。

两组间 HbA1c 的绝对均数差为 5.60 mmol/mol，干预组较对照组低（95% CI：2.38~8.81mmol/mol，$P=0.0007$）。在敏感性分析中，去除主要结果变量中均值超过 4 倍标准差的异常值后，效应量相似：5.32mmol/mol（95% CI：2.12~8.52mmol/mol，$P=0.0012$）。采用多重填补法处理缺失值，其估计差值为 4.75mmol/mol（95% CI 为：1.55~7.95mmol/mol，$P=0.0036$）。该研究得出结论：维持远程监控措施可以显著改善初级保健实践中 2 型糖尿病患者的血糖控制。

六、对该试验的评议

这项试验的优势是在真实世界环境下从家庭医疗诊所中招募控制不佳的 2 型糖尿病患者，相对于在专科医疗中心的患者更具有代表性，而且糖尿病的管理是在日常家庭医疗实践中而不是在受控的环境中进行。客观测量血糖、血压和体重作为主要和次要结局。从敏感性分析和交互作用检验结果可见，失访对结果的影响有限，结果是稳健的。但是，该研究邀请的 2680 例患者中只有

12% 的患者入组被随机分配。如果将远程监测作为一种服务提供，就无法确定 2 型糖尿病患者中希望使用远程监测的比例以及是否都能取得类似的效果。总之，整套支持远程监控措施可以在常规家庭医疗实践中使控制不佳的 2 型糖尿病患者出现有临床意义的血糖改善，且仅需相对较小的工作量即可达到这个目标。

我们看到，这项研究的方案在实施后有所修订，在招募 1 个月后最初的研究方案的纳入标准中血压控制不佳的限制去掉了，招募进行 15 个月后年龄限定也去掉了，并且 3 个月内手术、心房颤动患者也不排除，修订的纳入和排除标准可使纳入研究的人群更有代表性。在真实世界环境下实施的群组随机对照试验，基于实际情况考虑，研究计划是有可能调整的，这正是 RWS 的特点。

第六节　真实世界研究进展

真实世界研究起源于药品上市后研究。20 世纪 90 年代后，随着各国新药研发监管法规的逐步完善，考察药品上市后在广泛人群中使用的有效性和安全性的真实世界研究日益增多。RWD 和 RWE 也被用于支持医药产品说明书的修订、指南制订和医疗决策。2007 年国际药物经济学与结局研究学会（ISPOR）制订了 RWD 支持保险覆盖和支付决策的框架文件，强调整合 RWD 和随机对照试验数据进行分析用于支持决策。

由于中医药临床实践注重个体化诊疗的特点，自 2010 年开始该领域也有不少学者开展真实世界研究，对中药注射剂等开展上市后评价。此后，2016 年 12 月美国《21 世纪治愈法案》通过批准实施，其中涉及加速药械监管审批的条款，尤其是利用真实世界证据支持监管决策的内容，引发了医药学术界、产业界真实世界研究的热潮。

实际上，生物医药学领域 RWS 的发展可以追溯到 2009 年以及此前的效果比较研究（comparison effectiveness research，CER）。2009 年美国国会通过"美国复苏与再投资法案"，其中关于 CER 内容部分，提出了以患者为中心结局研究的理念与方法，其目的在于减少医疗费用支出和进一步提高医疗质量，使 CER 与结局研究迅速成为医学界的热点领域。特别是对各种药物或疗法的比较，涉及真实世界环境或日常医疗条件下这些药物或疗法的应用及其效果评价问题。2013 年，欧盟药品管理局（EMA）参与 GetReal Initiative 项目，开发了收集与综合 RWE 的新方法用于药品研发和医疗保健决策过程之中。2014 年，EMA 提出探索利用 RWD 用于监管决策的可行性。2016 年，美国国会通过《21 世纪治愈法案》，明确美国食品药品监督管理局可以在合适情况下使用真实世界数据，作为医疗器械及药品上市后研究及新适应证开发的审批证据。随后，真实世界研究成为制药巨头拓展的重要方向。美国 FDA 制订了一系列指南和文件，包括"使用真实世界证据支持医疗器械监管决策"、"FDA 真实世界证据规划框架"、"向 FDA 提交利用真实世界数据和真实世界证据的文件用于药物和生物制品注册的指南"和"使用真实世界数据和真实世界证据支持药物和生物制剂监管决策的注意事项"等。2017 年，欧盟药品局总部（Heads of Medicines Agencies，HMA）与 EMA 联合成立大数据工作组，将 RWE 作为大数据的一个子集，包括了 EMR、登记系统和健康保险等数据。日本药品和医疗器械管理局（PMDA）在人用药品注册技术国际协调委员会（ICH）层面也提出了更高效利用 RWD 开展上市后药物流行病学研究的技术要求。

2017 年中华中医药学会发布了《中医真实世界研究技术规范通则》。2018 年吴阶平医学基金会、中国胸部肿瘤研究协作组发布了《2018 年中国真实世界研究指南》。2017 年中国循证医学中心联合全国 32 家科研院所的学术专家，成立了真实世界数据与研究联盟（ChinaREAL），并于 2019 年发表了一系列 RWS 技术规范。

2020 年国家药品监督管理局药品审评中心发布了《真实世界证据支持药物研发与审评的指导原则（试行）》《真实世界研究支持儿童药物研发与审评的技术指导原则（试行）》，2021 年又发布了《用于产生真实世界证据的真实世界数据指导原则（试行）》。这些指导原则的发布，明确了真实世界证据在我国药物监管决策中的地位和适用范围，对药物研发和监管决策中如何利用 RWD 和

RWE、指导真实世界数据收集及应用、真实世界证据的评价有着重要的现实意义。经国务院批准设立的海南博鳌乐城国际医疗旅游先行区于 2018 年开始实施乐城先行区临床真实世界数据应用试点，2020 年成立了海南省真实世界数据研究院。2021 年 7 月国家药品监督管理局药品审评中心与海南省药品监督管理局、乐城管理局共同建立了药品真实世界数据研究协调工作机制。2021 年 10 月成立了国家药品监督管理局海南真实世界数据研究与评价重点实验室。这标志着我国真实世界数据研究用于药械监管科学创新进入一个全新的发展阶段。

随着网络信息技术飞速发展，临床研究也进入了大数据时代，对各种电子数据资源的采集、利用和分析将引发临床研究领域从设计到实施各个坏节的变革，这也给真实世界研究注入了新的动力。

拓展阅读

1. Schwartz D, Lellouch J. Explanatory and pragmatic attitudes in therapeutical trials. J Clin Epidemiol. 2009; 62(5): 499-505：该文论述了临床试验的特性，对解释性试验和实效性试验作出了合理说明，是理解药物临床试验中的效力、效果定义的经典文献。

2. US Food and Drug Administration. Framework for FDA's Real-World Evidence Program. https://www.fda.gov/media/120060/download 2022-12-30：是美国 FDA 的真实世界证据计划，包括示范项目、利益相关者的参与和内部流程，为医药产品开发人员提供对 RWE 指导文件的评估。该文总结了 FDA 的 RWE 项目的关键重点、实效性临床试验和观察研究的作用以及它对生命科学行业的意义。该计划将评估 RWE 在支持改变药品有效性标签方面的潜在用途，包括增加或修改适应证，诸如改变剂量、剂量方案或给药途径、增加新的人群或增加比较有效性或安全性的信息。该文件对理解 RWS、RWD、RWE 的定义以及其在监管决策中的作用有很好的帮助。

◈ 思考与练习 ◈

一、选择题

1.（单选）关于真实世界研究的描述，以下哪项是**错误**的（　　）

A. 与随机对照试验的结果互为补充，两者为诊疗决策提供更全面的证据

B. 真实世界证据对医药产品监管决策支持意义不大

C. 前瞻性真实世界研究可采取适当方法控制偏倚、混杂因素

D. 真实世界研究可采用一些经典的研究设计

E. 电子病历数据是真实世界数据的重要来源

2.（单选）真实世界数据来源包括以下哪些途径（　　）

A. 各种电子健康记录

B. 在日常医疗活动、常规卫生保健环境条件下进行的临床试验

C. 医疗保险记录

D. 可穿戴设备收集的人体健康状态、生命体征等数据

E. 疾病预防控制中心收集的死亡登记数据

3.（单选）关于真实世界证据，哪项说法是合理的（　　）

A. 真实世界证据就是真实世界数据

B. 真实世界证据是指用于支持诊疗决策的真实临床数据

C. 是对适用的真实世界数据进行恰当和充分的分析所获得的临床证据

D. 日常医疗实践活动中收集的证据

E. 真实世界研究获得的证据

4.（单选）实效性随机对照试验设计时一般需要考虑哪些方面（　　）

A. 实施场所和环境应适合于干预措施和对照疗法/措施的使用

B. 患者的特征、招募条件尽量与干预措施的应用环境相吻合

C. 选择常规保健或治疗方法或公认有效措施为对照

D. 强调评测以患者为导向的临床结局

E. 严格限制患者合并使用其他疗法或药物

二、问答题

1. 真实世界研究与解释性随机对照试验的主要区别在哪里？两者是什么样的关系？

2. 某研究团队于 2015～2020 年在某医院心血管内科连续招募住院患者 1500 例，入选条件是第一诊断为原发性高血压合并冠心病，其余条件未加控制。追踪随访 5 年，观察血压未达标率及主要不良心血管事件（MACE）发生情况。根据研究期间是否全程接受 β 受体阻滞剂治疗分为 β 受体阻滞剂治疗暴露组和对照组，各有 441 例和 174 例。结果发现，治疗组 5 年 MACE 发生风险和血压未达标率显著低于对照组（9.7% vs 20.1%；45.1% vs 48.8%）。年龄＜65 岁患者中，治疗组收缩压未达标率明显低于对照组（29.7% vs 33.7%），而年龄≥65 岁患者中，5 年 MACE 发生率明显低于对照组（11.4% vs 28.7%）。请问：

（1）该团队采用了哪种研究设计？其设计可适用于什么情形？

（2）这种研究设计的要点有哪些？

（3）该研究中可能存在哪些偏倚和混杂因素？如何控制？

（4）对该研究结果的外推性，你有何看法？

（温泽淮）

第十六章　系统评价与 Meta 分析

从 20 世纪起，临床流行病学得到了长足的发展，队列研究、随机对照试验、诊断试验等研究方法被相继提出，并被广泛应用于解决不同临床问题。对于同一临床问题，通常会有多项原始临床研究，各原始研究的方法学迥异，质量不一，结论时常存在不一致，给临床实践造成较大困扰。这种背景下催生了对同类研究进行系统性总结的需要。20 世纪后叶出现的系统评价及 Meta 分析较好地解决了这一问题，并很快应用到各临床领域，成为循证医学研究的基本方法之一。时至今日，系统评价及 Meta 分析的应用范围已经扩大到教育学、心理学、行为学、社会科学等领域。

第一节　概　　述

一、系统评价及 Meta 分析定义

系统评价（systematic review）是一种系统地总结和整合现有文献的研究方法，其本质是综述，目的是总结、提炼和整合文献。"系统"特指收集原始文献的全面性、操作方法的可靠性和统一性。Meta 分析（Meta-analysis）是系统评价中用来定量地合并多个研究结果以获得能够代表这些研究平均结果的统计方法。

综述历来是总结和传播医学研究结果最重要的途径。传统综述多是由杂志社邀请相关领域的权威专家撰写，是了解有关问题背景的重要文献。但传统综述有明显局限性，包括：①受作者的个人专业偏见影响较大；②文献检索不系统全面；③研究选择缺乏统一、透明的标准，结果可重复性差；④结果只有定性的描述，缺乏定量的综合数据分析。相对而言，系统评价通过系统的、统一的方法针对某一临床问题，对原始研究进行严格的筛选评价，条件合适时通过 Meta 分析方法合并原始研究结果，可获得更加精确、定量的研究结果。系统评价是对某一临床问题现有证据的总结，代表了当前最佳的临床证据。

二、系统评价及 Meta 分析分类

系统评价可从不同角度进行分类。了解系统评价的分类，对选题及制订合理的研究方案有重要意义。

1. 按是否进行定量合并分析，系统评价可分为定量系统评价和定性系统评价。是否进行定量合并分析通常只有在完成数据提取后，根据数据的具体情况才能确定。

（1）定量系统评价通过 Meta 分析合并多个原始研究的结果，可增加研究样本量，提高效应估计精度，获得统一的研究结果。

（2）定性系统评价通常受原始数据不足及研究间异质性过大等因素的限制，不能进行合并分析。定性系统评价需要对原始研究结果进行描述，结论依赖于对多个研究结果的高度总结。

对于定量系统评价，依据数据来源可将 Meta 分析进一步分为整合资料 Meta 分析（aggregated meta-analysis）和个体病例 Meta 分析（individual patient data meta-analysis，IPD Meta-analysis）。整合资料 Meta 分析的数据为所纳入原始研究报告结果中的集合数据，如试验组或者对照组的事件发生数及总人数等。个体病例 Meta 分析则需要收集每一个纳入研究的个体病例数据，基于个体病例数据进行合并分析。个体病例 Meta 分析的数据收集过程难度更大，但由于能够获得更为丰富详细的资料，可进行深入的分析，有着整合资料 Meta 分析无法比拟的优势。

2. 国际 Cochrane 协作组织是推动系统评价发展的重要力量，Cochrane 图书馆（Cochrane Library）是 Cochrane 协作组织的代表产物，专门收录系统评价文献。依据研究结果是否发表于 Cochrane 图书馆，可将系统评价分类为 Cochrane 系统评价和其他系统评价。

（1）Cochrane 系统评价由 Cochrane 协作组统筹规划完成，通常首先由作者向相应的 Cochrane 专业组，如Cochrane 心脏研究组（Cochrane Heart Group）提出申请并注册系统评价标题。Cochrane 专业组专家会对拟注册标题的科学性及重要性进行评估。然后，系统评价作者在 Cochrane 专业组指导下完成系统评价计划书，并发表于 Cochrane 图书馆。最后，依据研究计划书完成 Cochrane 系统评价并最终发表于 Cochrane 图书馆。

（2）其他系统评价通常会在 PROSPERO 平台（https://www.crd.york.ac.uk/prospero）对研究计划书进行注册，依据计划书完成系统评价后发表于各类医学期刊。

3. 系统评价作为一种基本的医学研究工具，可用于解决各类临床问题。依据拟解决的具体临床问题，系统评价可分为干预性研究系统评价、诊断性研究系统评价、病因学研究系统评价及其他系统评价。

（1）干预性研究系统评价是最为经典的系统评价类型，纳入的文献类型通常为随机对照试验，偶尔也会纳入观察性研究。条件允许时，可通过 Meta 分析合并获得干预措施的效应估计值，如相对危险度（relative risk，*RR*）、均数差（mean difference，*MD*）、风险比（hazards ratio，*HR*）等。

（2）诊断性研究系统评价纳入针对某一疾病的诊断性试验，可通过 Meta 分析合并敏感度、特异度、阳性预测值、阴性预测值、接受者操作特征曲线（receiver-operating characteristic curve，ROC 曲线）下面积等指标。

（3）病因学研究系统评价通常纳入队列研究、病例-对照研究等观察性研究，主要关注疾病危险因素，可通过 Meta 分析获得比值比（*OR*）、相对危险度等。

（4）其他类型的系统评价包括单组率的系统评价，主要关注流行病现况描述、发病率等。

第二节　系统评价与 Meta 分析的实施

不同类型的系统评价的整体实施方法有较大共性，主要包括制订研究计划、方案注册、文献检索、文献筛选、数据提取、质量评价、统计分析、结果报告以及综述更新等步骤（图 16-1）。但各类系统评价在具体实施过程中又有明显差别。本节以系统评价最常见的类型，即基于随机对照试验的干预性研究系统评价和 Meta 分析为例，对系统评价的基本研究方法进行介绍。

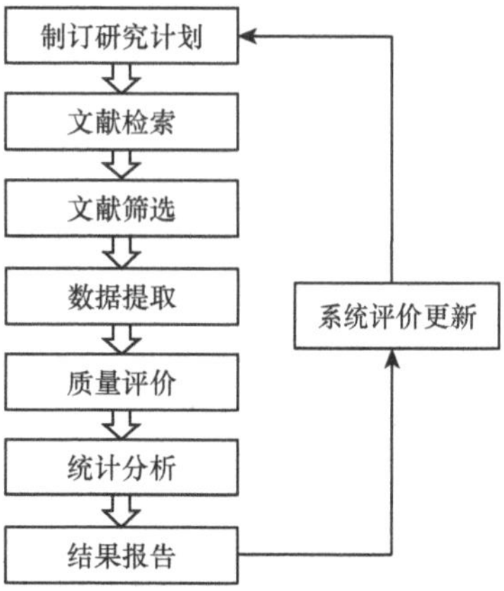

图 16-1　系统评价研究流程图

【例 16-1】　合用小剂量阿司匹林对于选择性环氧合酶-2（cyclooxygenase-2，COX-2）抑制剂消化道收益的影响。一名 60 岁女性患者，1 年前因急性冠脉综合征行扩冠治疗后长期口服低剂量阿司匹林抗血小板治疗，既往无消化道溃疡及其他慢性病史。3 个月前出现掌指关节、近端指尖关节晨僵、肿痛伴有乏力、干咳等不适，实验室检查结果提示 C 反应蛋白（C-reactive protein，CRP）升高、血沉增快，自身抗体提示类风湿因子（rheumatoid factor，RF）阳性、抗环瓜氨酸肽（cyclic citrullinated peptide，CCP）阳性，双手 X 线片提示有掌指关节间隙狭窄，考虑患者合并类风湿关节炎。为控制病情，缓解关节炎症，主管医生考虑加用非甾体抗炎药（nonsteroidal anti-inflammatory drugs，NSAIDs）抑制环氧化酶，减少前列腺素合成从而达到消炎止痛的作用。

NSAIDs 品种繁多，有传统的水杨酸类、吲哚衍生物类、丙酸衍生物等，也有新型的昔布类药物。前者抑制生理性前列腺素的合成，削弱对胃肠黏膜的保护作用，而昔布类药物可以选择性地抑制 COX-2 生成，胃肠道反应可相应减少。由于患者目前已在服用低剂量阿司匹林，本身有一定的消化道出血风险，昔布类药物可能较优。但有报告提示阿司匹林可能会影响昔布类药物的消化道收益。该患者的主管医生查阅相关文献发现，有多项临床试验探索了低剂量阿司匹林对昔布类药物消化道收益的影响，但单独每项研究的样本较小，

实例文献

证据不足。该主管医生考虑用系统评价及 Meta 分析的方法对该问题进行深入探讨,指导临床实践。

一、提出研究问题及制订研究计划

临床实践是产生好的研究问题的沃土,临床研究的本质目的是通过改变临床实践提高救治水平、促进患者健康。通常,一个好的临床研究问题具有以下几个特征:①研究问题本身非常重要,与临床实践直接相关;②现阶段对于该问题存在争议,缺乏权威结论;③可行性好,已有的资源可以对该问题进行较好的解答。系统评价及 Meta 分析也不例外,其研究立题过程中同样需要对研究问题的重要性、可行性以及科学性进行评估。

例 16-1 中的临床问题为:对需要 NSAIDs 控制炎症但同时合并使用小剂量阿司匹林进行心血管事件预防的患者,使用选择性 COX-2 抑制剂是否可以减少消化道副作用。NSAIDs 是全世界使用最广泛的三大抗炎药物之一,广泛用于骨关节炎、风湿性关节炎等炎症性疾病。出血、肠穿孔等消化道副作用是 NSAIDs 最为常见的并发症。在长期使用 NSAIDs 的患者中,内镜下溃疡发生率为 15%~30%,出血等严重并发症发生率为 2%~4%。仅在美国,每年因 NSAIDs 引起的死亡为 7000~16 500 例。选择性 COX-2 抑制剂是一种新型的 NSAIDs 类药物,研究显示其消化道副作用明显低于传统 NSAIDs 类药物。但有研究提示:如果患者同时服用阿司匹林,选择性 COX-2 抑制剂的消化道获益会降低。在现实生活中,许多患者需要同时服用小剂量阿司匹林及 NSAIDs 来进行心血管事件预防并缓解炎症症状。例如,一项来自英国的电话调查显示,约有 48.1% 的选择性 COX-2 抑制剂使用者同时使用小剂量阿司匹林。对于这部分患者是否需要使用 COX-2 抑制剂是一个非常重要的临床用药问题。通过查阅以往文献发现,该问题尚没有一个权威的答案。同时也发现以往发表的多项随机对照试验报告了阿司匹林使用情况,但任何单项研究,由于受样本量的限制,不能对该问题进行充分的回答。通过系统评价及 Meta 分析对该问题进行解答具有较高的可行性。回顾近期文献也未发现类似的系统评价研究。

依据以上分析,对该临床问题总结如下:对于需要长期使用 NSAIDs 控制炎症反应并同时使用小剂量阿司匹林进行心血管事件预防的患者,COX-2 抑制剂是否比传统 NSAIDs 的消化道副作用更低(溃疡并发症、症状性溃疡、内镜下溃疡)?为回答该问题,拟用系统评价的研究方法,合并原始研究的集合数据,分析选择性 COX-2 抑制剂对比传统 NSAIDs 的消化道副作用的差别以及小剂量阿司匹林潜在的效应修饰作用。该问题也可以通过 IPD Meta 分析进行研究,但受资源的限制,实施难度较大,通过集合数据进行 Meta 分析的可行性更高。由于研究筛选及数据提取需要通过双人独立实施并交叉核对来减少错误,本研究至少需要两名研究员来具体实施。该研究的具体步骤见图 16-1,下面对各步骤进行详细说明。

二、文献检索

对系统评价及 Meta 分析来说,文献检索是其研究方法的组成部分,文献检索策略是整个研究质量的基石,用以确保分析数据的可靠性和可重复性。尽一切可能全面收集与研究问题相关的原始研究,避免或减少发表偏倚是系统评价和 Meta 分析的基本要求,也是文献检索策略制订的基本原则。明确系统评价的纳入和排除标准,有助于确定检索词以及制订检索策略。

进行文献检索时,一般要按下列 4 个步骤进行。

■(一)明确研究问题,利用 PICOS 模式分解问题,析出检索词

PICOS 模式包括研究对象(participant)、干预/暴露(intervention/exposure)、对照/对比(control/comparison)、结局(outcomes)和研究设计(study design)。寻找检索词的同义词或相关词,并在中国生物医学文献数据库(CBM)和 PubMed 进行预检索,帮助确定检索词。

本例的研究问题是:对需要 NSAIDs 控制炎症但同时合并使用小剂量阿司匹林进行心血管事件预防的患者,使用选择性 COX-2 抑制剂是否可以减少消化道副作用。由于本研究关注阿司匹林的效应修饰作用,故仅纳入报告了阿司匹林亚组分析结果的研究。依据研究问题按 PICOS 分解如下:

P：合并使用小剂量阿司匹林且需要长期服用 NSAIDs 类药物的患者。

I：选择性 COX-2 抑制剂（selective COX-2 inhibitor），包括塞来昔布（celecoxib），依托考昔（etoricoxib），帕瑞昔布（parecoxib），罗非昔布（rofecoxib），代他考昔（valdecoxib）及罗美昔布（lumiracoxib）等。

C：传统非选择性 NSAIDs，包括萘普生（naproxen），双氯芬酸（diclofenac），吡罗昔康（piroxicam），替诺昔康（tenoxicam），布洛芬（ibuprofen），依托噻吗（etodolac），那布美通（nabumetone），氟比洛芬（flurbiprofen），克托普芬（ketoprofen），替普洛芬（tiaprofenic），匹索昔康（pisoxica），匹罗昔康（piroxen），舒林达克（sulindac），托美汀（tolmetin），吲哚美辛（indomethacin），洛索洛芬（loxoprofen），地氟尼樽酸（diflunisal），美洛昔康（meloxicam），及尼美舒利德（nimesulide）等。

O：主要结局指标为胃肠道不良反应，包括溃疡、出血、肠穿孔以及肠梗阻；次要结局指标包括症状性溃疡以及内镜下溃疡。

S：随机对照试验。

需要针对纳入和排除标准找出检索的关键词，以及关键词的同义词、缩写词，甚至是上下位类词等。

（二）明确检索来源，确定检索数据源

系统评价及 Meta 分析对文献的查全率要求很高，理论上应获得已发表和未发表的所有形式的相关研究，所以，在确定信息源上要应查尽查。没有哪个数据库可以包含所有医疗健康领域中的所有文献，所以要多渠道检索获取。需检索的数据库包括：文摘型数据库（如 CBM、PubMed、Embase、SCIE）、全文数据库（如万方数据库、维普中文期刊全文数据库、中国知网、Sciencedirect、Proquest、SpringerLink、Karger），循证或事实型数据库（如 Cochrane Library、JBI、ClinicalKey），还要视课题需要增加一些专病专科数据库，如 CINAHL（护理学）、PsycINFO 与 PsycARTILES（心理学）、BIOSIS Previews（生物学）、ESPICOM（医药或医疗设备）、Engineering Village（工程）、中医药库等。此外，还要注意收集灰色文献和预印本内容数据库。灰色文献是非传统出版渠道（即同行评审）的文献，如会议论文和学位论文，科技会议文献引文索引（Conference Proceedings Citation Index，CPCI）、Morressier 数据库、ProQuest 数字化博硕士学位论文（ProQuest Dissertations & Theses，PQDT）；美国临床试验注册库（ClinicalTrials.gov）、Cochrane 对照试验中心注册库（Cochrane Central Register of Controlled Trials，CCTR）；WHO 临床试验注册平台（International Clinical Trials Registry Platform，ICTRP）、中国临床试验注册平台、政府或学会网站、学术搜索引擎（Google Scholar）、名家或资深研究者个人网页等。最后要追溯查找所获文献后附的参考文献来补全检索结果。

对于干预性研究系统评价来说，PubMed、Embase 及 Cochrane Library CENTRAL 是必查的三个数据库。

（三）制订检索策略

检索策略（search strategy）是为了准确、全面表达检索要求，并且达到可重复的目的。制订检索策略要遵循查全性、准确性和可重复性的原则。一般情况下，先将检索策略设置宽松一些，以保证检索全面，再根据初步检索结果进行调整，获得更贴切的研究。确定检索源后，应遵循每个数据库的检索规则，尽可能全面检索，一般不限制文献的语种、出版时间、文献类型；对于只提供关键词检索的数据库，要特别注重搜齐同义词进行检索。本例中非甾类抗炎药 NSAIDs 是一类药物的总称，NSAIDs 的品种繁多，除了用主题词扩展下位检索外，在使用关键词检索时，要将多种具体的药物如 naproxen，diclofenac，piroxicam 等及其同义词一并找出来并用布尔逻辑运算符 OR 组配；结局指标胃肠道溃疡及各种并发症，在能用主题词检索的数据库中要采用主题词扩展下位检索，在用关键词检索时要尽量考虑周全。为了更好查全，对于提供主题词检索的数据库，要采取主题词与关键词检索相结合的方式；利用布尔逻辑运算符（AND、OR、NOT）、截词符（？＊＄!）、位置运算符（NEAR/N 或 W/N 或 PRE/N）、字段限制等检索技术来构建检索式。经过多次的预检索、反复

修改和迭代、调整优化检索策略，最终确定高查全率并兼顾一定查准率的检索策略。整个检索过程都要作好记录，确保所有检索的可重复性和再现性。

按 PICOS 模式析出来关键词后，构建检索策略时，通常没有必要或不可以机械地用"P AND I AND C AND O AND S"组配检索策略，而是根据研究问题的需要，选择 PICOS 中的某些部分组配。本例中，考虑到研究对象是服用 NSAIDs 类药物且合并服用阿司匹林的患者，而 NSAIDs 是本例对照措施；干预措施选择性 COX-2 抑制剂是新型的 NSAIDs；所以，在制订策略时，可考虑 I AND C AND O AND S，在查漏补缺时考虑 I AND O AND S AND 小剂量阿司匹林。

下面以 PubMed 和 Embase 为例列出检索策略。PubMed 通过主题词检索结合高级检索中 Text Word 字段的检索，检索策略见图 16-2。

研究对象 P：NSAIDS+ 小剂量阿司匹林
（1）"Aspirin" [MeSH Terms]
（2）[Text Word]= Aspirin OR Acetylsalicylic Acid OR 2-(Acetyloxy) benzoic Acid OR Acetysal OR Acylpyrin OR Aloxiprimum OR Colfarit OR Dispril OR Easprin OR Ecotrin OR Endosprin OR Magnecyl OR Micristin OR Polopirin OR Polopiryna OR Solprin OR Solupsan OR Zorprin
（3）1 OR 2

干预措施 I：选择性 COX-2 抑制剂
（4）"Cyclooxygenase 2 Inhibitors"[Mesh]
（5）[Text Word]= Cyclooxygenase 2 Inhibitor* OR Cyclooxygenase-2 Inhibitor* OR COX-2 Inhibitor* OR COX 2 Inhibitor* OR COX2 Inhibitor* OR Coxib*
（6）Selective COX-2 inhibitor* OR celecoxib OR etoricoxib OR parecoxib OR rofecoxib OR valdecoxib OR lumiracoxib
（7）4 OR 5 OR 6

对照措施 C：传统的或经典的 NSAIDs
（8）"Anti-Inflammatory Agents, Non-Steroidal"[Mesh]
（9）[Text Word] = NSAID* OR Nonsteroidal Anti-Inflammatory Agent* OR Nonsteroidal Anti Inflammatory Agent* OR Non-Steroidal Anti-Inflammatory Agents OR Non Steroidal Anti Inflammatory Agents OR Nonsteroidal Anti-Inflammatory Agents OR Anti-Inflammatory Analgesics OR Aspirin-Like Agent* OR Aspirin Like Agent*
（10）[Text Word] =naproxen OR diclofenac OR piroxicam OR tenoxicam OR ibuprofen OR etodolac OR nabumetone OR flurbiprofen OR ketoprofen OR tiaprofenic OR pisoxica OR piroxen OR sulindac OR tolmetin OR indomethacin OR loxoprofen OR diflunisal OR meloxicam OR nimesulide
（11）8 OR 9 OR 10

结局指标 O：胃肠道不良反应
（12）"Peptic Ulcer" [Mesh]
（13）[Text Word] =Peptic Ulcer* OR Gastroduoden* Ulcer* OR Marginal Ulcer* OR acid peptic disease OR gastro duodenal ulcus OR ulcus gastro duodenalis OR ulcus pepticum
（14）"Peptic Ulcer Hemorrhage"[Mesh]
（15）[Text Word] = peptic ulcer haemorrhage OR peptic ulcer hemorrhage OR ulcer bleeding OR ulcer haemorrhage OR ulcer hemorrhage
（16）"Gastritis"[Mesh]
（17）[Text Word] = biliary gastritis OR caustic gastritis OR gastric inflammation OR gastric inflammatory disease OR gastritic disease OR gastritic disorder OR gastritid* OR granulomatous gastritis OR reflux gastritis OR stomach inflammation
（18）"Pyloric Stenosis"[Mesh]
（19）[Text Word] = Pylor* Obstruction* OR pylor* stenos* OR gastric outlet obstruction* OR stomach outlet obstruction* OR stomach outlet stenos*
（20）12 OR 13 OR 14 OR 15 OR 16 OR 17 OR 18 OR 19

研究设计 S：随机临床试验
（21）Randomized controlled trial[Filter]

最终组配
（22）7 AND 11 AND 20 AND 21
（23）11 AND 20 AND 21

图 16-2 PubMed 检索策略

该策略表是按 PICOS 的顺序列出：（1）和（2）是有关小剂量阿司匹林，非必选；第（4）~

（6）、（8）～（10）分别列出干预和对照措施；（12）～（19）列举了结局指标的各种可能出现形式；第（21）是随机对照试验。第（22）为最后的检索式，考虑到该例子中，干预措施是对照措施的新药，采用第（23）条为最终检索式。利用该策略在 PubMed 检索，共检索到 359 条文献。

在 Embase 中检索，采用 Search-PICO 的检索途径，分别输入干预、对照、结局指标及研究设计所对应的检索词，以及相对应的同义词，得到 341 条检索结果。详见图 16-3 所示。

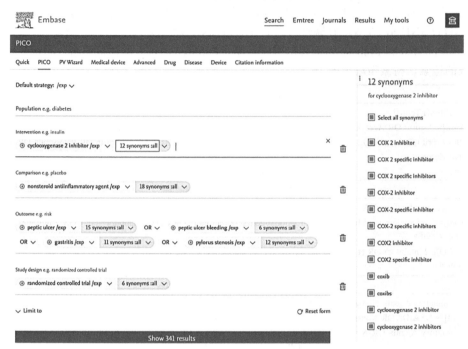

图 16-3　在 Embase 中采用 Search-PICO 对课题进行检索

Embase 的检索策略见图 16-4。

('cyclooxygenase 2 inhibitor'/exp OR 'COX 2 inhibitor' OR 'COX 2 specific inhibitor' OR 'COX 2 specific inhibitors' OR 'COX-2 inhibitor' OR 'COX-2 specific inhibitor' OR 'COX-2 specific inhibitors' OR 'COX2 inhibitor' OR 'COX2 specific inhibitor' OR 'coxib' OR 'coxibs' OR 'cyclooxygenase 2 inhibitor' OR 'cyclooxygenase 2 inhibitors') AND ('nonsteroid antiinflammatory agent'/exp OR 'NSAID' OR 'anti inflammatory agents, non steroidal' OR 'anti-inflammatory agents, non-steroidal' OR 'antiinflammatory agent, nonsteroid' OR 'non steroid antiinflammatory agent' OR 'non steroid antiinflammatory drug' OR 'non steroidal anti inflammatory agent' OR 'non steroidal anti inflammatory drug' OR 'non steroidal antiinflammatory agent' OR 'non steroidal antiinflammatory drug' OR 'nonsteroid antiinflammatory agent' OR 'nonsteroid antiinflammatory drug' OR 'nonsteroid antirheumatic agent' OR 'nonsteroidal anti inflammatory drug' OR 'nonsteroidal anti inflammatory drugs' OR 'nonsteroidal anti-inflammatory drugs' OR 'nonsteroidal antiinflammatory agent' OR 'nonsteroidal antiinflammatory drug') AND (('peptic ulcer'/exp OR 'acid peptic disease' OR 'acute peptic ulcer' OR 'chronic peptic ulcer' OR 'gastro duodenal ulcus' OR 'gastroduodenal ulcer' OR 'peptic ulcer' OR 'peptic ulcer disease' OR 'peptic ulceration' OR 'peptic ulcus' OR 'peptic, ulcus' OR 'ulcer, gastroduodenal' OR 'ulcer, peptic' OR 'ulcus gastro duodenalis' OR 'ulcus pepticum' OR 'ulcus, pepticum') OR ('peptic ulcer bleeding'/exp OR 'peptic ulcer bleeding' OR 'peptic ulcer haemorrhage' OR 'peptic ulcer hemorrhage' OR 'ulcer bleeding' OR 'ulcer haemorrhage' OR 'ulcer hemorrhage') OR (gastritis/exp OR 'biliary gastritis' OR 'caustic gastritis' OR 'gastric inflammation' OR 'gastric inflammatory disease' OR 'gastritic disease' OR 'gastritic disorder' OR 'gastritides' OR 'gastritis' OR 'granulomatous gastritis' OR 'reflux gastritis' OR 'stomach inflammation') OR ('pylorus stenosis'/exp OR 'gastric outlet obstruction' OR 'pyloric obstruction' OR 'pyloric stenose' OR 'pyloric stenosis' OR 'pyloro duodenal stenosis' OR 'pylorostenosis' OR 'pylorus obstruction' OR 'pylorus stenosis' OR 'stenosis, pylorus' OR 'stomach outlet obstruction' OR 'stomach outlet stenosis' OR 'stomach pylorus stenosis')) AND ('randomized controlled trial'/exp OR 'controlled trial, randomized' OR 'randomised controlled study' OR 'randomised controlled trial' OR 'randomized controlled study' OR 'randomized controlled trial' OR 'trial, randomized controlled')

图 16-4　示例临床研究问题 Embase 的检索策略

（四）检索文献，导出管理，获取纳入文献的全文

根据检索策略对相应的数据库进行检索后，将检索结果导入到文献管理软件（如 EndNote）。例 16-1 中，除了检索 PubMed、Embase 数据库外，还要检索 SCIE、Cochrane Library、ClinicalTrials.gov、ICTRP 上注册的在研临床试验，并手工检索确定可纳入研究以及该主题综述类文章的参考文献进行补充。最终检索到 792 条潜在合格文献，其中 736 条来自于电子数据库检索，56 条来自于其他类型检索。将这些结果全部导入文献管理软件，辅助使用软件的去重功能，去除重复文献，供评价人员阅读使用。

为了保证检索结果的全面性和新颖性，通常执行撰写系统评价或 Meta 分析要花很长时间，为便于及时获取并补充与课题相关的最新研究结果，在检索策略确认之后，可利用检索系统提醒（Alerts）服务、"推送（push）"服务或定题情报服务（selective dissemination of information，SDI）功能，将检索策略保存在检索系统中，如 PubMed 的 Create Alert（MyNCBI-saved searches），Embase 的 Set Email Alert，指定系统在指定时间实施自动检索，并将新的结果发到指定的邮箱，主动获取相关的最新研究动态。另外，在论文出版前，还要再一次检索从最后一次检索日到发表时间之间新发表的文献情况，必要时作补充。

三、研　究　筛　选

研究筛选是从检索获得的潜在合格文献中，按纳入标准和排除标准挑选出合格文献的过程。研究筛选的第一步通常是排除重复文献。由于不同文献库重叠收录的文献很多，去除重复文献可大大减少下一步筛选的工作量。去重的工作可通过不同的方法实施。首先，文献管理软件（如 EndNote）通常有"查找重复"的功能，可将导入的文献中重复部分找出并排除。其次，系统评价作者也可以在某些集成检索平台中进行去重。比如，Ovid 检索平台提供了统一的对 MEDLINE、Embase、Cochrane Library 等多个文献库的检索，对于不同数据库结果可进行分析，查找出重复文献，并按作者定义的优先顺序在重复的记录中仅保留一条记录。

去重后，系统评价作者必须对收集到的文献按题目、摘要、全文的顺序阅读，判断其是否符合纳入标准。为了保证系统评价制作过程的客观性和可重复性，减少筛选文献中的主观偏差，文献筛选需要严格按照预先制定的纳入标准和排除标准，并由双人平行独立筛选。不同研究者对合格性判断不一致时，可由双方讨论决定，或者可咨询年资更高的研究者确定。双人独立筛选并交叉核对可以保证文献筛选的正确率。此外，对于每一步中排除的文献应详细记录排除理由，保证结果出现争议时有据可循，并尽量降低主观选择偏倚对结果的影响。系统评价论文撰写也要求用研究筛选流程图对结果进行报告，此阶段所进行的记录也是制作流程图的依据。

例 16-1 的系统评价中，作者通过多途径的检索，共获得 692 条潜在合格文献。通过文献管理软件排除 331 条重复记录，阅读文章题目及摘要后排除 308 条记录。进一步阅读全文排除 42 条记录，最终纳入 11 项合格的随机对照试验。

四、数　据　提　取

系统评价的研究对象是某一主题的原始研究，数据提取则是从合格研究中提取必要的信息的过程。与其他流行病学研究一样，系统评价的数据收集应依据研究目的展开，仅提取与研究目的有关的数据。数据提取无需特殊软件、设备等，主要依靠研究者阅读研究报告来实施。数据提取的质量主要依赖于原始研究报告的准确性和完整程度，以及研究者阅读文献的仔细程度。为保证系统评价数据提取的质量，研究者需遵循以下原则：

（1）准确定义要提取的各变量。

（2）制作数据提取表，并提供详细的数据提取和表格填写说明。由于在制作数据提取表的过程中，通常难以将所有的原始研究数据报告情况都考虑完全，故而数据提取表要有一定灵活性，设置一些开放性数据填写栏。

（3）双人独立提取数据，出现不一致时，由双方讨论解决或者咨询第三名研究者意见。

（4）原始数据报告不完整时，需要与原始研究作者取得联系获取相关信息。

系统评价提取的内容主要由研究目的决定，通常来说，需要包括以下几大类：

（1）原始研究文献本身相关信息：包括第一作者、发表时间、国家以及文章题目等。

（2）原始研究纳入人群的基本特征信息：对干预性研究来说，通常需要按组别来提取，以确定原始研究内部的可比性。所提取的内容通常包括年龄、性别构成、种族、干预措施细节、基线疾病严重程度、病程、疾病亚型以及其他相关信息。此部分信息是进行亚组分析的关键信息。

（3）原始研究的方法学相关信息：对干预性研究系统评价而言，包括随机分组方法、分配隐藏、盲法实施情况、失访情况及其应对措施以及其他方法学信息。此部分提取内容可参考第二节第五点中方法学质量评价。

（4）用于进行定量分析的数据：此部分内容是进行 Meta 分析的关键信息，提取内容通常与结局变量的格式相关。例如，对于二分类变量，通常需要提取各组的事件发生数以及总人数；对于连续型变量，通常需要提取各组的均数以及标准差；生存分析数据需要提取组间比较效应量 HR、中位生存时间及其 95% 置信区间/标准差。若原始研究只报告了组间比较的数据，如均数差（mean difference, MD）及其标准误（standard error, SE），也可以利用此类数据通过倒方差方法进行合并。当抽样误差没有直接报告时，可利用置信区间、P 值、标准差、图形或原始四格表数据等信息进行估计。

数据提取经常会遇到一个随机对照试验有一个安慰剂/对照组以及两个或多个干预组，且这些干预组都适合纳入同一个 Meta 分析。此时若将对照组数据用两次或者多次，则人为扩大了样本量。对于这种情况的一种处理办法是将治疗组合并，将合并后的数据纳入同一 Meta 分析。另一种处理方法则是把对照组的人数分为 2 个或者多个组，分别与各干预组比较，然后把每个比较当作独立的研究纳入同一个 Meta 分析。针对不同类型的变量进行拆分或者合并组别的方法有一定差别，具体方法参见 Cochrane 综述手册。

依据前述内容，例 16-1 的系统评价所提取的信息条目见图 16-5。

（1）原始研究文献本身相关信息

  ➤ 文章第一作者、发表年限、研究名称以及实施国家或地区。

（2）研究人群的基本特征信息

  ➤ 干预及对照药物、剂量、治疗时间、年龄、性别构成、消化性溃疡病史、幽门螺杆菌感染率以及阿司匹林使用人数。

（3）原始研究的方法学相关信息

  ➤ 随机分组方法、分配隐藏方法、盲法实施情况、失访情况及处理方法、选择性报告情况，以及其他偏倚来源。

（4）用于定量分析的数据

  ➤ 溃疡并发症、症状性溃疡以及内镜下溃疡。各指标按患者是否使用小剂量阿司匹林分别提取，提取各结局指标的事件数以及总人数。

图 16-5 例 16-1 系统评价数据提取信息条目

五、质量评价

内部真实性（internal validity）是指一项研究的结果或结论反映真实情况的程度，是一项研究结果能否作为决策依据的基础。观察到的结果和真实值之间的差异叫做偏倚（bias）。一项研究偏倚越大，内部真实性就越低。偏倚的大小主要取决于该研究的方法学质量（methodological quality）。系统评价是二次研究，所纳入的原始研究的质量是系统评价最终研究结果真实性的决定性因素。因此，评价原始研究的质量以及对最终结果的影响是系统评价最为重要的内容之一。

研究设计是决定一项研究结果的首要因素。例如，随机对照试验的研究结果一般优于队列研究，而队列研究的研究结果又通常优于病例-对照研究、横断面研究、病例报告等。具体的研究设计又有特定的方法学影响因素，例如，随机对照试验的研究质量受随机分配、盲法、样本量等影响，队列研究及病例-对照研究常常受混杂因素控制的影响。因为这些差异的存在，系统评价需要针对纳入研究的研究类型使用不同的质量评价工具进行评价。干预性研究系统评价纳入的研究主要是随机对照试验，有时也纳入队列研究、病例-对照研究等。对于随机对照试验，常用的质量评价工具有 Jadad 评分法（Jadad score）和 Cochrane 偏倚风险评估工具（Cochrane collaboration's tool for assessing risk of bias，RoB）。目前，观察性研究尚没有公认的质量评价标准，最常用的标准是 NOS 标准（Newcastle-Ottawa scale）。以下介绍系统评价的主流评价工具——Cochrane 偏倚风险评估工具 2.0 版本（RoB 2.0）。

Cochrane 偏倚评估工具 2.0 版本从随机过程中产生的偏倚、偏离既定干预的偏倚、结局数据缺失偏倚、结局测量偏倚以及结果选择性报告偏倚等 5 个方面对随机对照试验的方法学质量进行评估。其中，根据系统评价目的的不同，偏离既定干预的偏倚分为干预分配和干预依从两个不同的评价角度。RoB 2.0 为每个领域设置了明确的信号问题，研究者应先对信号问题做出"是（yes，Y）、可能是（probably yes，PY）、可能不是（probably no，PN）、不是（no，N）或不清楚（no information，NI）"的回答。根据研究人员对信号问题的回答，每个领域的偏倚风险可分为三个等级："低风险（low risk of bias）、有一定风险（some concerns）或高风险（high risk of bias）"。如果所有领域的偏倚风险评价结果都是"低风险"，则整体偏倚风险（overall risk of bias）就是"低风险"；如果有的领域的偏倚风险评价结果为"有一定风险"且不存在"高风险"的领域，则整体偏倚风险为"有一定风险"；只要有一个领域偏倚风险评价结果是"高风险"，则整体偏倚风险是"高风险"。评价者的评价依据主要来自目前的研究报告，有时需综合有关该研究的其他报告、研究方案，或者与作者联系后进行判断。Cochrane 偏倚风险评估工具 2.0 版本的具体评价方法见表 16-1。

表 16-1　Cochrane 偏倚风险评估工具 2.0 版本

领域	信号问题	答案
随机过程中产生的偏倚	1.1 研究对象是否随机分配	Y/PY/PN/N/NI
	1.2 是否实施分组隐匿	Y/PY/PN/N/NI
	1.3 基线间的不均衡是否由随机化过程导致	Y/PY/PN/N/NI
	偏倚风险评价	低风险/高风险/有一定风险
偏离既定干预的偏倚——干预分配	2.1 研究对象是否在试验过程中知晓自己的分组	Y/PY/PN/N/NI
	2.2 护理人员或试验实施者是否在试验过程中知晓分组	Y/PY/PN/N/NI
	2.3 如果 2.1 或者 2.2 回答"Y/PY/NI"时：干预方式是否出现与常规医疗不同的偏离	NA/Y/PY/PN/N/NI
	2.4 如果 2.3 回答"Y/PY"：偏离既定干预的情况是否影响组间均衡性	NA/Y/PY/PN/N/NI
	2.5 如果 2.4 回答"N/PN/NI"：这些偏离是否会影响结局	NA/Y/PY/PN/N/NI
	2.6 评价干预效果的分析方法是否恰当	Y/PY/PN/N/NI
	2.7 如果 2.6 回答"N/PN/NI"：无法按照事先随机分组对研究对象进行分析是否可能会对结果产生较大影响	NA/Y/PY/PN/N/NI
	偏倚风险评价	低风险/高风险/有一定风险
偏离既定干预的偏倚——干预依从	2.1 研究对象是否在试验过程中知晓自己的分组	Y/PY/PN/N/NI
	2.2 护理人员或试验实施者是否在试验过程中知晓分组	Y/PY/PN/N/NI
	2.3 如果 2.1 或者 2.2 回答"Y/PY/NI"时：组间的重要协同干预措施是否均衡	NA/Y/PY/PN/N/NI

领域	信号问题	答案
偏离既定干预的偏倚——干预依从	2.4 是否因未完成既定干预而影响了结局	Y/PY/PN/N/NI
	2.5 研究对象是否依从了分配的干预措施	Y/PY/PN/N/NI
	2.6 如果 2.3 或者 2.5 回答 "N/PN/NI" 或 2.4 回答 "Y/PY/NI"：是否使用了恰当的统计学方法对依从干预的研究对象进行分析	NA/Y/PY/PN/N/NI
	偏倚风险评价	低风险/高风险/有一定风险
结局数据缺失偏倚	3.1 是否所有或几乎所有随机化分组的研究对象都获得了结局数据	Y/PY/PN/N/NI
	3.2 如果 3.1 回答 "N/PN/NI"：是否有证据表明结果不受到缺失的结局数据的影响？	NA/Y/PY/PN/N
	3.3 如果 3.2 回答 "N/PN"：结局变量的缺失与结局本身是否相关	NA/Y/PY/PN/NI
	3.4 如果 3.3 回答 "Y/PY/NI"：结局变量缺失的比例在两组间是否不同	NA/Y/PY/PN/NI
	3.5 如果 3.3 回答 "Y/PY/NI"：结局变量的缺失是否很可能与结局本身相关	NA/Y/PY/PN/NI
	偏倚风险评价	低风险/高风险/有一定风险
结局测量偏倚	4.1 结局测量方法是否不恰当	Y/PY/PN/N/NI
	4.2 结局的测量或确证方法是否在两组间存在差异	Y/PY/PN/N/NI
	4.3 如果 4.1 或者 4.2 回答 N/PN/NI：结局测量者是否知晓研究对象接受的干预	Y/PY/PN/N/NI
	4.4 如果 4.3 回答 "Y/PY/NI"：如果知晓干预措施，是否影响了结局变量的测量	NA/Y/PY/PN/N/NI
	4.5 如果 4.4 回答 "Y/PY/NI"：如果知晓干预措施，是否可能影响结局变量的测量	NA/Y/PY/PN/N/NI
	偏倚风险评价	低风险/高风险/有一定风险
结果选择性报告偏倚	5.1 试验分析方法是否与数据对分析者揭盲前所制订的研究计划一致	Y/PY/PN/N/NI
	5.2 进行的多种结局测量（如量表，不同定义，不同时点）	Y/PY/PN/N/NI
	5.3 多种分析方式	Y/PY/PN/N/NI
	偏倚风险评价	低风险/高风险/有一定风险

注：Y. yes；PY. probably yes；PN. probably no；N. no；NI. no information；NA. 不适用，not applicable

六、统计分析

　　系统评价的数据分析与具体研究问题相关，一篇系统评价通常包括一个或多个分析单元。干预性研究的系统评价的分析单元通常由干预、对照、结局指标以及研究人群等确定。例 16-1 的系统评价中关注 COX-2 抑制剂对比传统 NSAIDs 在 3 个结局指标及 2 个亚组的结果，因此其数据分析包括 6 个分析单元（表 16-2）。其中，不同人群的分析可在一个总的分析中通过亚组分析的方式获得各自效应量。其他类型系统评价的分析单元可能不同，如诊断性研究的系统评价通常由待评估诊断方法、效应指标（灵敏度、特异度等）及所关注研究人群决定；单组率的系统评价由关注的事件与所关注研究人群决定。系统评价必须以分析单元为基本单位，进行数据整理、统计分析与合并。

表 16-2　系统评价数据分析单元示例

分析单元	人群（是否使用小剂量阿司匹林预防心血管事件）	干预	对比	结局指标
1	是	COX-2 抑制剂	传统 NSAIDs	溃疡并发症
2	是	COX-2 抑制剂	传统 NSAIDs	症状性溃疡
3	是	COX-2 抑制剂	传统 NSAIDs	内镜下溃疡

续表

分析单元	人群（是否使用小剂量阿司匹林预防心血管事件）	干预	对比	结局指标
4	否	COX-2 抑制剂	传统 NSAIDs	溃疡并发症
5	否	COX-2 抑制剂	传统 NSAIDs	症状性溃疡
6	否	COX-2 抑制剂	传统 NSAIDs	内镜下溃疡

效应指标是 Meta 分析中的一个重要概念，是 Meta 分析可合并的原始研究的结果的统称，如率比、发病率、诊断的灵敏度等。效应指标的选择取决于研究目的以及数据类型。以评估干预效果的随机对照试验为例，如果结局是二分类变量，效应的大小可用相对危险度、率比、率差、需治人数等多种形式表达。表 16-3 汇总了 Meta 分析常用的效应指标。

表 16-3　系统评价常用的效应指标

研究类型	数据类型	常用效应指标
干预、预后、病因研究	二分类变量	率比、比值比、率差、相对危险降低百分数
	连续变量	均数差、标准化均数差
	生存资料	风险比、生存率比
诊断性试验	二分类变量	灵敏度、特异度、阳/阴性预测值、ROC 曲线下面积
	分级变量	诊断似然比
现况调查	二分类变量	现患率、发生率、生存率
	连续变量	均数

可进行 Meta 分析的软件很多，包括专业的 Meta 分析软件（如 Review Manager、Comprehensive Meta-Analysis 及 Meta-Disc）和一般性统计学软件（如 SAS、R 和 Stata 等）。专业 Meta 分析软件使用更便捷，一般性统计软件进行 Meta 分析往往更全面灵活，但对统计专业知识要求更高。表 16-4 对 Meta 分析常用软件功能进行了简要总结。

表 16-4　Meta 分析主要统计软件

可分析内容	Review Manager	Comprehensive Meta-Analysis	Meta-Disc	Stata	R
干预、病因、预后组间比较 Meta 分析	√	√	×	√	√
诊断试验 Meta 分析	√	×	√	√	√
单组率 Meta 分析	√	√	√	√	√
Meta 回归分析	×	√	×	√	√
网状 Meta 分析	×	×	×	√	√
个体病例 Meta 分析	×	×	×	√	√

（一）合并效应量

Meta 分析是定量合并原始研究结果的方法，它需要原始研究的效应估计值和计算权重所需要的信息。Meta 分析合并的结果是原始研究效应值的加权平均值，反映了原始研究背后的真实效应。如果把 Meta 分析分解为两个步骤：第一步就是估计原始研究的效应和权重，第二步则是利用第一步的信息计算效应值的加权平均值。Meta 分析有三种加权方法：倒方差法（inverse variance method，I-V method）、Mantel-Haenszel 法（M-H 法）和 Peto 比值比法。①倒方差法根据效应值方差的大小计算权重，该加权平均法可以用于任何结果或效应指标，是 Meta 分析使用最广泛的方法。

② M-H 法多用于基于二分类变量的效应指标，包括比值比、率比和率差。③ Peto 法只可用于基于二分类变量的 Peto 比值比及生存数据中 HR 的合并。

Meta 分析选择加权平均法时，首先应考虑 M-H 法；在合并生存数据的瞬时发生率比或事件数出现零时，可考虑 Peto 法；在其他情况下，如合并的指标为灵敏度、均数差、率、相关系数、回归系数等，可选用的只有倒方差法。

此外，依据假设条件不同，Meta 分析可分为固定效应模型（fixed effect model）和随机效应模型（random effect model）。前面提及的效应合并方法均为固定效应模型，该模型要求合并的研究具有同一个真实值，结果不存在异质性，结果之间的差别仅仅是由于抽样误差引起的，且围绕真实值随机波动，加权平均结果可以很好地反映真实值。随机效应模型假设合并研究的真实值是不同的，它们来自不同的总体，结果存在异质性，结果之间的差别由抽样误差和真实差别两个因素引起，且围绕真实值平均结果随机波动。一般来讲，固定效应模型适用于同质性研究结果的合并，随机效应模型适用于异质性研究结果的合并。有学者建议所有 Meta 分析均采用随机效应模型分析，因为随机效应模型结果更为保守，在统计学异质性较小的情况下，随机效应模型与固定效应模型的结果差别很小。尽管随机效应模型适用于异质性研究结果的合并，并不能简单采用随机效应模型处理所有存在异质性的原始数据。对异质性的处理详见本章异质性分析小节。

（二）检验异质性

对于同一问题，不同研究的结果间或多或少存在差异。这些差异可能由三种不同的因素引起：随机因素、临床因素（受试者、干预措施、对照治疗、结局指标以及干预环境等方面）和方法学因素（研究设计类型、偏倚控制以及统计分析等方面）。无论临床因素和方法学因素的差异是否存在，随机因素引起的差异总是存在的。在 Meta 分析里，一般把源于临床因素和方法学因素这些非随机因素造成的变异称作异质性（heterogenicity），并分别称为临床异质性和方法学异质性。如果没有异质性存在，则说明不同研究间研究结果的差异主要由随机因素引起，这时我们会说研究结果同质。

系统评价中用于测量一组研究结果异质性的大小并估计其完全源于随机因素的可能性的显著性检验称作异质性检验。异质性检验常用方法为 Q 检验及 I^2 检验。

Q 检验是异质性检验的定性检验方法，即在一定检验水准下（α 通常设为 0.10）确定是否存在异质性。Q 检验时，当 $P \leqslant 0.10$ 时，几乎可以肯定异质性的存在，但未必能找到异质性的原因；当 $P > 0.10$ 时，因为 Q 检验效率比较低，不能排除真实异质性存在的可能性。I^2 统计检验是异质性检验的定量检验方法，I^2 是非随机因素引起的异质性占实际总变异的百分数。I^2 越大，表示非随机因素引起的异质性越大，即存在临床异质性和方法学异质性的可能性越大。I^2 统计量为 0～40%，表示可能不重要；30%～60% 表示可能代表中度异质性；50%～90% 表示可能代表大量异质性；75%～100% 表示相当大的异质性。通常情况下，I^2 的检验效力或灵敏度高于 Q 检验。

当异质性检验提示纳入 Meta 分析的原始研究间存在异质性时，通常可以从以下几方面进行处理：①核查数据准确性，纠正错误数据；②更换效应/结局指标，例如，对二分类变量来说，比值比和率比相对于率差的同质性通常更好；③探讨异质性来源，用亚组分析或回归分析进行针对性处理；④采用随机效应模型合并数据；⑤异质性过大，特别是效果的方向不一致时，同时研究间在 PICOS 上存在重要差异，且无法用亚组分析或回归分析解释异质性的原因时，应放弃 Meta 分析，采取描述性分析。

（三）探讨异质性来源

Meta 分析探讨异质性来源与传统流行病学研究中分析交互作用或效应修饰作用类似，方法主要包括亚组分析（或分层分析）和回归分析。亚组分析是指按照研究的某个特征，如设计类型、患者特征等因素，将研究分成不同的组别，在各亚组内分别进行 Meta 分析，估计合并的总体效应值，并比较不同组别的合并结果是否存在差异。系统评价里的回归分析称作 Meta 回归（Meta regression），是基于集合数据的加权回归分析方法。因变量是研究效应的点估计，如比值比的对数值；自变量是用来解释异质性的因素，如每个研究纳入人群的平均年龄；权重变量为 Meta 分析中给予每个研究的权重。

需要注意的是，亚组分析或者回归分析所发现的交互作用需要谨慎解释，须参考分析计划以及研究外的证据，且存在一定的生物学基础才能做出正确的判断。此外，Meta 分析研究者应在制定研究方案时就提出最可能引起异质性的一个或几个因素，然后针对性地分析，尽可能避免无计划、无目的、针对所有可能因素的事后分析（post hoc analysis），避免导致假阳性结果。

亚组分析或 Meta 回归分析的因素一般是基于原始研究特征形成的亚组，如研究对象平均年龄或男性比例。有时，也可以依据原始研究内部报告的亚组分析的结果进行分析。通常把根据研究整体特征进行分组的亚组分析称作非配对比较或间接比较，把基于原始研究内部亚组进行的亚组分析称作配对比较或直接比较，把基于混合数据的亚组分析称作混合亚组分析。一般而言，配对比较或直接比较结果可信度更高。

（四）分析发表偏倚

选择偏倚是系统评价中最重要的偏倚形式，发表偏倚（publication bias）是系统评价特有的选择偏倚，主要是由于小样本阴性结果研究发表的机会小于大样本或阳性结果的研究，从而造成合并结果高估真实情况。系统评价对发表偏倚的控制主要依赖于研究实施阶段，与研究者和有关机构联系，全面搜集未发表的研究。在数据分析阶段，可通过漏斗图（funnel plot）等方法评估发表偏倚，并可借助剪补法（trim and filling method）对合并的结果进行调整，并分析发表偏倚对合并结果的影响。

漏斗图是 Meta 分析中以研究结果（效应估计值）作为横坐标，以样本量或效应指标对应的标准误或其倒数作为纵坐标，绘制而成的散点图。如果这些研究来自同一个总体，代表的是同一个真实值，且没有发表偏倚存在，理论上这些研究结果的散点会形成一个对称的倒置漏斗形状的图形。当发表偏倚存在时，即部分或全部小样本阴性结果的研究没有发表，漏斗图底部显示治疗无效的一侧会变得稀疏或完全缺失，使整个图形失去对称性，不对称性越明显，发表偏倚的可能性就越大，Meta 分析高估真实结果的程度就会越大。对漏斗图的对称性的主观判断通常是不可靠的，尤其是在发表偏倚较小的时候。Begg 秩相关性检验和 Egger 回归分析提供了检验漏斗图对称性的定量统计学方法。一般来讲，出于对漏斗图对称性判断的需要，绘制漏斗图需要足够的研究数目，有人建议至少需要 10 个独立研究。研究数目过少，由机遇造成的漏斗图不对称性的可能性会增大。

（五）敏感性分析

在进行 Meta 分析时，研究者通常不确定某些因素（个别特殊原始研究、研究质量、合并方法等）对结果的影响。此时，可对主要 Meta 分析单元作相应改动，改变个别研究的合格性和（或）个别研究的数据的赋值，重新进行 Meta 分析，并与原分析结果比较，评估原 Meta 分析结果的稳定性和可靠性，这种分析即为敏感性分析（sensitivity analysis）。敏感性分析没有固定的方法或原则，需要依据具体研究问题实施，Meta 分析中常见的敏感性分析包括：①研究类型和研究质量，如排除低质量或者观察性研究；②排除某些特殊研究对象，如儿童、老年人等；③干预措施，如排除极高/极低治疗剂量的研究；④结果的定义和测量，如排除随访时间短于某个时间长度的研究；⑤统计模型，如使用不同的权重方法；⑥逐项排除单项原始研究。

对拟进行的敏感性分析必须有足够的理由怀疑其对结果影响的不确定性，并且改变定义、方法和（或）程序的结果涉及研究不宜太多，否则即使结果发生变化也不能否定原始研究结果的可靠性。另外，根据研究结果进行的敏感性分析属于事后分析，有很大的主观性，下结论应慎重。同时也需要注意避免事后人为排除某些研究从而获得符合作者所期望的统计结果。

七、结 果 报 告

与其他流行病学研究一样，撰写系统评价的研究报告也需要遵循统一的报告规范，以保证系统评价的科学性、规范性和透明性。目前，系统评价及 Meta 分析的结果报告主要依据 PRISMA（Preferred Reporting Items for Systematic Reviews and Meta-Analyses）规范。PRISMA 规范由一个 27 条的报告条目清单和一个文献筛选流程图组成，从论文标题、摘要、背景、方法、结果、讨论及基金方面对需要报告的内容做了详细规定。有关 PRISMA 规范的具体介绍详见本书第二十一章。读者也可从相关网站（http://www.prisma-statement.org/）获取英文版的 PRISMA 声明及其解读文件深入了解。

针对不同类型系统评价，PRISMA 还推出了相应的扩展版本，例如，针对个体病例 Meta 分析，推出了 PRISMA for Individual Patient Data systematic reviews（PRISMA-IPD）；针对诊断试验 Meta 分析，推出了 PRISMA extension for Diagnostic Test Accuracy（PRISMA-DTA）；针对网状 Meta 分析，推出了 PRISMA for Network Meta-Analyses（PRISMA-NMA）等。系统评价作者依据具体情况加以使用。

第三节　Meta 分析操作

本节以例 16-1 为例简要阐述 Meta 分析的过程和步骤。例 16-1 中，结局指标为二分类变量，效应量可选择 OR、RR 以及危险度差值（risk difference，RD）。同时考虑到相对效应指标同质性更优且原始研究均为前瞻性研究，考虑采用 RR 为最终效应指标。为了使结果更加保守，防止假阳性结果，所有分析采用随机效应模型。合并分析中异质性检验同时采用 Q 检验和 I^2 检验。由于本研究关注小剂量阿司匹林对 COX-2 抑制剂消化道副作用的影响，统计分析中依据研究人群是否同时使用阿司匹林进行亚组分析，分组依据为原始研究内部所报告的亚组分析结果。由于纳入 Meta 分析的研究数目较少，原文没有通过漏斗图分析发表偏倚（为展示发表偏倚评估，本节实例仍然展示了相应漏斗图）。为验证主要结果的稳定性，作者采取了排除样本量低于 400 的研究以及存在较高风险偏倚的原始研究进行敏感性分析。以下将通过 Cochrane 系统评价软件 RevMan 5.3 对该研究的主要结局指标（溃疡并发症）的数据分析步骤进行展示。

一、建立数据分析文档

数据分析文档是 RevMan 5.3 以系统评价为单位储存原始数据、质量评价、数据分析、撰写综述的基本单元。本节仅涉及其数据分析功能。RevMan 5.3 提供了干预措施的系统评价（intervention review）、诊断试验准确性评价的系统评价（diagnostic test accuracy review）、方法学的系统评价（methodology review）和系统评价的综述（overview of review）四类文档。例 16-1 属于干预措施的系统评价。

运行 RevMan 5.3。点击菜单栏"文件"（File）下的"新建"（New）或者点击工具栏上的"🗋"图标，会出现"新综述向导"（New review wizard）对话框，点击"下一步"（Next）；在"综述类型"（Types of review）对话框里选择"干预措施的系统评价"（Intervention review），点击"下一步"（Next）；在"标题"（Title）对话框选择第四栏并录入标题"The gastrointestinal benefits of COX-2 selective inhibitors with concomitant use of low-dose aspirin"，点击"下一步"（Next）；在"研究阶段"（Stage）对话框中，选择"完整综述"（Full review），点击"完成"（Finish）。综述文档建成后，软件主界面将会显示出"大纲板块"（Outline pane）、"内容板块"（Content pane）、"菜单栏"（Menu bar）和"工具栏"（Tool bar）等主要板块，如图 16-6。

二、添加纳入研究

建立好系统评价文档后，需要添加纳入的合格研究，才能进行下一步的数据录入和统计分析。

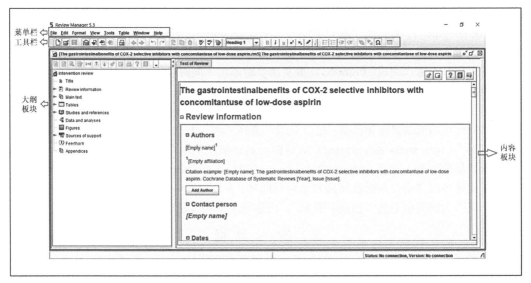

图16-6 RevMan 5.3的主界面

点击大纲面板中"研究及参考文献"（Studies and references）旁的钥匙图标"━━"，在下拉任务栏下点击"研究的参考文献"（References to studies）；右键点击下拉任务栏下的"纳入研究"（Included studies），点击弹出对话框的"添加研究"（Add study），会出现"新研究向导"（New study wizard）对话框；点击"下一步"（Next），依次输入"研究编号"（Study ID）、"数据来源"（Data source）、"发表年份"（Year）和"标识"（Identifier，一般是PMID号），点击"下一步"（Next）；下一界面中点击"同一分析中添加新研究"（Add another study in the same section），继续添加下一个研究。依次添加完成纳入的11个研究。

三、建立比较和结局

本例中的比较组合为COX-2Is对比传统NSAIDs，结局指标为溃疡并发症，具体操作步骤如下：

在"大纲面板"（Outline pane）右键点击"数据及分析"（Data and analysis），选择弹出工具栏里的"添加新比较组合"（Add comparison），会出现一个"新对比向导"（New comparison wizard）的对话框。

在新对话框的"名称"（Name）中输入两个比较组合的名字代号，即"COX-2抑制剂对比传统NSAIDs"，然后点击"完成"（Finish）。

大纲版面中点击刚刚添加的对比，选择"添加结局"（Add an outcome），然后点击"继续"（Continue），会出现"新结局向导"（New outcome wizard）对话框；在新对话框里"数据类型"（Data type）下选择相应的数据类型，本例中结局指标"溃疡并发症"为二分类变量，故选择"二分类变量"（Dichotomous），然后点击"下一步"（Next）；在新弹出的对话框"名称"（Name）中输入"溃疡并发症"；在"第一组标识"（Group label 1）内输入"COX-2抑制剂"，在"第二组标识"（Group label 2）输入"非选择性NSAIDs"。点击"下一步"（Next），选择权重合并方法为"Mantel-Haenszel"，分析模型为"随机效应模型"（Random effect），效应指标为Risk Ratio。点击"下一步"（Next），进入亚组分析细节选项，该选项中默认选项即符合本例要求，不需要特殊设置。点击"下一步"（Next），进入森林图设置选项，在Left graph label中输入"支持COX-2抑制剂"，Right graph label中输入"支持传统NSAIDs"，点击"完成"（Finish）。此时，对比"COX-2抑制剂对比传统NSAIDs"选项下生成"溃疡并发症"项。

四、添加亚组及研究

结局指标添加后可以直接添加原始研究，或者添加亚组分析后再添加原始研究。本节实例中希望研究阿司匹林的交互作用，故先添加亚组。右键点击上一步生成的"溃疡并发症"，选择"添加亚组"（Add subgroup），会出现"新亚组向导"（New subgroup wizard）对话框。在"名称"（Name）中输入添加亚组的名称，本例中输入"同时使用低剂量阿司匹林：是"，即本亚组只纳入同时使用阿司匹林的人群。点击"完成"（Finish）。重复该步骤添加"同时使用低剂量阿司匹林：否"亚组。至此，亚组添加完毕。

亚组添加完毕后需从纳入研究中添加研究至分析单元进行 Meta 分析。在大纲版面内点击上一步生成的"同时使用低剂量阿司匹林：是"亚组，选择"添加数据"（Add study data），会出现"新研究数据向导"（New study data wizard）对话框。对话框左侧栏中会有纳入研究列表，从中选择包含该亚组数据的研究，即 Goldstein 2001、Laine 2007、Schnitzer 2004、Silverstein 2000 及 Singh 2006。重复上述步骤完成"同时使用低剂量阿司匹林：否"亚组中的研究添加。至此，完成亚组及研究添加，双击大纲版面中的"溃疡并发症"，内容版面中可显示该 Meta 分析的数据框架。

五、输 入 数 据

内容版面中此时已经显示出 Meta 分析的数据框架，但尚未输入数据。待输入的数据包括每个纳入研究对应亚组的各比较组的溃疡并发症发生数目以及总人数。每输入一项研究数据，内容面板右侧就会自动计算对应的效应指标。依次输入所有数据，完成该分析单元的分析。此时 RevMan 的界面如图 16-7 所示。

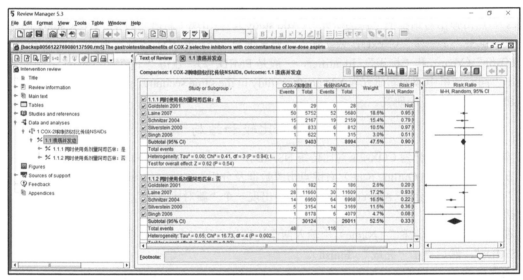

图 16-7 RevMan 5.3 Meta 分析数据界面

六、结 果 输 出

完成数据输入后，即可查看 Meta 分析结果。RevMan5.3 提供两种图，综合显示 Meta 分析结果。第一种为森林图，显示单个研究的效应量、亚组合并效应量、总合并效应量、亚组内及所有研究的异质性检验，以及亚组之间效应的差别。森林图可方便地通过点击内容版面右上方"⌐"显示，图 16-8 是本例的森林图。

图 16-8 中，每个研究所在的行显示了该研究的原始数据及组间差异 RR 值，如图中第一亚组中 Laine 2007 研究中 RR 值为 0.95 [0.65，1.40]，提示该研究没有发现足够证据说明 COX-2 抑制剂优于传统 NSAIDs。"Subtotal"行显示该亚组合并结果，例如，第一个亚组合并 RR 为 0.9 [0.66，1.24]，提示在使用小剂量阿司匹林的亚组中没有足够证据说明 COX-2 抑制剂优于传统 NSAIDs。该亚组"Heterogeneity"行显示该亚组 Meta 分析异质性检验结果，其中 Q 检验 $P=0.94$，$I^2 = 0\%$，说明不存

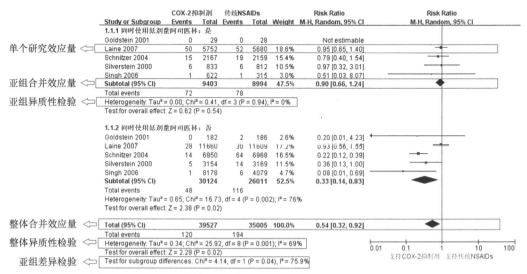

图 16-8　COX-2 抑制剂对比传统 NSAIDs 溃疡并发症发生风险森林图

在异质性。森林图下方"Total"行是整体合并结果，本例中合并 *RR* 值为 0.54 [0.32，0.92]。随后"Heterogeneity"行显示了整体异质性检验结果。森林图最后一行为亚组差异检验，本例中 *P*=0.04，说明亚组效应之间存在统计学差异。

RevMan5.3 生成的第二种图即为漏斗图，可通过点击分析版面右上方"🔬"生成。本例的漏斗图见图 16-9。

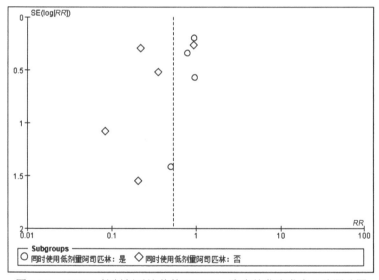

图 16-9　COX-2 抑制剂对比传统 NSAIDs 溃疡并发症发生风险漏斗图

该图横坐标为各原始研究效应值 *RR*，纵坐标为 log*RR* 的标准误，研究按不同亚组分别用方块跟圆圈表示，中轴线为整体合并效应量。本研究中由于研究数目太少，不足以依据漏斗图对发表偏倚风险作出判断。RevMan5.3 暂不支持对漏斗图的对称性进行统计检验。

七、敏感性分析

按研究计划，作者分别通过排除样本量低于 400 的研究和存在较高风险偏倚的原始研究进行敏感性分析。RevMan 中，可在内容板块中勾选或者排除对应研究进行敏感性分析。排除一项样本量小于 400 的研究后使用阿司匹林亚组的合并 *RR* 值为 0.90 [0.66，1.24]，不同时使用阿司匹林组

的合并 *RR* 值为 0.34 [0.13，0.91]，整体合并 *RR* 值为 0.56 [0.33，0.95]，亚组之间比较 *P*=0.06，与主要分析结果类似。排除风险偏倚较大的原始研究进行敏感性分析结果类似。

第四节　其他类型系统评价与 Meta 分析介绍

除干预性研究 Meta 分析以外，常见的 Meta 分析还包括诊断试验 Meta 分析、单组率 Meta 分析、个体病例 Meta 分析及网状 Meta 分析等。这些类型的 Meta 分析在研究方法上与干预性研究 Meta 分析基本一致。受篇幅所限，以下对这几类 Meta 分析仅进行简要介绍，重点关注与干预性研究 Meta 分析研究方法的不同。有兴趣的读者可阅读相关文献书籍深入了解。

一、诊断试验 Meta 分析

诊断试验系统评价是一种全面评价诊断试验准确性和重要性的研究方法，其目的是评价诊断试验对目标疾病诊断的准确性。基于当前发表的原始诊断性试验的系统评价是评价某项诊断试验临床价值的最佳证据。

诊断试验系统评价的基本步骤与干预性研究系统评价类似，主要的差异包括：①纳入排除标准中研究类型为诊断试验；②检索策略中通常包括专门限制检索诊断试验的部分；③质量评价部分主要关注的偏倚包括金标准设置是否合理、信息偏倚、研究对象选择偏倚、结果判读偏倚等。通常采用诊断准确性研究质量评价工具（Quality Assessment of Diagnostic Accuracy Studies，QUADAS）标准进行评价；④所提取用于定量分析的原始数据主要是诊断试验四格表数据（真阳性数、真阴性数、假阳性数、假阴性数）；⑤ Meta 分析合并指标主要为灵敏度、特异度、阳/阴性似然比、阳/阴性预测值、SROC 曲线等；⑥结果依据 PRISMA-DTA 报告。

二、单组率 Meta 分析

单组率 Meta 分析主要用于对各种率以及比的合并，其应用范围广，具体包括：①流行病学调查中描述疾病的分布，如特定人群某一疾病的发病率、患病率、死亡率等；②描述疾病本身的某些亚型、症状体征比例；③反映某项干预措施本身的效果或副作用，如治愈率、不良事件发生率等；④诊断试验的部分效应指标，如灵敏度、特异度等本质上也是率的合并。

单组率 Meta 分析纳入系统评价的研究类型依具体研究目的而定。例如，研究目的为描述某种疾病分布时，通常主要纳入横断面研究；描述某项干预措施的治疗效果时，可纳入队列研究及随机对照试验等。纳入的研究类型决定了研究策略。单组率 Meta 分析的质量评价尚无统一标准，由于其研究目的多种多样，偏倚来源也各不相同，预期未来也难以形成统一的质量评价标准。通常的做法是依据研究目的分析主要偏倚来源，并进行针对性的分析概括。单组率 Meta 分析可依据倒方差法合并效应值，大多数 Meta 分析软件均可方便实现率的合并（表 16-4）。目前，单组率 Meta 分析结果报告尚无统一报告标准。

三、个体病例 Meta 分析

常规 Meta 分析以原始研究为分析单位，研究数据为集合数据。通过与试验研究者建立联系和合作，由试验研究者提供试验方案和最新的个体数据，集中收集、检查和分析，最终合并试验结果，得到干预措施效果的估计值，这种方法称为单个病例 Meta 分析（individual patient data meta-analysis，IPD Meta-analysis）。由于原始数据准确完整、能够进行更复杂的分析，IPD Meta 分析被认为是医疗干预措施效果系统评价的金标准。

与常规 Meta 分析相比，IPD Meta 分析有着显著不同的研究方法：① IPD Meta 的实施通常需要知名且经验丰富的临床医生及试验研究者组成国际性协作组织，对研究进行统筹实施；② IPD Meta 分析不仅收集原始研究的集合数据资料，还通过与原始研究的作者联系获得个体病例数据的相关资料进行分析；③ IPD Meta 分析常通过两阶段分析法或单阶段分析法对数据进行合并，其中两阶段分析法的第二阶段合并过程与常规 Meta 分析相同；④IPD Meta 分析可进行更为深入复杂的分析，例如，以个体为单位的回归分析、亚组分析、检验交互作用或混杂因素等；⑤IPD Meta 分析的结果通常由秘书组和所有试验研究者共同解释以保证研究结果的协作性及全面性，结果依据 PRISMA-IPD 报告，通常以协作组的名义统一发表。

四、网状 Meta 分析

网状 Meta 分析（network meta-analysis）是近年来兴起的一种新型的数据合并分析方法，可以定量合并和比较同一疾病多项干预措施的原始研究数据。各项干预措施之间存在直接比较时，可合并直接比较效应量；干预措施之间没有直接比较但中间存在共同比较干预措施时，网状 Meta 分析可计算间接比较效应量；直接比较与间接比较同时存在时，网状 Meta 分析可以合并二者。对于存在多项干预措施的情况，网状 Meta 分析可以综合计算各干预措施的效应排序。由于网状 Meta 分析不仅能够回答某项具体干预措施有效性或安全性的问题，还能回答多项干预措施的相对有效性及安全性的问题，对于临床实践有重要的应用价值。网状 Meta 分析获得的间接比较结果对于未来临床研究方向的指引，也有着重要意义。

网状 Meta 分析的制作方法相对传统 Meta 分析更为复杂，主要区别包括：①纳入排除标准中对于干预措施及对照措施的限定相对更为模糊，纳入哪些干预措施的比较决定了能否进行合并分析、结果的可靠性以及最终的临床应用价值。通常要求具体研究范围适中，而且主要干预措施可通过网状联系起来。②统计分析更为复杂。目前发表的大部分此类研究都是基于贝叶斯方法的网状 Meta 分析模型实现。分析模型建立在直接比较的同质性、间接比较的相似性以及合并直接间接比较时的一致性假设之上。依据假设条件满足情况，需要选择不同模型进行分析。③传统 Meta 分析软件，如 RevMan 等尚不能进行网状 Meta 分析。R、Stata 等一般的统计分析软件可进行网状 Meta 分析，但多数网状 Meta 分析都是通过 WinBUGS 软件实施。④结果的证据质量评价需要考虑直接与间接比较的属性问题，主要依据 GRADE 系统专门针对网状 Meta 分析的评价标准实施。

五、Meta 分析其他资源介绍

（一）Cochrane 干预措施系统评价手册

Cochrane 干预措施系统评价手册是干预性研究系统评价最权威的工具，提供系统评价各研究步骤详细说明。最新版本为 6.4 版，分刊印版和网络版。网络版可通过浏览 https://training.cochrane.org/handbook 阅读，中文翻译版见：https://training.cochrane.org/zh-hans/cochrane-干预措施系统评价手册-中文翻译版。

（二）PROSPERO

为了保证系统评价研究质量，避免重复研究，系统评价一般都要求提前进行注册。系统评价研究注册网站（International prospective register of systematic reviews，PROSPERO）提供系统评价课题及研究计划书免费注册服务。详见官方网站：https://www.crd.york.ac.uk/prospero/。

（三）PRISMA

系统评价及 Meta 分析报告规范，详见：http://www.prisma-statement.org/。

（四）AMSTAR-2

系统评价及 Meta 分析研究类型质量评价，详见 https://amstar.ca/Amstar_Checklist.php。

（五）GRADE

系统评价证据质量评估工具，提供了结构化、透明化的证据评价框架，详见：http://www.gradeworkinggroup.org/。

六、Meta 分析软件

（一）RevMan

Review Manager，简称 RevMan，是由 Cochrane 协作网（the Cochrane Collaboration）于 2003 年 3 月 21 日推出的用来制作、保存和更新 Cochrane 系统评价的专用软件。最新版本为 5.4.1，更新时间为 2020 年 9 月。任何非商业目的使用者均可免费从 Cochrane 协作组织网站下载使用（网址：http://ims.cochrane.org/revman/download）。

RevMan 是当前医学领域应用最广泛的软件之一，可支持 RevMan 第 5 版的操作系统有 Windows、DOS、Linux 和 Mac。RevMan 提供四种类型的系统评价制作格式：干预性试验系统评价，诊断性试验系统评价，方法学系统评价和系统评价再评价。RevMan 的主要用途包括：①制作和保存系统评价的研究计划和最终完成的系统评价；②进行必要的统计分析（如 Meta 分析），并制作展示分析结果的图表（如森林图）；③制作 Cochrane 综述的作者还可以与 Cochrane 组织的 Archie 服务器连接，通过输入和导出综述的研究计划和最终完成的系统评价，实现作者和编辑的互动，根据编辑的反馈意见方便地进行修改和完善；④通过该软件方便地对 Cochrane 综述进行更新。

RevMan 的主要优点包括：①在 Cochrane 协作网的支持下，紧跟国际上系统评价技术和方法的发展动向，保证软件的可靠性和不断更新；②应用范围广，其数据分析和结果展示的方式被广泛承认和接受，因此基于 RevMan 的分析和结果容易被杂志接受和发表；③可以免费使用，并具有详细可靠的使用手册和理论背景介绍。另外，RevMan 是所有 Meta 分析软件中唯一可与 GRADE 工作组推出的 GRADE profiler 相互关联的软件，可进一步进行数据相互导入，评价证据质量，制作标准的评估结果总结表，此表的基本信息包括各个结局的绝对效应量、相对效应量、受试者人数（纳入研究数）和证据质量，为决策者提供关键的信息证据。

（二）Stata

Stata 是一套基于 C 语言的用于数据管理、数据分析以及绘制专业图表的统计软件，它功能强大且小巧玲珑。Stata 最初由美国计算机资源中心开发，现为 Stata 公司的产品。自 1985 年 1.0 版问世以来，已推出 17 个主要版本，并自 4.0 版起进入 Windows 时代，当前最新版本为 17.0，Stata 基于的操作系统有 Windows、Linux 和 Mac。Stata 是一款商业软件，具体收费标准参见 Stata 网址：http://stata.com/order/。Stata 的许多高级统计模块均属于程序文件（即 ado 文件），允许使用者自行修改、添加和发布 ado 文件。这一特点使得全球的研究者均乐于在 Stata 上首先实现并推出自己研究的最新的统计学方法，并在相关网站发布，供免费下载。用户几乎总能最先在 Stata 里找到最新的统计学方法的 ado 文件。通过不断更新和扩充，Stata 的软件功能已日趋完善。它操作灵活、简单、易用，同时具有数据管理、统计分析、绘图、矩阵计算等多种功能，在许多方面别具一格，和 SAS、SPSS 一起并列为三大权威统计学软件。

在 Stata 里，Meta 分析是通过其 meta.ado 模块进行的，该模块包括 metan、metareg、metabias 等常用程序命令。可分析的内容包括：①二分类变量效应指标、连续型变量效应指标、诊断方法结果、P 值、单组率、剂量效应关系、生存资料的 Meta 分析；②累积 Meta 分析、Meta 回归分析和网状 Meta 分析；③ Begg 秩相关分析、Egger 回归分析、剪补法，以及逐一排除单个研究的敏感性分析；④绘制森林图、漏斗图和拉贝图（L'Abbe plot）。Stata 是目前 Meta 分析软件中功能最全的软件之一。

（三）R

R 是由新西兰奥克兰大学的 Ross Ihaka 和 Robert Gentleman 开发的一种用于统计计算与绘图的编程语言。R 是基于 S 语言的免费开放式的统计编程环境，属于 S 语言的一个分支。R 是一套完整的数据处理系统，其功能包括数据存储、数组运算、数学建模、统计检验以及统计制图。R 提供若干统计程序，使用者只需指定数据库和若干参数便可进行统计分析。R 软件同时提供 Linux、

Windows 和 Mac OS 系统的版本，是当前最受欢迎的数据分析和可视化平台之一。

R 语言是一种开源的设计，使用者可以根据需要设计添加自己的程序包，R 中的 meta 包可以完成连续型变量和二分类变量的 Meta 分析、累计 Meta 分析、单个研究的影响性分析、诊断实验 Meta 分析、剂量反应 Meta 分析、Meta 回归分析等 Meta 分析方法。R 软件中常用于 Meta 分析的拓展包主要有 meta、metacor、rmeta、Mac、Metafor、MAd 等，每个拓展包都有不同的功能和程序。R 中 Meta 分析的模块具有优秀的统计制图功能，通过使用 R 可以完成绘制森林图、漏斗图、L'Abbe 图、Begg 漏斗图、Egger 漏斗图、剪补图等。

（四）SAS

SAS 系统（Statistical Analysis System，SAS），1966 年由美国北卡罗来纳州州立大学开发研制，1976 年成立美国 SAS 软件研究公司，迄今为止有近 50 年的发展历程，目前最新版本的 SAS 软件为 SAS9.4。SAS 系统是一款大型规模化的集成应用软件系统，具备强大的数据存取、管理、分析和呈现等功能。

SAS 的特点包括以下几方面：① SAS 语言编程能力强，它是一种近乎自然英语的非过程语言；② SAS 使用灵活便捷，功能丰富；③数据处理和统计分析功能有机结合为一体；④拓展性强，应用面广，用户可以根据自己的需要灵活选择 SAS 系统功能。SAS 基于的操作系统有 Windows、UNIX、VES、和 PC-DOS\MS-DOS。且适用于任何类型的数据，可以访问任何类型的数据资源。在世界范围内被广泛应用于科研、教育、生产等不同领域。

2009 年，为了提高 SAS 软件中的 Meta 分析统计效能，SAS 开发出了专门用于实现 Meta 分析统计效能计算的 SAS 宏（Metapower 宏）。其免费获取网址为 http://link.springer.com/article/10.3758/BRM.41.1.35。Metapower 宏适用于传统的二分类和连续型数据 Meta 分析、异质性检验、亚组分析及 Meta 回归等的统计效能计算，使用者需要对效能计算类型加以界定就可以完成相应的效能分析。在 SAS 软件中，Metapower 宏整合了 Meta 分析统计效能计算的所有过程，用户需要对宏参数进行赋值，就可获取相应的结果。

拓展阅读

Higgins JPT 等编纂的 *Cochrane handbook* 是目前最权威、最细致的系统评价操作指南，是系统评价制作最便捷、科学的工具书。不仅适合初学者入门使用，也适合初步掌握系统评价 Meta 分析方法学的研究者进一步钻研使用。

◀ **思考与练习** ▶

一、选择题

1.（单选）以下哪种方法**不是** Meta 分析定量合并研究结果的加权方法？（　　　）

A. 倒方差法 　　　　　　　　　　　B. 最小二乘法

C. Mantel-Haenszel 法 　　　　　　　D. Peto 比值比法

E. I^2 检验

2.（单选）在进行 Meta 分析合并结果的时候，以下哪些效应量可以用来合并？（　　　）

A. 比值比（odd ratio，*OR*） 　　　　B. 相对危险度（relative risk，*RR*）

C. 均数差（mean difference，*MD*） 　D. 风险比（Hazard ratio，*HR*）

E 以上都可

3.（单选）我们在制作系统评价和 Meta 分析时，以下哪些数据库需要进行检索（　　　）

A. 文摘型数据库和全文数据库 　　　　B. 循证或事实型数据库

C. 专科数据库 　　　　　　　　　　　D. 临床试验注册平台

E. 灰色文献

4.异质性检验的方法有（　　　　）

A.卡方检验 B. t 检验 C. Q 检验

D. I^2 检验 E. Z 检验

二、问答题

1.什么是发表偏倚？发表偏倚的检测方法有哪些？

2.在 Meta 分析中，如何检验研究结果异质性的大小并分析异质性来源？

（袁金秋　黄晴珊）

专题应用篇

第十七章 数据挖掘

本章节旨在介绍临床研究中大数据的来源、采集以及数据挖掘的应用。首先，探讨临床研究中的数据获取方式，其中包括电子病历、医学影像、生理信号等多种数据来源。重点关注数据挖掘在临床研究中的主要任务和基本流程。通过数据挖掘的技术手段，从庞大的数据集中提取关键信息，并帮助医学研究人员做出更有针对性的决策。在此过程中，我们将探讨各种数据挖掘方法的应用，包括关联规则、分类、聚类和预测等，深入剖析其基本思想和特征。最后，通过精选的临床研究案例，展示数据挖掘在疾病诊疗、影像学、临床试验等领域的实际应用。

第一节 概 述

一、数据挖掘的概念

（一）数据与大数据

数据是基础层次的信息和知识来源，它代表着一个变量或一系列的质量或数量属性的信息。数据储存在计算机中，当数据被转化为物理量后，与特定的环境结合在一起，就会产生某种信息。知识可以基于信息而形成，有了足够的知识并加以组织和运用，就会形成判断和预测事物的智慧（图 17-1）。

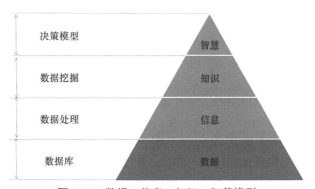

图 17-1 数据－信息－知识－智慧模型

随着互联网、物联网等新一代信息技术的飞速发展，数据增长速度加快、数据规模越来越庞大、数据种类越来越丰富、数据记录的粒度越来越细、数据之间的关系越来越复杂。大数据（big data）是信息爆炸时代产生的海量信息的描述和定义，是传统数据处理应用软件不足以处理的大或复杂的数据集（表 17-1）。2014 年，政府工作报告中首次提及大数据，随后逐渐成为各级政府关注的热点；2015 年，国务院发布了《促进大数据发展行动纲要》，正式将大数据提升至国家战略层面；2017 年，大数据产业发展规划被正式制订；2019 年，党的十九届四中全会首次将数据纳入生产要素的范畴；2020 年，《中共中央国务院关于构建更加完善的要素市场化配置体制机制的意见》将大数据正式列为新型生产要素；2021 年，国家"十四五"规划中将完善大数据标准体系确定为发展的重点；2022 年，《中共中央国务院关于构建数据基础制度更好发挥数据要素作用的意见》发布，系统地搭建了数据基础制度体系。当前阶段，数据已经成为一个新的关键生产要素，其战略价值日益重要。

表 17-1 传统数据与大数据特点比较

项目	传统数据	大数据
数据产生方式	被动采集数据	主动生成数据
数据来源	来源单一	来源广泛，数据量巨大
数据类型	结构单一	数据类型丰富：结构化、半结构化、非结构化
数据采集密度	采集密度较低，采集数据有限	利用大数据平台，可对需要分析事件的数据进行密度采样，精确获取事件全局数据
数据处理方式	离线处理方式、集中分析处理	批处理、流处理、预测分析

大数据技术是指从各种各样的数据中，快速获得有价值信息的能力，包括统计学、计算机、人工智能等。当医学数据积累到一定程度后，通过技术去挖掘、规划、分析这些数据，可使其发挥出更大的价值，为个性化医疗服务的发展作出贡献。

（二）数据挖掘的定义

数据挖掘（data mining），又称数据库中的知识发现（knowledge discovery in database，KDD），它可以从大量、不完全、噪声和模糊的数据中提取隐含的、未知的、有潜在应用价值的信息或模式，其目标是发现未知的关系，并用一种新颖的方式对数据进行汇总，使数据的拥有者能够理解并挖掘出有价值的信息。

数据挖掘作为统计学的超集，与统计分析有很大的关联，其目的是找出数据间的隐性关系。与统计分析相比，数据挖掘具有以下特点：①在不要求专业的统计背景的情况下，对大规模和异质性数据的处理有很大的优势。②与传统统计方法相比，数据挖掘技术更注重探索性、实践性和灵活性等特点。③数据挖掘技术主要包括数据库管理、人工智能、机器学习、模式识别、数据可视化，以及一些基础的统计分析。④数据挖掘对严密的逻辑推理没有太大的依赖性，其关键在于算法和可执行性，以及对模式和解释性进行思考，重点是发现和说明。⑤传统的医学统计分析方法通常是在整体中抽取一组样本，以检验所设定的假设。而数据挖掘则是将总体以样本的形式进行加工和利用。⑥数据分析与挖掘，不仅要发现要素之间的关联关系，还要尝试判断要素之间的因果关系。

（三）临床数据挖掘

随着临床数据的日益丰富和多元化，医疗机构和科研人员都在充分运用大数据处理技术，挖掘其潜在价值，使其切实发挥作用。临床大数据的分析与挖掘需要运用统计学、机器学习、人工智能等方法学和工具，并在计算机的强大能力下实现。在医疗卫生中，数据挖掘关键技术包括：

1. 数据预处理 医疗数据库中存在着大量的、不同来源的数据，这些数据存在着大量的模糊、不完整、噪声和冗余。为确保数据的一致性和确定性，必须对其进行筛选，使之成为可供挖掘的格式。

2. 医学信息融合技术 包括文字、数据、波形信号、图像、音频及视频信号等。对于不同属性的医学数据，要采取不同的方法，使得它们具有相近的性质，然后进行综合。由于医学数据具有多源性、时序性、非时序性共存等特征，使得数据融合更加困难。

3. 快速和稳健的挖掘算法 医学数据库涉及范围广，信息量大。从巨大的数据库中抽取知识，需要耗费大量的时间，所以在医学数据挖掘中，要充分考虑其有效性。快速的数据挖掘技术在远程医学领域有着重要的应用价值，它的反应速度会受到很大的影响。由于医学数据库种类繁多，且存在着不断变化的特点，因此，对挖掘算法的容错性、稳健性（robustness）提出了更高的要求。

4. 提供正确和可靠的信息 医学数据挖掘的主要目标是为医疗活动与管理作出科学的决策，因此，需要确保挖掘算法所提供信息的准确性和可靠性。

二、临床研究大数据的获取

（一）临床研究大数据的来源

临床大数据主要来源于临床实践、医学科研、公共卫生、个人健康、健康信息网络、医疗市场等，包括临床数据、医保数据、健康管理数据、公共卫生数据、生命科学研究数据、药物研发数据、实验室数据和社交网络数据等。

1. 临床实践数据　医院信息管理系统产生了大量类型多样的数据。主要来自各级医院、社区卫生院、诊所、康复养老机构和各级卫生行政管理部门等医疗机构，包括电子病历、影像、检验/检查、病理诊断、医嘱、手术记录、用药记录、临床监测、随访、医保等数据。

2. 医学科研数据　主要包括生命科学数据和医药研发数据。①生命科学数据包括基因组学、转录组学、蛋白质组学、代谢组学等；②医药研发数据包括队列、调查问卷、临床试验、药物研发、医疗设备研发等数据。

3. 公共卫生数据　包括传染病登记数据、公共卫生服务监测数据、电子健康档案、突发重大疫情数据、自然和社会环境数据。

4. 个人健康数据　主要来源于社会人口学数据、体检数据、生命体征监测、物联网设备数据、儿童生长发育数据、家庭成员职业数据，以及睡眠、运动、饮食、吸烟等行为数据。

5. 健康信息网络数据　来自医学文献、健康教育、健康信息资源平台、门户网站、搜索引擎、社交网络、网络调查、即时通讯、手机定位等。

6. 医疗市场　包含医疗服务成本、医疗设备销售记录、药物销售记录、医疗保险支出，以及医药企业、医疗设备企业、医疗保健网络公司的经营情况。

（二）临床研究大数据的采集与存储

临床研究中存在海量数据，数据的形式也是复杂多变的，而数据采集又是临床研究的一个重要环节，能否准确、及时、规范地采集数据，是制约医学大数据发展的关键。

目前，健康医疗信息系统主要是基于 SQL Server、ORACLE、MYSQL 等传统数据库，通过数据抽取-转换-加载（extract-transform-load，ETL）工具采集数据，把分散的数据按照数据来源和数据定义，制定抽取规则，将数据中的不一致、重复、不完整、不符合商业规则的数据剔除，从而将数据从商业模式转化为大数据分析模式，最后装入数据仓库。

另外，基于 Hadoop 的分布式存储与计算平台，还可以实现对健康医疗大数据的实时采集与传输。Hadoop 的分布文件系统（Hadoop distributed file system，HDFS）能够和各种数据源进行数据交换，Sqoop 工具能够完成对 Hadoop 平台上数据的导入/导出，Chukwa 和 Flume 工具则能完成对日志审计数据的采集。

其他健康医疗大数据的采集还包括利用健康医疗业务系统的应用接口（application programming interface，API）技术、传感器技术和网络爬虫技术等进行数据采集。

（三）临床研究大数据的特征

随着我国医疗卫生信息化建设的快速发展，医学数据的种类、规模空前地增加，已不能用现有的主流软件工具进行分析管理。大量临床试验数据、疾病诊断数据、居民行为数据等多来源的资料构成临床数据。临床医学资料是非常重要和特殊的，呈现出大数据的特征。

1. 数据规模庞大（volume）　数据存储容量的规模越来越大，存储容量度量单位也由太字节（terabyte，TB）增加到了皮字节（Petabyte，PB），并且在未来甚至将增长到艾字节（exabyte，EB）和千亿字节（Zettabyte，ZB）。区域医疗数据一般都是由数以百计的人口和医疗单位组成，因此，累积的卫生保健资料呈现出指数级的增长。例如，CT 的数据约为 150 MB，基因组序列为 750 MB，病理图像为 5 GB。

2. 数据类型多样（variety）　临床数据包括结构化数据、半结构化数据和非结构化数据等多种类型数据，并且在不同的数据类型中，也有不同的维度。从管理到临床，涵盖了各种数据类型。例如，各种结构化的数据表、非（半）结构化的文本文档、医学影像等，以及细胞学和病理学的影像以及超声、内镜等动态的、非平面的影像。在健康医疗大数据方面，数值型数据如生理/生化检验结果数据、呼吸/心率等生命体征数据、心电/脑电等波形数据，大多是标准的结构化数据；文本型数据，例如，电子病历、既往病史、医嘱、手术记录、随访记录等，对疾病描述是主观的，并带有医生的主观判断逻辑，因此对疾病的描述很难被标准化；图像型数据如 X 线、CT、MRI、PET/CT 等影像类型的数据蕴含丰富的多维度信息。医学术语数目繁多并不断涌现新术语，仅疾病的名称就超过了 3 万种，诊断、手术和药物的名称成千上万，还有大量的影像、医嘱等非结构化数据。

3. 数据增长速度快（velocity） 一方面指大数据的增长速度快，新一代信息技术快速发展，医疗信息逐步数字化，临床数据的增长速度会更快，如患者持续实时的心电监测数据、养老机构视频监控流数据等；另一方面是指大数据的处理速度快，通过大数据平台，快速检索到类似病例、健康指标预警、临床中的诊断及用药建议。

4. 数据价值巨大（value） 医学数据是关系到个体健康的重要信息，对新药研发、疾病防控都有重大的意义。从海量的医疗大数据中抽取信息，已经成为医学发展的一个重要趋势，利用大数据进行分析，挖掘出有价值的信息，对于疾病的管理、控制、医学研究等方面会有很大的帮助，对疾病的防控、新药研发，以及攻克疑难重症，都有很大的帮助。

临床大数据是在医学领域中所产生的数据，除了以上所述的大数据所具备的特征外，还具备医学领域的一些专业相关特征，具体如下所述。

1. 多态性 医生对患者的描述是很难标准化的主观描述，它包括各种形式和结构，如纯数值型检测结果（体检、化验）、信号数据（脑电信号、心电信号）、医学图像数据（B 超、X 线）、文字描述数据（患者主诉）等。

2. 时序性 这些资料与病程有很大关系，且不少病种的病程具有明显的季节性特点。同时，电生理信号（如心脑电图）、心率、血压等都与时间有很大关系。患者的诊疗、病史记录等也能体现出一定时间和地点的临床诊疗情况，具有明确的时序性。

3. 不完整性 医学数据挖掘最终目的是治愈患者，而治愈是为了寻求某种疾病的一般规律，对一种疾病信息不可能完全地了解，很多医学信息的表达都有其自身的模糊性。另外，由于患者的主观性，也会造成数据记录的偏差和残缺，导致临床数据的不完整特性。

4. 冗余性 医疗数据有很多重复或不相关的信息。

5. 隐私性 医学数据必然会涉及患者的某些隐私信息，甚至涉及伦理、法律问题。如果泄露，会对患者造成不良影响。

三、临床医疗大数据的应用领域

高质量的临床医疗大数据有着巨大的应用潜力，为疾病的诊断、治疗和研究提供了有力的支持。临床医疗大数据在医疗服务管理、智慧诊疗服务、临床精准诊疗、互联网＋医疗、临床决策支持等方面都有广泛的应用。

（一）医疗服务管理

通过对临床医疗大数据的可视化、分析和挖掘，可以为医疗服务的精细化管理和数据经济的发展提供科学依据。其中，最典型的应用是以临床医疗大数据为基础的按诊断分组/预付费系统（diagnosis related groups/prospective payment system，DRGs-PPS）。保险机构在制定 DRGs 支付标准时，采用大量的数据为依据，对疾病的标准费用进行测算。数据来源为患者的付费信息、病历信息等。传统的人工或半人工分组模式已无法适应海量数据的分析需求，需要利用反向传播神经网络（back propagation neural network）、支持向量机（support vector machine，SVM）、k 均值等大数据分析技术，在大量的临床医疗数据中挖掘有价值的信息。

（二）智慧诊疗服务

以海量的临床医疗大数据为基础，对其进行分析、挖掘，为建立知识库、知识图谱和专家系统提供了有力的支持。一方面，患者入院时，输入病史、耐药性、身体状况、生活环境、生活方式、健康状况等数据，通过分析这些数据自动生成分析结果，为患者提供智能导诊与分诊、病情分析、诊断、治疗、预测等。这样既方便了患者的住院治疗，又可以降低由于医患之间信息不对等而导致的医疗纠纷。同时，还可以为患者提供健康档案管理、自我健康管理、疾病预测和预警等居家辅助诊断和健康管理。

（三）临床精准诊疗

精准医学是通过基因组、蛋白质组等组学技术以及医学尖端技术，通过分析、识别、验证和应用生物标志物，准确地找到病因和治疗目标，准确地将疾病的不同状态、过程进行分类，达到个体化、针对性、有效性的目的，提高疾病的诊断和防治效果。精准医学需要与临床医学大数据融合，而以大数据为基础的精准医学包括精准诊断、精准治疗、精准用药等。

1. 精准诊断　根据临床和治疗过程中采集到的海量生物样本和电子病历资料，运用大数据分析和挖掘技术与工具，将这些信息整合、分析、对比，形成准确的疾病诊断报告。

2. 精准治疗　通过对患者进行准确的诊断，对患者进行大数据分析，发现其病因和治疗目标，从而为临床提供准确的推荐用药和不良反应等信息。

3. 精准用药　目前最具代表性的精准用药是肿瘤的治疗。通过高通量测序、全外显子基因等技术，获得了大量的生物信息，并将其与临床诊断数据相结合，通过对基因编码的深入研究，从而开发出一种精准抗癌新方法。

（四）互联网＋医疗

人工智能和大数据等新技术的应用和发展，使问诊模式发生了变化，并塑造了新的医疗服务形态。随着"互联网＋医疗"的不断发展，医疗大数据在临床医学中的应用范围和深度不断扩大。以大数据为基础的"互联网＋医疗"，将依托大数据中心，开展医联体、专科联盟、名医联盟等模式，开展远程医疗、分级诊疗、多学科会诊，推进建设网络医院，不断促进优质医疗资源向基层下沉，提升公共服务智慧化、普惠化、便捷化水平。

（五）临床决策支持

基于大数据分析挖掘与人工智能应用，将临床医疗大数据运用到临床医学决策中，在疾病诊疗过程中为医务人员提供疾病早期筛查、智能诊断、预后预测、分型分级、治疗方案评分，以及致病因素、发病机制、流行规律与趋势、并发症、治疗效果、不良反应与差错的分析和预测等临床辅助决策，最终为患者提供精准诊疗与个性化治疗服务。

第二节　数据挖掘任务及流程

一、数据挖掘的主要任务

数据挖掘是从大量的数据中提取隐藏在其中的、事先不知道但潜在有用的信息的过程。数据挖掘的目标是建立一个决策模型，根据过去的行动数据来预测未来的行为。通常，数据挖掘任务分为两大类：①预测任务，其目标是根据其他属性的值，预测特定属性的值。被预测的属性一般称结局变量或因变量，而用来做预测的属性称解释变量或自变量；②描述任务，其目标是导出概括数据中潜在联系的模式（相关、趋势、聚类、轨迹和异常）。本质上，描述性数据挖掘任务通常是探查性的，并且常常需要后处理技术验证和解释结果。

（一）预测建模

预测建模涉及以解释变量或其转换后的变量进行一定形式的组合为结局变量建立模型。有两类预测建模任务：一是定性分类，用于预测离散型的结局变量，典型的分类问题有垃圾邮件识别、文本分类、信用评分、图像识别等。二是定量预测，用于预测连续型的结局变量。

1. 定性分类（qualitative classification） 是在已有数据的基础上归纳出一个判别式或构造出一个分类模型。该判别式或模型能够把数据库中的数据记录映射到给定类别中的某一类，常被用于规则描述和预测。由于数据样本的类别已被标识，所以分类也是监督学习的一种。分类算法要求基于数据属性值来定义类别，通常用已知所属类别数据的特征来描述类别。构建过程分为三步：

（1）模型创建：通过对训练数据集的学习来建立分类模型，一般是以分类规则、决策树或数学表达式的形式给出。

（2）模型验证与优化：使用分类模型对测试数据进行测试，验证模型的性能。通过调整模型参数，改进模型算法等方法对模型进行优化。

（3）模型使用：在所需要分析的数据中应用分类模型。

2. 定量预测（quantitative forecasting） 是确定两种或两种以上变量间相互依赖的定量关系的一类统计分析方法。按照涉及自变量的多少，分为简单回归分析和多重回归分析；按照因变量的多少，分为一元回归分析和多元回归分析；按照自变量和因变量之间依赖关系所呈现的模式，可分为线性回归分析和非线性回归分析。

回归分析是研究因变量（Y）与若干个自变量（X）之间依存关系的一种有效统计方法。可以用一个确定的数学表达式大致地描述两者之间的依存关系，$y = f(x)$ 称为回归方程。典型的回归问题如房价预测、收入预测。

（二）关联分析

关联分析（association analysis）是形如 $X \rightarrow Y$ 的蕴涵式，其中，X 和 Y 分别称为关联规则的先导和后继。它揭示数据之间的相互关系，两个或两个以上变量的取值之间存在的规律性称为关联。数据关联是数据库中存在的一类重要的、可被发现的知识。关联分为简单关联、时序关联和因果关联。关联分析的目的是找出数据库中隐藏的关联网。一般用支持度和可信度两个指标来度量关联规则的普遍性和可信程度，并不断引入兴趣度、相关性等参数，使得所挖掘的规则更符合需求。

利用关联分析能寻找数据库中大量数据的相关联系，常用的两种技术为：

（1）关联规则：用于发现一个事物与其他事物间的相互关联性或相互依赖性，如分析客户在超市买牙刷的同时购买牙膏的可能性。

（2）序列模式分析：将重点放在分析数据之间的因果关系，如买了电脑的顾客会在三个月内买音箱、打印机等外部设备。

典型的关联问题：①商品推荐；②电影推荐。

（三）聚类分析

聚类分析（cluster analysis）是将物理或抽象对象的集合分组为由类似的对象组成的多个类的分析过程。其目标就是在相似的基础上收集数据来分类。聚类源于很多领域，包括数学、计算机科学、统计学、生物学和经济学。在不同的应用领域，很多聚类技术都得到了发展，这些技术方法被用作描述数据，衡量不同数据源间的相似性，以及把数据源分类到不同的簇中。

与分类需要先定义类别和训练样本不同，聚类的输入是一组未被标记的数据，根据数据自身的距离或相似度进行划分。划分的原则是保持最大的组内相似性和最小的组间相似性，也就是使不同聚类中的对象尽可能地不同，而同一聚类中的对象尽可能地相似。

典型的聚类问题：①用户分群；②相似文档聚类。

（四）时序分析

时序分析（analysis of time sequence）是以分析时间序列的发展过程、方向和趋势，预测将来时域可能达到的目标的方法。此方法运用概率统计中时间序列分析原理和技术，利用时序系统的数据相关性，建立相应的数学模型，描述系统的时序状态，预测未来。时序分析适用于数据量化的时序系统，基于概率统计手段分析随时间变化的随机系统。典型的序列问题如购物模式预测、网站点击模式预测。

1. 时间序列的变化 主要受到长期趋势、季节变动、周期变动和不规则变动四个因素的影响。主要内容如下。

（1）长期趋势（trend，T），反映了某种（如经济、疫情）现象在一个较长时间内的发展方向，它可以在一个相当长的时间内表现为一种近似直线的持续向上或持续向下或平稳的趋势。

（2）季节变动（seasonal，S），是某种（如经济、疫情）现象受季节变动影响所形成的一种长度和幅度固定的周期波动。

（3）周期变动（cyclical，C），也称循环变动因素，它是受各种因素影响形成的上卜起伏小定的周期性波动。

（4）不规则变动（irregular，I），又称随机变动，它是受各种偶然因素影响所形成的不规则变动。

2. 具体分析步骤

（1）以有关的历史资料的数据为依据，区别不规则变动、周期变动、季节变动等不同时间的趋势，特别是连续的长期趋势，并整理出统计图。

（2）从系统原则出发，综合分析时间序列，反映曾经发生过的所有因果联系及影响，分析各种有关因素的综合作用。

（3）运用数学模型求出时间序列以及将来时态的各项预测值，如移动平均法、季节系数法、指数平滑法、自回归求和移动平均模型。

（五）偏差检测

偏差是对差异和极端特例的表述，如分类中的反常实例、聚类外的离群值、不满足规则的特例等。偏差检测用来发现与正常情况不同的异常和变化，并进一步分析这种变化是有意的诈骗行为，还是正常的变化。如果是异常行为，则需提示采取预防措施，尽早防范。

在偏差中包括很多有用的知识，数据库中的数据存在很多异常情况，发现数据库中存在的异常情况是非常重要的。偏差检验的基本方法就是寻找观察结果与参照之间的差别。典型的异常检测问题有信用卡欺诈行为检测、网络安全检测、不合格产品检测。

二、数据挖掘的流程

数据挖掘的步骤一般包括临床研究需求、数据预处理、数据建模、模型评估、模型部署。

（一）临床研究需求

在理解背景、含义、目标的前提下，将需求转化为数据挖掘问题的定义和完成目标的初步计划，按照临床研究需求配合整理数据维度与口径，在此基础上进行数据统计。

（二）数据预处理

得到原始数据后，需要对数据进行预处理，为后续建模奠定基础。

1. 数据清洗

（1）异常值处理：异常值的判断方法主要包括：①$3\sigma$原则和四分位数截断（箱式图法），主要用于单个特征。②基于距离的异常值检测，主要用于多维数据。例如，对样本数据聚类处理，寻找空间离群点，结合实际业务情况判断是否异常。针对达到异常值检出水平但未及删除水平的数据，应尽量找到数据异常原因，予以修正，若不能修正，则比较删除与不删除的统计结论，根据是否符合客观情况做去留选择。③基于模型算法推断的检测方法，如基于矩阵分解和重构的方法、神经网络自编码器推算异常值。许多作用于单个特征的方法可以拓展到处理多个特征，比如使用多元正态分布、卡方统计量等根据概率值的大小、统计量的大小来判断是否属于异常值等。

处理方法：异常值样本的丢弃与否还是要看情况；异常值替换为认为合理的区间的端点值；连续变量根据分位数或人工限定阈值离散化变为分类变量，消除极端值的影响等。

（2）缺失值处理：处理方法包括以下几项。

1）删除样本：适用于缺失机制为随机产生的数据，并且去除缺失值后训练集仍保留足够大样本量的情况。

2）删除特征：如果这个变量的缺失率超过阈值则丢掉，除非已经知道它非常重要，如职业、学历等。

3）均值/中位数/众数填补：一般只有在数据波动不是很大，并且该变量对目标变量的影响不大的情况才有很好的效果。

4）插值法填补：多项式插值、牛顿插值等。

5）预测值填补：使用一些回归模型对缺失值进行处理，例如，已知行为特征数据、个人信息数据时，可以构建收入的预测模型。

2. 特征工程 是将原始数据转化成更好地表达问题本质的特征的过程，使得将这些特征运用到预测模型中能提高对不可见数据的模型预测精度。

（1）处理定性特征：定量变量转化为定性变量，比如年龄变量为0～80岁，可以按照一定范围转化为儿童、青少年、中年、老年等类别变量。

1）特征编码：例如，儿童、青少年、中年、老年等类别变量，编排成0，1，2，……。

2）哑变量编码：一个类别对应一个二值变量；对定量特征二值化，基于给定阈值，将定量特征按阈值划分。

（2）处理定量特征方法主要包括：标准化、归一化等。

1）标准化指将数据按比例缩放，使之落入一个小的特定区间。在某些比较和评价的指标处理中经常会用到，去除数据的单位限制，将其转化为无量纲的纯数值，便于不同单位或量级的指标能够进行比较和加权。目前数据标准化常见的方法有：z-score 标准化、min-max 标准化、Log 函数转换等。

2）归一化是标准化的一种，把数据映射到0～1范围内，使数据处理更加便捷。它的缩放仅与最大值、最小值的差别有关。标准化缩放和每个值都有关系，通过方差体现出来。当数据的取值范围很窄时，数据标准化后更分散；数据的取值范围很宽时，数据标准化后会更集中。

如果对输出结果范围有要求或数据较稳定，不存在极端的最大值、最小值，可用归一化处理；如果数据有异常值和较多噪声，可用标准化处理，可间接通过中心化避免异常值、极端值的影响。

（3）特征选择：当数据预处理完成后，需要选择有意义的特征输入机器学习算法和模型进行训练。通常来说，从两个方面来选择特征：

1）特征是否发散：如果一个特征不发散，如方差接近于0，也就是说样本中诸个体在这个特征上基本上没有差异，其对于个体的区分作用甚微。

2）特征与目标的相关性：与目标相关性高的特征，应当优先选择。相应的有方差选择法、相关系数法、卡方检验法、互信息法、递归特征消除法等方法。

（三）数据建模

特征构成决定了整个模型的上限，而模型的选择与调参就是为了逼近这个上限。模型是指为了挖掘出有用的信息所选用的各种算法，既包括传统的机器学习算法，也包括近年比较流行的深度学习算法。按照学习方式的不同，机器学习算法可分为监督学习、非监督学习、半监督学习、强化学习。面对不同的数据情况，可选用分类、回归、聚类、关联分析等不同算法。目前，普遍认为单一预测模型在信息归纳的能力方面并不充分，转而采用集成学习的理念，将模型进行融合。集成学习的两大原则：①个体学习器之间强依赖关系，必须串行生成序列化方法；②个体学习器不存在强依赖关系，则推荐生成并行化方法。目前越来越多的算法被提出，但是没有最好、最优的算法，只有当下最合适的。

（四）模型评估

上面得到的模式模型，有可能是没有实际意义或没有实用价值的，也有可能是其不能准确反映数据的真实意义，甚至在某些情况下与事实相反。因此需要评估，确定哪些是有效的、有用的模式。评估的一种办法是直接使用建模时依赖的数据库中的数据来进行检验，另一种办法是另找一批数据对其进行检验。

（五）模型部署

通过对实时数据及历史数据的多轮评估来搭建模型，模型的创建并不是结束，应该分析结果，从业务或者技术角度进行调整。

数据挖掘过程的分步实现，不同的步骤需要不同专长的人员，他们大体可以分为三类：①研究分析人员，要求能够解释研究对象，并根据各研究对象确定出用于数据定义和挖掘算法的临床研究需求。②数据分析人员，精通数据分析技术，并熟练掌握统计学，有能力把业务需求转化为数据挖掘的各步操作，并为每步操作选择合适的技术。③数据管理人员，精通数据管理技术，能从数据库或数据仓库中收集数据。

由上可见，数据挖掘是一个多学科合作的过程，也是一个在资金上和技术上高投入的过程。这一过程要反复进行，不断地优选解决问题的方案，不断地趋于认清事物的本质。

第三节　典型数据挖掘算法

数据挖掘技术中包含多种算法，按照训练数据有无标签分为监督学习算法、无监督学习算法和强化学习算法，其中典型的临床数据挖掘算法有回归、分类、聚类、关联规则、深度学习（deep learning）等。上述算法是医疗数据分析中重要且实用的数据挖掘技术，广泛地应用于疾病辅助治疗及方案的确定、药物研发及副作用分析、疾病预警、医院管理与决策等方面。

一、回　　归

回归分析是研究一个变量与其他若干变量间依存关系的统计分析方法，是一种监督学习方法，在医学研究领域得到了广泛的应用。回归分析数据集当中的结局变量是数值型的，在已有数据基础上，对统计数据进行数学处理，从而简化、规律化各变量关系，并确定因变量与自变量的数量依存关系，建立回归方程进行预测与统计控制。

例如，对高血压、恶性肿瘤等进行病因学研究，多重线性回归、Logistic 回归、Cox 回归等是常用的因素筛选模型。其中，多重线性回归和 Logistic 回归是常见的线性依存关系分析方法，多重线性回归一般用于研究连续型变量与多个自变量线性对应关系，Logistic 回归一般用于研究二分类和多分类因变量与自变量对应关系；Cox 回归是一种半参数回归方法，可以同时分析多种自变量对生存结局的影响，能对带有删失数据（censored data）的生存资料进行分析，衍生出的列线图（nomogram）能提供接受干预后每位对象在不同时间点生存概率的估计值，在随访研究资料的分析中广泛应用。

二、分　　类

分类问题是对样本类别进行预测的判别分析问题，而分类算法则是解决分类问题的方法。分类算法是一种应用于对离散型随机变量进行建模分析、预测的有监督的机器学习算法，通过对大量带标签训练集的计算与分析，发现数据间规则与联系，区分数据类别并进一步预测数据的未来发展。分类算法首先需要学习先验知识，而后对测试集进行分类。

根据数据项的共同特征，按照一定的划分标准可以将临床数据中的每个数据项划分类别，可以归为如健康状态分类、疾病程度分类、患者分类等。临床数据分类常用的算法有 Logistic 回归、决策树（decision tree）、贝叶斯分类器（Bayesian classifier）、支持向量机（support vector machine，SVM）和人工神经网络（artificial neural network，ANN）等。

（一）Logistic 回归

Logistic 回归是一种广义线性模型（generalized linear model，GLM），是一种有监督学习的分类回归算法，常被应用于数据挖掘和疾病诊断等领域。Logistic 回归本质上仍为线性回归模型，但在实际应用中更适用于分类问题，对于 Logistic 回归的因变量，可以是二分类的，也可以是多分类的。从数学角度出发，Logistic 回归在线性回归基础上添加了一个 sigmoid 函数，将数值结果转换为 0～1 之间的概率分类结果，从而预测出所关心结局事件发生的概率。

Logistic 回归在医疗领域应用广泛，是流行病学等领域最有效的分析手段，常用于筛选疾病发生的危险因素、预测疾病发生概率、对疾病诊断分类，例如，根据临床数据判断是否患有 2 型糖尿病，或者根据临床数据以概率 0.5 作为分界线诊断肿瘤的良恶性等。

（二）决策树

决策树是一种可应用于分类与回归的基本方法，也是机器学习中典型的非参数的有监督学习方法。决策树利用树形结构特征，通过相应规则对数据进行分类，体现了特征与标签的一种函数映射关系。根据目标变量的不同，决策树分为分类变量决策树和连续变量决策树，典型的决策树算法有 ID3、C4.5、CART、SLIQ 算法和 SPRINT 算法。决策树可以在所有类型的分类或回归问题中实现，具有很高的灵活性，并且易于理解、计算复杂度低、训练速度快以及决策结果形象直观，适用于多种数据样本的分类。

决策树算法应用于临床诊断中，可以为计算机辅助医学诊断的应用提供一种可靠的依据。利用决策树算法建立模型，可以分析医疗病例数据间的关联规则以及疾病指标的变化规律，新研究成果及医生的新认识都可被纳入以推进算法优化，加速医学诊断过程，提高决策诊断的准确率，优化传统的医疗方案，在临床医学相关领域的数据分类和预测上有较好的辅助作用。

（三）贝叶斯分类器

贝叶斯分类器是统计学的一种分类方法，它是一类利用概率统计知识进行分类的算法，通过试验的先验概率，利用贝叶斯公式计算出后验概率，以后验概率最大的类作为试验事件所属类。该算法思路简单、易于实现、快速且分类准确率高，属于非规则分类，通过训练集得到分类器，从而对测试集进行分类。贝叶斯分类器分为朴素贝叶斯分类器（naive Bayesian classifier，NBC）和树增强型朴素贝叶斯分类器（tree-augmented naive Bayesian classifier，TANBC），其中朴素贝叶斯在属性相关性小时具有良好性能，朴素贝叶斯分类器由于具有简单、有效和易于实现的特性广受好评。

贝叶斯网络（Bayesian network）是基于贝叶斯算法建立的、用图的形式表达一组变量间联合概率分布函数的模型，用以处理不确定性推理和数据分析。在临床医学领域，以贝叶斯网络为基础开发了心血管疾病诊断系统、淋巴结组织诊断网络及诊断分型精神疾病症候系统。

（四）支持向量机

支持向量机（SVM）算法是基于统计学原理建立的一种有监督机器学习算法，是逻辑回归算法的一种强化，可以处理线性可分的分类问题，也可以处理线性不可分的分类问题。对于线性不可分的样本，SVM 通过非线性变换将样本空间数据从低维空间变换到高维空间，在高维空间中则变为线性可分的，从而能够解决低维空间的局部极值问题。SVM 可以在样本量较少的前提下，针对有限数据集构建一个能够使模型达到结构风险最小化的模型，从而增强机器学习的泛化能力，得到较为稳定的统计分析结果。

SVM 广泛应用于数据分析中，具有较强的分类能力，可以解决小样本、非线性及高维度模式识别等复杂问题，拥有较好的泛化能力。SVM 是辅助医学决策的有效数据分析工具，在疾病诊断、医学影像、信号分类、疾病预后、基因微阵列等方面都发挥着重要的作用。随着医疗信息的数字化、大数据化，SVM 的优越性能和易于实现的特点，使得该算法值得在医学领域中大力推广。

（五）人工神经网络

人工神经网络（ANN）是一种并行的非线性动力学系统模型，被广泛应用于疾病分类等研究中。ANN 通过合理的样本训练、学习与模拟，并引入非线性转换函数来求解各种复杂非线性问题，使其具有很强的模式识别能力，不仅可以避免建立复杂的数学模型，而且针对信息不完全的数据往往能获得良好的效果。

人工神经网络在疾病防治中应用广泛，该方法精于数据整合，能够有效避免人工诊断的经验性倾向导致的诊断失误，较为常用的是反向传播人工神经网络和感知机模型。在疾病诊断分析方面，ANN 主要用于临床症状体征诊断分析、临床图像诊断分析和医学信号诊断分析，此外 ANN 也被应用到了临床决策分析、预后预测分析中，是一种极具潜力的临床决策支持工具。人工神经网络独有的并行处理方式，使得在医疗大数据领域中可以彰显更高的效率。

三、聚 类

聚类分析（cluster analysis）是一种无监督的机器学习过程，是识别相似对象并聚集成类的过程。聚类分析不需要给数据指定分类标签，聚类过程中，聚类算法使得簇内相似度高，簇间相似度低。根据聚类对象的不同，聚类分析分为对样品集合聚类的 Q 型聚类和对指标集合聚类的 R 型聚类。

聚类分析是数据挖掘的一个重要分支，可以作为数据预处理工具，也可以作为深层次信息分析工具，相对于分类分析有更少的人工干预，因此可以应用于临床数据中探索性问题的研究。常见的聚类分析算法可以分为基于划分的聚类算法、基于层次的聚类算法、基于密度的聚类算法、基于网格的聚类算法、基于模型的聚类算法和基于模糊的聚类算法。其中，K-means 算法是基于划分的一种典型聚类算法，算法简单，以距离为核心，在机器学习领域得到了极为广泛的应用。基于密度的带噪声空间聚类算法（density-based spatial clustering of applications with noise，DBSCAN）是基于密度的一种典型聚类算法，使用了密度相连的思想，可以解决 K-means 不能解决的不规则聚类。

四、关 联 规 则

关联规则（association rules）是以频繁项集理论为基础，从目标数据库中提取目标项集，并尝试探索不同目标项之间的关联关系，以关联规则的形式表现出来进行研究的方法。关联规则是一种无监督的、描述性的方法，针对临床数据，关联规则描述数据样本之间存在关系的规则。常见的关联分析算法有 Apriori、FP-growth 等。

Apriori 算法是一种最有影响的布尔关联规则频繁项集挖掘算法。该算法是一个基于两阶段频集思想的方法，将设计关联规则挖掘算法分解为发现频繁项集和生成关联规则两个子问题。随着人们对关联规则相关研究的不断深入，提出了更多关联规则挖掘算法，将更多的因素集成到关联规则挖掘算法中，使得关联规则发现从单层发展到多层，进一步丰富关联规则的应用领域。

应用于医学数据中，关联规则可以挖掘复杂数据中变量间关系、高效挖掘多维数据以及直接转换结构不一致的变量。在医学领域，利用关联规则及其改进方法，可以分析临床病症与药物、化学成分之间的相关性，从而进行疾病与发病症状的关联程度分析。此外，关联规则也可以应用于疾病诊疗分析、疾病预测分析、临床用药规律分析等。使用关联规则挖掘算法对病例记录数据进行相关性分析，挖掘得到的一些规则模式对疾病的诊断与预防具有指导意义。

五、深 度 学 习

深度学习也称为深度结构学习（deep structured learning）或深度机器学习（deep machine learning），作为机器学习的一个分支，它是一类算法的集合。深度学习的理论基础植根于人工神经网络，但与传统的神经网络不同，深度学习是具有多个隐藏层的深度神经网络，是对深层非线性网络结构的监督学习。深度学习算法的训练是从有限的带标签样本数据集当中学习完成的，起始于随机的初始配置，而后不断调整网络权重从而找到一组在训练数据集当中的最佳参数。深度学习在形式上凭借数据在多层结构中逐层传播，从而产生较低维的输入空间投影，最后得到对原始数据或图像有效的高级抽象。

深度学习包含了许多隐藏的神经元和层，可以通过从临床数据中学习得到高级抽象，这种高级抽象呈现出自动特征集，因此其具有强大的特征提取能力。例如，在医学成像中，深度学习可以产生更复杂、更难以用描述性方法阐述的隐性特征，从而提高分类或者预测任务的准确度，因此深度学习能挖掘临床数据更本质的特征。

近年，深度学习在语音识别、自然语言处理、计算机视觉等方面都取得了卓越的成果，同时在医疗领域中的应用，例如，医学影像、计算机辅助医学诊断、临床决策支持、医疗信息挖掘等方面的应用都取得了突破性进展。常见的深度学习网络包括卷积神经网络（convolutional neural network，CNN）、循环神经网络（recirculating neural network，RNN）、递归神经网络（recurrent neural network）等。其中，卷积神经网络在图像处理领域是常用的特征提取手段，提取视野中局部特征并通过训练自动学习得到有效的特征表达；循环神经网络则是一类具有短期记忆能力的神经网络，可以同时接受其他神经元信息并获取自身存储的状态信息，在自然语言、时序信号的处理中被广泛使用。各种深度学习算法在医疗领域的应用如表 17-2 所示。

表 17-2 深度学习算法在医疗领域的应用

数据来源	应用	深度学习模型
基因组学	预测转录因子数据集中 DNA 序列结合位点	CNN
	学习位置敏感散列 LSH 的功能，用于执行序列比对	双向深度 LSTM 网络
	分类识别非编码 RNA 数据	GCN
电子病历	儿科重症监护病房的临床数据分类	LSTM
	临床记录文本的命名实体识别任务研究	CNN
	通过心血管疾病健康数据建立心血管风险预测模型	DBN
临床影像	通过 CT 图像分割肺结节	CF-CNN
	逐层切割脑肿瘤图像	FCNN+CRF
	通过眼部晶体图像构建白内障分类数据集辅助临床诊断	CNN
移动可穿戴设备检测数据	通过心电图数据集划分自动诊断心肌梗死	DCNN
	使用可穿戴设备建立辅助热量测量系统	CNN
	人类活动识别技术	CNN
	残疾患者手势识别辅助设备的符号语言识别方法	DNN

注：长短时记忆网络（long short term memory network，LSTM）模型是一种经典的循环神经网络（RNN）；图卷积神经网络（graph convolutional network，GCN）是一种用于图像分析的深度学习模型；深度信念网络（deep belief network，DBN）是一种深度学习无监督模型，由多个受限玻尔兹曼机（RBM）组成的堆叠构成

随着医疗大数据的快速发展、医疗信息平台的不断建设，临床数据仓库（clinical data repository，CDR）整合了同时拥有多个来源的临床数据，提供以患者为中心的统一视图的实时数据库。因此如何有效挖掘、使用这些数据成为热门研究内容，同时数据挖掘算法在临床数据处理的领域也有了长足的进步，是将临床决策和医疗大数据相结合的一个有效工具。如何根据临床数据自身的特点以及对应研究目的，结合不同的数据挖掘算法的优势，选择合适的数据挖掘算法对于相应的研究来说显得至关重要。

以传统临床医学数据挖掘算法为根本进行挖掘方法的改进，或者发现更多临床数据挖掘新算法，使得数据挖掘更广泛地应用到临床医学领域中，作为解决临床领域相关问题的有效工具并获得更高的效率，也是应当做出的有益尝试。

第四节 数据挖掘应用实例

随着计算机信息技术的飞速发展及医院信息化平台建设的需要，医院信息管理系统中存储了

大量的数据资源，包含文字、声音、图像、视频、影像等各种医疗数据，传统的、简单的数据的查询已无法满足医院管理者的需求。高质量临床医疗大数据具有极大的应用价值，目前正以惊人的速度增长并支撑临床疾病的诊断、治疗和研究发展。

一、在疾病诊疗中的应用

（一）疾病管理

疾病管理是患者在疾病诊疗的过程中必不可少的环节，尤其是对于一些慢性病患者，需要接受长期的治疗，为了保证所采用的治疗方法的有效性，防止患者出现疾病进展，就需要强化对疾病的管理，此时，若能够在疾病管理工作中引进数据挖掘技术，对于整体的管理水平及管理效果的提升具有积极的意义。

例如，有学者在开展埃及儿童急性淋巴细胞白血病管理项目数据分析的过程中，通过应用数据挖掘工具对患者的年龄分布情况、人群地理分布情况予以全面展示，通过大量的数据分析，成功总结出了与疾病相关的危险因素，从而为相关的公共卫生决策提供了有力依据。这对于儿童急性淋巴细胞白血病的研究都具有非常好的促进作用。

在医院信息库中，含有大量的患者资料以及病情信息，包括患者的性别、年龄、生活情况等多方面资料，通过对数据库中相关信息的综合研究与分析，可以得出有指导性意义的模式以及关系。疾病的发病原因、相关危险因素分析，能够有效指导此类疾病的预防。

（二）疾病诊断

通过应用数据挖掘技术对各种与疾病有关的大量数据进行挖掘，并开展相应的数据分析，对于个体是否患病能够起到良好的预测作用，从而为疾病的早期诊断提供重要参考依据。在各类数据挖掘技术当中，很多在疾病诊断中都得到了应用，如决策树算法、神经网络算法、支持向量机算法等。尤其在恶性肿瘤的诊断中，数据挖掘技术的应用优势日益凸显。

例如，有研究应用神经网络算法及支持向量机算法分析 Wisconsin 乳腺癌数据集，从而实现对乳腺癌的预测，分析结果表明，应用这两种数据挖掘技术的预测准确性非常高，甚至远超临床医生的预测能力，这不仅有利于疾病诊断准确率的提升，同时还能有效地减轻患者开展其他检查的痛苦。此外，有学者同样应用 Wisconsin 乳腺癌数据集实施乳腺癌预测，并将其预测结果与 Logistic 回归的分析结果进行对比，计算结果表明，采用数据挖掘技术开展分析，需要花费较多的时间，但是与 Logistic 回归分析相比，其预测疾病的灵敏度及特异度显著提升。

总的来说，当前数据挖掘技术在疾病诊断中的应用价值是明确的，各种不同的数据挖掘技术有着各自的优缺点，支持向量机、神经网络等算法的分类精度比较高，决策树具备能够输出直观可见的分类规则，具体选用何种方法需要结合疾病诊断的实际需求。

（三）疾病预后

在为患者开展临床治疗的过程中，为了保证治疗效果，需要在正式开展治疗之前，结合患者的实际情况，制定出多种治疗方案，并分析每一种治疗方案的优劣及预后效果，但是对于恶性肿瘤等致命性疾病，要对其预后情况进行准确预测难度是比较大的。

将数据挖掘技术应用于疾病预后预测当中，主要集中在对患者疾病复发率进行预测、对患者的生存率进行预测。例如，有学者将基于微阵列数据与临床数据共同应用于乳腺癌预后的预测当中，并应用贝叶斯网络模型自动实施特征选择，在识别出乳腺癌与各可疑影响因素的相关程度之后，再做出相应的判断。

二、在影像学中的应用

（一）肿瘤影像组学

由于肿瘤的复杂性，在肿瘤管理的每个阶段都出现了困境，包括肿瘤人群、癌前病变和肿瘤病变的早期发现，手术治疗期间浸润性肿瘤边缘的测定，后续治疗过程中肿瘤演变和对治疗产生的潜在获得性耐药，以及肿瘤侵袭性、转移模式和复发的预测。

随着医疗保健服务需求的不断增加，以及大数据的产生，临床工作流程的优化和简化变得越来越重要。通过大数据挖掘技术，特别是人工智能（artificial intelligence，AI）技术，可以识别图像中的复杂模式，提供了将图像解释从纯粹的定性和主观任务转变为可量化和重测信度高的任务。此外，大数据挖掘技术还可以将多个数据流聚合到强大的集成诊断系统中，涵盖放射图像、基因组学、病理学、电子健康记录和社交网络。

在癌症成像中，AI 在肿瘤的检测、表征和监测的临床任务方面有着重大作用。检测是指检测异常，通过人工智能技术定位影像图片可疑的部分。基于人工智能的检测工具可用于减少观察疏忽，显示可疑成像特征的区域并将其呈现，作为防止遗漏错误的初始筛查。通过大数据挖掘技术实现异常检测在计算机辅助检测领域展现出其独特的价值，不仅能够应用于低剂量 CT 筛查，准确辨识被漏诊的癌症病例，还在 MRI 图像解读过程中，有效地探测脑部转移病变，从而优化放射学解释时间，并同时保持极高的检测精度。此外，在乳房 X 线检查中，大数据挖掘还能够精确定位微钙化簇，作为早期乳腺癌的重要标志，进而在放射科医生异常检测的工作中，普遍提升了灵敏度水平。这种技术的应用不仅拓展了医学影像学的边界，也为放射科医生在异常检测方面提供了更为精准、高效的辅助工具。

表征则是指通过确定病变的形状或体积、组织病理学诊断、疾病分期或分子谱来刻画可疑病变，数据挖掘技术可以广泛地捕捉肿瘤的分割、诊断和分期，还可以扩展到疾病的预后以及基于特定治疗方式的结果预测。分割定义异常的程度范围可以从最大面内肿瘤直径的基本二维测量到更复杂的体积划分，甚至可以评估整个肿瘤和可能的周围组织，这些信息可用于后续诊断任务。人工智能还有可能通过自动分割技术显著提高肿瘤测量的效率、可重复性和质量。最后，随着计算速度的快速扩展和 AI 算法效率的提高，未来对癌灶的分析很可能不需要单独的分割步骤，全身成像数据也可以直接通过 AI 算法进行评估，甚至可能识别人类视觉难以觉察的病理性器官结构。

数据挖掘技术在监测肿瘤随时间的变化方面发挥越来越大的作用，包括监测病情发展以及治疗的反应等。传统的肿瘤监测通常仅限于预先定义的指标，包括通过既定的实体瘤反应评估标准和世界卫生组织标准测量的肿瘤最长直径，以估计肿瘤负荷并确定治疗反应。但是，基于人工智能的监测能够捕获图像中的大量判别特征，这些特征可能超出专业技术人员基于既有认知所给定义的范围。

（二）眼科

数据挖掘技术在眼科中的应用引起了人们对诊断各种眼科疾病的巨大兴趣，特别是针对一些传统上很微妙或临床专家认为难以精确诊断的眼科疾病。数据挖掘技术应用于眼底镜扫描、光学相干断层扫描（optical coherence tomography，OCT）和视野检查，从而在检测角膜和视网膜异常方面实现强大的分类性能，从而帮助眼科医生进行准确诊断。AI 还可用于其他眼部图像，作为筛查、诊断和监测初级保健前段和后段严重眼病患者的合理解决方案。

此外，借助眼科图像中的深度学习算法，可以通过观察视网膜扫描来检查各种疾病，以有效地检测黄斑和脉络膜异常、出血、血管缺损和青光眼。换句话说，与眼科专家相比，深度学习架构可用于学习识别眼科中的各种眼相关疾病，以提高诊断准确，并具有临床可接受的性能。因此，人工智能系统为医患双方创建了一个高效且易于核查、直观的平台，并作为及时判断结果的辅助工具；这不仅可以减少误诊的可能性，还可以通过加快有效治疗改善患者体验。

许多自动化眼相关疾病筛查和分析医疗设备也作为硬件仪器和测量工具成功应用于临床实践，可以与 AI 算法相结合，除 OCT 外，眼科诊断设备还可细分为折射仪、角膜地形造影系统（机器）、视网膜超声系统、眼压计等。例如，视力筛查可以通过使用光筛查仪和自动验光镜进行，前者使我们能够识别发生弱视的风险，如晶体混浊、眼位不正和上睑下垂，后者可以检测可能导致视力下降和弱视的危险因素和眼部疾病。因此，借助精确的医疗设备和自动化仪器，人工智能可以减少传统的低效率或障碍，并在全面实施后，结合传统的诊断和治疗方法及协议，提高眼科疾病的治疗效果和安全性。

三、在临床试验中的应用

（一）队列组成

将一种新药推向市场需要 10～15 年的时间，平均研发费用 15 亿～20 亿美元，大约一半的时间和投资用于临床试验。其余约一半的研发支出用于临床前化合物的发现和测试以及监管流程。所以每个失败的临床试验所造成的损失在 8 亿～14 亿美元，构成了研发总投资的重大负担。通过使用 AI 技术可以重塑临床试验设计的关键步骤，以提高试验成功率。

导致临床试验失败的两个关键因素是患者队列选择和招募机制无法及时将最适合的患者找到并纳入试验中，以及缺乏技术基础设施来应对运行试验的复杂性，尤其是在后期没有可靠和有效的依从控制、患者监测和临床终点检测系统。AI 可以帮助克服当前临床试验设计面临的这些困境。

图 17-2 可视化了将 AI 注入临床试验设计流程的主要方法。三个核心设计主题：队列组成、患者招募和患者监测（第一行）。试验特征包括患者适用性、合格性、注册授权和目的，以及包括终点检测、依从性和患者保留（第二行）。各种设计方法（第三行）用于实现目标功能（第四行）。这些功能是通过三种主要人工智能技术的单独组合来实现的：机器/深度学习、推理和人机交互界面（第五行），每种技术都分析一组特定的患者和功能特定的数据源（第六行）。这种实施对研究结果带来的相对改善反应在主要结果方面（第七行）。每个基于人工智能的研究设计应用程序都直接取决于它可以利用的数据质量和数量，因此面临着相同的基本挑战。

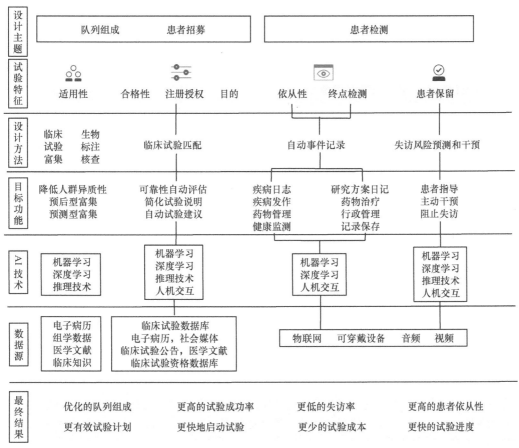

图 17-2 AI 技术参与的临床试验设计流程

队列选择中，在理想的情况下，适宜性评估将使用患者特异性诊断基因组对暴露体进行分析，以确定药物靶向的生物标志物是否在患者概况中充分表达。将组学数据与电子病历和其他患者数据相结合，可以更好地识别和表征适当的患者亚群，选择合适的试验人群，但是这些数据分散在不同的位置并且格式不一，从而增加了这些数据使用的复杂性。自然语言处理和计算机视觉算法可以自动读取和编译这些证据，并可用于关联各种大型数据集，例如电子健康记录、医学文献和试验数据库。此外，对于电子病历数据而言，将不同来源和格式的数据视为一个单一的连贯数据集以进行全面分析，由于其数量、速度、准确性和多样性，建模工作面临挑战。人工智能模型与数据源无关的性质使其成为电子病历数据分析的工具，也是人工智能模型发现生物标志物的关键。

通过使用生成和基于预测的 AI、深度学习和推理技术，可以协助临床前化合物发现、化合物靶标测试和定义临床试验先导化合物，与传统发现技术相比，更广泛、更有效地搜索适应证和生物标志物之间的相关性。这可能允许在临床试验中选择具有较高成功机会的主要候选药物，并在进入临床试验阶段之前淘汰那些失败可能性较高的候选药物。

（二）协助招募

AI 和机器学习驱动的系统可以帮助改善患者队列组成，并为患者招募提供帮助，机器学习，尤其是深度学习能够自动找到大型数据集（如文本，语音或图像）中的意思模式。自然语言处理可以理解和关联书面或口头语言以及人机界面的内容允许计算机与人类之间自然地交换信息。这些功能可用于关联各种大型数据集，例如，电子健康记录、医学文献和试验数据库，以在试验开始前改善患者与试验的匹配和招募，以及在试验过程中自动连续监测试验患者，从而可以改善依从性并产生更可靠和有效的终点评估。

试验资格标准在数量和医学术语方面的复杂性通常使患者难以理解和评估自己的资格。人工智能技术可以从海量电子病历数据中寻找适合的患者，通过推理技术可以将数据消化为人类决策者的可操作建议。机器学习，特别是深度强化学习使系统能够学习并整合对其分析输出质量的反馈，并将其整合到适应的基础算法中。使用这些 AI 技术或其子集的辅助系统可用于自动分析电子病历和临床试验资格数据库，查找特定患者集合中经初步判断达到试验资格的对象，把判定依据向医生与患者进行报告，提高招募的效率。

人工智能和机器学习技术也被提出来主动挖掘公开可用的网络内容，例如，数字试验数据库、试验公告和社交媒体，以自动识别相关试验与特定患者之间的潜在匹配。通过协助患者进行传统的手动网络搜索，这样的系统可以使患者更快地了解感兴趣的试验，并允许他们主动与临床医生接触，以进一步评估资格和适用性。事实上，首个采用社交媒体组件的招募计划已经成功地证明了其有效性。我们预计人工智能的整合将在未来大幅提高此类数字招生计划的覆盖范围和效率，从而产生重大影响。

（三）患者监测

为了遵守依从性标准，患者必须详细记录他们的药物摄入量以及与他们的身体机能、对药物的反应和日常方案相关的各种其他数据。可穿戴传感器和视频监控可用于自动连续收集患者数据，从而减轻监测患者的任务。可穿戴设备通过连接到人体的移动系统测量生物特征参数，并将收集到的数据存储在设备上或发送到云端进行离线分析。

使用机器学习，特别是深度学习模型来实时分析此类数据，以检测和记录相关事件。这种方法可以生成疾病日记，由于自学习深度学习模型会定期使用更新的测量数据进行重新训练，因此可以发展为动态监测特定患者的疾病表达和患者行为。这种疾病日记可以作为评估依从性的证据。此外，通过减少甚至消除了患者手动输入的需求，数据采集过程得以更加高效地展开，从而显著提升了患者监测方法的可靠性。这种优化不仅极大地优化了终点检测的操作流程，同时也极大地降低了人为误差的风险，为患者监测的精确性和一致性提供了强有力的保障。人工智能在基于图像的端点检测中也发挥着重要作用。

　　深度学习模型与传感器上数据预处理和管理系统相结合，可以完成患者监护的任务。这种可穿戴、自主运行、始终在线的认知传感器的架构由以下系统组件组成：①最小占用空间的生物传感器；②能够本地运行深度学习模型的低功耗移动处理器；③闭环接口；④事件日记，可即时主动记录特定疾病发作的信息，并与佩戴者或护理人员互动以获得患者支持、指导和干预。因此，事件日志可以利用本地内存单元、远程云存储库或两者的混合版本。处于不同技术成熟阶段的各种可穿戴生物传感器和执行器平台已经展示或正在开发中。数据由可穿戴传感器测量，并由运行 AI 模型的移动处理器在传感点进行实时分析。然后，分析结果存储在本地日志中、云中或两者的组合。

　　AI 和机器学习方法也可用于动态预测特定患者的退出风险，换句话说，监测患者行为，表明患者可能在遵守研究方案方面遇到问题。如在一个试验中，使用深度强化学习算法来确定可以缩小脑肿瘤的最小剂量，同时降低与化疗给药方案相关的毒性。在自学习深度学习技术的支持下，该系统查看当前使用的治疗方案，并迭代调整剂量。最终找到一个最佳的治疗计划，具有尽可能低的效力和剂量频率，仍然能将肿瘤减少到与传统方案相当的程度。在 50 名患者的模拟试验中，深度学习模型设计的治疗周期将效力降低到几乎所有剂量的四分之一或一半，同时保持相同的肿瘤缩小潜力，从而有望提高患者的依从性并降低患者的脱落率和不满情绪。发现不依从性的早期预警信号可以主动与患者接触，并允许解决问题行为的根本原因。例如，洞悉严重的副作用或及早觉察干预内容和患者个人常规的不相容性可以在导致失访发生之前被发现和补救。传感器和分析模型的选择具有高度的疾病特异性，需要成为临床研究设计的一部分。

拓展阅读

　　1.《医学信息技术基础教程（第 2 版）》内容全面、新颖，有较高的学术价值和实用性，被众多高等院校作为生物信息专业课程教材及参考书。

　　2.《健康医疗大数据技术与应用》帮助读者了解医疗大数据时代的现状和发展趋势，介绍数据库技术和大数据分析技术的应用。它以促进健康医疗领域的创新和进步，为人们的健康提供更精准、个性化的医疗服务为目标，不仅为医疗从业者提供了实用的技术指导，还为研究人员和决策者提供了利用医疗数据的思路和方法。

◀ **思考与练习** ▶

一、选择题

1.（单选）下列选项中，哪一项**不是**健康医疗大数据具备的"4V"特征？（　　）

A. 不完整性　　　　　　　B. 多样性　　　　　　　C. 高速性

D. 价值性　　　　　　　　E. 规模性

2.（单选）以下**不是**分类问题的是（　　）

A. 用户流失模型　　　　　　B. 身高和体重关系

C. 信用评分　　　　　　　　D. 营销响应　　　　　　E. 垃圾邮件识别

3.（单选）关于监督学习算法和无监督学习算法，以下哪项是**错误**的？（　　）

A. 回归分析是一种监督学习方法

B. 分类算法中，逻辑回归、决策树、朴素贝叶斯、支持向量机算法都是监督学习方法

C. 聚类算法是一种无监督的机器学习过程

D. 关联规则是一种有监督的、描述性而非预测性的方法

E. 深度学习方法中兼有监督学习和非监督学习的算法

4.（单选）下列选项中，哪一项**不属于**健康医疗大数据存在的问题？（　　）

A. 数据不完整　　　　　　　B. 数据相对分散

C. 编码不规范　　　　　　　D. 数据量大　　　　　E. 数据共享过程缺乏行业标准规范

二、问答题

1. 简述在临床研究中还有哪些大数据可以作为数据挖掘的来源？

2. 数据挖掘的基本流程是怎样的？

3. 简述分类算法（逻辑回归、决策树、贝叶斯分类器、支持向量机、人工神经网络）的异同。

4. 大数据挖掘在医学领域的应用还有哪些？

（周　毅）

第十八章　患者报告结局

患者报告结局（patient-reported outcome，PRO）是临床结局评估（clinical outcome assessment，COA）的重要内容之一，本章主要介绍患者报告结局的概念、测量内容、测量方式、常用测量量表等，并且对患者报告结局量表选择与质量评价进行简述。最后对患者报告结局在临床研究中的应用进展、注意事项、面临的挑战以及典型应用案例等进行介绍。

第一节　概　　述

一、患者报告结局的概念

临床结局是评价临床治疗效果、药物治疗获益与风险的核心依据，准确、可靠地测量临床结局至关重要。临床结局评估是对患者的感受、功能状况等进行评估，主要包括医生报告结局（clinician reported outcome，ClinRO）、患者报告结局、观察者报告结局（observer reported outcome，ObsRO）和表现结局（performance outcome，PerfO）。COA 可以直接测量患者获益，其中 PRO 可以直接反映患者的感受，是目前广泛使用的临床结局指标之一。

PRO 是直接来自于患者报告的有关自身健康状况、功能状态及治疗感受等方面的信息，不包括医护人员及其他人员的解释。PRO 强调患者自己报告结局，当患者不具备或丧失自我评估能力时，可能需要由其监护人（或监护人指定的代理人）完成 PRO 的测量，但此时应充分评估代理人偏倚。

二、患者报告结局的评价内容

PRO 报告的主要内容包括患者的症状、功能状态、健康相关生命质量（health-related quality of life，HR-QOL）、健康行为、健康偏好、治疗满意度和医患沟通等，可以通过定性访谈、自评量表、患者日常生活日志等方式收集。近年来随着数字化技术的发展，基于电子的患者报告结局（electronic patient reported outcome，ePRO）的应用逐渐增多。

1. 患者症状　患者的症状主要是指患者机体因疾病而表现出来的异常状态，例如，疼痛、疲劳等。对于难以通过实验室指标等测量的症状，通过 PRO 可以进行有效的测量来判断疾病进展以及治疗方案效果，如老年人的衰弱、抑郁症等。

2. 功能状态　是指个体从事日常活动、处理日常事务的能力，这些能力对满足人体的基本需要和保持健康是必不可少的。基于 PRO 可以更好地评估患者功能状态，也可以为临床诊断与疗效评估提供相关决策支持。

3. 健康相关生命质量　是患者基于自身健康状况和治疗对其日常生活影响做出的自我评价，是从生理、心理和社会适应等方面综合评价健康的一种模式，能比较全面地反映患者的主观与客观健康状况，是 PRO 报告的核心内容之一。

4. 健康行为　是一种多维的行为模式，包括认知、情绪和活动等内容，是个体为了维持或促进健康，达到自我满足（或实现）而采取的行为。健康行为是保障健康的重要因素，会影响疾病的进程和康复，对患者健康相关行为进行有效评估，有利于发现患者不良健康行为，改善患者健康状况。

5. 健康偏好　是指患者对于不同健康状况和医疗服务的倾向性认识，包括对生理、心理、情感和社会支持等各方面的价值取向。在医疗实践中，具体表现为患者对诊疗技术、医疗设施、治疗方案、医疗服务等方面的需求倾向。

6. 治疗满意度　是评价治疗方案的有效指标，治疗满意度高可能会促使患者更倾向于选择某种治疗方案。临床实践中可以通过 PRO 评估患者对治疗方案的满意程度，选择适合患者的治疗方法，进而有针对性地改进患者的治疗方案，提高患者的依从性。

7. 医患沟通 是指医生在诊疗过程中，与患者及其家属进行病情信息或情感的沟通过程。基于 PRO 可以评估医患之间的沟通、合作治疗以及治疗获得手段等方面的信息，有效提高医患交流效率，提升患者满意度与医疗服务质量。

随着 PRO 研究的不断发展与完善，其在临床研究中的作用变得日趋重要。由于患者和临床医生对疾病状况或治疗效果的感知存在一定差异，临床医生报告的问题通常比患者少，可能低估患者健康问题的严重性。因此，在临床研究与实践中需要倾听患者声音，并且把患者意见纳入临床诊疗决策。将 PRO 纳入临床研究，能较好地捕捉到患者亲自感知的疾病或治疗信息，帮助临床医生更好地评估卫生技术或药物的治疗效果。同时，PRO 也能够及时、准确、全面地发现患者存在的潜在健康问题，监测疾病进展或相关症状，有利于提高患者症状识别和报告率，缩短临床决策时间，提高照护质量。

第二节　患者报告结局测量工具的选择

PRO 测量可以通过定量或定性的方式进行。定量测量是以患者报告结局量表（patient reported outcome measure，PROM）为主要工具，通常使用结构化、标准化的量表进行调查，具体形式包括自我评价、计算机测评和人机交互式测评等形式。定性测量通常以深度访谈、焦点小组讨论等形式进行。定性测量与定量测量相互补充，本节将对这两种测量方式进行具体介绍。

一、患者报告结局的定量测量

■（一）患者报告结局量表简介

患者报告结局量表是在临床研究与实践中使用最为广泛的工具，根据量表适用范围，患者报告结局量表可以分为普适性量表、疾病特异性量表和症状特异性量表；根据是否基于偏好，可以分为基于偏好量表和非基于偏好量表；根据各维度条目数，分为多条目量表和单条目量表；根据作答类型，分为静态作答量表和动态作答量表。本节主要对几种应用较为广泛的普适性量表、疾病特异性量表和症状特异性量表进行简要介绍。

1. 普适性量表 也称通用型量表，是评价疾病对患者总的健康状况和健康相关生命质量的影响，可以实现不同疾病患者间健康状态的比较，广泛应用于临床试验、人群健康调查、疾病治疗效果评估等。

欧洲五维健康量表（EuroQol Five Dimensions Questionnaire，EQ-5D）是由欧洲生命质量学会（EuroQol）于 1990 年研制，是目前应用最为广泛的普适性健康效用量表。EQ-5D 量表现有三个版本：EQ-5D-3L、EQ-5D-5L 和 EQ-5D-Y-3L。EQ-5D-3L 和 EQ-5D-5L 通常用于 16 岁及以上的人群，EQ-5D-Y-3L 量表用于测量 8～15 岁的儿童青少年人群。EQ-5D 量表由五维度的健康状态描述系统和视觉模拟标尺（visual analogue scale，EQ-VAS）组成。五个维度包括行动能力（mobility）、自我照顾（self-care）、日常活动（usual activities）、疼痛或不舒服（pain/discomfort）、焦虑或沮丧（anxiety/depression），每个维度各有一个条目，成人版与儿童青少年版条目表述略有差异。EQ-5D 量表使用方便，简明易懂，为自评健康效用量表，目前 EQ-5D-3L 和 EQ-5D-5L 分别有超过 150 种和 150 余种的语言版本（自填纸质版本）和多种实施操作方式，EQ-5D-Y-3L 已被跨文化翻译成 100 多种语言版本。EQ-5D 量表描述的健康状态通过健康效用积分体系转化为健康效用值，健康效用值越高，表明被测者的健康状况越好。目前 EQ-5D 量表的三个版本均已构建了基于中国人群的健康效用积分体系。

健康调查量表 36（Short Form 36，SF-36）是美国波士顿健康研究所在医疗结局研究（Medical Outcome Study，MOS）的基础上开发的通用型简明健康调查量表。Ware 等在 SF-18、SF-20 的基础上研发了第一版 SF-36 量表（SF-36v1），1988 年研制出发展版本，1990 年形成了标准版本。1996 年 Ware 等研发了更为完善的第二版 SF-36 量表（SF-36v2）。SF-36 量表包括生理功能（physical functioning，PF）、身体角色限制（role physical，RP）、情绪角色限制（role emotional，RE）、心理健康（mental health，MH）、机体疼痛（bodily pain，BP）、总体健康（general health，GH）、活力（vitality，VT）和社会功能（social functioning，SF）8 个维度，每个维度包括 2～10 个条目，共计 36 个条目，每个条目 2～6 个水平不等。此外还包含一项健康指标：健康变化（reported health transition，HT），用于评价过去一年内健康状况的总体变化。采用标准评分法可以计算得到各维度分数、生理总评分（physical component summary，PCS）和心理总评分（mental component summary，MCS）。分数越高，表明被测者健康状况越好。

2. 疾病特异性量表　是针对某种疾病患者专门研制的测量工具，这类量表通常包含与疾病症状或功能相关的条目，比普适性量表更敏感地反映患者健康状况的变化。

1986 年，由欧洲癌症研究与治疗组织（European Organization for Reasearch and Treatment of Cancer，EORTC）开发的癌症患者生命质量测定量表体系核心量表（quality of life questionnaire-core 30，EORTC QLQ-C30），是癌症患者生命质量测定量表体系中的核心量表，用于测定癌症患者的生命质量。EORTC QLQ-C30 测量所有癌症患者的生命质量共性部分，在此基础上利用模块化方法增加特定肿瘤部位、治疗方式或症状维度的特异性模块，包括乳腺癌、肺癌、卵巢癌、脑癌、前列腺癌等癌症特异性模块，癌性恶液质、癌症相关疲劳、信息等症状特异性模块，共计 62 种，特异性模块和共性模块 EORTC QLQ-C30 同时应用。EORTC QLQ-C30 量表先后经过三个版次修订，目前世界范围内通用的版本为 1993 年开发的第三版（V 3.0）。EORTC QLQ-C30 V3.0 共有 15 个维度，30 个条目。5 个功能维度包括躯体功能（physical functioning，PF）、角色功能（role functioning，RF）、认知功能（cognitive functioning，CF）、情绪功能（emotional functioning，EF）和社会功能（social functioning，SF）；3 个症状维度包括疲劳（fatigue，FA）、疼痛（pain，PA）、恶心呕吐（nausea and vomiting，NV）。还包括 1 个总体健康状况（global health status，GHS）/生命质量维度和 6 个单一条目（每个条目作为一个维度）。功能维度和总体健康状况维度得分越高，表明功能状况和生命质量越好；症状维度得分越高，表明症状或问题越多，患者生命质量越差。

3. 症状特异性量表　是关注生命质量的某个维度，通常用于评估焦虑、抑郁、疲乏等症状，目前广泛使用的有焦虑自评量表、抑郁自评量表等。

Zung 氏焦虑自评量表（Self-rating Anxiety Scale，SAS）和抑郁自评量表（Self-rating Depression Scale，SDS），分别于 1971 年和 1965 年由美国杜克大学 Zung 博士编制，用于测量成年焦虑或抑郁患者症状严重程度及治疗过程中的变化情况，评定时间范围为过去一周。SAS 和 SDS 量表均包括 20 个条目，一次评定一般可在 10 分钟内完成。SAS 量表中有 15 个条目正向计分，5 个反向计分；SDS 量表中有 10 个有条目正向评分，10 个条目反向评分，各条目均采用 4 点计分法，频度评定分为 4 个等级，"没有或者很少时间、少部分时间、相当多时间、绝大部分或者全部时间"，评定条目所定义的症状出现的频率。若为正向评分题，依次评为粗分 1、2、3、4。反向评分题，则评为 4、3、2、1。20 个条目分数累加，即可得到 20～80 的粗分。粗分乘以 1.25 之后取整数部分得到其标准分。分数越高，症状越严重。对 SAS 量表，标准分＜50 分为无焦虑、50～59 分为轻度焦虑、60～69 分为中度焦虑、≥70 分为重度焦虑；SDS 量表，标准分＜50 分为无抑郁、50～59 分为轻度抑郁、60～69 分为中度抑郁、≥70 分为重度抑郁。

（二）患者报告结局量表的选择与质量评价

临床研究与实践中选择合适的 PRO 量表至关重要。但是，目前 PRO 量表种类多样、数目繁多、质量参差，如何选择合适有效的测量工具成为临床研究的重点和难点。根据 PRO 量表选择指南，可以基于以下八个原则综合考量，选择合适的量表。

1. 量表选择原则

（1）量表档案：量表档案中应包含量表研发的正式文本、经过同行评审的出版物以及量表使用手册等。

（2）量表发展：量表开发应基于明确的研制目的和用途，例如，用于疾病诊断、临床疗效评价等，评价维度也应该具有清晰的概念支持。同时，量表研制应该遵照严格流程，相关研究结果经同行评议后正式发表。

（3）量表特性：量表心理测量学特性评价过程需全面翔实，测量性能验证需要足够的样本量支持。量表维度应具有结构效度，且与拟进行的研究构念相对应。量表的重测信度、内部一致性、灵敏度和反应度等测量特性均需研究证据证实。

（4）目标人群：拟进行研究对象应与量表适用人群相符合，并且在大样本人群中得到验证。当适用人群发生变化时，需要进行额外测试进行验证。例如，翻译后量表需要进行等价性检验。此外，还要考虑量表在特殊人群的适用性，如儿童及特殊障碍人群，必要时采用自答版和代答版同时进行。

（5）可行性：需要考虑量表管理方式的可行性，通常可采用面对面、电话随访等形式。研究设计需考虑量表作答时间，如果过长可能会对研究对象造成负担。量表的条目需简明易懂，避免歧义，具有较好的可理解性。

（6）文化调适：选择量表时，应首先选择经过跨文化调试，并且满足研究需要的量表。若存在同一语言不同翻译版本，优先选择经原作者授权，并且经过标准翻译过程的版本。

（7）算分系统：量表算分程序应该明确，对于各条目记分、各维度记分等应该有清晰明确的说明。

（8）量表解释：查找获得量表操作指南，如明确不同分数的意义、量表的最小临床重要差异值等。

2. 量表选择步骤　在选择量表过程中，可以采取以下步骤。

第一步，明确研究问题、研究对象和具体测量的内容：归纳总结出详细的研究问题，并且确定研究对象包括哪些人群，如是否为接受治疗或干预的患者，或是否被诊断为某种疾病的患者。确定具体测量的目标和内容，如疼痛、身体功能、健康偏好、生命质量等，同时查找是否有合适的测量工具。

第二步，选择合适有效的量表：通过书籍、文献、数据库、官方网站等途径查找量表。在检索过程中可以采取疾病为导向（查阅所有疾病相关信息）或者量表为导向（测量疾病的相关信息）两种原则。同时，采用两次检索进行质量评价：第一次检索查找自己研究课题（特定测量范围、目标患者群体）领域内相关的 PRO 研究，列出适用于研究课题的 PRO 量表清单，重点关注使用频次多的 PRO 量表；第二次检索查找量表清单内各量表的信息，获取量表属性信息，主要包括：①量表研制报告的原始文章，必须检索到量表研制组发布研制结果的文章，否则此量表不予采纳；②评价量表的测量属性（信度、效度、反应度等）的研究文献。

第三步，量表质量评价：20 世纪 90 年代以来，研究者相继研发了医疗结局信托科学咨询委员会标准（medical outcomes trust-scientific advisory committee，MOT-SAC）、患者报告结局测量评估（evaluating the measurement of patient-reported outcomes，EMPRO）、选择健康测量工具的统一标准（consensus-based standards for the selection of health measurement instruments，COSMIN）等多个应用较为广泛的 PRO 测量工具评价标准，其中 COSMIN 是目前国际上应用最为广泛、认可度最高的质量评价标准。根据 COSMIN 清单，通常需要重点关注的量表测量学性能包括：内部一致性（internal consistency）、重测信度（test-retest reliability）、内容效度（content validity）、效标效度（criterion validity）、结构效度（construct validity）、反应度（responsiveness）/灵敏度（sensitivity）、地板和天花板效应（floor and ceiling effects）、可解释性（interpretability）等。

第四步，综合考虑量表可用性：选择量表需要综合考虑量表长度、填写时长、量表授权等信息，选择最适宜研究项目的量表。对于没有汉化和跨文化调试的外文量表，应该联系原作者授权后，经过严格的翻译调试、信效度验证后再进行应用。若在检索过程中没有发现符合研究目的的量表，可以进行新量表研制。

在临床研究中，必须选择具有良好测量性能的 PRO 量表，以确保其能够检测微小但重要的治疗效果变化。否则，可能会影响研究质量和结果的可靠性。

二、患者报告结局的定性测量

定性研究（qualitative research）也称为质性研究，是一种在自然情境下，从整体角度深入探讨和阐述被研究事物的特点及其发生与发展规律，以揭示事物内在本质的一类研究方法。不同于将现象分解成变量来减少复杂性的定量研究，定性研究的目标是将情境背景因素包括在分析中，以提高其复杂性，通过"扩简为繁"的过程，将所研究的现象放回具体的时空背景、现头情境、社会互动中，去观察、研究、理解，以达到真正认识这种特定社会现象的目的。定性研究方法的主要特点是来源的多样性、形式的非规范性、不同阶段的变异性等。

将定性研究合理运用于 PRO 测量，能够帮助研究者深入了解患者对自身健康状态的感受、治疗方案的选择、参与决策的程度、治疗满意度以及依从性。定性研究采用的方法主要包括深度访谈、焦点小组讨论等，常用的分析方法包括主题分析、内容分析、扎根理论等。本节将对广泛应用的深度访谈与焦点小组讨论进行简要介绍。

（一）深度访谈

深度访谈是研究者通过口头谈话的方式，从受访者处收集第一手资料的一种研究方法，是常用的定性研究方法之一。深度访谈通常采用电话或面对面的形式，每次仅对一个受访者进行，一般访谈 30～120 分钟，甚至更长时间。作为一种非结构式访谈，访谈的具体形式因人或具体情景而异，不必拘泥于同一程式，也不必强行按照访谈提纲的语言和顺序提问，具有较大的灵活性和开放性。临床研究中通过深度访谈，可以对患者的自身健康状况、治疗过程的不良反应及治疗满意度等感受进行全面评估，帮助医生及时、准确、全面地发现患者潜在的健康问题，监测患者疾病发展和评估其治疗效果。

（二）焦点小组讨论

焦点小组讨论是指为探讨某一特定问题，组织小组讨论获取特定人群的意见、价值、信念等资料的一种研究方法。焦点小组由有限数量的受访者组成，通常以 6～10 人为宜。受访者在小组中分享其对特定主题的看法，研究人员记录整个讨论过程，从对话中提取信息，并对信息进行汇总分析。讨论结果作为研究者与参与者间的交流而形成资料，目的是了解在讨论中受访者对特定主题的观点，常常用于解释复杂的过程。在临床研究中，运用焦点小组讨论可以收集患者诊断经历、病因认知、治疗过程等原始信息，理解和探究疾病对其身体、心理的影响，以患者为中心，缩短临床决策时间，提高照护质量。

与定量测量相比，定性测量具有较好的开放性与灵活性，有利于增加与患者的互动和交流，对于促进临床合理决策和提高医疗服务质量评估都具有重要意义。

第三节　患者报告结局的临床应用

一、患者报告结局在临床研究中的应用实践

（一）国际实践

20 世纪 70 年代起，PRO 开始逐步应用于药物研发与审评审批、临床治疗效果与医疗服务质量评价等。20 世纪 80 年代，PRO 作为结局指标开始应用于药物临床试验。2005 年欧洲药品管理局（European Medicines Agency，EMA）发布了《健康相关生命质量在药品评价中的应用指南》，要求在临床方案中根据与其他终点的关系预先设定 PRO 终点，并建议除给定疾病的临床疗效终点外，还应收集患者健康相关生命质量的信息。2008 年 EMA 发布了生物指标的专业资格审核项目，建立正式机构审批临床试验重点结局测量项目，其用到的健康结局测量工具包括现存和新开发的

量表。2006 年美国食品药品监督管理局（FDA）出台《关于 PRO 应用于新药研发和疗效评价的指南草案》，经过三年意见征求，于 2009 年正式发布，该指南明确规定在临床疗效评价与药物试验结局报告中应包含患者报告的健康结局指标，将 PRO 正式纳入药品审评审批与监管政策。2015 年国际生命质量研究协会（International Society for Quality of Life Research，ISOQOL）牵头发布《临床实践中应用患者报告结局评估的用户指南》。

近年来，美国 FDA 等先后发布了多项 PRO 相关指南或共识，如 2020 年发布的《患者为中心的药物研发指南：全面的、具有代表性信息的收集》等。同时也启动了 COA 工具资格认定工作，截至 2022 年 8 月，FDA 认定的 COA 测量工具均为 PRO 工具，涉及慢性心力衰竭、重度抑郁症、肠易激综合征、哮喘、慢性阻塞性肺疾病、慢性阻塞性肺疾病伴急性细菌性慢性支气管炎、非小细胞肺癌等疾病领域。

■（二）国内实践

近年来，PRO 在我国也取得了快速发展，被广泛应用于临床疗效评估、药品审评审批、卫生技术评估等领域。2018 年国家医疗保障局成立以来，药物经济学评价成为国家医保药品目录准入决策的关键证据。成本-效用分析是药物经济学评价的主要方法，健康效用值是成本-效用分析的基础和关键，也是 PRO 报告的重要内容之一。《中国药物经济学评价指南（2020）》推荐优先使用 EQ-5D-3L、EQ-5D-5L 和六维健康调查量表（SF-6D）等普适性健康效用量表。

2020 年和 2021 年国家药品监督管理局分别发布《真实世界证据支持药物研发与审评的指导原则（试行）》和《用于产生真实世界证据的真实世界数据指导原则（试行）》，将 PRO 作为真实世界数据十大常见来源之一。2021 年，国家卫生健康委员会正式发布《药品临床综合评价管理指南（试行）》，旨在对药品安全性、有效性、经济性、创新性、适宜性、可及性等维度进行全面分析与综合研判。其中，有效性评价的核心指标主要包括生存时长和生命质量两大类，生命质量相关指标中包含健康相关生命质量和健康效用值。2021 年国家药品监督管理局药品审评中心相继发布《以临床价值为导向的抗肿瘤药物临床研发指导原则》和《罕见疾病药物临床研发技术指导原则》，鼓励在罕见病、抗肿瘤等药物研发中应用 PRO，以反映药物对患者生命质量、体验的改善及其临床价值，并鼓励将 PRO 作为对主要终点的重要支持性数据。2021 年 12 月，国家药品监督管理局药品审评中心正式发布《患者报告结局在药物临床研发中应用的指导原则（试行）》，将 PRO 作为我国药品审评审批的重要指标之一。

二、患者报告结局在临床研究中的应用现状

■（一）新药临床疗效评价

PRO 已被广泛应用于药物临床试验的各阶段，通过患者报告结局量表收集患者健康相关生命质量、症状等数据，可以作为临床试验的主要或次要终点指标，是新药疗效评价的重要部分。2016～2020 年，美国 FDA 审评审批通过的药品中，约 26% 的药品疗效评价指标包括 PRO 内容，2008～2012 年 EMA 审评审批通过的药品中，药品疗效评价包含 PRO 测量内容的比例达到 46%。2010～2020 年我国开展的临床试验中，29.7% 将 PRO 作为主要或次要结局指标。

■（二）临床不良反应事件评估

基于 PRO 的不良反应事件具有较好的可获得性，可为药物临床试验结局评估与审评审批提供相关依据，并且可以预测某些情况下的生存结局。相关研究表明，直接从患者收集信息能够提高临床试验中不良事件探测的准确性和可靠性。目前，美国国家癌症研究中心开发了患者报告结局的条目库以支持不良事件通用术语标准，即《患者自我报告常见不良反应术语标准》，包括 124 个条目、68 个毒性症状，现在已发展成为一种标准化的测量系统。

■（三）常规症状管理

在日常的临床实践中，PRO 可以为临床护理和患者疾病管理提供更多有益信息。目前，基于

PRO 的症状管理通常应用于放化疗相关的症状和毒性评估、术后监测、姑息治疗和临终关怀等期间的照护与健康管理。近二十年来，随着 PRO 测量工具蓬勃发展，越来越多的医疗机构、组织及企业将 ePRO 运用于患者的症状管理与疾病监测，同时也在逐渐探索将 PRO 与电子病历系统、电子健康档案或特定疾病数据库有机结合，为患者健康管理提供更加全面翔实的健康信息。

（四）卫生技术评估、药品监管与卫生服务质量评价等

卫生技术评估（health technology assessment，HTA）逐渐成为国内外卫生决策的重要工具。英国国家卫生与保健卓越研究所（National Institute for Health and Care Excellence，NICE）、美国 FDA 等机构将患者报告的健康偏好信息分别纳入卫生技术综合评价体系和药品审评审批，以保证决策尽可能符合患者喜好与需求。此外，PRO 还应用于医疗服务质量评价。英国国家医疗服务体系（National Health Service，NHS）将 PRO 纳入结局框架，作为医疗机构年度质量测算项目之一，收集接受髋关节置换术、膝关节置换术、腹股沟疝手术、静脉曲张手术等患者的 PRO 数据，用于评估医疗机构的医疗服务质量。

三、临床研究中使用患者报告结局的注意事项

PRO 已广泛应用于临床研究中，并且在新药临床评价、不良事件评估、常规症状管理中得到推广与应用。为了进一步提高 PRO 研究与应用的质量和规范性，在临床研究和临床实践中应用 PRO 时需要考虑以下问题。

（一）评估目标框架

《临床试验中的估计目标与敏感性分析》[即 ICH E9（R1）] 中提出的评估目标框架构建的准则和方法对于以 PRO 为试验终点的临床研究同样适用。PRO 可在临床研究中用于多种目的，评估目标框架需在方案和统计分析计划中明确定义。

（二）选择患者报告结局作为临床研究终点

临床研究中选择 PRO 作为主要或关键次要终点，应说明选择的理由及依据，结合研究目的、目标适应证的疾病机制、药物作用机制及临床定位等因素综合考虑。临床中选择的患者报告结局，应该能反映出患者对药物或治疗技术作用的感受。药物或治疗作用不仅限于有效性，也反映在安全性、耐受性或对生命质量的影响等方面，选择有效合适的患者报告结局有助于更好地反映患者体验。

（三）明确患者、临床环境和评估时间

在临床研究中纳入 PRO 时，需要考虑临床环境、评估时间以及患者自我报告能力。研究要充分评估患者完成 PRO 的频率，根据不同疾病状况和治疗阶段确定相应的评估时间。同时为了提高测量结果的准确性，设计时要考虑患者自我报告的能力与报告环境。

（四）研究设计中的量表选择

在选择 PRO 量表时，需要综合考虑多方面因素，如普适性或疾病特异性量表、量表回忆期、评估领域等。使用量表测量的 PRO 作为主要终点或关键次要终点时，应在研究方案中对其进行说明，并且要考虑 PRO 量表的研发和应用情况、测量性能的评价方法与指标、数据采集与质量管理、数据分析方法、量表使用说明等。

（五）PRO 测量的质量管理

应保证研究实施过程中不同研究中心、患者、观察者数据采集形式等保持一致，在临床研究中需要建立质量管理标准操作规程，明确数据采集的时间点和实施顺序，针对相关人员使用 PRO 测量工具的培训与指导，使之充分理解使用量表的目的，以及量表说明书中的具体内容。另外，使用 PRO 的临床研究需要持续的现场督查，保证数据收集的完整性和准确性。

（六）量表的有效应答与缺失数据

患者在填报量表时可能会出现缺失、消极应答等现象，致使量表的数据失真。因此，应事先

设定整个量表或某一维度有效应答的标准,并在量表操作手册中规定。在研究方案或统计分析计划中也需要详细阐明判断有效应答的标准。此外,针对缺失数据制定合理的统计分析策略,通常可采用填补方法,优先采用量表操作手册提供的方法,也可以采用文献报道中的主流方法,或者通过当前研究数据的探索性分析确定。

▰ (七)多重性检验问题

当 PRO 被列为主要终点之一或关键次要终点时,可能会涉及多重性检验问题,其一般处理原则参见《药物临床试验多重性问题指导原则(试行)》及本书第七章相关内容。研究者需要在临床研究方案和统计分析计划中事先规定针对多重性检验问题所采用的决策策略和多重性调整方法。PRO 使用的量表通常包括多个维度,如果其中某个或某几个维度具有重要临床意义,并在方案中被列为关键次要指标,亦会涉及多重性检验问题,设计时需考虑采用合适的方法控制整体 I 类错误水平在合理范围(如 0.05)。

由于量表的多维度和多条目属性,除了侧重于量表整体得分的分析外,各维度和条目的分析也是必要的,从广义上讲是涉及多重性检验问题的,但只要它们未被列为主要终点或关键次要终点,或者不在说明书中声称特定的获益,可以不进行多重性调整。

▰ (八)测量结果的呈现与解释

PRO 测量结果通常可以通过直接提供数字分数或图表等形式进行展示,结果解释也与其他评估治疗获益的终点指标相似。除了关注结果的统计学意义之外,更要关注 PRO 结果改变的临床意义,即最小临床重要差异。最小临床重要差异(minimum clinical important difference,MCID)是指不考虑副作用和成本的前提下,患者所能感受到相关治疗或干预带来的最小问卷维度得分变化分值,通常用于界定临床意义的阈值。

四、患者报告结局在临床应用中面临的问题与挑战

PRO 基于患者角度评估临床获益,能够较好地反映患者主观感受,对于非器质性疾病或症状评估具有较好的应用价值,但是 PRO 在临床应用中仍然面临着一些问题和挑战。

在测量准确性方面,当某些患者由于年龄、认知、病情等原因无法独立报告健康状况时,可以考虑采用其代理人的报告,但是代理人报告并不等同于患者报告结局,需要充分评估代理人偏倚。其次,受患者个人偏好和心理暗示的影响,患者报告结局数据的真实性与准确性面临一定的挑战。此外,患者报告结局量表一般要求患者回忆在某段较长时间内的经历(如过去 1 个月、过去 1 周等),回忆偏移可能会影响测量的准确性。

在测量工具方面,尽管我国已研制形成了一些 PRO 测量工具,但是国内量表仍然相对较少,主要以翻译汉化国外量表为主。然而由于中西方人群健康偏好与观念等存在显著差异,部分国外量表可能并不适合中国人群。

在量表得分解释方面,PRO 量表得分临床意义仍需通过 MCID 进一步说明,当使用 PRO 得分来解释研究结果或判断某种干预措施的有效性时,通常需要相关研究或标准界定的具有临床意义的阈值来进行综合判断。

第四节 患者报告结局在临床研究中的应用实例

随着"以患者为中心"的临床诊疗模式的建立与推广,国内外医疗机构开始逐步探索将 PRO 融入临床与护理实践,从而为患者提供高价值、高质量的诊疗与护理服务。本节将以 2022 年我国学者发表在 *Journal of Clinical Oncology* 的一篇题为 "Patient-Reported Outcome-Based Symptom Management Versus Usual Care After Lung Cancer Surgery: A Multicenter Randomized Controlled Trial" 研究为例,综合评估基于 PRO 的肺癌术后患者症状管理的有效性和可行性,探讨 PRO 在临床研究中的应用价值。

实例文献

一、研究背景与目的

　　肺癌是我国高发的恶性肿瘤之一，同时也是死亡率较高的癌种。肺癌手术患者的症状负担较高，尤其是在术后早期表现更为明显。肺癌术后的症状处理需要及时有效，现有医疗模式下通常依赖于常规的查房或医院随访，临床医生可能无法及时监测和管理患者的相关症状。国外临床试验表明，基于 PRO 的症状管理有助于控制术后症状。本研究是由四川省肿瘤医院发起的一项多中心随机对照试验，旨在评估肺癌患者术后早期（出院后 4 周）基于 PRO 症状管理的有效性和可行性。

二、研究方法

　　这是一项多中心随机对照试验，主要入选标准包括 18～75 岁、临床诊断为 I～ⅢA 期肺癌、计划接受手术、自愿填写电子问卷。排除标准包括既往接受新辅助治疗、其他恶性肿瘤史、无法理解研究内容、有胸部手术史或日常使用镇痛药。

　　共纳入 166 例肺癌患者，术前将患者随机分配到接受术后基于 PRO 的症状管理（干预组，83 例）或常规护理（对照组，83 例）（图 18-1）。患者和医生不设盲，辅助 PRO 数据收集和分析的护理人员设盲。患者和医生通过电子症状监测、预警和响应系统互联互通。术前、术后每天以及出院后每周两次直至第 4 周（共 14 个时间点），使用 MD 安德森症状量表-肺癌模块（MDASI-LC）和单条目生命质量量表（SIQOL）进行患者健康评估，通过 REDCap 平台收集患者报告的健康信息。

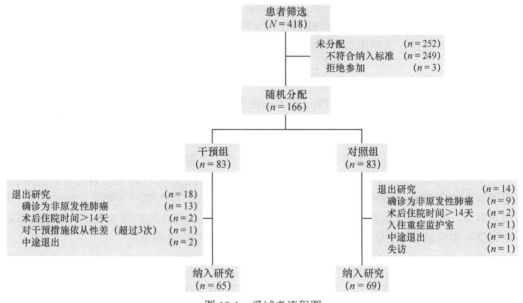

图 18-1　受试者流程图

　　研究预设 5 个目标症状，包括疼痛、疲劳、睡眠障碍、呼吸急促、咳嗽，干预组 5 个目标症状中任一症状得分超过预警值（≥4 分，中重度症状），系统将实时生成警报并发送给医生，医生将在 24 小时内对警报做出反应。而对照组患者虽然接受 PRO 症状监测，但不产生警报。采用描述性统计、非参数检验、线性混合效应模型等进行统计分析。

　　研究将患者出院时超过预警值的症状事件数量作为主要结局，根据症状超过预警值的事件，进行 0～10 分的目标症状评分，当患者在出院当天报告疼痛 5 分、疲劳 6 分、睡眠障碍 4 分、呼吸急促 2 分、咳嗽 3 分，则该患者的症状超过预警值的症状事件数则为 3。次要结局包括患者出院 4 周后超过预警值的症状事件数、复合症状评分、身体障碍得分、情感障碍得分、生命质量分数以及再次入院率，以上结局评分范围均为 0～10 分，评分越高表示症状越严重，功能障碍越严重。

三、研究结果

患者出院时，干预组超过预警值的症状事件数较对照组更少。出院 4 周后，干预组目标症状、身体障碍和情感障碍的综合评分均显著低于对照组。结果显示，干预组患者术后并发症发生率显著低于对照组。外科医生处理警报的平均时间为 3 分钟（范围为 1~27 分钟），24.7% 的警报需要 5 分钟或更长时间才能响应。在外科医生中，基于 PRO 的症状管理方法可接受性很高，响应率为 100%。干预组 96.4% 的患者认为以 PRO 为基础的症状管理方法有帮助，总体满意度中位数为 9，范围为 5~10，结果表明患者满意度较高。

四、讨论与结论

研究发现患者出院 4 周后，基于 PRO 的肺癌患者术后症状管理较常规护理症状负担更低、并发症更少，可以有效降低医生的工作量，提高工作效率。此外，外科医生对此方法的接受度较高，用于处理警报的时间也是可以接受的。这种高接受率和高响应率可能是由于使用了高效的 ePRO 系统，以及在住院阶段将 ePRO 评估整合到每日的病房查房中。更重要的是，基于 PRO 的症状管理减少了并发症，提高了工作效率，节省了临床医生的时间。同时患者对基于 PRO 的症状管理较为满意，并且表示不会影响其正常的生活。此外，本机构的系统很好地解决了 ePRO 数据安全性问题，该系统在个人设备和医院服务器上的特定应用程序下有相应的密码保护，有效地保护了患者隐私。

研究表明基于 PRO 的症状管理应用于国内肺癌患者术后具有较好的健康获益。一方面，前期症状管理可以主动提示临床医生在症状恶化和并发症发生之前尽早进行干预。另一方面，基于 PRO 的症状管理可以进行远程和实时管理，提高症状管理的及时性和有效性。

五、启示与建议

本项多中心随机对照试验构建了 PRO 用于肺癌患者术后症状管理的新模式，减少了患者的并发症，有效降低就诊次数与诊疗费用，减轻患者疾病负担。本研究首次在中国文化背景和医疗体系下，证明了基于 PRO 的主动症状管理模式在外科领域的有效性及可行性，为临床疾病管理提供了新思路，填补国内基于 PRO 的围手术期全程管理的空白，也利于提高卫生资源利用效率。

现有研究和经验均表明，将 PRO 应用于临床诊疗等实践工作可较好地改善患者的健康获益，提高患者治疗的满意度。未来应探索与尝试更多的路径与模式，尤其是针对癌症、精神疾病、罕见病等患者群体，基于 PRO 的疾病症状评估与慢病管理，可以为临床与护理实践提供更多的有效信息，也将弥补实验室生理生化等客观指标的不足，提高患者的生命质量。

拓展阅读

1.《患者报告结局的测量——原理、方法与应用》：2011 年由中国中医科学院刘保延团队编写，此书共 17 章，分上中下三篇，上篇主要阐释 PRO 相关的概念，并且概述国内外研究进展以及中医学与 PRO 的关系。中篇介绍 PRO 研究的操作规范、量表开发、翻译汉化及 PRO 数据统计分析方法等相关内容。下篇结合临床诊疗实践与具体疾病，介绍 PRO 量表研制、测量性能评价等相关案例。此书结构合理、体系完整，是 PRO 入门的必读宝典，对临床研究人员及在校学生科研设计均具有较好参考价值。

2. *Quality of life: the assessment, analysis and reporting of patient-reported outcomes*（第三版）：2016 年由英国阿伯丁大学 Peter M. Fayers 和英国谢菲尔德大学 David Machin 联合编写。此书共 20 个章节，分为 2 个部分。其中第一部分全面介绍 PRO 的相关概念、量表研制方法学及量表测量性能评价方法等。第二部分详细地介绍 PRO 在临床试验、横断面研究、随访研究的应用，同时对 PRO 研究设计中样本量计算、缺失数据处理以及临床结果解释等进行介绍。本书内容丰富、全面翔实，并且各个章节中均附有相关案例参考，是国内外经典的 PRO 研究工具书和参考书。

◀ **思考与练习** ▶

一、选择题

1.（单选）下列属于疾病特异性量表的是（ ）

A. 五维健康量表（EQ-5D）

B. 癌症患者生命质量测定量表体系（EORTC QLQ）

C. 世界卫生组织生存质量测定量表（WHOQOL-100）

D. 健康调查量表 36（SF-36）

E. 六维健康调查量表（SF-6D）

2.（单选）（ ）年，国家药品监督管理局药品审评中心正式发布《患者报告结局在药物临床研发中应用的指导原则（试行）》，将患者报告结局作为我国药品审评审批的重要指标之一。

A. 2009 年 B. 2006 年 C. 2022 年

D. 2018 年 E. 2023 年

3.（单选）下列属于患者报告结局测量工具评价标准的是（ ）

A. Cochrane 风险偏倚评估工具

B. CASP 清单

C. 选择健康测量工具的统一标准（COSMIN）

D. 纽卡斯尔-渥太华量表（NOS）

E. COREQ 工具

二、问答题

1. 患者报告结局的评价内容主要包括哪些？

2. 根据患者报告结局量表选择指南，量表选择应考虑哪些方面？

3. 患者报告结局应用于临床研究的哪些方面？

（李顺平）

第十九章　药物经济学评价

药物经济学评价在临床研究中发挥着重要的作用，可以帮助临床研究人员判断药物治疗方案的经济性，为研究人员对药物在各阶段的决策提供依据。因此，对于参与临床研究的医护人员，需要学习和了解药物经济学评价的相关知识，掌握药物经济学的研究目的及要点，重点掌握评价方法和模型的构建，熟悉药物经济学评价在临床研究中的应用，了解研究和应用药物经济学的必要性，从而为决策提供经济性支持。

药物经济学（pharmacoeconomics）是一门应用现代经济学的研究手段，结合流行病学、决策学、生物统计学等多学科研究结果，全方位地分析药物治疗备选方案（包括非药物治疗方案）的成本、效益和效果，评价其经济学价值的学科。旨在以最小的成本取得较大的收益，进而使有限的药物资源得到最优配置和最佳利用，获得最大程度健康状况的改善。药物经济学在医药卫生领域应用广泛，通过药物经济学与临床研究结合，能为药品研发、药品定价、医疗保险目录的制定、医疗保险支付标准及范围、临床合理用药等提供决策支持。药物经济学主要解决临床研究中"经济"问题，以"安全、有效、经济"为原则，对临床用药进行分析评价，指导临床合理用药，减轻患者的经济负担，节约医疗卫生资源。

党的二十大报告对增进民生福祉，提高人民生活品质作出专门部署，强调要实现好、维护好、发展好最广大人民根本利益，紧紧抓住人民最关心最直接最现实的利益问题。药物经济学作为国家医保准入谈判的重要抓手，赋予了药品精确的价值评估，提高了创新药品可获得性，提高居民用药保障水平、减轻患者医疗负担。贯彻落实党的二十大精神，不断完善药品价值评估机制，促进医疗资源的更优配置，提高国家医保基金的可持续性，守好用好人民群众的"救命钱"，切实增强人民群众的获得感、幸福感、安全感，让药物经济学为新时代新征程贡献出一份力量。

第一节　概　　述

药物经济学形成于20世纪60～70年代，是从卫生经济学中分支并逐渐发展起来的一门交叉学科。通过微观经济学方法与原理，评估宏观药物治疗成本-效果（效益）之间的关系。药物经济学也是经济学在医药卫生领域的拓展和应用，是自然科学与社会科学的交叉融合，既涉及临床实践中疾病治疗方案选择和疾病诊断及预后健康状况判断，也关乎决策部门相关医药卫生政策的制定。

药物经济学评价在欧美发达国家已得到广泛应用。英国在新药医保准入方面形成了成熟完善的技术评估体系，在确保患者及时获得有效药品的同时，合理控制成本增长，并促进药品生产企业的创新积极性，其运行效果得到了广泛认可。在药品价格制定和医保准入过程中，英国国家卫生与临床优化研究所（National Institute for Health and Clinical Excellence，NICE）为卫生部提供决策支持。NICE主要职责是对医疗相关技术和药品的临床效益、经济性进行评估，根据评估结果提供新医疗相关技术和药品的使用指南，主要以"质量调整生命年"为指标，通过成本-效用法对药品和新技术进行成本、效用两方面的综合评估。2009年以前，对于超出评价标准的新药不予医保准入，2014年开始以药品价值评价为核心进行目录准入遴选和药品定价，重视新药的临床评价和再评价，由单纯的成本-效用数据评价发展到以证据为基础的评价。德国的新药医保准入机制主要遵循《药品市场改革法案》。根据该法案要求，相关机构需要采用价值定价原则，通过药物经济学手段来评估新上市的创新药品，判断其是否有附加效益。日本新药医保准入方面，首先由制药企业提交申请和具体资料到厚生劳动省医政局，资料包括企业基本情况、企业申报价格、药品用法用量及临床疗效、计算依据（对照药品的选择等）、药品在其他国际市场的价格、目标人群、药物经济学数据、上市前5年的市场预测等。资料提交后，由保险局医疗科进行分析，制定药价计算的方案。药物经济学相关证据在日本医保准入方面也越来越受到重视，有专门的成本效益评价委员会，专门从事相关研究，也鼓励企业进行药物经济学研究。2009 年我国公布《中共中央 国务院关于深化医药卫生体制改革的意见》（中发〔2009〕6 号），提出"对新药和专利药品逐步实行定价前药物经济性评价制度"。新医改对药物经济学评价的提出与关注，同时伴随着《中国药物经济学评价指南（2011 版）》的发布，《中国药物经济学评价指南及导读（2015 版）》《中国药物经济学评价指南（2020）》（中英双语）及《中国药物经济学评价指南导读（2022）》的出版，极大推动了药物经济学研究在中国的应用与发展。

一、药物经济学的定义与作用

不同的学者可能出发角度不一致，对药物经济学的定义也略有差异，但其本质和核心内容是统一的。《中国药物经济学评价指南（2020）》定义：药物经济学是研究如何使用有限的卫生资源实现最大程度的健康效果改善的交叉学科。

药物经济学作为一门新兴的边缘性交叉学科，已引起政府决策部门、科研院校、医疗机构和制药企业的极大关注，它的重要性也逐渐在医疗卫生服务改善与健康产业发展中体现。药物经济学通过应用经济学的理论基础，系统、科学地比较医药技术之间的经济成本和健康产出，进而形成决策所需的优选方案，旨在为医药及其相关决策提供经济学参考依据，促进临床合理用药，使有限的医药卫生资源更加合理地被利用。药物经济学评价逐渐在国家医保药品准入谈判、药品临床综合评价、指导新药研发、规范药品定价行为、指导临床合理用药及医药卫生政策制定中发挥着重要作用。

二、药物经济学评价的主要指标

成本（cost）和健康产出（health outcome）是药物经济学研究的两大要素。通过成本分析（cost analysis）和健康产出研究，提高医药资源配置的总体效率，实现健康产出的最大化。药物经济学评价中的成本分析主要包括成本确认（cost identification）、成本测量（cost measurement）与成本估值（cost valuation）。药物经济学常以临床研究指标（即中间结果指标）作为评价研究结果（如关注降脂、降压、降糖等指标），但越来越多的研究关注最终的健康产出，即更关注患者治疗的终点结果（如患者增加的健康质量生命年）。

（一）成本

成本是指用于投入产品生产或提供资源的服务，通常以货币单位进行估算和衡量。成本的分类主要包括直接成本（direct cost）、间接成本（indirect cost）和隐性成本（intangible cost），其中直接成本中又包括直接医疗成本（direct medical cost）和直接非医疗成本（direct non-medical cost）。研究者研究角度的不一致，也会导致成本确认的范围不一样。例如，研究如果选取全社会角度，应纳入所有直接医疗成本、直接非医疗成本和间接成本；如果是基于卫生体系角度，应纳入卫生系统内的所有直接医疗成本；如果是基于医疗保障支付方角度，应纳入医保支付范围内的所有直接医疗成本；如果是基于医疗机构角度，应纳入本医疗机构承担的所有直接医疗成本和直接非医疗成本；基于患者角度情况下，应纳入与患者相关的所有直接医疗成本、直接非医疗成本和间接成本。对于隐性成本，《中国药物经济学评价指南（2020）》将其放在成本端或者健康产出端，但要避免重复计算。对于是否需要专门测量这部分成本目前尚存在争议，有一种观点认为在成本-效用评价中，隐性成本实际上可能已经包含在生命质量中。还应当注意，如果所研究的医疗干预措施中发生了药品不良反应（adverse drug reactions，ADRs），在直接医疗成本计算时应当包含因处理不良反应而消耗的成本，尤其是严重不良反应（如 CTCAE 不良反应分级标准中的 3~4 级 ADR）的处理成本。与 ADRs 相关的成本主要有两类：①预防或监测 ADRs 发生而产生的成本；② ADRs 发生后进行对症处理产生的成本。

（二）健康产出

在药物经济学评价中，健康产出通常包括临床产出和人文产出。临床产出表示各项临床指标的变化，如血糖、血压等；人文产出为患者主观感受的变化，主要指健康相关生命质量（HRQOL）。健康产出的三类测量指标包括效果（effectiveness）、效用（utility）和效益（benefit）。

1. 效果 药物经济学评价中的效果指标应该选择可获得的最佳证据。对于新药，推荐优先从循证医学证据等级较高的随机对照临床试验系统评价或 Meta 分析中获取临床疗效数据，以上数据不可获得时，可以考虑使用单个随机对照临床试验的疗效数据；对于已上市多年的药品，建议使用真实世界研究中的实际效果数据。推荐优先采用终点指标进行药物经济学评价，终点指标大多反映已经发生或者患者可以感知的疾病事件，如疾病导致的死亡、生存年数等。如果缺少终点指标时，也可以采用比较关键的替代指标进行分析，如血压、血脂、血糖等生化指标。但通常需要构建模型，通过替代指标和终点指标之间的数量依存关系对终点指标进行预测。

2. 效用 效用指标通常使用质量调整生命年（QALY），且在报告 QALY 前，应当分别报告生存时间和健康效用值。健康效用值的测量方法包括直接测量法和间接测量法，一般首选间接测量法。间接测量法常用的健康效用量表包括欧洲五维健康量表（EQ-5D）和六维健康调查量表（SF-6D）等；对于儿童，建议使用针对儿童的健康效用量表（如 EQ-5D-Y）。常用的直接测量法包括标准博弈法、时间权衡法和离散选择实验法。当无法通过测量获得健康效用值时，可以通过系统文献检索，从已发表的研究成果中获取健康效用值，但在使用时需要对健康效用值进行敏感性分析。

3. 效益 是产出的货币表现，或者说是以货币形式计量的产出，是指有利的或有益的产出结果以货币形式表现。具体而言，药物经济学中的效益是指实施干预方案后所获得的所有有利的或有益的结果，并且以货币形式予以计量。效益的分类与成本的分类类似，包括直接效益（direct benefit）、间接效益（indirect benefit）和无形效益（也称为隐性效益）（intangible benefit）。直接效益是指实施某干预方案所导致的疾病的恢复或改善、生命的延长，以及减少或节约的卫生资源。间接效益是指实施某干预方案所导致的健康、生命、卫生资源以外的损失的减少或成本节约，如因干预有效而减少的误工或休学的损失等。隐性效益则是指实施某干预方案后，导致患者及其照顾者身体或精神焦虑等的减少，以及由干预方案有效而引发的医院声誉提高等。

（三）贴现

当药物经济学评价的研究时限为 1 年以上时，研究应该对发生在未来的成本和健康产出进行贴现，将其折算成同一时点的价值当量。贴现时需要对成本和健康产出采取相同的贴现率。《中国药物经济学评价指南（2020）》建议采用 5% 的贴现率进行分析，同时在 0%～8% 对贴现率进行敏感性分析。

三、药物经济学评价的主要方法

药物经济学评价（pharmacoeconomic evaluation）是药物经济学的主要应用形式，即评估相关干预方案和对照方案（包括药物治疗和非药物治疗）产生的成本和对疾病与健康改善的结果与情况。如果干预方案相较于对照方案的成本更低而产出更高，则干预方案为绝对优势（absolute dominance）方案；相反，如果干预方案相较于对照方案的成本更高而产出更低，则干预方案为绝对劣势（strictly dominated）方案；如果干预方案相较于对照方案的成本更高且产出也更高，则需要计算两方案之间的增量成本-效果比（incremental cost-effectiveness ratio, ICER），即两种方案成本之差和效果之差的比值。ICER 反映的是两种备选方案之间单位效果差异下产生的成本差异，用于评估干预方案增加的成本是否值得。如果 ICER 小于等于阈值，则干预方案比对照方案更为经济；如果 ICER 大于阈值，则对照方案相比干预方案更为经济。在增量分析中，我国目前还没有统一标准，世界卫生组织一般建议，QALY 的支付意愿阈值采用全国人均 GDP 的 1～3 倍。

通常采用的评价方法有成本-效果分析（cost-effectiveness analysis, CEA）、成本-效用分析

（cost-utility analysis，CUA）、成本-效益分析（cost-benefit analysis，CBA）和最小成本分析（cost-minimization analysis，CMA）法。最小成本分析法目前临床应用较少，本节主要介绍前三种方法。

（一）成本-效果分析

成本-效果分析（CEA）是以货币形态计量干预方案和对照方案的成本，以效果指标来表示健康产出，并对干预方案及对照方案的成本和健康产出进行比较，进而判定干预方案经济价值的一种评价方法。成本-效果分析一般适用于具有相同临床产出指标方案之间的比较，其产出测量单位一般为物理或自然单位，通常使用临床效果指标，如生命年、治愈率、血压降低值、无症状天数等指标的变化来表示。大部分药物经济学评价都采用随机对照试验中得出的结局指标作为效果指标，随机对照试验对纳入人群和试验用药均有严格的控制和跟踪计划，属于治疗方案在理想状态下对某一特定疾病所产生的结果。但在实际诊疗过程中，临床试验中的很多条件都无法满足，例如，患者可能会有多种合并症、存在多重用药、依从性下降等，此时医疗措施的治疗效果通常没有临床功效那么高。在药物经济学评价中，我们优先使用效果数据，如真实世界研究数据，因为我们希望知道在实际诊疗环境中健康干预措施是否能起到作用。如果使用临床试验中得出的疗效数据时，应该对其存在的局限性和实际外推性进行考虑和讨论。成本-效果分析的主要缺点是：当进行比较的两个或多个方案使用了不同的健康产出指标时，组间比较难以进行；且当干预方案不止一个重要健康产出时，难以进行全面评价。

（二）成本-效用分析

成本-效用分析（CUA）是以货币形态计量干预方案和对照方案的成本，以效用指标表示健康产出，并对干预方案和对照方案的成本和效用进行比较，进而判定干预方案经济性的一种评价方法。CEA 和 CUA 在成本的测量方面是一致的，两者区别在于健康产出的测量。两者健康产出的数据来源是类似的，即文献、临床试验等，但两者对于健康产出的测量有着本质的差异。CUA 的健康产出指标通常是质量调整生命年，该指标是一个通用的标准化的健康产出指标，同时考虑了干预方案对患者生存时间的影响，也考虑了对患者生命质量的影响，因此相比于其他产出指标，QALY 对健康产出的测量更为完整，且不管参与比较的治疗方案临床产出是否相同，都可以采用 CUA 进行比较分析。但值得注意的是，由于健康效用值对整个研究结果会产生较大影响，所以研究中需要具体阐述效用值的测量方法。有些文献和教材也会将 CUA 看成是一种 CEA，这仅仅是称呼上的差异。《中国药物经济学评价指南（2020）》认为 CUA 是独立于 CEA 的另一种评价方法。CUA 也是药物经济学评价中最常用的方法，指南推荐优先使用此方法。

（三）成本-效益分析

成本-效益分析（CBA）是将干预方案和对照方案的成本和产出均以货币形态进行描述和计量，并对货币化的成本和健康产出进行比较的一种方法。从理论上来说，CBA 直接建立在福利经济学理论基础上，其研究结果可直接用于支持相关卫生决策，适用范围更广。但是，CBA 中健康产出的货币化测量的方法学尚未达成共识，其应用仍处于发展阶段。

四、常用药物经济学评价模型

根据是否采用模型进行模拟，药物经济学评价可分为基于个体数据的研究（individual-data study）和基于模型的研究（model-based study）两大类。

（一）基于个体数据的研究

在基于个体数据的研究中，根据数据收集时间和方式的不同可分为前瞻性研究和回顾性研究。在前瞻性研究中，根据有无干预因素又可分为干预研究和观察研究；其中，干预研究又包括围绕 RCT 的平行研究（piggyback）和实效性随机对照试验（pragmatic randomized controlled trial，pRCT）。围绕 RCT 的平行研究是将药物经济学评价与药物临床试验相结合的方法，通常加载在药物 II 期、III 期或 IV 期临床试验中进行，这是目前广泛采用的一种研究设计。基于 pRCT 开展的药物经济学评价则是指在药物日常实际应用中进行的研究，其对患者的纳入和排除标准的限制更少，通常可以对患者进行随机分组，但不会严格地控制干预方案的实施过程。但 pRCT 存在随访时间较长，研究成本也相对较高等局限性。观察研究由于没有对患者进行随机分组，不同组患者的基线特征可能存在差异，有可能对成本和健康产出产生较大影响。回顾性研究的研究成本较低，研究时间较短，并非像前瞻性研究那样由研究者来控制数据收集的质量，也无法事先明确入组患者的特征，因此研究组与对照组患者的基线水平之间会存在一定的差异，可能会给研究结果带来偏倚。不过这种偏倚在一定程度上可以通过倾向性评分匹配等方法来控制。

（二）基于模型的研究

基于模型的研究是成本-效果法和成本-效用法中最常用到的研究设计方法。决策分析模型是利用数学关系来模拟比较各治疗方案可能带来的一系列结果的方法，用概率表示各种结果出现的可能性，每一种结果对应相应的成本和健康产出，从而计算出各治疗方案的期望成本和期望产出。决策分析模型主要包括决策树模型（decision tree model）、马尔科夫模型（Markov model）、分区生存模型（partitioned survival model，PSM）、离散事件模拟模型（discrete events simulation model，DES）、微观仿真模型（microsimulation model）和动态传染模型（dynamic transmission model）等。基于模型的药物经济学评价的数据来源可以是随机对照试验、真实世界研究、Meta 分析、流行病学研究结果等。当研究时间很长或研究预算受约束时，模型可以将临床试验的结果外推，相对省时省力。由于可以在短时间内提供相对全面的信息，模型研究的应用也十分广泛。

1. 决策树模型　常用于评估急性或短期的治疗方案，如急性感染、阑尾炎手术等。例如，在本章第二节内容里，对疟疾快速诊断试验（rapid diagnostic test，RDT）和镜检诊断疟疾进行成本-效果分析中，为了比较三种疟疾诊断策略，使用 TreeAge Pro 软件开发了决策树模型。

2. 马尔科夫模型　是药物经济学中应用最为广泛的模型之一。马尔科夫模型是一种将相关干预措施和临床事件发生的时间因素系统纳入模型模拟过程的动态模型，通常代表随时间发展的随机过程，主要用来研究系统的"状态"及状态"转移"，常被用来处理包含持续的风险因素的决策问题。在医疗决策分析中，它尤其适用于模拟慢性疾病的进展。疾病或者疾病治疗的马尔科夫模型包括以下要素。

（1）马尔科夫状态（Markov states），马尔科夫模型假设患者总是处于有限的健康状态中的一个，这些健康状态即被称为马尔科夫状态。为了使马尔科夫过程能够终止，模型中必须至少包括一个使患者不能继续发生转移的状态（如死亡），这个状态被称为吸收状态。在马尔科夫模型中，有时还需要使用到临时状态，这些状态只能从其他状态转移而不能转移到它们自身。

（2）周期长度（cycle length），即患者从一个健康状态转移到下一个健康状态的时间。周期长度需要代表有临床意义的时间间隔。通常，周期长度的选择也取决于概率数据的可获得性。假如计算概率值是每间隔 1 年做 1 次状态观测，那么考察的周期就无法细分到月。《中国药物经济学评价指南（2020）》建议进行半循环校正，以疾病病理或症状期望发生变化的最小时间间隔之半作为循环周期。

（3）转移概率（transition probabilities），指患者从一个状态转移到另一个状态时所依据的概率。通常结合相关临床研究及流行病学研究结果估计转移概率，一般从已发表文献中获得。对于难以从文献中得到的转移概率，可以应用德尔菲法咨询相关领域的专家获得。

在马尔科夫模型中，研究时限被划分为等长的循环周期。模型中的患者被划分为有限个健康状态（health states/Markov states），模拟中的每一个患者在每一个循环周期中必须且只能处于其中的一个状态。用初始概率（initial probabilities）定义模拟开始时一组患者在各种健康状态中人数分布，并通过转移概率矩阵来定义每一个周期内患者从一种状态转移到另一种状态的可能性。图 19-1 显示了一个简单的马尔科夫模型，该模型仅包括健康、残疾和死亡三种疾病状态。通过定义每一个状态下各周期内的成本和产出，可以计算得到患者在每一个周期的期望成本和期望产出，经贴现之后可以计算整个研究时限内的累积成本和累积产出。目前，马尔科夫模型可以利用时间依赖的转移概率进行模拟，具有广泛的适用性。但该模型假设转移概率仅取决于当前健康状态而不取决于已经过去的健康状态，这是马尔科夫模型的一个主要局限。研究者可以通过增加健康状态的数目来尽量避免这个假设所带来的偏倚。这种做法虽然可以使模拟更贴近现实，但却会使马尔科夫链变得冗长且复杂。另一个局限性是异质性的问题，马尔科夫模型假设处于某个健康状态的所有患者都是完全相同的，此健康状态描述的是一个同质化（homogeneous）人群，于是处于此状态中的个体的任何差异都会导致某种程度的偏倚。

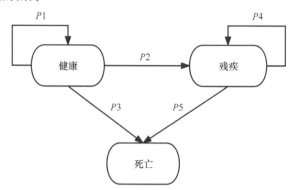

图 19-1　马尔科夫模型（Pi 表示转移概率）

3. 分区生存模型　是利用生存曲线来定义一系列不同健康状态下的患者人数比例随时间的变化，以此作为成本和健康产出估计的基础。它比较适用于可以划分为有限个健康状态且状态之间只能进行单向转换的慢性疾病的经济学评价。目前，应用最多的是肿瘤相关的药物经济学评价领域。分区生存模型通常利用肿瘤药物临床试验中普遍报告的无进展生存期（PFS）和总生存期（OS）这两条曲线进行分析，将患者健康状态分为未进展、进展和死亡三个状态。根据晚期恶性肿瘤的特点，患者的三个状态是互斥的，即同一个患者在同一时间只能处于其中一个状态，同时三个状态间的转移是单向不可逆的，即未进展患者可能停留在未进展状态，也可能转移到进展或死亡；而进展患者只能停留在进展状态或转移到死亡，但无法回到未进展状态。由于实际观察到的生存曲线变化不规则，直接计算曲线下面积比较困难，因此分区生存模型通常是通过生存分析拟合得到的 PFS 和 OS 这两条生存曲线来计算患者在某特定时间点上的各状态人数比例，并基于这些比例计算模拟时间范围内产生的成本和健康产出。分区生存模型的优点主要包括：理论简单，不需要计算转移概率，可以使用患者的个体数据进行建模，也可以通过已发表的文献中的生存曲线建模。但该模型也存在一些缺点：如应用局限性较大，忽略临床终点间的关联性等。

4. 离散事件模拟模型　离散事件模拟是一种基于发生事件和发生时间的仿真模拟过程，其内置仿真钟，可以记录所有发生的离散事件，当模拟结束后，系统可以计算所有发生过的离散事件并得到需要的信息。当离散事件模拟模型应用到临床研究中，该模型可以从个体角度出发，进入模型中的患者将带有自身属性，比如性别、年龄、不同治疗时期的疾病指标等。这样不仅可以考虑治疗方案带来的效果，同时也考虑了患者自身因素产生的影响，更接近临床实际治疗情况，但是这也需要大量且高质量的临床数据来支持。

5. 微观仿真模型　是一种基于个体水平模拟的状态转换模型，能够充分考虑个体特征的异质性以及疾病史对疾病发展的影响，将过去的经历结合到对未来事件发生的预测中，通过健康状态的转换来模拟筛查等干预措施的影响并评价长期效果，因此特别适合复杂疾病筛查的流行病学研究。

五、不确定性分析和敏感性分析

（一）不确定性分析的定义与分类

药物经济学评价过程的每个阶段都存在不确定性（uncertainty）。按性质可分为与评价过程有关的不确定性和与数据有关的不确定性。研究者需要对药物经济学评价过程中各种来源的不确定性进行全面分析，包括方法学不确定性、模型不确定性和参数不确定性等。数据中的不确定性是指药物经济学参数也存在相当大的不确定性，通常由抽样误差引起，比如样本的大小、样本的代表性等。方法学不确定性及模型不确定性，多采用情景分析法（scenario analysis method）。研究者要明确定义不同情景下的分析方法和研究假设，并对不同情景分析的结果之间的差异进行合理解释。参数的不确定性可以采用单因素、多因素、极值分析法等确定型敏感性分析（deterministic sensitivity analysis，DSA），也可以采用蒙特卡洛模拟（Monte Carlo simulation）进行概率敏感性分析（probabilistic sensitivity analysis，PSA）。药物经济学评价中应该同时报告确定型敏感性分析和概率敏感性分析的结果。

（二）敏感性分析的定义与分类

敏感性分析是指通过重要自变量（如成本、健康产出、事件发生概率、贴现率等）可能的变化范围进行检验，判断这些变化是否对药物经济学评价的结果产生有意义的影响。按分析因素的取值是否确定，可以分为确定型敏感性分析和概率敏感性分析。

1. 确定型敏感性分析　是通过改变某个或某些特定参数的取值范围，测算其对研究结果产生的影响，进而找出敏感因素的一种分析方法，常用方法主要包括单因素敏感性分析、多因素敏感性分析、阈值分析、情景分析等。在确定型敏感性分析中，每个参数的取值都是特定的，然而在现实环境中参数的取值往往是不确定的，其次参数与参数之间的关联性没办法在确定型敏感性分析中很好地体现。

2. 概率敏感性分析　通过给每个参数设置特定的概率分布，并对各参数的概率分布进行随机取值，考察选定参数在一定概率分布范围内同时发生变化时对评价结果的影响，PSA 一般建立在蒙特卡洛模拟的基础上。在概率敏感性分析中，应纳入尽量多的参数，每个参数的概率分布形式、分布参数和蒙特卡洛迭代的次数都应该予以说明并解释其合理性。在伴随临床试验开展的药物经济学评价或者观察研究中，可以获得患者水平数据，此时可以通过非参数自助抽样法进行抽样不确定性分析。在蒙特卡洛模拟中，每次仅模拟队列中的一个人，即在一个时间内只有一个患者发生状态转移。比如，以质量调整生命年为研究指标，则模型可以根据每个患者在死亡前经历的特定路径记录质量调整生命年。通过计算样本中所有患者的质量调整生命年的平均数便可以得到整个样本人群的质量调整生命年。如果样本量足够大，真实的均值将与队列模拟得出的均值非常接近。

2022 年卫生经济学评价综合报告标准（CHEERS 2022）指出，卫生经济学评价要集成各方面的证据、针对备选方案的成本与健康收益做出决策分析，为政策制定者、支付方、健康服务提供者、患者和大众提供决策证据。现有卫生经济学评价报告普遍存在标准化程度不足、证据透明性不足的问题，因此，CHEERS 2022 设定行业内的报告规范，其评估的是报告的质量——这不同于研究的质量、证据的质量，而是对文献报告撰写本身的规范性评估。

第二节　药物经济学评价在临床研究中的应用

本节按照不同研究方法、不同研究目的、不同研究模型以及不同数据来源的分类方式，分别介绍药物经济学评价方法在临床研究中的应用案例。

一、按研究方法分类

按研究方法的不同，药物经济学评价在临床研究中的应用可以分为成本-效益分析、成本-效果分析和成本-效用分析。

（一）成本-效益分析

成本-效益分析是药物经济学最基本的研究方法，也是现有的药物经济学评价方法中唯一能够实现医药领域与非医药领域项目间经济性评价的研究方法。Tarride 等在成本效益的评价方法的框架下，探究在加拿大实施早期精神干预计划与常规治疗相比是否具有经济性。该研究选用了平均住院次数、就业率、平均辅助生活天数和死亡率等货币化效益，以净收益（总效益-总成本）表示产出结果。在基线分析中，成本-效益分析结果表明，与常规治疗相比，精神干预计划治疗患者的额外费用（10 909 美元[①]，95%CI：7779～14 999 美元）低于常规治疗相关的货币化收益（96 351 美元，95%CI：51 211～137 500 美元），对应的净收益为 85 441 美元（95%CI：41 140～126 386 美元）。研究结果表明，在加拿大实施大规模的早期精神干预具有经济效益。

（二）成本-效果分析

成本-效果分析虽然受到其效果指标的限制，不能进行不同临床效果之间的比较，但其结果易于为临床医护人员和患者接受，是药物经济学研究的常用方法之一。在一项采用决策树模型对疟疾快速诊断试验（RDT）和镜检诊断进行成本-效果分析中，研究者模拟了一个 30 万名发热患者的队列，在该模型中评估了三种疟疾诊断策略：显微镜检查、RDT 和 RDT 后再行显微镜检查。基于卫生部门和患者的共同角度，从医院信息系统、关键知情人访谈和患者调查中收集成本数据，效果指标定义为得到适当治疗的疟疾病例数。结果显示，与单独使用显微镜（238 例/30 万例，3 630 000 美元）和 RDT+ 显微镜（221 例/30 万例，2 750 000 美元）相比，RDT 策略最有效（245 例/30 万例），但成本最高（4 470 000 美元）。

（三）成本-效用分析

成本-效用分析是在综合考虑患者意愿、偏好和生命质量的基础上，比较不同治疗方案的经济合理性。Kohli-Lynch 等通过苏格兰心血管疾病政策模型从卫生部门的角度评估了扩大预防性他汀类药物适用范围以及优化他汀类药物使用方法的成本-效用。该研究分析了三种他汀类药物的使用方法：使用 ASSIGN 评分的 10 年风险评分，按年龄分层的风险阈值或绝对风险降低指导治疗。主要结果为每获得一个质量调整生命年的成本，相比于 ASSIGN 评分≥20% 作为启用治疗的风险阈值，启用方法更换为年龄分层风险阈值 20 可增加 8800 个 QALY，对应需要增加的成本为 6 200 000 英镑[②]，该启用方法的增量成本效果比为 7050 英镑/QALY，低于 3 倍的人均 GDP，是具有经济性的。

二、按研究目的分类

根据不同的研究目的，药物经济学在临床研究中可以应用在筛查策略优化、治疗策略优化、康复策略优化和疾病管理策略优化等方面。

（一）筛查策略优化

Toumazis 等基于癌症干预和监测建模网络（cancer intervention and surveillance modeling network，CISNET）四大模型从卫生保健部门的角度分别评价了美国预防医学工作组（U.S. preventive services task force，USPSTF）2021 年新版高风险人群标准与 2013 版标准在美国进行肺癌筛查的经济性，并探讨 6 种替代筛查策略的成本效益，这些策略保持最低累积吸烟暴露量为 20 包年和筛查截止年龄为 80 岁，但筛查起始年龄（50 或 55 岁）和戒烟年数（≤15、≤20 或≤25）不同。模型使用个体层面的吸烟史数据模拟患者在生命周期内与肺癌相关的事件，包括诊断年龄、组织学特点、疾病分期、疾病进展和诊断后的生存时间。若以 100 000 美元/QALY 作为支付意愿阈值，则新版标准（50～80 岁，吸烟超过 20 包年或戒烟少于 15 年人群进行年度筛查）相对旧版（55～80 岁，吸烟超过 30 包年或戒烟少于 15 年人群进行年度筛查）更具经济性，但若将戒烟时间放宽到 25 年以内，将更具经济性。

（二）治疗策略优化

药物经济学不仅可以应用于药物治疗效果之间的比较，也可以应用于手术方案或其他治疗措施的比较。一项比较了腹腔镜回肠切除术与英夫利西单抗对于常规治疗失败的克罗恩氏终末回肠

---

① 1 美元≈ 7.2464 人民币

② 1 英镑≈ 9.0530 人民币

炎患者的临床试验证明：腹腔镜回肠切除术在改善患者生命质量方面，是英夫利西单抗的有效替代方案。因此，Groof 等从全社会角度探索两种治疗方案中最具性价比的方案。研究采用炎症性肠病问卷评分和质量调整生命年分别作为 CEA 与 CUA 的临床产出指标。结果显示，切除术相比于英夫利西单抗，每增加一个 QALY 增加的成本投入为–85 802 欧元[①]，在支付意愿阈值为 0 欧元/QALY 和 20 000 欧元/QALY 时，切除术具有成本效益的概率分别为 0.96 和 0.98；每增加一分 IBDQ 评分增加的成本投入为–5729 欧元，在支付意愿阈值为 0 欧元/IBDQ 评分和 500 欧元/IBDQ 评分的情况下，切除术具有成本效益的概率分别为 0.96 和 0.99。因此，腹腔镜回肠切除术被认为比英夫利西单抗治疗更具成本效益。

（三）康复策略优化

慢性阻塞性肺疾病加重后的肺康复可有效减少慢性阻塞性肺疾病导致的住院率和死亡率，同时改善与健康相关的生命质量，但肺康复的使用率仍然很低。Mosher 等开发了一个马尔科夫微观模拟模型，估计了在美国慢性阻塞性肺疾病患者住院后参与肺康复与不参与肺康复的成本效益。马尔科夫模型包括 3 种状态：在慢性阻塞性肺疾病住院治疗后的第一年活着，在随后几年中活着和死亡。在微观模拟中，没有肺康复的患者基线特征（年龄、性别和 GOLD 阶段）和结局（死亡率、效用、再住院，急诊科就诊和/或专业护理机构住院天数）会从此前研究的描述分布中获取。从社会角度进行的基本病例微观模拟表明，肺康复导致每位患者的净成本节省 5721 美元（95%CI：3307～8388 美元），并使质量调整预期寿命增加 0.53 年（95%CI：0.43～0.63 年）。研究结果表明，利益相关者应确定政策，以增加慢性阻塞性肺疾病患者肺康复治疗的可获得性和依从性。

（四）疾病管理策略优化

整群随机对照试验被广泛应用于评价生活方式、卫生照料制度、健康教育等非治疗性干预的效果。药物经济学研究可在整群随机对照试验结果的基础上，分析疾病管理模式带来的临床获益与成本，评价这些管理模式的应用与实施是否具有经济性。在一项结核病感染管理研究中，Oxlade 等借助整群随机对照试验评估加强卫生系统对确诊肺结核病例家庭接触者的潜伏结核感染（latent TB infection，LTBI）的管理干预措施的有效性和成本效益。确诊肺结核病例被随机分配到三阶段干预（LTBI 方案评估、地方决策和强化活动）或对照组。结果显示，相较于对照组，干预组每 100 名结核病患者中开始结核病预防治疗的家庭接触人数增加 72 人，每增加 1 位家庭接触者而增加的结核病预防治疗费用为 1348 加元。该研究表明，在中低收入国家，卫生系统的干预措施增加了开始结核病预防治疗的家庭接触者的数量，相应增加的结核病管理的总体成本也是合理的。

三、按研究模型分类

由于刚上市药物对应的临床试验的随访时间有限，缺乏足够的临床和经济学数据来评价一个药品的长期成本效果，因此在药物经济学研究中，常需要通过构建模型来模拟药品长期使用的成本效果，并为医疗决策提供依据。所以，按研究模型的不同，药物经济学在临床研究中的应用可以分为马尔科夫模型、分区生存模型、离散事件模拟模型和微观仿真模型等。

（一）马尔科夫模型

此处以一篇接种乙型肝炎疫苗的经济学评价为例，简要介绍该模型在经济学评价中的运用。Aggarwal 等在 TreeAge Pro 软件中构建了一个六状态（健康、乙型肝炎携带、代偿性肝硬化、失代偿性肝硬化、肝细胞癌和死亡）的 Markov 模型，评估在中等流行性、低收入国家普遍接种乙型肝炎疫苗的成本效果。模型模拟了两个新生儿队列，一个队列在生命早期接种三针乙型肝炎疫苗，另一个队列没有。转移概率、成本和效用数据均来自已发表文献或临床医生。结果显示，普遍接种乙型肝炎疫苗使乙型肝炎携带率降低了 71%，出生队列的生命年（life-year，LY）和质量调整生

[①] 1 欧元 ≈ 7.7531 人民币

命年（quality-adjusted life year，QALY）分别增加了 0.173 岁（61.072 岁 vs 60.899 岁）和 0.213 岁（61.056 岁 vs 60.843 岁），边际成本为 \$16.27/LY 和 \$13.22/QALY，远低于印度人均年收入。该研究证实，在乙型肝炎中等流行的低收入国家，普遍接种乙型肝炎疫苗策略具有较高的成本效果。

（二）分区生存模型

分区生存模型可通过一系列独立模拟的、非互斥的生存曲线来计算某个确定时间点上的各状态人数比例，并根据这些比例计算模拟时间范围内产生的成本和健康产出。例如，在对恶性肿瘤治疗策略进行经济学评价时，通常根据临床试验中报告的 PFS 和 OS 生存曲线，将患者的健康状态分为无疾病进展、疾病进展和死亡三大区域。研究者构建 3 种健康状态（无进展、进展和死亡）的分区生存模型，从美国支付方的角度评估维持奥拉帕尼治疗转移性胰腺癌的经济性。基于 POLO 试验获取 PFS 和 OS 曲线，OS 曲线下的面积代表存活患者的比例，PFS 曲线下的面积代表尚未进展的患者比例，OS 和 PFS 曲线之间的区域代表已进展但仍存活的患者比例，其余区域代表已死亡的患者比例。然后根据 POLO 每组中报告的生存概率估计转移概率。成本和健康效用数据来自文献。计算增量成本效用比、增量净健康效益和增量货币效益。结果表明，与安慰剂相比，维持奥拉帕尼的总增量成本效用比为 265 290 美元/QALY，低于支付意愿阈值，具备成本效益。

（三）离散事件模拟模型

在一项西班牙白内障手术的研究中，Comas 等从卫生系统的角度采用离散事件模拟模型比较了两种手术候诊的方式：FIFO（first in first out，按照预约顺序先到先做的方式）和 Prioritization system（按照一定标准为候诊患者的疾病严重程度计算优先级分数，严重的患者可以优先做手术）。模型中患者的属性包括年龄、性别、是否优先考虑为第一或第二手术、患者类型（双边或无晶状体）等，主要结果变量为经优先级分数加权的等待时间。在优先级系统内，患者在候诊名单上的顺序根据优先级分数每次更新一个新的患者进入候补名单。结果显示采用 FIFO 方式的患者平均需要等待 4.48 个月才能等到手术，而采用 Prioritization system 方式的患者只需要等待 3.84 个月。

（四）微观仿真模型

由癌症干预和监测建模网络（cancer intervention and surveillance modeling network，CISNET）开发了四种肺癌模拟模型：MISCAN-肺模型、马萨诸塞州总医院-哈佛医学院肺癌政策模型、斯坦福大学肺癌结果模拟模型和密歇根大学模型。这四种模型是美国预防医学工作组（U.S. preventive services task force，USPSTF）用于肺癌筛查决策分析的一部分。这些模型模拟了肺癌的自然史，根据个体吸烟史预测年龄和性别特异性肺癌发病率风险。所有模型的一个关键组成部分是共享的吸烟史生成器。使用该吸烟史生成器模拟生成了 100 万个具有不同吸烟史的个体输入模型，以模拟不同筛查情景下的个体发病水平结果。

四、按数据来源分类

按照数据来源的不同，药物经济学在临床研究中的应用可以基于临床试验的数据，也可以基于真实世界数据。而基于临床试验的数据可以来源于患者个体水平，也可以根据临床试验报道的生存曲线，采用数据提取软件提取数据点后生成的伪个体数据进行分析。

（一）基于临床试验数据的经济学评价

最常采用的研究设计为围绕随机对照试验的平行研究，也被称为"骑在试验背上"的药物经济学评价（piggyback evaluation）。它是将药物经济学评价与药物临床试验相结合的方法，其优势体现在 RCT 采用随机、盲法和对照的设计原则，可将偏倚和混杂最小化的同时将内部效度最大化。一般是在进行 RCT 过程中，不仅收集患者采取某种干预措施相关的有效性、安全性数据，同时还收集药物经济学评价所需的经济成本数据和健康产出数据，其中经济成本主要是直接医疗成本，即诊疗过程中消耗的医疗资源；健康产出数据则多采用健康效用量表间接测量。有研究者基于中国脑卒中一级预防试验（China stroke primary prevention trial，CSPPT）的研究实证数据，建立个体水平的微观模拟模型，从中国医疗保健部门的角度估计依那普利联合叶酸与单用依那普利在全生命周期内的成本、生命年、质量调整生命年和增量成本-效果比。基线结果显示，当支付意愿阈值为2 429 281 元/QALY 时，与单用依那普利相比，依那普利联合叶酸治疗的 ICER 分别为 168 126.54元/QALY 和 398 421.21 元/LY。从中国卫生系统的角度，在依那普利中加入叶酸可能是预防高血压患者原发性脑卒中的一种经济有效的策略。

但研究人员通常难以获取与生存曲线相匹配的个体数据，而且临床试验的随访时间难以达到模型模拟的时限。因此 Hoyle 等开发了一套算法从已发表的生存曲线中重构个体数据，即生成伪个体数据（pseudo-individual data）。然后构建合理的参数分布函数将生存曲线外推，常用的参数分布包括 Weibull、Exponential、Log-logistic、Log-normal 等。这种构建参数模型对超过随访时间的生存曲线进行外推已成为目前药物经济学评价中最常用的方法，在此基础上构建 Markov 等模型并计算转移概率的方法已经广泛运用在肿瘤领域。例如，Patel 等构建 Markov 模型，从美国支付方的角度比较达雷妥尤单抗在老年多发性骨髓瘤患者中一线与二线使用的成本效用。疾病进展的转移概率通过各自的临床试验对应的生存曲线外推获得。根据试验报道的 PFS 曲线和风险比重构了个体水平的患者数据，通过重构的数据重新绘制生存曲线，并对曲线进行参数分布（Exponential、Weibull、Gompertz）拟合，随后根据拟合优度（赤池信息准则和贝叶斯信息准则）和临床经验选择了适当的参数分布。结果显示，与达雷妥尤单抗用于二线治疗的方案相比，达雷妥尤单抗用于一线治疗可带来 0.52 个 QALY 的获益，同时增加 322 836 美元的成本投入，导致每 QALY 的成本为618 018 美元。当支付意愿阈值为 150 000 美元/QALY 时，一线达雷妥尤单抗的成本需要降低 67%才具有经济性。

在临床实践中，经常会碰到没有直接比较的证据、需要从众多干预措施中选择最佳的措施等情况，此时，如果没有头对头比较（以临床上的标准治疗作为对照）的临床试验证据，则需要采取间接比较的方法获得临床试验的数据。常用的间接比较方法包括网状 Meta 分析（network meta-analysis，NMA）和匹配调整间接比较（marching-adjusted indirect comparison，MAIC）。例如，吴斌等通过网状 Meta 分析对纳武利尤单抗和帕博利珠单抗进行了间接比较，从而评估纳武利尤单抗与帕博利珠单抗治疗铂难治性复发性或转移性头颈部鳞状细胞癌的成本效益。研究结果显示，治疗方案的选择应同时考虑支付意愿阈值和患者的体重，当支付意愿阈值设定为 100 000 美元/QALY 时，对于体重小于 72 公斤的患者，选择纳武利尤单抗（3mg/公斤，两周一次）治疗是具有成本效益的；而当支付意愿阈值为 150 000 美元/QALY 时，接受纳武利尤单抗（3mg/公斤，两周一次）对于体重小于 75 公斤的患者而言具有成本效益。匹配调整间接比较是目前临床试验常用的间接比较方法，利用一种治疗方案的临床试验中的个体患者数据和另一种治疗方案中已发布的汇总数据估计两者的相对疗效，从而提供快速、可靠的疗效比较结果。进行匹配调整间接比较的流程如下。

（1）匹配（matching）：调整个体患者数据的纳排标准与汇总数据基本保持一致，使得进行MAIC 分析的人群纳入和排除标准统一。

（2）加权（weighting）：根据单因素分析、临床经验、阅读文献等方式选出需要匹配调整的效应修正因子变量。对上述变量建立 Logistic 倾向评分模型，利用矩估计法估计个体权重，并进行加权匹配，使得加权匹配后的 2 组人群基线分布均衡。

（3）间接比较（indirect comparison）：根据加权匹配后数据集，估计各干预措施的预测结局，通过转化得到对应疗效差异。给出部分统计量来辅助说明 MAIC 的效果，如权重分布、有效样本量等。例如，Nilsson 等使用非锚定匹配调整间接比较估计劳拉替尼与化疗治疗相比的相对疗效。为了在选定的劳拉替尼队列和化疗证据来源之间进行校正比较，为个体劳拉替尼治疗患者分配统计学权重，调整其相对于化疗证据来源中观察到的过度或不足。加权后，匹配中包含的平均基线特征（比例）在选定的劳拉替尼队列和化疗证据来源之间保持平衡。

（二）基于真实世界数据的经济学评价

虽然基于 RCT 的经济学评价越来越普遍，但与此同时，RCT 对试验环境的严格限制也给最终结果的可推广性带来了很大限制，并且在实际临床中还存在特殊人群用药、联合用药等复杂情况。因此，除了利用传统的 RCT 数据外，真实世界数据也可用于药物经济学评价。基于真实世界数据开展的研究来源于真实的医疗环境，可以更好地反映临床实际情况，外推性更强。但是也存在一定的局限性，比如由于没有按照随机化的原则，年龄、性别等组间基线特征的差异会成为混杂因素，可能会导致研究结果产生偏差。因此，在开展此类研究时，一般需要先结合已有研究识别出可能的混杂因素，再采用统计学方法来控制这些因素对结果的影响。常用的统计方法包括分层分析法、标准化法、倾向性评分匹配法、多因素回归模型等。Dai 等利用来自安大略省癌症登记处的真实世界数据，从公众付款人的角度评价"帕妥珠单抗、曲妥珠单抗联合化疗"与"曲妥珠单抗联合化疗"治疗转移性乳腺癌的成本效果。该研究采用倾向性评分匹配法来控制混杂因素，按照 1:1 进行匹配，卡钳值为 0.2。倾向性评分匹配后，两组间的匹配变量均获得较好的均衡。结果显示，帕妥珠单抗、曲妥珠单抗联合化疗组相对于曲妥珠单抗联合化疗组的 ICER 分别为 316 203 美元/LY 和 436 679 美元/QALY，当支付意愿阈值为 50 000 美元或 100 000 美元时，帕妥珠单抗、曲妥珠单抗联合化疗具有成本效果的概率均为 0。

开展真实世界药物经济学评价需要完善的真实世界数据网络，医保数据库、临床诊疗数据库、死亡数据库等要实现互联互通，是药物经济学评价得以发展的要求。

药物经济学研究可以帮助临床医生选择经济合理的药品、治疗方法或治疗手段等，也能更好地促进药品在临床阶段的合理使用；同时减轻患者的经济负担，减少医疗资源浪费。

第三节　药物经济学评价研究实例

本节以 2017 年发表在新英格兰医学杂志上的药物经济学研究文章"Cost-Effectiveness of Intensive versus Standard Blood-Pressure Control"为例，展示药物经济学模型在治疗方案卫生经济学评价中的应用。

实例文献

一、研究背景

收缩压干预试验（systolic blood pressure intervention trial，SPRINT）的研究结果显示接受强化收缩压控制（目标血压<120mmHg）的心血管疾病高危成年人的死亡率和心血管疾病事件发生率显著低于接受标准控制（目标血压<140mmHg）的人群。研究则基于 SPRINT 的结果，比较强化控制与标准控制的终身健康获益和医疗保健成本。

二、研究方法

（一）微观模拟模型

研究通过构建微观模拟模型来估计符合 SPRINT 条件的成年人收缩压控制的成本、临床结局和质量调整生命年。该模型使用 6 个月的周期比较了强化控制与标准控制的生命周期增量成本效益。研究使用 SPRINT 的结果来估计 10 000 名虚拟患者的全因死亡和心血管原因死亡、心血管疾病事件和严重不良事件的风险，这些患者与 SPRINT 受试者具有相同的基线特征、纳入标准和干预药物数量。其中心血管疾病事件包括急性心肌梗死、未导致心肌梗死的急性冠脉综合征、脑卒中和心力衰竭；研究亦关注了患者治疗期间伴有的低血压、晕厥、心动过缓、电解质异常和急性肾损伤等严重不良事件。

（二）临床疗效

在模拟的前 5 年，假设患者按照 SPRINT 研究中观察到的情况坚持服药，并且发生与治疗相关的严重不良事件、首次致命或非致命心血管疾病事件以及心血管疾病以外原因导致的死亡风险均向他们指定的研究小组报告。对于基本案例中心血管疾病事件的幸存者，研究使用美国心脏病学会和美国心脏协会合并队列7的风险方程来确定重复心血管疾病事件的风险。而其他概率来自国家来源和出版的文献。结果根据四种试验后治疗效果持续性情景显示：基本案例（即5年后对药物治疗方案和治疗效果的依从性降低，直到15年时完全不依从且没有治疗效果）、最差案例（即5年后不依从且无治疗效果）、最佳案例持续15年（即试验中的依从性和治疗效果持续15年）和终身最佳案例（即终身具备试验依从性和治疗效果的持久性）。

■（三）成本费用

研究以患者剩余生命中的总直接医疗费用作为成本，包括与干预（即药物、门诊就诊和实验室监测）、急性和慢性心血管疾病事件、急性严重不良事件以及治疗非心血管病的基本医疗保健相关的费用。药物成本是通过SPRINT中通用处方药的加权平均成本、处方药类别的分布以及批发采购成本来计算的。门诊就诊和实验室监测的费用则通过Medicare和Medicaid服务中心的医生和实验室收费表获取。其他成本根据共同来源计算，根据年龄分层并按成本类型分开。未来成本和QALY以每年3%的贴现率进行贴现。

■（四）效用值

患者长期健康状况的效用值通过医疗支出小组调查EuroQol组的EQ-5D问卷的结果获得，同时研究亦计算了4周的急性心血管疾病事件和急性肾损伤、2周的其他严重不良事件以及心血管疾病事件发生后的长期后遗症等情况的负效用值。

■（五）模型验证

模型通过定量和目视检查两种方法进行验证。定量检验比较了SPRINT中位随访（3.3年）时首次致命或非致命心血管疾病事件主要结局的预测和观察累积发生率和风险比；为了进行长期验证，对模型预测与Framingham心脏研究队列中动脉粥样硬化性心血管疾病事件的累积发生率进行目视检查。

■（六）敏感性分析

单因素敏感性分析中，在合理的范围内改变模型中的每个参数值，以检查单个值的不确定性对结果的影响。情景分析则检查了各种假设对结果及结论的影响。假设围绕以下内容展开：药物依从性（包括在SPRINT中使用8项Morisky依从性量表测量的自我报告依从性）有限的时间范围、心血管疾病以外原因死亡的风险、面诊与体检次数、严重不良事件的风险、抗高血压药物和基本医疗保健的费用、符合SPRINT人群基线特征的其他可替代美国普通人群、替代效用估计值和服药负效用（即每日服药的总体健康状况），最终形成36个独立的假设。为了在合并队列风险方程低估重复心血管疾病事件风险的情况下重新评估成本效益，纳入了使用Framingham复发性冠心病计算器预测的此类事件的略高的平均风险来替代的场景。为了评估合并队列风险方程是否高估了心血管疾病事件的风险，研究调整了预测风险以反映更多当代队列的心血管疾病略低的平均风险来替代的场景。在概率敏感性分析中，该模型运行了1000次，每次都从所有输入的预先指定的不确定性分布中随机抽取。

三、研 究 结 果

■（一）概率敏感性分析结果

在基本情况下，与标准控制相比，强化控制每获得一个QALY的成本高出约47 000美元（表19-1）。在1000次概率模拟中，强化控制在50 000美元/QALY的支付意愿阈值下具有成本效益的概率为54%，在100 000美元/QALY的阈值下具有成本效益的概率为79%。成本-效果可接受性曲线（图19-2）和散点图（图19-3）显示，健康收益和成本效果对强化控制的益处是否超过5年试用期很敏感。在最佳案例情景下，即依从性和治疗效果在患者的一生中持续存在，强化控制成

表 19-1 收缩压强化控制与标准控制的终身直接医疗成本、有效性和增量成本效益

场景	平均总成本（美元）			平均剩余寿命，QALY			ICER（美元）	具备成本-效果的概率（%）		
	强化控制	标准控制	差异（95% UI）	强化控制	标准控制	差异（95% UI）		50 000 美元/QALY	100 000 美元/QALY	150 000 美元/QALY
基本案例	284 637	271 841	12 796 (−872, 265 51)	12.45	12.17	0.27 (−0.06, 0.64)	46 546	54	79	86
最差案例	283 401	270 965	12 436 (−2148, 280 91)	12.31	12.06	0.25 (−0.11, 0.61)	49 851	51	76	84
最佳案例持续 15 年	286 161	274 163	11 998 (−862, 253 65)	12.58	12.25	0.33 (0.01, 0.71)	36 352	66	88	94
终身最佳案例	285 909	274 146	11 763 (−5386, 292 32)	12.82	12.40	0.43 (0.04, 0.84)	27 617	79	93	96

注：ICER. 增量成本-效果比；95% UI. 95% 不确定区间；QALY. 质量调整生命年

本约为 28 000 美元/QALY；强化控制具有成本效益的概率在 50 000 美元/QALY 时增加到 79%，在 100 000 美元/QALY 时增加到 93%。

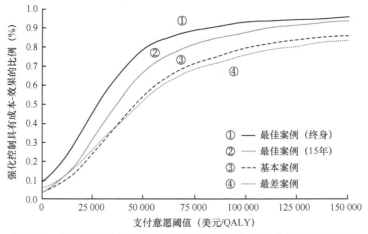

图 19-2　强化血压控制相对于标准血压控制的成本-效果可接受曲线

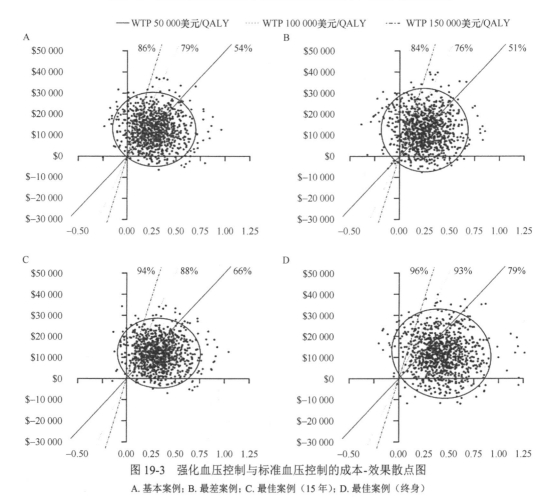

图 19-3　强化血压控制与标准血压控制的成本-效果散点图

A. 基本案例；B. 最差案例；C. 最佳案例（15 年）；D. 最佳案例（终身）

　　所有试验后治疗效果持续性情景在试验期结束时都具有相似的增量成本-效果比。强化控制的成本效果在终身最佳案例情景下大约 20 年达到最大（图 19-4），而在其他治疗效果持续性情景下可达到 10 年。强化控制的成本效果估计与大多数接受检查的亚组的总体估计相似。例外情况出现在

75 岁或以上的患者中，他们的 ICER 更有利（26 000 美元/QALY）；在妇女和既往患有心血管疾病的患者中，ICER 不太有利（分别为 77 000 美元/QALY 和 72 000 美元/QALY）。

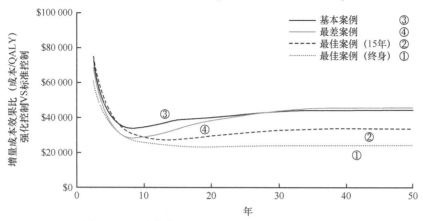

图 19-4　四种临床情况不同时期的增量成本-效果比

（二）单因素敏感性分析和情景分析

单个变量的不确定性范围对成本效果有小到中等的影响（ICER 介于 31 000 美元/QALY 至 69 000 美元/QALY），影响结果可见龙卷风图（图 19-5）。该模型对强化控制下心血管疾病事件的风险比、标准控制下心血管疾病事件的风险、慢性肾病后终末期肾病的风险、前 5 年强化控制的心血管疾病以外原因死亡的风险比以及标准控制的慢性肾病风险最敏感。这些因素都可能使每 QALY 的 ICER 增加超过 50 000 美元。与肾脏结局相关的值占结果最敏感的 10 个输入变量中的 4 个。其他值的变化几乎没有影响，导致 ICER 与基本案例 ICER 的差异小于每 10 000 美元/QALY。36 个独立情景分析的结果与基本案例估计（ICER 为 37 000 美元/QALY 至 76 000 美元/QALY）之间存在小到中等差异。"真实世界"药物依从性的保守值导致 ICER 在 38 000 美元/QALY 到 50 000 美元/QALY 之间。当基本案例模型填充了代表普通人群中符合 SPRINT 条件的美国成年人特征的队列时，ICER 为 46 000 美元/QALY。

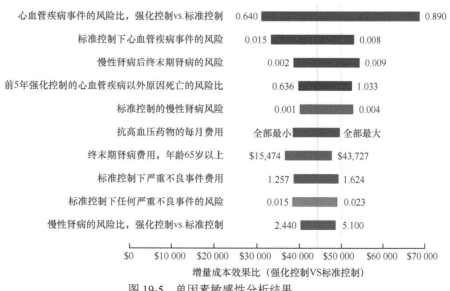

图 19-5　单因素敏感性分析结果

四、研 究 结 论

在这项模拟研究中，强化收缩压控制预防了心血管疾病事件并延长了生命，并且在低于每个 QALY 的常见支付意愿阈值的水平下做到了这一点，无论益处是在 5 年后减少还是持续到患者的生命周期剩余寿命。

拓展阅读

《中国药物经济学评价指南导读（2022）》紧扣《中国药物经济学评价指南》，对相关的方法、规范和建议作出更为详细的说明，对《中国药物经济学评价指南》针对同一研究问题的不同研究思路和方法进行了比较和讨论，结合既往研究经验和本领域最新研究进展，对相关理论和方法的发展方向进行了探讨，并精选最新的高质量研究案例，使读者通过案例深入了解药物经济学基本研究思路与方法。《中国药物经济学评价指南导读》既能提高药物经济学评价研究的规范性、科学性和客观性，又可助力相关卫生事务决策的科学完善。

◀ 思考与练习 ▶

一、选择题

1.（单选）药物经济学与下列哪一个概念密切相关？（　　）

A. 丰富性　　　　　　　　B. 稀缺性　　　　　　　　C. 无限性

D. 满足性　　　　　　　　E. 有效性

2.（单选）药物经济学评价方法的分类依据是（　　）

A. 成本　　　　　　　　　B. 效益　　　　　　　　　C. 收益不同的计量方式

D. 效用　　　　　　　　　E. 效果

3.（单选）（　　）是利用生存曲线来定义一系列不同健康状态下的患者人数比例随时间的变化而发生的变化，以此作为成本和健康产出估计的基础。且比较适用于可以划分为有限个健康状态且状态之间只能进行单向转换的慢性疾病的经济学评价。

A. 决策树模型　　　　　　B. 马尔科夫模型　　　　　C. 离散事件模拟模型

D. 分区生存模型　　　　　E. 微观仿真模型

4.（单选）在临床实践中，如果没有头对头比较（以临床上已的标准治疗作为对照）的临床试验证据，则需要采取间接比较的方法获得临床试验的数据。常用的间接比较方法包括（　　）

A. NMA　　　　　　　　　B. CMA　　　　　　　　　C. PSM

D. PFS　　　　　　　　　E. CUA

二、问答题

1. 药物经济学评价的主要方法有哪些？

2. 疾病或者疾病治疗的马尔科夫模型存在几个要素？

3. 简述药物经济学在临床研究中的应用。

（张田甜）

第二十章 临床决策分析

临床决策（clinical decision）是临床上面对某一具体问题，为达到某一目标，从多个备选方案中选定最佳方案的过程。在临床决策中，"最佳方案"有两个层面的含义，一是效果最佳的方案，有可能的话应尽量选择该方案；二是最合适的方案，是根据患者具体情况而选择的最好方案。

第一节 概　述

临床决策分析可运用于临床各个方面，但有必要强调的是：虽然决策分析已奠定了决策的基本理论，但对解决临床复杂问题仍有捉襟见肘的时候。决策理论应用于临床还面临许多困难：①由于临床医学涉及伦理、法律和经济等方面，使医生的决策面临更多不确定性和复杂性；②许多临床状态或预后的定量估计仍很困难；③临床事件发生的概率往往缺乏准确的数据，只能依靠经验判断。另外，临床决策还需要和患者及其家属进行合作，患者及其家属的文化水平、社会经济水平以及对疾病的认识等都影响着医疗决策。

临床医生需不需要决策分析？事实上，医生不可能回避"决策"问题，每天对患者都得作出大量简单或复杂的诊治决策，临床医生需综合考虑各种影响因素，总是自觉或不自觉地进行决策分析。某些不急于拿出处理办法的情况下，查阅资料或请教其他专家有助于正确决策；然而在病情危急的情境下，必须马上作出决定。有时一个人可以决策，有时还要经过集体会诊才能作出相应决策等。

由于决策的问题属于未来事件，未来就必然包含着许多不确定性（uncertainty）。医生面临的不确定性主要有以下几方面。

（1）临床表现的多样性：同样的疾病在不同的患者身上有不同的症状体征，这给诊断和判断预后带来挑战。

（2）诊断方面：随着科学技术的发展，可选择的诊断方法越来越多，但每一种方法可出现不同程度的假阳性、假阴性、危险性，费用也不同。

（3）治疗方案：不同的治疗方案有不同的效果、不良反应、并发症和后遗症，甚至可能造成伤残或死亡等严重不良后果。由于个体、环境、经济等因素的差异，同一疾病用同样治疗方法也会出现不同的预后，同一疾病的不同患者对治疗的选择也可能不同。

（4）临床资料：在分析过程中，采用以往资料获得的概率等数据，有时不能正确反映现在的实际情况。另外，患者的回忆偏性、不准确的数据、不客观的循证依据都可能使医生作出错误的决策。

当然，简单的临床问题依靠一个人或几个人的学识、技能即可解决，而面临非常复杂的临床问题，即使很有经验的医生也有困惑的时候。如果能基于已有的资料信息，利用决策分析的技术，结合患者的具体情况就很可能作出正确的决策。

正确决策的前提是掌握充分的、有价值的信息，建立合理的模型以实现准确的预测。通过大宗病例分析、临床研究可获取患者临床表现、诊断、预后等各层次的资料。目前把决策分析应用于临床的主要困难是缺乏完备的临床信息。预测是对事件的发展趋势和未来状况作出正确估计，预测是为决策服务，没有正确的预测就不可能有正确的决策。预测既要对事件的结局作出定性分析，更要对其发生的时间、程度和概率进行定量估计。同一事件中，不同的决策者可能会根据不同的信息，作出不同的预测，其最后的决策也就不同，在临床的查房、会诊中，专家教授们的意见常常相左也就不足为奇。

第二节　临床决策的类型

从不同的角度可把决策分为不同的类型：按决策性质，可以分为程序化决策和非程序化决策；按决策目标，可以分为单目标决策和多目标决策；按决策级别，可以分为单级决策和多级决策；按决策范围，可分为团体决策和个人决策。临床上，多按决策的可靠程度分为：确定型决策（decision making under certainty）、风险型决策（decision making under risk）和不确定型决策（decision making under uncertainty）。

1. 确定型决策　指事件的结局已经完全确定，通过分析各方案的最后得失，从中选择一个最佳方案，如成本分析法。

2. 风险型决策　指事件的结局不能肯定是否发生，但其概率可以估计时的决策。它有三个基本条件：①存在两种以上的结局；②可估计各结局发生的概率；③各结局可定量估计。常用的方法有：期望值决策、贝叶斯决策（Bayes decision making）等。

3. 不确定型决策　是指各事件的结局不能肯定，且发生的概率也无法预测时的决策。这种决策的正确性很大程度上取决于决策者的经验与主观判断。有一些准则，如最大最小准则、赫尔维茨准则等可供决策者参考。

应该指出的是，决策是一个过程，而不是一种瞬间的活动，因此在作出决策后，还要对所作出的决策进行追踪，这在整个决策过程中占有十分重要的地位，因为决策过程中主客观情况不是一成不变的，要在实施中通过不断的信息反馈、方案调整，修正错误，使决策更加完善。

第三节　决策的步骤与原则

决策的问题千变万化，决策的方法多种多样，决策者多根据自己的经验和主观判断，可从不同的角度入手进行决策分析，不必要求统一的步骤或程序，但一般说来，决策过程可以分为获取信息、评价信息、利用信息三个环节。决策分析的过程可分为以下四个步骤：

1. 解剖问题　对面临的决策问题进行解剖，使之分解为简单成分，逐一分析。一般包括四方面内容。

（1）备选方案，为了不遗漏最佳方案，在分析开始，就要考虑达到既定目标的所有备选方案，除非能证明某方案肯定不如另一方案。

（2）结局，按上述备选方案干预后，患者可能会出现的各种结局，如诊断试验的结局包括阳性、阴性等；治疗的结局包括痊愈、改善、恶化、死亡等。

（3）概率估计：对各种结局进行概率估计。

（4）结局的得失估计：对各种结局的损失与收益进行量化，可以用生存率、生命质量、成本等指标进行分析。

（5）其他考虑，有些因素对于决策者（包括患者）形成决策方案是不能忽视的，如涉及社会效益、伦理道德等。

2. 组合问题　通过对问题的解剖，明确构成决策问题的各种成分后，进行有机的组合，可利用一些图表把问题的成分按时间顺序罗列出来，使决策问题和分析过程一目了然，并在图表中标明关键信息，有利于分析、讨论。常用的方法是决策树和决策表。

3. 分析问题　问题"摆"出来之后，就要进行分析。可选用一些分析技术来确定最佳方案。如计算期望生存率、期望效用或期望成本。对于一些概率估计和结局的效用值会有不同的意见，还要进行敏感性分析和阈值分析。

4. 解决问题　实施"最佳"方案过程中，还需要观察问题是否得到满意的解决。

第四节　决策树与期望值

决策树（decision tree）是按逻辑、时序把决策问题中的备选方案及结局有机地组合并用图表展示出来，它如一棵不断分枝的树，包括一些节点与分枝。节点有两种：一种是决策节点（decision node），用小方格表示，此节点所引出的分枝叫方案分枝，为表明不同的方案，可在分枝上注明方案名称；另一种是机遇节点（chance node）或称为事件点（event point），用小圆圈表示，由此节点引发的事件或结局不能由决策者随意控制，所引出的分枝叫概率分枝，其上标明事件或结局出现的概率。在决策树末梢，为各方案的最后结局，各种结局必须定量描述。决策树仅仅预测了各方案的中间及最后结局，并标明了必要的信息，要从中选出最佳方案，应比较各方案的期望值（expected value，EV）。各机遇节点的期望值为此节点各分枝概率（P）与结局得失值（gain-loss value）乘积的总和。

决策树、各事件的概率和结局的量化是决策的三要素。下面通过两个例子说明风险型决策过程。

【例 20-1】某男性患者，50 岁，因发热、呼吸道症状，怀疑为肺囊虫病收入院。此病对免疫功能低下者威胁很大，可导致严重肺炎，出现发热、肺广泛浸润、低氧血症。在有类似临床表现的患者中，肺囊虫病约占五分之一。现在的问题是：是否有必要做活检以明确诊断？假如活检是唯一能正确诊断的方法（为简化计算，设灵敏度、特异度均为 100%），但严重患者接受活检有 4% 的死亡率。根据文献资料，肺囊虫病患者如果不治疗，半年生存率仅有 10%，如用喷他脒治疗，半年生存率达 50%。如果是非肺囊虫患者，半年生存率为 65%；如用喷他脒治疗，因其毒副作用，生存率降为 63%。为获得最大的生存率，是否有必要活检？如不活检，是否采用药物治疗？针对此患者，实际面临三个方案：①活检；②不活检，直接服药；③不活检，亦不服药。

如果活检，有两种结局：死亡与生存，而生存者又有两种情况，一是确诊的肺囊虫患者，这些患者将服药，其生存率约为 50%；二是其他非肺囊虫患者，将不服药，生存率为 65%。下面画出活检方案的决策树（图 20-1）。

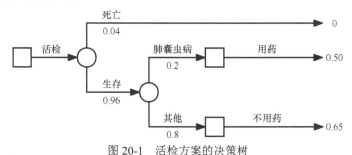

图 20-1　活检方案的决策树

如果不活检，就不能把肺囊虫病患者与其他患者分开，只能要么直接服药，要么不服药，其决策树为图 20-2。

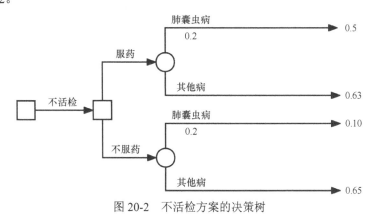

图 20-2　不活检方案的决策树

把两棵决策树合并如图 20-3。

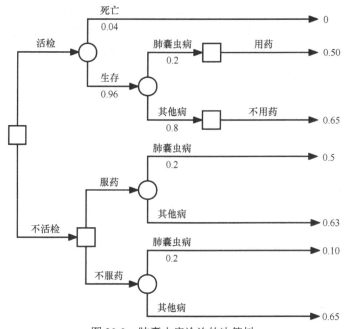

图 20-3　肺囊虫病诊治的决策树

根据决策树中各枝的概率和生存率，可计算各方案的期望生存率。例如，生存节点的期望生存率为：（0.2×0.50）+（0.8×0.65）=0.62，以此数值作为生存率，可计算：

接受活检的患者的期望生存率 =（0.04×0）+（0.96×0.62）=0.595

同样可计算：不活检、直接服药患者的期望生存率 =（0.2×0.50）+（0.8×0.63）=0.604

不活检、也不服药患者的期望生存率 =（0.2×0.10）+（0.8×0.65）=0.540

比较三种方案的期望生存率，不活检、直接服药方案为最佳方案。

许多时候，决策者们对某项概率或生存率的估计会有不同的意见，例如，有医生认为肺囊虫患者服药后生存率可达 60%。解决的方法是进行敏感性分析，可用 60% 代替 50%，重新计算各方案的期望生存率。利用统计软件还可同时进行多项因素的敏感性分析。经分析后，如果决策的结果不变，说明分析结果对这些数值的改变不敏感，结论就比较可靠，否则，下结论时应慎重。对于有争议的概率或效用值都应进行敏感性分析，其上下限可根据临床经验或文献资料而定。

对敏感性大的结果，还可进行阈值分析。例如，有医生想了解：活检死亡率降低到多少时，两方案的期望值相等？设活检死亡率为 P，那么活检生存率为（$1-P$），得表达式：$P \times 0 + (1-P) \times 0.62 = 0.604$；$P = 0.026$

就是说，如果活检的死亡率能低于 2.6%，选择"活检"，否则，应选"不活检、直接服药"的方案为好。这是由于活检有 4% 的死亡风险，它的临床信息净期望值（net expected value of clinical information）为：0.62−0.604=0.016，即如果活检的危险性为 0，其平均生存率较不活检服药的平均生存率提高 1.6%，所以应选择活检。

【例 20-2】　某地区卫生部门拟对 65 岁以上人群进行流感疫苗预防接种，有资料显示：不接种流感疫苗的流感发病率达 30%，平均每例治疗费用 50 元；流感所致死亡为 0.1%，每例死亡损失估计约 100 000 元；如接种疫苗，每例接种费 3 元，可降低发病率 50%，接种副作用需治疗者占 0.1%，其每例治疗费 300 元。问题：从成本效益考虑，是否应该在 65 岁以上人群中推行流感疫苗预防接种计划？

根据以上提供的资料，不难绘出决策树（图 20-4），并可标明相关事件的概率和成本，然后分析各节点的期望成本。

不接种的期望成本 =（100 000×0.001+50）×0.3=45（元）。

接种的期望成本 =（100 000×0.001+50）×0.15×0.999+300×0.001=22.8（元），再增加每例接种费 3 元，共 25.8 元。

按成本最小原则，应该在 65 岁以上人群中推行预防流感接种计划。

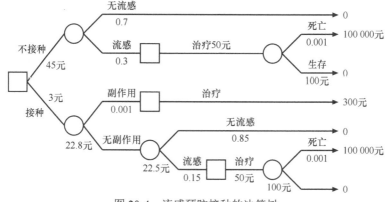

图 20-4 流感预防接种的决策树

第五节 概率估计

从上述的例子可看出，只要有足够的信息，临床决策分析并不困难。决策分析的要素之一，也是临床的难点之一就是各种结局的概率估计。概率的估计有两种：一是客观估计，二是主观估计。

概率的客观估计可根据临床研究的结果、文献报告或其他资料，其中来自大量病例的临床试验的概率最为可靠。例如，有文献报告，1000 个患者接受某种手术治疗，手术中 23 人死亡，那么 P（死亡概率）=23/1000=0.023。当然，把来自一个研究中估计的概率用于另一个决策问题，应注意：

1. 处理背景不同 设备、仪器、诊断过程不同，会得出不同的概率。例如，即使同样的患者、药物，在初始用药时，治愈率较高，随着耐药性出现，治愈率可能下降；也可能随着药物质量改善，治愈率提高。

2. 患者情况存在差异 如性别、年龄、病情等。因此，不必照搬其他研究中的概率，针对当前资料中患者的实际情况，并注意引用文献中分层分析的结果是否与当前资料中患者情况相似，然后根据医生的经验、知识或专家的意见，参考其他研究资料，修改的概率可能更符合实际要求。

有时，在临床决策分析中，有一两个结局的概率得不到客观的估计，只能依靠个人的经验和判断作定量估计。它不是研究人群中观察到的概率，只是取决于决策者对某事件将发生的信念程度（strength of belief），这样估计的概率称为主观概率。在具体应用时，可先根据经验估计一概率范围，进行敏感性分析。如不敏感，结果可靠；如敏感，可作阈值分析，找出阈值，同时收集更多准确的信息，或进行针对性的专项研究。

对于主观概率的真实性是存在争议的。心理学家发现，主观概率常带有偏性。例如，某患者的临床表现与两种疾病的特征有相同程度的类似，有些医生认为该患者患两种病的可能性是一样的，这就把两种疾病有不同的患病率给忽视了。运用经验时，回忆还受概率以外的因素影响，近期的、有意义的、特殊的或严重的疾病更容易记忆，这可能导致过高地估计其概率。另外，人们在估计概率时，喜欢从一初始值开始，然后再作调整，问题是这些调整往往是不够的。例如，把初始概率放在 0.5 附近，其调整后，罕见病的概率仍可能被高估；有些人喜欢趋于 0 或 1 的极端值，可能低估罕见病的概率而高估常见病的概率。有人认为，如要强行清晰地估计未知事件的概率，可能影响医生的最佳判断；而持不同意见的人则认为，在寻求量化的过程中，将促使临床医生深入观察研究，发现未知事件的本质与规律，最终对正确决策有利。

在临床决策中，不得不依靠主观概率时（临床一些决策不能等到找出客观概率后才做出），有些减少偏性的方法可参考。

1. 改善个人概率估计的准确性 ①用定性语言描述各不确定事件，并与其他相似事件联系起来；②粗略地按可能性大小排列各不确定事件，如 A＞B＞C；③相互权衡各事件发生的可能性或可能性之比，然后作出定量估计，例如，在三种事件中，A、B 事件的出现可能性都是 C 事件的 5 倍，那么 A 事件的概率为 5/11。每一事件还可与一些已知概率的事件比较，以帮助确定概率。

2. 采纳一组专家的概率估计 特别是主观概率敏感性分析的结果敏感时。具体做法是，在一组专家中，要求每位专家对该事件估计其概率，不记名写在纸条上，然后把第一轮的结果整理、统计，用匿名的方式反馈给专家们，如 5 位给的值在 0.20～0.25，10 位在 0.26～0.30 等，之后再进行第二轮的概率估计和结果反馈，连续几个轮回直到出现某些水平的一致。这种方法称为德尔菲法（Delphi method），原理是意见的趋同现象，各种意见在一起相互影响将逐步趋于一致，匿名也可消除心理因素的影响，缺点是意见的趋向中仍可能存在偏性，也不能保证意见都一致或是准确的，尽管德尔菲法不能取代设计良好的临床研究，但某些情况下也有一定的参考价值。

第六节　效用分析

决策过程中结局的量化是决策分析的重要环节。前面介绍的例子是用生存来定量的，但临床的结局是错综复杂的，具体分类包括：

1. 二分类结局 这是最简单的情形，如生存与死亡、有效与无效等，可不用数量比，只计算备选方案的期望生存率或有效生存率即可得出结论，也可把"生存"或"有效"赋值为 1 或者 100，"死亡"或"无效"则为 0。

2. 单一属性的多分类结局 这些结局可按程度分为几个等级。在最好与最差的结局之间是一些中间状态，如治疗疗效可以分为完全缓解、部分缓解、稳定、恶化，如果完全缓解被赋值为 1，恶化为 0 时，而中间状态的部分缓解与稳定则不容易得到一致认可的赋值。

3. 多种属性的多种结局 最为复杂，例如，一方面是生存时间的不同，另一方面疾病转归也各异。问题的关键是怎样用同一尺度把这些结局量化出来，既能反映医生的判断和患者的意愿，又能进行各种决策分析。

面对不同的结局，决策者必须对各种结局进行量化，称为效用估计（utility assessment）。下面简要介绍效用分析的方法。

▰（一）单一属性多分类结局的效用分析

例如，一位 68 岁的男性患者，患有数年的周围血管病，现左脚刺伤，出现感染和可能的坏疽，患者面临两种选择：一是及时截肢，保住性命，但失去左脚；二是保守治疗，但有感染和坏疽扩散的危险，面临的可能结局有痊愈或死亡。对于这些程度不同的结局，如何给予每个结局一个相对值，才能真实反映结局的严重程度或患者的意愿。

1. 直接度量法（direct scaling method） 先设计有量度的直尺或"梯子"，最好的结局放在直尺的一端（数值为 1），另一端点则表示最差的结局（数值为 0），其他结局处于两者之间。请患者在直尺上标出失去左脚的位置，如 0.9。许多患者对此法会感到困惑，觉得很难确定具体数字，因为标定数值的依据并不具体，也不好解释结果。

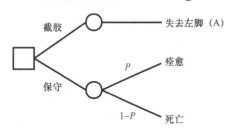

图 20-5　当保守治疗可能面临死亡时的决策树

2. 标准博弈法（standard gamble） 上例中患者的决策问题也可用决策树表示（图 20-5）。如果告诉患者，保守治疗，痊愈的可能性 $P = 0.9$ 时，患者选择保守治疗；如改变 P 值，当 $P = 0.6$ 时患者改选截肢，不断改变 P 值后询问患者的选择，当 $P = 0.8$ 时患者觉得两种方案差不多，此时 P 值称为均衡概率（breakeven probability），其数值就是 A

的效用值，即 U(A) = 0.8，意思是，如痊愈视为 1，把死亡看成 0，失去左脚这种结局，患者认为它相当于 0.8。

如果最差的状态不是死亡，而是一种较 A 更差的结局 B，如图 20-6：

同样用上述的方法帮助患者确定 A 的效用值：

$$U(A)=P+ (1–P) \times B \qquad\qquad (式20-1)$$

即使结局为生存时间，也不能简单地认为每个患者都只看期望值，如面临如下决策问题（图 20-7）：

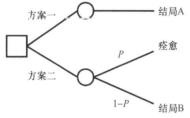

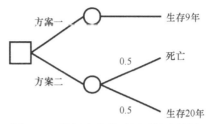

图 20-6　面临不同结局时的决策树　　　图 20-7　期望生存值不同时的决策树

如根据期望值准则，将选择方案二 [（0×0.5+20×0.5）=10＞9]，但实际上可能很多患者宁愿方案一。假设死亡的效用值为 0，生存 20 年为 1，那么生存 9 年的效用值是多少呢？这里也可以采用博弈法来确定效用值。

（二）多种属性多分类结局的效用分析

对于患者的诊断、治疗，特别是对于慢性疾病，一方面要尽量延长生存时间，另一方面要考虑提高生命质量。但常常难以两全其美，如恶性肿瘤的治疗，手术、放疗和化疗等可能延长生存时间，但严重的并发症、后遗症会降低患者的生命质量，不同的人对生存时间与生命质量会有不同的认识与期望。对此应与患者一起进行效用分析。

1. 时间权衡法（time trade-off，TTO）　某种结局 A 被认为好过死亡，故患者面临两种选择：①结局 A 生存 t 年后死亡；②健康状态生存 $X(<t)$ 年后死亡。图 20-8 中，横坐标表示时间，纵坐标表示健康状态。

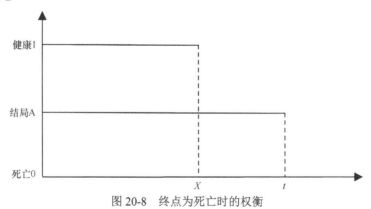

图 20-8　终点为死亡时的权衡

不断移动 X，直到患者认为两种选择无差异时，此时结局 A 的效用值：$U(A) =X/t$。

如果患者最后不是死亡，两种结局维持一段时间后恢复健康，如像两种治疗方案都可以达到康复的目的，不过 A 结局相应方案的不良反应对健康影响较 B 结局相应方案小，但疗程长；后者不良反应严重一些，对健康影响也大一些，但能较快显效，对此患者面临两种选择：①结局 A 延续 t 单位时间后恢复健康；②结局 B 延续 X 单位时间后恢复健康（图 20-9）。同样变动 X，直到两种选择被认为一样时，假设结局 B 的效用值已知为 b，则结局 A 的效用值：$1–(1–b) \times (X/t)$。

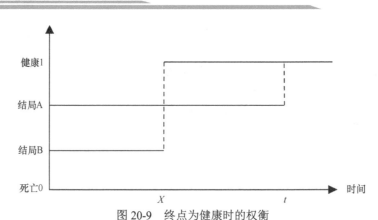

图 20-9　终点为健康时的权衡

2. 质量调整生命年（quality-adjusted life year，QALY） 影响生命质量的因素很多，如因为患病，不但躯体功能、精神心理状态受影响，正常的工作、爱好、娱乐、交际、睡眠、家庭生活、饮食等也可能受影响。所以，首先应对患者的生命质量进行测量，然后把它与生存时间结合起来，生命质量一般用 0 至 1 之间的数字表示，如果严重心肌梗死为 0.7，轻度者为 0.9，一个患者最近 20 年中，其中 15 年健康，3 年有轻度心肌梗死发作，2 年有严重心肌梗死，那么 QALY 为：$(15 \times 1.0) + (3 \times 0.9) + (2 \times 0.7) = 19.1$。

意思是，此患者 20 年的寿命相当于生存了 19.1 个完全健康年。用 QALY 来测量各种各样的结局，使之有通约性，使一些复杂的临床决策问题得以简化。但不同的患者（即使同一患者）在不同时间、心境，对生存时间与生命质量会有不同的认识。例如，上面提到带病生活 20 年和没有任何疾病生活 19.1 年，从 QALY 的数值上看是一样的，但很多人会认为是不同的，会做出不同的选择，这里不必太强调效用值的外部真实性。如果不用 QALY，可在决策分析时分别考虑生存时间与生命质量，或列出生存时间与生命质量，让患者选择。

上述决策的效用分析，关键在于医生要提供决策的科学依据以及患者对备选方案的选择，因此医患的平等合作是十分重要的。

第七节　不确定型决策

不确定型决策是指结局及其发生概率均不确定的情况下的决策。本节用一个实例简要说明解决此类决策的一些准则方法。

【例 20-3】 某患者诊断为舌前 2/3 鳞状细胞癌，经临床检查未发现颈部淋巴结转移或远处转移。临床对于有颈部淋巴结转移的舌癌，常规进行原发癌切除术和颈部淋巴结清扫术；对于未发现颈部淋巴结转移的舌癌患者，是否需要进行颈部淋巴结联合清扫术，迄今仍有不同的意见。

该患者的主要不确定因素在于：颈部是否存在微小的转移灶不明确，处理时是否要行"预防性颈部淋巴结清扫术"？根据文献报道，舌癌发生颈部淋巴结转移较多见，转移的发生率在 60%～80%，并有约 40% 在初诊时即已发生了颈部淋巴结转移；同时临床未发现转移灶的患者中，有一部分患者颈部淋巴结存在微小转移灶，故单独治疗原发癌而不做颈部淋巴结清扫术是不够的。另一方面，由于颈部淋巴结清扫术存在手术死亡的风险，并有一部分患者因手术而出现并发症。如果给临床检查无明确证据提示转移的舌癌患者进行预防性颈部淋巴结清扫术，有可能造成不必要的损失。因此，医生面临着是否需要进行预防性颈部淋巴结清扫术的决策问题。

对于癌症治疗的评价，主要是使患者的损失尽量减少，其结局主要考虑效用损失。表 20-1 中为四种结局的效用损失定量估计：无颈部淋巴结转移也未做颈部淋巴结清扫的效用损失为 0；有颈部淋巴结转移而未做清扫的效用损失为 -100；其余介于两者之间，本例不论是否转移，凡清扫者均初步定为 -40。效用的确定，一般应考虑手术致死率、手术相关并发症发生率、手术费用、患者与家属由于住院及手术毁容等造成的情感创伤等。由于不同的年龄、条件以及患者与家属的态度，其效用损失的估计也各异。

表 20-1 决策矩阵

转移情况	颈部清扫（S_1）	不清扫（S_2）
有颈部转移	–40	–100
无颈部转移	–40	0

由于不知道颈部转移出现的概率，所以就不能利用前面介绍的期望值原则来帮助决策，即属于不确定型决策问题。下面几种准则方法可供参考。

1. 最大最小准则（max min criterion） 在每一种备选方案中，找出各结局下的最小收益值，从中选择收益值最大的方案，也就是说，从最小收益中求最大。本例中，颈部淋巴结清扫的最小收益值为–40，不清扫的为–100，那么，两者比较，收益最大的方案是颈部淋巴结清扫，因此选择颈部清扫。即使在最差的情况下，收益也不至于到–100，但也不期望最高收益 0。这一准则乃基于悲观的出发点。

2. 最大最大准则（max max criterion） 常被称为乐观准则。与悲观者相反，它将选择收益值最大的方案。本例颈部清扫收益损失–40，不清扫为 0，两者比较，收益最大的方案是不清扫。应用这一原则，将不做清扫术，它不管收益值会有–100 的可能。

3. 拉普拉斯准则（Laplace criterion） 它假设各结局的概率是相等的，即一半患者颈部有转移灶。该准则也称为等可能性准则。因此：EV(S_1)=（–40×0.5）+（–40×0.5）= –40；EV(S_2)=（–100×0.5）+（0×0.5）= –50；EV(S_1) > EV(S_2)。

据此应选择颈部清扫。

4. 赫尔维茨准则（Hurwitz criterion） 采用一个所谓乐观系数 a（介于 0~1 之间），用 a 乘以各方案中最大收益，用 $1–a$ 乘以各方案中最小收益，将其乘积相加，选择和为最大的方案，反映了决策者对各种结果发生概率的主观判断，也被称为乐观系数准则。

本例中，如确定 a 为 0.65，则：EV(S_1) =（–40×0.65）+（–40×0.35）= –40；EV(S_2) =（–100×0.35）+（0×0.65）= –35；EV(S_2) > EV(S_1)
结果决定不做清扫术。

由于得不到充分准确的信息，利用上述准则决策时，往往带有不可避免的主观性。因此，应用不同的准则得出不同的结果，也不足为奇。激进者喜欢用乐观准则；保守者宁愿用悲观准则；而折衷者善于用拉普拉斯准则。当然，最好是尽量获得各种结局发生的概率，使不确定型决策逼近风险型决策。

决策理论应用的范围是非常广泛的，方法也是多种多样。决策理论应用于临床，还有许多地方有待完善。临床的一些决策问题是相当复杂的，经常是几个问题交织在一起，非决策树所能描述清楚；病情也往往在变化无常，加上个体差异，根据过去的经验、资料分析，不一定能说明新的问题；临床信息的获取也不容易；效用分析、概率估计的方法也有待改进；正确的决策要求决策者应具备医学、概率、决策和逻辑多方面的知识。无论如何，临床决策分析的重要意义在于培养医生的决策分析思维。它通过把复杂的问题分解成简单的成分，在时间上、逻辑上重新组合，以达到全面看问题的目的。通过寻找概率、效用值进行定量分析，提高临床资料的利用率，也促使医生与患者的合作，一起决策，有利于进行敏感性分析，便于讨论不同的意见，营造开诚布公的氛围，使临床决策民主化、科学化。

第八节 人工智能时代的临床决策

以机器学习和深度学习为代表的人工智能（artificial intelligence，AI）技术在大数据分析中的应用呈爆发式增长。人工智能技术在病因学研究、疾病诊断、临床辅助诊断以及预后预测方面有广阔的应用前景。

基于人工智能的临床决策的本质是对既往数据的深度挖掘，并基于人工智能的算法学习对现在或者未来的临床现象进行预判。人工智能指导决策实践已经走进临床，目前常见的是采用人工智能机器人模拟临床医生问诊思维，与用户进行自然语言交互，智能采集用户病情信息；结合医学知识图谱和机器学习模型，智能评估用户可能的患病情况，甚至给医生提供治疗决策支持。

临床决策支持系统（clinical decision support system，CDSS）是一个基于人机交互方式进行半结构化或非结构化决策的计算机应用系统，旨在为临床医生和其他相关卫生从业人员提供临床决策支持，通过分析数据、建立模型等手段辅助完成临床决策。在临床实践的诸多场合已经应用了简单化人工智能。例如，用人工智能辅助工具识别心电图异常节律或心跳频率等，并触发预警引起医生注意。临床决策支持系统可分为基于知识库的 CDSS 和基于非知识库的 CDSS。

基于知识库的 CDSS 一般包括三个组成部分：知识库、推理机和人机交流接口。知识库存储着大量的编译信息，推理机根据知识库里的规则对资料进行自动整合、分析、比较，人机交流接口则是将分析结果反馈给使用者，同时也可以作为系统输入，主要作用是满足用户的查询需求。这一类型的 CDSS 由于较封闭，且缺乏机器深度学习功能，所有信息的采集、编译、整理及规则均需人工完成，维护成本高昂，且存在信息更新时效性不强的问题。

基于非知识库的 CDSS 一般采用人工智能的形式，其依赖人工神经网络，具有机器学习能力，可以允许计算机从既往经验中或是其他临床资料中获得知识，并可以在人机交互、不断训练的过程中总结和明确知识，并利用知识为用户提供建议。随着医疗行业科技化、信息化程度的逐步提高，利用电子病历系统-CDSS-互联网数据库的对接，可快速查阅上万文献资料，通过高效的学习能力提供精准的决策建议，这种类型的 CDSS 势必成为将来的发展趋势。智能决策系统的研发可以帮助临床医生紧跟医学进展，掌握循证医学证据，更加充分自如地应对临床问题。

下面以临床常见的肺结节为例，展示如何建立以及使用人工智能辅助临床决策。

随着检查手段的提高和普及，临床上经常筛查出肺结节，肺结节没有症状，通常是在体检中发现的，对肺结节的性质作出初步判断是临床医生进行后续处理的关键。如何借助人工智能协助医生判别肺结节的性质，需要有严谨的科学设计，构建肺结节的人工智能影像类辅助决策软件。需要考虑以下要素。

1. 研究设计　选择金标准或者当前临床公认的诊断标准作为对照。临床影像学诊断方面可采纳 3 名或多名高年资影像学医师的一致结果作为参考标准。此类研究设计一般采用非劣效设计，也即是说，我们至少期望人工智能影像类辅助决策软件的诊断效果不劣于当前的参考标准。

2. 入组标准　需要考虑阳性样本和阴性样本选取的合理性及充分性，包括地域差异、年龄差异、时间跨度等。这是训练模型的数据基础。在实际入选患者的时候，结合目标人群的特点，可选择具有特定特征的患者样本，比如针对肺结节识别的人工智能软件，可选择需要进行肺结节筛查的高危人群作为研究人群（如男性、年龄 50 岁以上、有吸烟史、吸烟量＞30 包/年、戒烟＜5 年等）。

3. 评价指标　建议从目标适用人群、病变等层面选择观测指标，一般选择灵敏度、特异度、ROC 曲线下面积等作为主要评价指标。

以肺结节为例，当临床试验选择用户与人工智能软件联合决策和用户单独决策进行优效对照设计时，可选用 ROC 曲线下面积作为主要评价指标。此时研究者需要在没有人工智能软件辅助的时候单独找出影像上的病灶，并对这些病灶进行 5 级把握度评分（肯定不是病灶、可能不是病灶、无法确定、可能是病灶、肯定是病灶），然后在有人工智能软件辅助的情形下，重新按上述方法进行病灶评价。

4. 实施机构　本阶段的使用机构不同于训练数据主要来源机构，地域分布尽可能广泛且机构数量尽可能多，以确保模型的泛化能力。

5. 统计方法 可采用多阅片者多病例（multi-reader multi-case，MRMC）试验设计，MRMC是人工智能辅助诊断中常用的一种设计。对于深度学习辅助决策医疗软件，推荐采用 MRMC 模式，MRMC 设计可以完全使所有阅片者进行交叉阅读。统计学假设检验类型的选择需要结合临床预期、试验的主要目的和选择的参考标准综合考虑，但总体来说，其假设检验类型与临床研究的常见研究假设一致，可以分为非劣效性试验（non-inferiority trial）、等效性试验（equivalence trial）和优效性试验（superiority trial）。

通过上述研究原则建立的人工智能影像类辅助决策软件在临床上的使用必须接受专业人员的监督，也就是说，人工智能影像类辅助决策软件不可能完全替代人工阅片。人工智能影像类辅助决策软件的工作方式可以概括为如下模式。

第一阅片者模式：先由人工智能影像类辅助决策软件独立判读给出结果，最终再由医生判读来决定接受或不接受此判读结果，由医生结合人工智能影像类辅助决策软件结果给出最终诊断。

第二阅片者模式：先由医生独立判读，再由医生结合人工智能影像类辅助决策软件给出判读结果，医生最终决定接受或不接受计算机辅助诊断的病灶判读结果。

第三模式：人工智能影像类辅助决策软件对病灶的良恶性先给予优先级别提示，例如，给出肺部 CT 上的可疑病灶，然后由医生对可疑病灶进行判断。

预先筛检模式：人工智能影像类辅助决策软件预先筛检出阴性病例，然后由医生再判读剩下的不确定病例。

其中第一阅片者模式和第二阅片者模式最终由医生决定接受或不接受人工智能影像类辅助决策软件的判读情况，诊断结论由医生负责给出。

人工智能辅助临床决策，尤其是在医学影像方面，实现对医学影像的自动分割、智能识别、临床辅助诊断和治疗，帮助医生提高诊疗效率、降低劳动强度，提升基层医疗服务能力。但是，需要继续探索研究医学人工智能的应用标准，以有效提升医学人工智能应用的规范性和高效性，促进医学人工智能辅助临床决策的合理性和科学性。

拓展阅读

1.《循证医学基础》于 2019 年由 Springer 出版公司授权出版，是一本介绍循证医学基本原理，并阐述如何将其原理应用于临床研究及实践的基础读物，为临床医生进行合理诊疗提供了决策方法和决策理论。

2. 美国 FDA 指南 *Clinical Performance Assessment: Considerations for Computer-Assisted Detection Devices Applied to Radiology Images and Radiology Device Data in-Premarket Notification [510(k)] Submissions* 描述了美国食品药品监督管理局关于应用于放射学图像和放射学设备数据的计算机辅助检测的评估，临床评估，监管和评价管理规范等内容。内容涉及研究对象的选择，图像的处理，模型的构建以及数据标准化等。

◀ **思考与练习** ▶

一、选择题

1.（单选）临床决策通常分为几个步骤（　　　）

A. 临床问题、确定目标、拟订方案、评价方案、选择方案、组织实施

B. 确定目标、拟订方案、评价方案、选择方案

C. 临床问题、拟订方案、评价方案、选择方案、组织实施

D. 临床问题、确定目标、拟订方案、评价方案、组织实施

E. 确定目标、拟订方案、评价方案、选择方案、组织实施

2.（单选）假如针对某一临床问题，各种可行方案的条件大部分是已知的，且每个方案执行后可能

出几种不同的结果。而且各种结果的概率已知，那么，这种决策属于（　　　）决策。

A．确定型 　　　　　　　B．不确定型 　　　　　　C．风险型

D．多级决策 　　　　　　E．期望值决策

3.（单选）不确定型决策与风险型决策的区别在于（　　　　）

A．可供选择的方案中是否存在两种或两种以上的自然状态

B．各种自然状态发生的概率是否可知

C．哪种自然状态最终发生是否确定

D．决策是否经常重复进行

E．事件的结局不能肯定

4.（单选）决策分析的过程可分为以下三个环节，（　　　）选项**不属于**决策分析其中之一。

A．获取信息 　　　　　　B．评价信息 　　　　　　C．删除信息

D．利用信息 　　　　　　E．反馈信息

5.（单选）对不确定型决策问题没有信心的时候，适合哪种决策方法？（　　　　）

A．最大最小准则 　　　　B．最大最大准则 　　　　C．拉普拉斯准则（等可能性准则）

D．赫尔维茨准则（乐观系数准则） 　　　　　E．贝叶斯（Bayes）决策

二、问答题

1. 什么是风险型决策？它的三个基本条件是什么？

2. 简述决策的步骤。

3. 某患者，男，44 岁，医生。自觉疲乏及上楼时气促 3 周，干咳、盗汗 1 周，伴午后低热、寒战、肌痛等症状。自服乙胺苯酚（解热镇痛药）症状无明显改善。后因上腹部疼痛在当地医院就诊，查体无明显异常；血常规，电解质，泌尿系统 X 线检查均无异常。患者近 6 个月来体重减轻约 2.7kg。结合临床和检验结果，考虑该患者可能的诊断包括：①粟粒性肺结核；②肺结节。而这两种疾病的鉴别比较困难，甚至有经验的医生也感到棘手。已知粟粒性肺结核如果不治疗其病死率（P_1）达 50%，进行有效的抗结核治疗后病死率（P_2）可降为 20%。但是，如果进行抗结核治疗，抗结核药物有导致药物性肝炎的风险，其发生率约为 2%，其中又有约 7.6% 患者会因此而死亡（假设该患者除这两种疾病外不再考虑有其他疾病）。现有的检查尚不能确诊该患者是粟粒性肺结核还是肺结节病，而临床医生又必须采取进一步的诊治措施。由于肺结节病的预后相对较好，其病死率为 8%。那么目前对该患者是否应该进行抗结核治疗？请思考：

（1）根据临床表现，估计该患者患粟粒性肺结核的可能性 P_{TB} 为 70%，肺结节病的可能性 P_{SA} 约为 30%，那么是否应该选择抗结核治疗？根据上述提供的有关资料，绘制决策树进行决策分析。

（2）根据临床表现，结合实验室检查的结果和对该患者患结核病可能性估计值进行 Bayesian 分析，得到这两种疾病的后验概率：$P_{TB}=37\%$，$P_{SA}=63\%$，在此情况下是否应该选择抗结核治疗？请绘制决策树进行决策分析。

（3）假设 $P_{TB}=37\%$，$P_{SA}=63\%$ 不变，由于医学进展，粟粒性肺结核未接受抗结核治疗其病死率（P_1）降为 20%，有效的抗结核治疗后病死率（P_2）可降为 10%，那么此情况下，是否仍应首选抗结核治疗？绘制决策树进行决策分析并与问题（2）的结论比较。

（华贻军　洪明晃）

报告与发表篇

第二十一章 临床研究报告准则

临床研究论文有一定的格式，但是许多关于临床研究结果报告规范性方面的系统评价发现，无论是摘要还是报告正文均存在许多不规范的地方，造成读者无法快速准确地获取研究的主要信息，也使得后续进行系统评价和 Meta 分析的研究者无法有效地提取信息。因此，有必要对此进行规范。本章将对几种常见的临床研究报告准则进行介绍和解读，以期读者树立规范化写作和报告意识，并在报告准则的应用中获得指导。

第一节 概 述

为改进临床研究报告的质量，提升临床研究水平，由统计学专家、流行病学专家、其他方法学专家、研究者和编辑等组成的国际性合作小组共同起草并经过多年精心的系统工作，提出了一系列针对不同研究设计类型的报告准则并仍在不断更新和完善。这些报告准则不仅能够让已经完成的研究从报告的角度按照清单逐条核查，还能够对即将开展的研究产生一定的规范效应。如果研究者在研究设计阶段就能全面考虑到研究报告所要求的内容，将大大提升研究的质量。许多期刊鼓励作者在提交研究论文时，遵照报告准则的检查清单和流程图，以缩短稿件的同行评议过程，提高稿件接受率。读者可登录 EQUATOR（Enhancing the QUAlity and Transparency Of health Research）网站（http://www.equator-network.org/）检索临床研究报告准则，该网站还包含与研究报告有关的其他资源链接。网站旨在通过促进透明和准确的报告以及更广泛地使用强有力的报告准则，提高已出版医学研究文献的可靠性和价值。

研究正文是报告最主要的部分，表 21-1 按照研究设计类型列出了目前比较常用的报告准则，本章将对这些报告准则对应的最新版本进行介绍，并针对统计学相关的条目进行解读。

表 21-1 临床研究报告一般准则

研究设计类型	报告准则	全称	最新版
观察研究	STROBE	STrengthening the Reporting of OBservational studies in Epidemiology	2007
诊断准确性研究	STARD	STAndards for Reporting Diagnostic accuracy studies	2015
临床研究（方案）	SPIRIT	Standard Protocol Items: Recommendations for Interventional Trials	2013
随机对照试验	CONSORT	CONsolidated Standards Of Reporting Trials	2010
非随机对照试验	TREND	Transparent Reporting of Evaluation with Nonrandomized Designs	2004
预测模型	TRIPOD	Transparent Reporting of a multivariable prediction model for Individual Prognosis Or Diagnosis	2015
系统评价与 Meta 分析	PRISMA	Preferred Reporting Items for Systematic Reviews and Meta-Analyses	2020

第二节 观察研究报告准则——STROBE

STROBE 是由流行病学家、方法学家、统计学家、研究者和编辑组成的一个国际性合作小组共同制定的观察研究论文的报告准则，包括横断面研究、病例-对照研究、队列研究等三种经典的观察性研究设计类型。STROBE 的核对清

STROBE 条目清单

单内容涵盖了论文的标题、摘要、引言、方法、结果和讨论等部分，共有 22 个条目，其中 4 个条目专属于横断面研究、病例-对照研究、队列研究的报告，其余 18 个条目对这三种观察性研究设计通用。表 21-2 中列出了 STROBE 的方法和结果部分中与统计学相关的条目，并选取主要的条目进一步解释说明。

表 21-2 STROBE 中统计学相关的条目

内容	条目	描述
方法		
研究对象	6	（1）队列研究：描述入选和排除标准，研究对象的来源和选择方法，随访方法。病例-对照研究：分别给出病例和对照的入选和排除标准，给出精确的病例诊断标准和对照选择的准则，说明选择病例与对照的原因。横断面研究：描述入选和排除标准，研究对象的来源和选择方法。
		（2）队列研究：对于匹配设计，描述匹配的原则，暴露组和非暴露组的人数。病例-对照研究：对于匹配设计，描述匹配标准和每个病例匹配的对照数。
样本量	10	介绍样本量是符合估算的，包括统计学计算和实际考虑。
定量变量	11	解释定量变量如何分析，必要时，描述如何将定量变量分组及其分组的原因。
统计学方法	12	（1）描述统计方法，包括控制混杂的方法。
		（2）描述如何进行亚组分析与交互作用分析。
		（3）描述对缺失值的处理。
		（4）队列研究：如果相关，描述解决处理失访问题的方法。病例-对照研究：如果相关，描述如何处理匹配问题。横断面研究：如果相关，描述考虑到抽样策略的分析方法。
		（5）描述敏感性分析的方法。
结果		
描述性资料	14	（1）描述研究对象的特征（如人口学、临床和社会特征）以及暴露因素和潜在混杂因素的信息。
		（2）指出每个研究变量缺失值的比例。
		（3）队列研究应描述随访时间（如平均/中位随访时间、总随访时间）。
结局资料	15	队列研究：报告发生结局事件的数量或生存时间相关的综合指标。病例-对照研究：报告各个暴露类别的数量或综合指标。横断面研究：报告结局事件的数量或综合指标。
主要结果	16	（1）报告未调整的效应值，必要时，报告校正混杂因素后的效应值，同时报告效应值的精确度（如置信度 95%），阐明校正了哪些混杂因素及选择这些混杂因素的原因。
		（2）如果对连续变量进行离散化，要报告每组观察值的范围。
		（3）基于研究目的，可以把相对危险度转换成绝对危险度。
其他分析	17	报告进行的其他分析，如亚组分析和敏感性分析

条目 11 定量变量：解释定量变量如何分析，必要时，描述如何将定量变量分组及其分组的原因。研究者可以选择如何收集、分析关于暴露因素、效应修饰因素和混杂因素的定量数据。例如，研究者可以对连续型的暴露因素进行分组，即转换为分类变量。分组的选择可能对后续分析产生重要的影响，研究者应解释所选截断值的原因以及过程，包括组别数量、截断值、每个分组的均值或中位数等。若以表格的形式呈现数据，还应报告分类变量每一个类别的病例数、对照数、存活人数、生存时间等。

研究者可能将暴露因素以连续变量的形式纳入模型，以便充分利用数据信息。在决定采用连续变量分析之前，研究者需要考虑暴露因素与结局的内在关系。许多常见模型往往假设暴露因素和结局呈线性关系，但在实际研究中自变量与结局之间的关系并非总是线性的。因此数据分析时研究者应考察其是否满足线性关系，研究者可以报告在分析过程中探索过的备选模型（如使用对数变化、二次项或者三次样条）。若不满足线性关系，研究者可以采用多项式拟合等方法拟合暴露因素和结局之间的非线性关系。对于主要感兴趣的暴露因素，同时报告其作为连续变量和离散化为分类变量的分析结果可以为读者提供更多有用信息。

条目 15 结局资料：队列研究应报告发生结局事件的数量或生存时间相关的综合指标。病例-对照研究应报告各暴露类别的数量或综合指标。横断面研究应报告结局事件的数量或综合指标。条目15 阐述的是在观察研究中应如何进行结局指标（队列研究、横断面研究）或暴露因素（病例-对照研究）的统计描述。在分析暴露因素（危险因素）与结局的关联之前，应先对结局指标进行统计描述。研究者可以在同一张统计表中呈现统计描述与关联性分析的结果。

对于以事件发生与否为结局指标的队列研究，应报告每个感兴趣结局的事件数。研究者可报告结局事件的发生率（人时资料）。如果结局事件发生的风险随时间变化，应选择用 Kaplan-Meier 法或寿命表法呈现在适当的随访时间间隔内的结局事件数与发生率。研究者应考虑以分组（根据感兴趣的暴露因素）的形式呈现 Kaplan-Meier 生存曲线或寿命表。此外，对于以与时间相关的定量变量（如多次随访所得的血压值）为结局指标的队列研究，研究者应通过图表报告不同时间点上结局指标的合适统计指标（如均值和标准差）。

对于横断面研究，建议报告的统计指标与队列研究相似。以事件发生与否为结局指标的横断面研究应报告事件数与事件发生率，以定量变量为结局指标的横断面研究应报告结局指标的合适统计指标（如均数和标准差）。对于病例-对照研究，应分别报告病例组和对照组的暴露因素的频数或平均水平结合变异度的统计描述。

对于这三种观察性研究设计而言，将定量变量（包括暴露因素与结局指标）在表格中列为分类变量可能有助于描述数据，即使后续分析中使用的仍是原始的定量变量。

此外，论文摘要是正文前附加的短文，是对论文内容的高度概括和浓缩，包含论文的主要信息。期刊对摘要字数有严格要求，目的是言简意赅，具体的字数限制可查阅相应期刊的投稿指南。摘要多采用第三人称写作，一般在论文主体部分写完后，才来写摘要。摘要中不用图表、公式、化学结构式、参考文献及非通用的符号、术语缩略词等，要用规范专业术语，且在摘要中不作讨论。临床研究摘要的类型：

（1）提示性摘要：常用于文献综述、述评、病例报告等医学论文摘要的写作，主要起提示作用，重点介绍主题范围、目的等，一般不需要写具体数据、方法、结果和结论。

（2）结构式摘要：常用于研究论文，通常包含"目的、方法、结果、结论"四个部分，结构式摘要不仅信息量大，信息质量高，而且结构完整，层次分明，有利于阅读和检索。

大多数摘要都要求采用结构化格式报告，包括"背景与目的、方法、结果、结论/讨论"模块。如果没有针对某一设计类型的摘要报告准则，可参阅对应的临床研究报告一般准则，其中也明确规定了标题和摘要报告要点。如 STROBE 第 1 个条目即为标题和摘要，要求：①在标题或摘要中用常用术语表明研究所采用的设计；②在摘要中对所做工作和获得的结果做一个简明的总结。

第三节　诊断准确性研究报告准则——STARD

STARD 是诊断准确性研究的报告准则。STARD 于 2003 年提出，2015 年发布了更新版本。新的 STARD 在适用性和潜在偏倚新证据的基础上，对 2003 版的报告准则清单和流程图进行了修订增补，目前提倡使用 2015 版本，本书仅讲解 2015 版。此外，STARD 还明确了研究报告流程图、摘要报告准则。表 21-3 中列出了 STARD 的方法和结果部分中与统计学相关的条目，并选取主要的条目进一步解释说明。

STARD 条目清单

表 21-3　STARD 中统计学相关部分条目

内容	条目	描述
标题或摘要		
	1	标题或摘要中描述出至少一种诊断准确性研究的计算方法（如灵敏度、特异度、预测值或 ROC 曲线下面积）
方法		
研究对象	9	研究对象是连续的、随机的入组，还是选取方便样本

续表

内容	条目	描述
试验方法	12a	描述待评价诊断方法的最佳截断值或结果分类的定义和原理，区分截断值是预先设定的，还是探索性的
	12b	描述参考标准的最佳截断值或结果分类的定义和原理，区分截断值是预先设定的，还是探索性的
分析	14	用于评估诊断准确性的计算或比较方法
	15	如何处理待评价诊断方法或参考标准的不确定结果
	16	待评价诊断方法或参考标准中缺失数据的处理方法
	18	预期样本量及其计算方式
结果		
试验结果	23	比照参考标准的结果，使用四格表来展示待评价诊断方法的检测结果（或分布）
	24	报告诊断准确性的估计结果及其精度（如95%置信区间）

条目1标题或摘要：标题或摘要中描述出至少一种诊断准确性研究的计算方法（如灵敏度、特异度、预测值或ROC曲线下面积）。诊断试验准确性的评价常采用灵敏度、特异度、预测值及ROC曲线下面积等指标来描述。因此，在标题或摘要中体现这些指标，将有助于读者准确判断该研究设计为诊断准确性研究。

条目9研究对象：研究对象是连续、随机入组，还是选取方便样本。本条目阐述了研究对象的选择方式，如果是抽样获得，则需描述抽样方式；如果是连续招募，则只需写明为连续招募，不再需要描述抽样方式。例如，"……在进入研究之前，所有受试者都由第一作者进行评估和筛选，以获得纳入资格"。

条目12a试验方法：描述待评价诊断方法的最佳截断值或结果分类的定义和原理，区分截断值是预先设定的还是探索性的。最佳截断值用于规定研究结果分类。比如，研究丙型肝炎病毒检测，阳性代表有病、阴性代表无病；如果指标是定量的，如甲胎蛋白，则可采用ROC分析方法进行分析后选择最佳截断值，高于截断值定义为阳性，低于截断值定义为阴性。

条目12b试验方法：描述参考标准的最佳截断值或结果分类的定义和原理，区分截断值是预先设定的还是探索性的。金标准的最佳截断值如何定义。例如，肝癌微血管侵犯，采用组织病理蜡块阅片判断阴性或者阳性；又如定量指标吲哚菁绿（indocyanine green，ICG）值，临床上公认如果ICG大于15为肝功能衰竭，小于15则为正常。

条目14分析：用于评估诊断准确性的计算或比较方法。通常采用ROC曲线分析，如果进行了比较，则需描述是如何进行比较的。

条目15分析：如何处理待评价诊断方法或参考标准的不确定结果。描述是否存在不确定的诊断及处理方式。例如，"……，不确定的结果被认为是假阳性或假阴性，并纳入最终分析。例如，一个患有阑尾炎的患者的不确定结果被认为是阴性的测试结果"。

条目16分析：待评价诊断方法或参考标准中缺失数据的处理方法。描述是否进行了缺失值处理，如果删除或者进行了填补，需写明具体处理方法。

条目18分析：预期样本量及其计算方式。研究者需提供给读者有关样本量的全部可能参数，如预期精度、检验功效、是否成功入选到预期的样本量等。这些信息对读者准确评估诊断方法的准确性非常重要。增大样本量可减少估算灵敏度和特异度时的不确定性。但是过大的样本量会导致时间、资源的浪费，而过小的样本量则可能无法检测到效应的存在。例如，"在筛查队列中，预期6毫米或以上腺瘤的患病率为12%，对这些靶病变的灵敏度为80%，以此指导研究招募工作。我们计划招募大约600名参与者，以获得采样误差约8%的灵敏度。这一样本还将允许90%的检验功效来检测计算机断层结肠镜和光学结肠镜在灵敏度上的差异（大于等于18%）"。

条目23试验结果：比照参考标准的结果，使用四格表来展示待评价诊断方法的检测结果（或分布）。即如果参考标准为二分类，评价诊断方法也分为二分类，构造 2×2 的四格表，计算金标准与评价诊断方法一致与不一致数目，从而展示诊断结果。

条目 24 试验结果：报告诊断准确性的估计结果及其精度（如 95% 置信区间）。描述诊断方法的灵敏度、特异度、预测值、ROC 曲线下面积、准确率等指标以及对应的 95% 置信区间。例如，"CT 显示肺纤维化有 46 例，MR 诊断肺纤维化的灵敏度和特异度分别为 89%（95% CI：77%，96%）和 91%（95% CI：76%，98%），阳性预测值和阴性预测值分别为 93%（95% CI：82%，99%）和 86%（95% CI：70%，95%）"。

针对诊断准确性研究报告的摘要部分（STARD for abstracts，2017 年），虽然也要求按照结构性摘要报告，但方法部分强调数据收集方式（前瞻性或回顾性研究）、研究对象入选标准以及数据收集的场所、招募研究对象的方式（连续纳入、随机选择还是方便抽样）、诊断试验和金标准等内容的描述，见表 21-4。

表 21-4　诊断准确性研究摘要报告准则

条目	内容
背景与目的	可以判断为诊断准确性试验，至少使用一个准确性指标（如灵敏度、特异度、预测值或 ROC 曲线下面积）
	诊断准确性研究目的
方法	数据收集：前瞻性或回顾性研究
	研究对象入选标准以及数据收集的场所
	招募研究对象是连续纳入、随机选择还是方便抽样
	描述待评价诊断试验和参考标准（金标准）
结果	纳入分析的研究对象中患和不患目标疾病的人数
	待评价诊断试验准确性指标的点估计值及精度结果（如 95% 置信区间）
讨论	研究结果的总结与解释
	对临床实践的意义，包括待评价诊断试验的预期用途
注册	注册号码和注册机构名称

第四节　临床研究（方案）撰写准则——SPIRIT

临床研究方案详细记录了研究目的、试验注册、伦理审查、实施步骤、数据收集与统计分析方案等内容，是临床研究设计、实施、报告和评价的基础。SPIRIT 准则是撰写干预性临床研究（包括随机对照试验）方案的规范与指引。SPIRIT （2013 版）中包含 33 个条目，注重研究方案中需要报告的内容，而不是研究方案的格式。在 SPIRIT 官网上有对 SPIRIT（2013 版）的详细阐述与举例，表 21-5 列出了 SPIRIT 2013 中与统计学相关的内容和条目。

SPIRIT 条目清单

表 21-5　SPIRIT 中统计学相关部分条目

内容	条目	描述
引言		
试验设计	8	试验设计的描述，包括试验设计类型（如平行设计、交叉设计、析因设计以及单组设计），样本分配比例及研究框架（如优效性、等效性、非劣效性、探索性）
方法		
结局指标	12	主要、次要和其他结局指标，包括反映结局指标的特定测量变量（如收缩压）、个体水平的分析变量（如与基线相比的改变量、最终值、生存时间等），统计描述方式（如均值、比例）及对哪个时间点的测量值进行数据分析

内容	条目	描述
样本量	14	估算达到研究目的所需的受试者数量,说明样本量计算的过程,包括任何临床假设和统计假设
干预措施的分配方法(针对对照试验)		
分配序列产生	16a	产生分配序列的方法(如计算机产生随机数字)及用于分层的所有因素。为了减少随机序列的可预测性,任何预设的限定细则(如区组随机化中的区组长度)应保存在单独的文档中并保证试验招募者或干预措施分配者均无法获得这些信息
数据收集、管理和分析方法		
数据管理	19	录入、编码、保密及储存数据的方案,包括任何质量控制的措施(如双重录入、数值逻辑检查)。如果研究方案中不包含数据管理的具体内容,应指明可以找到其内容的方法和途径
统计方法	20a	分析主要和次要结局指标的统计方法。如果研究方案中不包含统计分析方案具体设计,应指明可以找到其内容的方法和途径
	20b	附加分析的方法,如亚组分析和校正分析等
	20c	对统计分析人群的定义(根据受试者是否依从研究方案),处理缺失值的方法(如多重填补)等

条目 8 试验设计:其中的"试验设计"不仅指临床试验设计类型(如平行对照、析因设计等),也指概念性的试验设计框架(如优效性、非劣效性或等效性研究),还包括试验设计的细节(如随机化的单位、各组样本量的分配比例等)。最常见的临床研究设计是 1:1 平行对照、优效性临床试验,作者应在研究方案中清晰地描述临床试验设计的细节。如果采用不太常见的试验设计,建议作者解释选择该设计方案的原因,因为这类设计往往意味着需要更大的样本量或更复杂的统计分析和解释。

例如,早期帕金森病患者服用氧酸普拉克索研究为一项随机、对照、双盲(观察者、外科医生和患者)、多中心、优效性临床试验。该试验有两个平行组,主要结局指标为手术后 30 天伤口感染率。采用区组随机化分组方案,将受试者按 1:1 的比例随机分配入试验组或对照组。

条目 14 样本量:是关于样本量估计的相关要求。确定参与研究的受试者数量是临床研究设计、预算和可行性的关键内容,需要通过详细的样本量计算来确定研究所需的最小样本量。若预估的效应或差异真实存在,研究有足够的样本量才能以较大的功效检测到具有统计学意义的效应或差异。临床试验应严谨地规划样本量,并清晰地报告确定样本量的过程。作者应在研究方案中写明以下要素:①样本量计算所依据的主要结局指标;②各组结局指标的预估值(如阳性事件发生率、均数和标准差),研究者应尽量说明选定各组指标估计值的合理依据,例如列出参考文献等;③计算样本量的统计学方法;④显著性水平 α;⑤检验功效($1-\beta$);⑥样本量各组间的分配比例,如试验组与对照组按 1:1 的比例分配入组;⑦每组需要的样本量(包括考虑脱失率前和后的样本量)。

例如,在一项两组平行对照试验中,作者关于样本量估算的描述如下:在探索性研究中,接受基于问题处理的心理教育(pycho-education with problem solving, PEPS)的受试者的社会功能在随访 6 个月时有了更大的提高,社会功能量表(social functioning questionnaire, SFQ)评分降低了 1.05 分(SFQ 评分越低越好)。然而有一部分最终接受 PEPS 治疗的受试者(如等待干预组)没有被纳入该探索性研究中,并且对于这个较大的样本($n=93$),治疗前后 SFQ 评分的均值差异为 1.79(治疗前得分为 13.85 ± 4.21,治疗后得分为 12.06 ± 4.21)。治疗前后接近 2 分的差异与其他文献报道一致,并且是临床意义上重要的显著改善。在一项有关焦虑的认知行为疗法的随机对照试验中,随访 1 年时 SFQ 评分减少了 2 分或以上与二级医疗保健的预约数减半(1.24 vs 0.65)、医院焦虑与抑郁量表焦虑得分减少 2.45 分(9.9 vs 7.45)、抑郁得分(主要结局指标)减少 5.6 分(17.8 vs 12.2)相关。这些研究结果表明,社会功能的改善可能会持续 1 年以上,因此研究者预期在 72 周的随访后会得到比探索性研究更大的社会功能改善。所以在估计样本量时,希望能够检测到 SFQ 评分为 2 分的差异。在治疗组、对照组和等待干预组中 SFQ 评分的标准差波动为 3.78～4.53,研究将基于最大的标准差进行保守估计。设定双侧 I 类错误 α 为 0.01，检验功效为 80%，为了检测到均衡设计双臂试验中随访 72 周时 SFQ 评分的均值差异为 2 分（标准差为 4.53）具有统计学意义，每组需要 120 例受试者。考虑 30% 的脱失率，每组需要招募 170 位受试者，两组共需要 340 例受试者。

条目 20a～20c 统计方法：是关于统计方法部分的描述。研究方案中应明确说明每个计划实施的统计分析，对统计方法清晰、明确、完整、公开的表述有助于统计分析的实施、结果重现和严格评价，也应说明预先设定的统计方法在后续研究分析中是否有变化。统计分析的方法会直接影响主要研究结论。因此，在研究方案中应预先确定主要结局指标的分析方法（包括组间比较的方法），对于次要结局指标与探索性结局指标也需要预先设定统计分析策略（条目 20a），需写明亚组分析和校正分析等策略（条目 20b），并准确地定义纳入分析的受试者（条目 20c）以及缺失数据的处理方法（条目 20c）。此外，在研究方案中需要列明将使用的显著性水平（即 I 类错误 α 的取值水平）、结局指标的效应量（如风险比）和置信区间水平（如置信度 95%）。

大多数临床试验都在一定程度上面临多重比较的问题。如果对多个研究分组、多个结局指标之间进行了多重比较或者进行了期中分析，有可能会出现 I 类错误 α 膨胀的问题，而且存在选择性报告部分结果的可能性。因此，临床试验需要在研究方案中提前规划好将进行哪些组间比较并说明控制总体 I 类错误 α 的方法，如果有主次之分，还需要说明哪次组间比较是最主要的结果。

最后，针对不同的试验设计（如整群随机化、析因设计、交叉设计等），研究方案中还应包括该研究设计特定的分析方法的阐述。例如，在整群随机化临床试验的研究方案中需要说明对整群因素的统计学考虑与分析计划。

第五节　随机对照试验报告准则——CONSORT

CONSORT 是由临床试验学者、方法学家和生物医学编辑组成的国际小组制定的随机对照临床试验报告准则。CONSORT 主要针对随机对照临床试验的报告，也有多个 CONSORT 拓展版适用于整群随机试验、非劣效性临床试验、人工智能干预性临床试验等。CONSORT 旨在改善临床试验报告的完整性与透明性，为医疗与公共卫生决策提供更好的证据支持。PubMed 中 50% 以上的医学期刊在稿约中要求投稿的随机对照试验文章必须符合 CONSORT 准则。目前，最新修订的 CONSORT（2010版）包括 25 个条目清单和一张受试者流程图。CONSORT 具体介绍了论文撰写时在标题与摘要、引言、方法、结果、讨论和补充信息中需要详细报告的内容。CONSORT 准则的官网上有对清单中 25 个条目逐一的解释和说明，表 21-6 仅列出了 CONSORT 的方法和结果部分中与统计学相关的条目。

CONSORT 条目清单

表 21-6　CONSORT 中统计学相关部分条目

内容	条目	描述
方法		
试验设计	3a	描述试验设计（如平行设计、析因设计等），包括受试者分配入各组的比例
样本量	7a	如何确定样本量
	7b	必要时，解释期中分析和试验中止原则
随机化		
随机序列产生	8a	产生随机分配序列的方法
	8b	随机分配方法的类型，任何限定的细节（如怎样分区组和各区组样本是多少）
统计学方法	12a	用于比较各组主要和次要结局指标的统计学方法
	12b	附加分析方法，如亚组分析和校正分析
结果		
基线资料	15	用一张表格列出每一组受试者的基线数据，包括人口学资料和临床特征

续表

内容	条目	描述
纳入分析的例数	16	各组纳入每一种分析的受试者数目（分母），以及分析是否按照最初的分组分析（意向性分析）
结局和估计值	17a	各组每一项主要和次要结局指标的结果，效应估计值及其精确度（如置信度95%）
	17b	对于二分类结局指标，建议同时提供绝对效应值和相对效应值
辅助分析	18	报告任何其他的分析（如亚组分析和校正分析）结果，指出哪些是预先设定的分析，哪些是新尝试的分析

条目 8a 随机序列产生：产生随机分配序列的方法。采用正确的随机分配序列将受试者随机地分配入各组是临床试验中控制混杂和偏倚的重要方式，作者应该提供充分的信息让读者可以评价生成随机分配序列的方法，以及分组过程中产生偏倚的可能性、分配隐藏方法。如果缺乏进一步说明，读者仅从"随机分配""随机化""随机"等词语中无法做出准确的判断。在文献中"随机"经常被不恰当地用来描述一些使用了非随机的、具有确定性的分配方法，如交替分配、按出生日期分配等。正确的随机分配应该是不可预测的，如根据随机数字表或者计算机随机数字生成器得到的随机序列分配受试者。例如，"采用基于分层变量的最小化算法执行随机化分组"。

条目 17b 结局和估计值：对于二分类结局指标，建议同时提供相对效应值和绝对效应值。因为相对效应和绝对效应从不同方面反映处理因素的效应和影响。相对效应值包括比值比（odds ratio，OR）、相对危险度（relative risk，RR）、风险比（hazard ratio，HR），绝对效应值包括归因危险度（attributable risk，AR）等。绝对效应值的外推性不如相对效应值好，因为绝对效应值的计算依赖对照组的基础风险，而不同人群中对照组的基础风险不同。但是，如果在结果中仅呈现相对效应值，如 RR 值降低 50%，医生和非专业人士很有可能高估处理因素的效应。若研究的疾病是常见病，RR 值就算很小（接近1）也可能在公共卫生领域有十分重要的临床意义；若研究的疾病是罕见病，较大的 RR 值对于高风险组的人而言有重要的提示作用，但是对于公共卫生的意义不是那么大。因此，在研究中同时报告相对效应值和绝对效应值能帮助读者更加全面地判断处理因素的效应。例如，"氧气依赖使死亡风险减少了 16%（95% CI：7%，25%）。归因危险度为 –6.3%（95% CI：–9.9%，–2.7%），即每对大约 16 名婴儿早期给药，预期可防止 1 名婴儿发生长期依赖氧气或死亡"。

条目 18 辅助分析：报告任何其他的分析（如亚组分析和校正分析）结果，指出哪些是预先设定的分析，哪些是新尝试的分析。对相同的数据进行多重分析有增加假阳性结果的可能。研究者应该尽量避免进行多次亚组比较。在临床试验方案中预设的分析结果比数据驱动得到的分析结果更为可靠，因此作者应报告哪些分析是在临床试验方案中预先设定的。如果进行了亚组分析，作者应该说明分析了哪些亚组、选择这些亚组的原因、亚组分析是否在试验方案中提前计划等。在亚组分析中，分析的重点并不是在某个亚组中疗效是否有统计学意义，而是不同的亚组之间疗效的差异是否有统计学意义，因此需要分析亚组与干预措施的交互作用。在报告交互作用的分析结果时，不仅要报告交互作用的 P 值，而且要报告每个亚组中不同处理的效应差异，即写出协同作用/拮抗作用的大小。

类似的建议也适用于对基线变量作校正后的分析。如果在统计分析中校正了基线变量，作者应该同时报告校正前和校正后的分析结果，还需要说明校正的原因、校正变量的选择、校正分析是否在试验方案中预先计划等。在随机化过程可靠的情况下，基线变量的组间差异是由于随机化造成的，此时根据变量的基线值有显著性差异而对其进行校正有可能导致对疗效估计产生偏差。

CONSORT 在其扩展版本中提出了针对临床试验在期刊或会议论文中摘要的报告准则清单（2008 年），见表 21-7。其中，摘要的方法部分应阐明研究对象、干预方式、研究目的、研究结局、随机化分组、盲法等，这些都是随机对照试验的关键内容。

表 21-7 随机对照研究摘要报告条目

条目	内容
题目	文题中明确研究是随机的
作者 *	写明通讯作者的联系方式
试验设计	描述试验设计类型（如平行设计、整群设计、非劣效设计等）
方法	
研究对象	写明研究对象的入选和排除标准、数据来源
干预方式	描述每组的干预方式
研究目的	明确研究目的或研究假设
研究结局	清楚定义主要研究结局
随机化分组	描述受试者如何进行随机分配
盲法	受试者、医疗护理提供者、结局评估者是否对试验分组信息处于盲态
结果	
样本数	写明随机后每组受试者人数
招募	写明试验状态
分析样本数	写明分析时每组纳入的受试者人数
结局	对于主要结局，写明每组的结果以及估计的效应值及其精度
危害	描述重要的不良事件或不良反应
结论	
试验注册	写明注册号及注册机构名称
资助	写明资助来源

注：*该条目专门针对会议摘要

第六节 非随机对照临床试验报告准则——TREND

TREND 是非随机设计的干预性临床试验的报告准则。在循证医学中，随机对照试验是评价临床干预措施效果的金标准，但由于技术限制和伦理考虑，许多临床或者公共卫生干预措施不适合采用随机对照试验。非随机对照临床试验可以用于评价临床治疗、公共卫生干预措施的效果，并为临床与公共卫生决策 提供重要证据。TREND 准则旨在提高非随机对照临床试验报告的规范性、完整性和公开性，为临床诊疗与公共卫生决策提供更好的证据支持。TREND 准则只适用于采用非随机设计的评价干预措施效果的研究，而不是所有采用非随机对照的研究。评价干预措施的研究必须包括：①定义明确的干预措施；②可以用于评价干预措施效果和效益的研究设计。TREND 核查清单包含 22 个条目，其中大部分条目与 CONSORT 相似，一些与非随机化设计相关的条目（8、10 和 15）是 CONSORT 中没有的。表 21-8 仅列出了 TREND 中方法和结果部分中与统计学相关的条目。

TREND 条目清单

表 21-8 TREND 中统计学相关的部分条目

内容	条目	描述
方法		
样本量	7	如何确定样本量，必要时，解释期中分析和试验中止原则
分配方法	8	①分配单位；②分配方法；③为减少因非随机化而可能出现的偏倚所采取的措施
分析单位	10	①描述用于评价干预措施效果的最小分析单位；②如果分析单位和分配单位不同，需要描述采用何种方法来调整

内容	条目	描述
统计学方法	11	①比较各组主要结局指标使用的统计学方法，包括相关数据的总结方法；②其他分析方法，如亚组分析和校正分析；③如果有缺失数据，还应考虑到缺失数据的处理方法；④使用的统计软件或程序
结果		
基线资料	14	①各组基线人口学特征和临床特征；②与特定疾病预防研究有关的每个研究分组的基线特征；③总体和研究人群中失访组与在访组基线情况的比较；④研究人群和关注的目标人群的基线特征比较
基线一致性	15	各研究组基线一致性的数据和用于控制基线差异的统计学方法
纳入分析的例数	16	①纳入每个分组组的研究对象数据（分母），尤其是结局不同时会发生变化的分母，如可能使用绝对数来表达结果；②是否进行了意向性分析，如果没有，应该说明分析中如何处理不依从的研究对象数据
结局和估计值	17	①对每个主要和次要结局，报告各组综合结果、估计效应大小，使用置信区间描述精确度；②列出无效和阴性结果；③如有其他干预的因果通路，还需附加列出
辅助分析	18	总结分析结果，包括亚组分析和校正分析，阐明哪些分析是预先设定的，哪些是探索性的

条目 8 分配方法：①分配单位；②分配方法；③为减少因非随机化而可能出现的偏倚所采取的措施。未使用随机化分组可能会造成混杂和偏倚，作者应该客观地报告分配受试者的单位（如个体、小组、社区等）、将各单位分配到研究组的方法、采用的限制方法（如区组设计、分层分配等）和采取的减少偏倚的措施（如匹配等）。充分报告分配方法使得读者可以有效地判断统计分析方法的合理性与研究结果的可靠性。例如，受试者按照纳入研究的顺序分配到不同研究分组，第奇数位（如第 1、3、5 位）进入研究的被分配到试验组，第偶数位（如第 2、4、6 位）进入研究的被分配到对照组。

条目 10 分析单位：①描述用于评价干预措施效果的最小分析单位；②如果分析单位和分配单位不同，需要描述采用何种方法来调整。如果研究中数据分析单位与受试者分配单位不同，研究者应在数据分析中考虑分配单位内的相关性。假设某研究的结局指标为某一服从正态分布的定量变量，该研究以家庭为单位将受试者分配到两个研究组，采用两独立样本 t 检验对所有受试者进行组间比较的做法是不正确的，因为研究组内来自同一家庭的个体间具有相关性，违背了 t 检验的个体间相互独立的前提假设。例如，由于受试者按组别分配到不同研究组，因此在组别水平进行数据分析，使用混合效应模型来解释每组内的受试者水平随机效应。

条目 15 基线一致性：各研究组基线一致性的数据和用于控制基线差异的统计学方法。CONSORT 中条目 18 指出当随机化过程可靠时，基线变量的组间差异是由于随机误差造成的。与随机对照临床试验不同，基线变量的组间比较对非随机对照临床试验十分重要。在非随机对照临床试验中，基线变量的组间显著性差异提示结局指标的效应可能存在混杂因素的影响，需要在进一步的分析中校正基线变量的不均衡。作者应描述各研究组基线变量组间比较的结果，报告用于控制基线不均衡的统计学方法。例如，干预组与对照组的人口学特征（性别、年龄、种族/民族）差异没有统计学意义（$P > 0.05$），但干预组受试者的注射药物频率的基线水平高于对照组（$P = 0.03$）。因此，所有协方差分析中均在模型中纳入了注射药物频率的基线水平作为协变量。

第七节 预测模型报告准则——TRIPOD

TRIPOD 条目清单

TRIPOD 包括预测模型开发和验证报告准则（prediction model development and validation）、预测模型开发报告准则（prediction model development）和预测模型验证报告准则（prediction model validation）。开发预测模型是为了帮助卫生保健提供者估计某一特定疾病或情况出现的概率或风险（诊断模型）或者未来将发生某一特定事件的概率或风险（预后预测模型），以便为他们的决策提供信息。然而，当前预测模型研究的报告质量普遍较差。因此，由统计学专家、方法学专家、卫生保健专业人员和期刊编辑组成的专家小组提出了 TRIPOD 清单，具体完整的清单可在官方网页查看。由于预测模型的患者选择因具体研究设计而异，TRIPOD 没有推荐的患者入组流程图，但读者可以在官方网页查到流程图的示例。TRIPOD 共包含 22 个条目，表 21-9 中列出了 TRIPOD 中的方法和结果部分中与统计学相关的条目，并选取主要的条目进一步解释说明。

表 21-9　TRIPOD 中统计学相关部分条目

内容	条目	训练/验证	描述
方法			
数据来源	4a	D; V	描述研究设计或数据来源（如随机试验、队列或登记数据），尽量使用于建模和验证的数据集分开
样本量	8	D; V	解释样本量是如何得出的
缺失值	9	D; V	描述缺失的数据是如何处理的（例如，完整的案例分析、单一填补、多重填补），并提供估算方法的具体细节
统计分析方法	10b	D	明确模型的类型，描述所有建模过程（包括任何预测因素的选择），以及内部验证的方法
	10c	V	为了验证模型，需描述预测值是如何计算的
	10d	D; V	明确用于评估模型性能的所有方法，如果有意义还要对多个模型进行比较
	10e	V	如果验证研究过程中对原模型进行了更新，还要描述模型的更新或校正（如重新校准）
风险分组	11	D; V	如果选择了高危人群，需提供详细信息
模型构建或验证	13c	V	对于验证研究来说，还要体现与建模数据在一些重要变量（人口统计特征、预测因子以及结局）分布的比较
结果			
模型构建	14b	D	必要时，需报告每个候选预测因素与结果之间未经调整/校正的关联分析
模型说明	15a	D	提供完整的预测模型，以允许对个体进行预测（即所有的回归系数、模型的截距或在一个给定时间点的生存率）
模型效果	16	D; V	报告预测模型的性能评估（使用置信区间）

注：D. 训练（development）；V. 验证（validation）

条目 4a 数据来源：描述研究设计或数据来源（如随机试验、队列或登记数据），尽量使用于建模和验证的数据集分开。预测模型的建立和验证通常在不同的数据集上进行，因此需明确写出所用数据集的来源。通常，数据集包括训练集、验证集和测试集。

条目 8 样本量：解释样本量是如何得出的。如果有特定的样本量计算，可采用前面几节的方法进行描述。然而，通常情况下，数据集中的潜在预测因素和结局来自于一个完整的、大型的队列，那么使用这整个数据集是有意义的，无论它是否满足特定的样本量计算。如果是这种情况，应进行说明，而不是试图根据任意的事后样本量计算来证明数据集的样本量是合理的。

条目 9 缺失值：描述缺失的数据是如何处理的（例如，完整的案例分析、单一填补、多重填补等），并提供估算方法的具体细节。描述缺失值处理的具体方法，由于预测模型通常进行多因素分析，如果存在缺失值不进行处理，将使样本数量降低许多。完整的案例分析即把所有完整数据提出来进行建模，单一填补是采用一种统计方法对缺失值进行处理，如均数填补法。多重填补是采用多种缺失值处理方法再合并结果。

条目 10b 统计分析方法：明确模型的类型，描述所有建模过程（包括任何预测因子的选择），以及内部验证的方法。模型按照结局不同、方法不同会有不同选择，如 Logistic 回归、Cox 回归、决策树、随机森林等。需写明预测因素筛选方法。内部验证一般是将训练样本按照一定比例随机分为训练集和验证集，训练集用于建模，验证集用于内部验证，也可采用交叉验证。

条目 10c 统计分析方法：为了验证模型，请描述预测值是如何计算的。描述对验证集如何根据训练模型计算得出预测值，作者可以提供计算公式或者计算代码。

条目 10d 统计分析方法：明确用于评估模型性能的所有方法，如果有意义还要对多个模型进行比较。通常采用曲线下面积、准确率、C-index 等对模型效果进行评价，如果进行模型比较，则需写明这些指标在模型之间的对比方法和 P 值。

条目 10e 统计分析方法：如果验证研究过程中对原模型进行了更新，还要描述模型的更新或校正（如重新校准）。当在其他个体中验证（或应用）现有的预测模型时，预测性能通常比模型所针对的个体所估计的性能要差。如果采用更严格的验证形式，比如在独立的外部验证集进行验证时，这种差异可能会更大：不同的调查人员在不同的地理位置或场所的验证，比同一调查人员在同一时间的验证更有可能降低性能。当遇到较低的预测精度时，研究人员可能会简单地拒绝现有的模型，并在验证集上重新修改模型，甚至开发出一个全新的模型。此种情况作者应描述具体采用的方法。

条目 11 风险分组：如果选择了高危人群，请提供详细信息。通常根据模型计算每例患者的预测得分，并根据某得分截断值，将患者分为不同风险组，如采用中位数法将高于中位数的患者定义为高危人群等。例如，"根据英国国家卫生与临床优化研究所（the national institute for health and care excellence，NICE）制定的指南，如果 10 年预测的心血管疾病风险为 ≥20%，那么患者被确定为高风险。"

条目 13c 模型构建或验证：对于验证研究来说，还要体现与建模数据在一些重要变量（人口统计特征、预测因子以及结局）分布的比较。即对不同数据集的患者基本资料进行描述和比较。

条目 14b 模型构建：必要时需报告每个候选预测因素与结果之间未经调整/校正的关联分析。即报告单因素分析结果。

条目 15a 模型说明：提供完整的预测模型，以允许对个体进行预测（即所有的回归系数、模型的截距或在一个给定时间点的生存率）。通过报告回归系数、截距（如 Logistic 回归）或基线生存（如 Cox 回归），才可计算出个体风险预测值。

条目 16 模型效果：报告预测模型的性能评估（使用置信区间）。报告曲线下面积、准确率、C-index 等及其 95% 置信区间。

第八节　系统评价与 Meta 分析报告准则——PRISMA

PRISMA 条目清单

PRISMA 是系统评价与 Meta 分析文章的报告准则。目前，最新修订的 PRISMA（2020 版）是此前 PRISMA 2009 的更新，包括 27 个条目清单和一张文献筛选流程图。其中，流程图将不同来源的文献资料进行了区分，可包括既往研究、通过数据库检索筛选的研究和通过其他方法筛选的研究三个模块。PRISMA 由随机对照试验 Meta 分析报告质量（Quality of Reporting of Meta-Analyses，QUOROM）更名而来，是 QUOROM 的更新版，本节仅对 PRISMA 进行介绍。表 21-10 中列出了 PRISMA 的方法和结果部分中与统计学相关的条目，并选取主要的条目进一步解释说明。

表 21-10　PRISMA 中统计学相关部分条目

内容	条目	描述
方法		
单个研究存在的偏倚	11	明确描述用于评价纳入研究偏倚风险的方法，包括使用的评价工具，评价人员数量及评价人员是否独立评价。如果适用，应详细说明过程中使用的自动化工具
合并效应指标	12	说明每个结局数据合成或结果呈现时使用的效应指标（如危险度比值、均值差）

内容	条目	描述
结果综合	13a	描述确定每个数据合成中所纳入研究的方法，如将研究特征制成表格并与每个计划的数据合成组进行比较（条目5）
	13b	描述数据合并前的预处理，如处理缺失数据、数据转换
	13c	描述用于展示单个研究结果及综合结果图或表的方法
	13d	描述用于结果综合的方法并说明选择相应方法的理由，如果进行了 Meta 分析，应描述用于探索统计学异质性的模型、方法及软件包
	13e	描述探索研究结果间异质性的方法（如亚组分析、Meta 回归分析）
	13f	描述评价合并结果稳定性所开展的敏感性分析
研究偏倚	14	描述用于评价数据合成中缺失结果所致偏倚风险的评估方法（报告偏倚）
确定性评估	15	描述用于评价每个结局证据质量的方法
结果		
研究内部偏倚风险	18	呈现每个纳入研究偏倚风险评估的结果
单个研究结果	19	针对所有结局指标，说明每个研究（a）每组的统计概述（如果可行）和（b）效应量及精度（如置信/可信区间），最好使用结构式表格或图形
结果的综合	20a	对于每个合并结果，说明其特征及研究间的偏倚风险
	20b	呈现所有统计合成的结果。如果开展了 Meta 分析，呈现每个 Meta 分析的合并效应量、精度（如置信/可信区间）及异质性检验结果。如果是不同组的比较，需描述效应方向
	20c	呈现研究间异质性可能来源探索的结果
	20d	呈现敏感性分析的结果，以便评价合并结果的稳定性
研究间偏倚	21	呈现每个合成结果中缺失结果所致偏倚风险评估的情况（报告偏倚）
确定性证据	22	呈现每个结局指标证据质量分级的评估结果

条目 11 单个研究存在的偏倚：明确描述用于评价纳入研究偏倚风险的方法，包括使用的评价工具，评价人员数量及评价人员是否独立评价。如果适用，应详细说明过程中使用的自动化工具。作者应描述纳入研究所使用的评估存在偏倚的任何方法，如果没有进行评估，应给出理由。作者应报告他们如何评估偏倚的风险；评估是否采用盲法；评估是否由一个以上的评估者完成，如果是，评估是否独立完成。作者可在 Cochrane library 中找到关于多种设计类型的系统评价和 Meta 分析评价研究偏倚的方法，如使用 Review Manager 5 软件制作纳入研究的偏倚风险表，按"高风险"、"风险不清楚"和"低风险"对每个条目进行评估，并对评估标准进行说明，详细报告该条目。

条目 12 合并效应指标：说明每个结局数据合成或结果呈现时使用的效应指标（如危险度比值、均值差）。作者应先描述每个指标的合并效应指标。例如，对于二分类结局，最常见的合并效应指标是危险度比值（又称危险比）、比值比、危险差。对于连续型结局指标，常用的是均值差。时间事件结局指标，常用风险比（HR）。

条目 13 结果综合：13a）描述确定每个数据合成中所纳入研究的方法，如将研究特征制成表格并与每个计划的数据合成组进行比较（条目5）；13b）描述数据合并前的预处理，如处理缺失数据、数据转换；13c）描述用于展示单个研究结果及综合结果图或表的方法；13d）描述用于结果综合的方法并说明选择相应方法的理由，如果进行了 Meta 分析，应描述用于探索统计学异质性的模型、方法及软件包；13e）描述探索研究结果间异质性的方法（如亚组分析、Meta 回归分析）；13f）描述评价合并结果稳定性所开展的敏感性分析。结果综合是系统评价和 Meta 分析重要的一步，但是不同研究之间可能存在较大的异质性，应根据异质性的程度选择不同的方法。该条目将数据合成分为 6 个子条目，每个子条目关注数据合成的一个步骤，增强了对合成方法报告的清晰度。需在报告综合结果时，报告进行异质性检验的方法，解释选择固定效应模型或随机效应模型的依据。

条目14 研究偏倚：描述用于评价数据合成中缺失结果所致偏倚风险的评估方法（报告偏倚）。统计学方法（Egger检验、Begg检验）和图表法（如漏斗图）可用于评估观察到的数据是否存在发表偏倚，作者应详细报告用来研究可能偏倚的所有方法。

条目15 确定性评估：描述用于评价每个结局证据质量的方法。常见影响证据质量的因素包括效应量的精确度（或样本量）、研究结果间的一致性、研究设计的局限性和发表偏倚。

条目18 研究内部偏倚风险：呈现每个纳入研究偏倚风险评估的结果。推荐作者使用一个标准的方法及确定标准来评估纳入研究的偏倚。通常仅给出偏倚风险评估的总体情况是不够的，应以图或表的形式呈现每个研究、每个领域的偏倚风险评估结果。

条目19 单个研究结果：针对所有结局指标，说明每个研究（a）每组的统计概述（如果可行）和（b）效应量及精度（如置信/可信区间），最好使用结构式表格或图形。展示每个研究干预组的结果以及综合结果及其置信区间能够帮助读者审查单个研究的特征、研究之间的异质性。对于呈现每个研究的结果有不同的方法，如表格或森林图。

条目20 结果的综合：20a）对于每个合并结果，说明其特征及研究间的偏倚风险。20b）呈现所有统计合成的结果。如果开展了Meta分析，呈现每个Meta分析的合并效应量、精度（如置信/可信区间）及异质性检验结果。如果是不同组的比较，需描述效应方向。20c）呈现研究间异质性可能来源探索的结果。20d）呈现敏感性分析的结果，以便评价合并结果的稳定性。该条目包括4个子条目，如20a）作者应说明研究间可能存在的偏倚评价结果，如果报告了漏斗图，作者应具体说明使用的效应估计值和精确测量值，以及漏斗图的解释。例如，"观察到明显的异质性证据（$I^2 =$ 79%，$P < 0.001$）。为了探索这种异质性，绘制了漏斗图。漏斗图显示对称性很差"。

条目21 研究间偏倚：呈现每个合成结果中缺失结果所致偏倚风险评估的情况（报告偏倚）。要求呈现每个综合结果中缺失结果所致偏倚风险评估（报告偏倚）的情况，以便读者评估其对系统评价结果可信度造成的潜在威胁。

条目22 确定性证据：呈现每个结局指标证据质量分级的评估结果。如以GRADE（Grading of Recommendations Assessment，Development and Evaluation）证据质量分级结果总结表的形式呈现每个结局证据质量评估的结果。

PRISMA在最新的2020版中增加了针对摘要部分的报告清单（PRISMA for abstracts，2020年），共12个条目，见表21-11。其中，摘要的方法部分应阐明研究对象的纳入和排除标准、报告文献的信息来源、偏倚风险评估并明确结果综合及呈现的方法。

表 21-11 系统评价与 Meta 分析文章摘要条目清单

条目	内容
标题	
标题	明确报告该研究为系统评价
背景	
目的	清晰描述该系统评价研究的主要目的或问题
方法	
合适的标准	报告入选与排除标准
信息来源	报告文献的信息来源（如数据库，注册平台）及每个资源最后检索的日期
偏倚风险	描述用于评价纳入研究偏倚风险的方法
结果综合	明确结果综合及呈现的方法
结果	
纳入研究	呈现纳入研究和研究对象的数量，每个研究的相关特征

续表

条目	内容
结果综合	报告主要结果，最好呈现每个结果中的研究数量和受试者数量。如果进行了 Meta 分析，报告合并效应量及置信/可信区间。如果进行了不同组的比较，需描述效应方向（支持哪个组）
讨论	
证据局限性	简单总结纳入证据的局限性（如研究的偏倚风险、不一致性和不精确性）
解释	简要解释结果及结果的重要意义
其他	
资金	明确该系统评价的主要资金来源
注册	提供注册题目及注册号

> **拓展阅读**
>
> Moher D, Hopewell S, Schulz KF, *et al*. CONSORT 2010 explanation and elaboration: updated guidelines for reporting parallel group randomised trials. BMJ. 2010 Mar 23; 340:c869：该文对随机对照试验报告准则 CONSORT 的条目进行了详细解释，有助于读者准确使用 CONSORT 条目清单。通常，针对不同研究设计的报告清单均由官方提供了解释文献，读者可获取并作为主要阅读材料。

> **拓展阅读**
>
> CONSORT 解读

◀ **思考与练习** ▶

一、选择题

1.（单选）在随机对照试验中，采用正确的随机分配序列将受试者随机地分配入各组是临床试验中控制混杂和偏倚的重要方式，作者应充分报告生成随机分配序列的方法，以及分配隐藏方法。关于临床试验随机分组和分配隐藏，以下哪一项表述**不正确**？（　　　）

A. 受试者按照 1∶1 比例随机分配至试验组或对照组

B. 随机序列由独立统计师通过计算机程序产生

C. 本研究随机化方法为信封法随机

D. 采用分层随机化分组控制偏倚和混杂

E. 本研究随机化分组由中心电话随机系统完成

2.（单选）疫苗预防接种效果评价的双盲试验是指（　　　）

A. 研究者和受试者不知道试验组和对照组各为何人

B. 研究者不知道试验组和对照组各为何人

C. 研究者和资料分析者知道试验组和对照组为何人

D. 试验组采用疫苗，对照组采用安慰剂的试验方法

E. 研究者和受试者均不知道如何评价预防效果

3.（单选）临床研究方案详细记录了研究目的、试验注册、伦理审核、实施步骤、数据收集与统计

分析方案等内容，SPIRIT 准则是撰写干预性临床研究（包括随机对照试验）方案的规范与指引。关于试验方案，下列哪项规定不需要？（　　）

A. 对试验用药/干预措施作出规定

B. 对疗效评价作出规定

C. 对试验结果作出规定

D. 对安全性评价作出规定

E. 对试验设计作出规定

二、问答题

1. 临床试验方案是指导参与临床试验所有研究者如何启动和实施临床试验的研究计划书，是临床研究设计、实施的基础，也是试验结束后进行资料统计分析的重要依据。临床试验方案中应包括哪些主要内容？

2. 查找国内外医学期刊当中 RCT 的研究论文 1 篇，对照 CONSORT 摘要和结果报告一般准则，找出其中报告不足的地方。

3. 查找国内外医学期刊当中队列研究论文 1 篇，对照 STROBE 结果报告一般准则，找出其中报告不足的地方。

4. 查找国内外医学杂期刊中预测模型构建与验证的研究论文 1 篇，对照 TRIPOD 结果报告一般准则，找出其中报告不足的地方。

（周　倩）

第二十二章　临床医学论文撰写与发表

学术论文的撰写与发表是所有研究者都需要掌握的一项基本技能，然而很多论文作者对这一技能的掌握并不尽如人意，甚至一些以母语撰写、发表的论文都存在很多问题。本章主要阐述临床医学论文撰写的一般原则和各部分写作要点，论文投稿时需注意的期刊选择、稿件修改、信件写作等事项，以及常见的学术不端行为。

第一节　临床医学论文撰写

一篇完整的医学论文包括标题、作者、摘要、关键词、正文、事项声明、图表和参考文献等。大部分期刊对正文采用的格式是 IMRAD 格式，即引言（introduction）、方法（methods）、结果（results）、和（and）讨论（discussion），也有期刊采用其他论文结构，如先结果后方法、方法与结果糅合、结果与讨论糅合等。投稿前须根据目标期刊的投稿指南（author guideline），检查论文格式是否符合该期刊的要求。由于各期刊对论文格式有不同要求，而一篇论文常常需要经历多次投稿、退稿、再投稿的过程才能最终发表，在这个过程中反复根据不同期刊的要求进行论文格式调整将浪费作者的时间。因此，越来越多的期刊开始接受无格式投稿（free format submission），可以理解为作者自定义格式投稿，即对初投稿件不作格式要求，只有当一篇论文经过审稿后被认为有发表价值，在稿件退修时才会要求作者调整论文格式，从而减少作者对论文格式进行反复调整所花费的时间。作者可以查询期刊网页或联系期刊编辑部询问该期刊是否接受无格式投稿。

医学论文的主要部分，即引言、方法、结果和讨论，每个部分都有其特定的功能，回答不同的问题。引言部分阐述为什么需要进行本项研究；方法部分说明通过什么途径来实现研究目的；结果部分描述本研究获得了什么结果；讨论部分分析本研究的发现有什么意义。根据各部分的不同功能，可以清晰界定其需要涵盖的不同内容。然而，在实际写作中，常常有作者将各部分内容掺杂在一起，例如，引言部分描述结果内容；方法部分提供结果数据；结果部分大量重复方法细节或对结果进行延展分析；讨论部分大量重复引言内容等。本节先概括介绍论文撰写的一般原则，再分别介绍论文各部分的撰写方式、内容及注意事项。

一、一般原则

临床医学论文体现了对一项研究中所获数据的梳理、分析和解读。要将研究故事讲述得逻辑清晰、便于理解和推广应用，论文撰写需遵循"清楚（clarity）、精练（conciseness）、完整（completeness）和前后一致（coherence）"的基本原则。

清楚的原则是指不会引起错误理解的写作。写作清楚才能增强文章的可读性，促进论文所包含信息的准确传播和应用。论文写作应避免提供含糊信息。用了什么材料，进行了什么操作，得到了什么结果，都应该清楚明白地写出来。譬如，临床试验的对照组可以选择健康人群、患另一疾病的人群、患同一疾病但接受不同治疗的人群等，论文中宜使用便于读者获得信息的名称，如"健康对照组"、"良性病变组"、"安慰剂组"等。在对研究对象进行分组时，不宜用字母或数字作为组名（如 group A/B，group 1/2/3），而应该采用方便读者理解和记忆分组依据的组名，譬如以不同的处置方式作为组名（例如，单药组/monotherapy group，联合用药组/combination therapy group）。对结果数据进行统计学比较时，仅仅指出两组数据的差异有统计学意义是不够的，应明确指出数据比较的高低、大小、长短等差异。另外，在英文写作中尽量使用短小的简单句式也是保证写作清楚的要点之一。复杂句式因句子层次及糅合的信息复杂，写作时常常出现语法错误，即使不出现语法错误，也会有相当一部分非母语读者读不懂。

在写作清楚的基础上，论文写作应尽可能精练，用最少的词语表达出最充分的意思。一般说来，较长的词汇、句子和段落的可读性较差，而行文简短有助于阅读。直接而精练的论文风格不仅易于作者写作，更重要的是可以使审稿专家和期刊编辑准确理解论文的主要内容，快速给出评审意见，并且可以在发表后节省读者阅读的时间。很多作者存在一种误解，认为论文写得越长越能显示研究内容的丰富，因此在写作论文时使用了大量的重复描述来增加文章的长度。例如，在结果部分重复描述所使用的研究方法、图表内容重复或正文文本内容与图表内容过多重复，在讨论部分重复引言内容、大量罗列结果数据或过多描述文献内容，在全文大量使用无法增加实质内容的冗余表述等。然而，阅读重复内容会浪费审稿专家和期刊编辑的时间，有时甚至会影响他们对论文价值的评价。简洁有力的写作往往更能博得审稿专家和编辑的好感。

文章各部分内容完整是论文写作的基本要求，然而文章中缺失内容的情况却并不鲜见。例如，方法部分缺乏部分必要的研究细节（如病例选择标准、药物剂量、检查项目参数设置和具体统计分析方法等），部分研究结果缺乏相应的方法描述，方法部分提到的研究内容未交代相应结果，所提供的图表或文献未在正文进行标引，正文提到的图表或文献未在投稿文件中提供，重要实验结果未在讨论部分进行分析等。每次提交稿件前（尤其是初投稿件及修回稿件前）均需对各部分内容进行交叉检查，以确保没有内容缺失。

前后一致的原则主要包括：写作顺序一致、前后数据一致、用词一致。医学论文的写作是按照科研思路进行的，论文中采用的方法和得到的结果是前后紧密相关的。因此，医学论文中结果部分的描述顺序应与方法部分保持一致。同样，讨论部分对结果进行分析时，通常也应该按照相同的思路和顺序进行。写作时还应该注意摘要中提到的数据与正文的结果部分的数据是否一致，结果中描述的数据与图表中展示的数据是否一致，各分组数据的总和与总体数据是否一致，讨论部分引用的数据与结果部分列出的数据是否一致等。在修改过程中出现了数据变动或更新的论文，更应该仔细检查修改后的论文中各部分数据是否同步化保持一致。整个稿件的写作风格和格式也应保持一致。在医学论文中出现的主要用词（key term）应注意选择公认的、被广泛接受的规范术语，并在全文统一使用这些词语，有同义词时选择其中最准确或最常用的一个，避免在描述同一个事物时不断变化用词，增加读者阅读理解的难度。

随着科研产出的迅速增加，撰写和发表英文医学论文的需求也越来越高。以英文写作时，需牢记科技写作的目的是交流学术信息，而不是为了给人留下关于写作技巧的深刻印象。人们阅读科技论文是为了获得信息和观点想法，而不是为了看到复杂的句式结构和花哨的词汇。实际上，这些反而会分散读者的注意力，并影响他们对论文内容的理解。写作时应尽量避免中式含蓄迂回的表达方式，采取开门见山的表达，删除不必要的单词以精练过于冗长的短语。英语中，相对简练的（短的）单词可读性更强，使用动词词组（例如，to optimize）比名词词组（例如，for the optimization of）更简洁有力，短句比复杂句式更容易理解且不易出错。此外，简练的写作还有利于把字数控制在期刊对论文字数的要求范围内。

用英文写作时，还需注意时态的选择：描述已经广为人知的内容或广泛接受的观点时，使用一般现在时；描述方法操作和研究结果（包括引言和讨论部分提到的从某些文献获知，但尚未被广泛验证的结果）时，使用一般过去时。图片注释的写作时态略有特殊性，描述方法操作仍然使用一般过去时，而图注描述的结果内容由于其从图片观察获知的直观性不因时间而改变，因此通常需使用一般现在时。

二、文题的撰写

根据绝大多数文献数据库的设置，文献被检索时，最先呈现的内容就是文题（title），这意味着文题是一篇论文中最常被阅读到的部分。文题是吸引读者的第一个机会，有时也是唯一机会，决定了读者是否有兴趣继续深入阅读一篇文章。因此，文题写作尤为重要。

文题的主要作用在于简洁、准确、独特、完整地点出论文主题或主要结果信息，吸引读者。文题需言简意赅，尽量减少没有内涵的冗余词，例如："……的研究"（a study of …），"……的观察"（observation on …），"……的分析"（an analysis of …）。尽量使用意义明确的词语（例如，增加/减少，increase/decrease），而不是意义不确定的词（例如，改变/差异/影响，changes/difference/affect）。文题应尽量不用或少用缩略语，尤其不能使用作者自创的非标准缩略语。文题不宜太宽泛，应通过使用能体现该研究独特性的关键词，使其能够区别于同一领域相似研究的其他文献标题。尽量避免在文题中使用问号或分号。以主要研究发现或结论作为文题时，注意不能夸大其词。

三、作者身份的确认

作者署名（authorship）是对作者身份的认可，也意味着其对已发表研究承担的义务与责任。根据国际医学期刊编辑委员会（International Committee of Medical Journal Editors，ICMJE）的定义，论文作者需同时满足 4 个条件：①对研究思路或设计有实质性贡献，或对研究数据进行收集、分析或解读；②撰写论文或对重要的知识内容进行关键性修改；③对最终发表版本进行确认；④对研究工作全面负责，确保与论文任何部分的准确性或诚信有关的质疑得到恰当的调查和解决。对本研究提供了某些帮助但不满足以上条件的人员，可以在文末的"致谢"部分予以感谢。

四、摘要的撰写

文献被检索时，除文题外，摘要（abstract）也是一篇论文中常被阅读到的部分。编辑和审稿人对论文的第一印象也常常建立在阅读摘要的基础上，因此投稿前应仔细检查摘要内容是否与文章主体一致。摘要是对论文的简要概述，需明确说明本研究的基本原理和主要目的，描述为实现重要研究目的所采用的主要研究方法，清晰简要地介绍研究结果，总结有关研究价值和影响的结论。摘要主要分为结构式和非结构式摘要。结构式摘要通过使用"目的、方法、结果、结论"等标题将摘要分为几部分。非结构式摘要则自成一个独立段落，但二者的写作内容并没有太大区别。摘要中一般不引用参考文献，通常也不能使用图表，尽量不用或少用缩略语，不应该出现正文没有出现的信息。由于文献数据库对呈现的内容有长度限制，大多数期刊对论文摘要都有字数要求，通常需控制在 100～350 个字/单词，撰写摘要时需注意不要超出字数限制。

五、引言/背景的撰写

引言/背景（introduction/background）的主要作用是介绍与该研究相关的背景知识、基本原理和研究现状，例如，未满足的需求、不一致的观点、知识空白（knowledge gap）等，明确研究的问题和（或）陈述研究的假设，帮助读者理解全文，了解研究的重要性和潜在影响。

引言的知识内容通常呈漏斗状，从一般到具体，由较宽泛的话题到较具体的话题。引言的常见结构为：研究主题的重要性→早期相关研究的主要内容和亮点→指出悬而未决的问题→寻找答案的路径（即研究设计，study design）→提出研究目的及假设。引言部分通常不应该出现结果内容或结论的总结，但也有某些领域或者部分期刊要求在引言部分概括本研究主要发现，需要查看具体期刊的投稿指南。通常来说，综合性期刊的读者来自不同的专业领域，引言部分应包括更宽泛基础的背景信息；专业性较强的期刊的读者多来自相同或相近的研究领域，大多具有领域内的基本专业知识，因而引言部分介绍的背景信息可更深入具体。引言部分通常不出现图表。

六、方法的撰写

方法（methods）部分是一篇论文最容易写作的部分，其主要作用在于提供足够的操作细节，以便他人可以通过重复实验/试验达到验证本研究结果或者进行进一步研究的目的；允许他人评价研究的可行性和合理性，判断结论是否可靠，判断研究结果是否适用于其他类似情况。

方法部分的内容通常包括研究设计、研究对象、干预措施、数据收集和统计分析方法等。研究设计应与研究目的相联系，阐述设计思路以及通过该设计实现研究目的的合理性。一些期刊会要求在方法部分加入小标题，将其分为多个小节，以方便读者阅读。方法部分需明确研究对象（细胞、组织/体液标本、实验动物、人群等）的获取方式和使用的试剂、药物、诊疗仪器、实验器材等的来源（供应商名称及所在地信息）。研究对象涉及人（或动物）时，应符合伦理学要求，须取得伦理委员会审查同意和研究对象（人群）的知情同意，并在文中加以说明。当一项研究中包含多个实验、试验、诊疗操作时，通常按操作先后的时间顺序进行描述；对临床研究论文来说，按照诊疗干预、随访的时间顺序进行描述；在符合一定的逻辑性并便于理解的前提下，也可以按操作重要性从高到低的顺序进行描述。在确定方法细节的详略程度时，首先需要考虑目标期刊的刊发范围。范围越广泛，需提供的方法细节越详细；细分专业领域的期刊，则可以简略描述。如果是众所周知的方法，提供方法名称，必要时引用文献即可；如果是在常规方法的基础上有所改进或对参数进行了特殊调整，只需提供改进或调整的细节；如果是曾被描述但并不为人熟知的方法，可简述方法并引用文献；如果是本研究团队自己发明的方法，则需要相对详细的描述。描述统计分析方法，需明确说明针对具体数据类型所采用的统计分析方法，选用的统计方法应与研究思路相呼应。方法部分可以包含图表，如流程图、仪器设备图示、反映实验情况的表格等，帮助读者理解相关内容。

七、结果的撰写

结果（results）部分是一篇论文相对较容易写作的部分，是一篇论文的核心，但也是冗余描述较多的部分。其主要作用是描述研究得到的数据结果。结果部分与方法部分应相互呼应，使用同样的顺序进行布局。由于结果部分的小标题通常可以反映出方法线索，在结果部分一般不需要提及方法或仅提及方法的名称即可，方法的细节仅需在方法部分说明，不需要在结果部分重复。结果部分通常只描述结果，不对数据做解释或评论，除非目标期刊采用结果和讨论合并撰写的格式。

大多数情况下，结果部分会使用图和表作为主要的数据/图像呈现形式。在这种情况下，文本内容应对研究结果进行概括性描述，而非罗列数据。文本内容通常只概括图表中的数据或图像反映出的重要内容，并标引相关图表，也可以提及少量重要数据，但不宜过多重复已清晰呈现在图表中的数据。标引图表时，应强调发现的结果，而非图表本身。例如，文本中的描述"表3显示治疗组和对照组的不良反应"仅仅告知了表格呈现的数据内容，但缺乏对结果的概括；改为"治疗组的不良反应发生率显著低于对照组（表3）"则简洁明了地概括了表格呈现的数据结果。投稿前需检查确认全部图表均已按序标引在正文中，并且正文标引的全部图表也完整附在投稿文件中，图表未按序标引或部分图表标引缺失这两种问题在投稿的论文中都很常见。

只有当使用图形（曲线图、示意图、地图、影像照片等）能够更好地帮助作者传递信息时才考虑使用图片。在一张图中应避免堆积过多庞杂信息，以免干扰读者对图中重要信息的获取和解读。为图例注释选用足够大的字体字号和易于分辨的符号，确保图例注释内容在正常版面大小的尺寸可清晰阅读。以恰当的形式设计安排图片内容，配以合适的标题和注解，使图片具有自明性，让读者无需阅读正文即可理解图片内容。

只有当数据量很大或数据过于复杂，使用文字不能满足数据呈现需求时，才考虑使用表格。不要同时使用图和表来重复呈现同一数据集合。以恰当的形式设计安排表格数据呈现形式，配以合适的标题和注解，使表格具有自明性，无需参看正文也能让人读懂。

八、讨论的撰写

讨论（discussion）是最难撰写的部分之一，主要作用在于回答引言部分提出的问题或假设。讨论部分经常以对主要结果的概括作为开头，再按从具体到一般（与引言相反）的逻辑顺序对研究结果进行分析讨论，但不要在讨论部分大量复述结果数据，也不要讨论在结果部分未呈现的数据。讨论部分的内容应与引言部分提出的研究目标和问题相呼应，但不应该重复引言的句子。

可以进行讨论的内容包括：①研究的优点，例如更优的方法或者更深入广泛的数据，但不宜出现自我褒奖的表述（例如，最新发现、第一个发现等表述）；②与其他研究结果的关联，例如与早期（本研究团队和/或其他研究团队）的研究结果的相同之处，与早期研究结果的差异，以及导致这些异同的可能原因；③应用及潜在意义，例如可应用本研究发现的领域，本研究结果是否支持既有理论/模式，或根据本研究结果建议修改既有理论/模型或提出新的理论/模型；④尚需进行的其他研究，例如悬而未决的问题或者由本次研究发现引起的新问题；⑤本研究的局限性，例如样本量小、随访时间短、数据不完整、存在可能导致偏倚的因素、实验程序问题等；如果作者认为某一局限性不影响结论，需要辅以合理的解释。主动提及本研究的局限性，胜过让审稿人和读者认为作者尚未意识到这些局限性或逃避/掩饰局限性的存在。

讨论部分比较常见的写作问题是东拉西扯，缺乏逻辑性，使用冗长段落跳跃性分析多个问题。对大部分读者来说，便于理解的、逻辑清晰的讨论结构是以主题句引导的逐点分段讨论。作者在着手撰写讨论部分之前，可先列出需要探讨的几个主题，为每个主题撰写一个主题句进行概括凝练，再围绕这一主题进行深入分析。需要把握的一个原则是：讨论部分的每一段话仅集中探讨一个主题，不要掺杂其他主题的内容。除非这些主题之间有着密切的关联，联系起来进行分析显得更为合理，在这种情况下也可以将多个因素之间的关联作为单独的主题加以讨论。

九、结论的撰写

结论（conclusions）通常出现在讨论的结尾段落或作为论文结尾的专门部分，在本研究结果的基础上，概述这些发现的潜在影响和应用（take-home messages），告诉读者这些发现的研究意义将如何影响研究主题或更广泛的领域。结论部分应该简明扼要，呼应文题，通常不应该出现任何图表或文献标引，应实事求是，符合研究实际发现，切忌夸大研究的重要性。

十、声明的撰写

论文的声明（declarations）通常包括致谢（acknowledgments）、伦理和知情同意声明（ethics approval and consent to participate）、同意发表声明（consent for publication）、利益冲突声明（conflict of interests）、数据可获得性（data availability）和作者贡献（authors' contributions）等。

致谢中可以包含论文撰写过程中帮助修改文字内容，为如何撰写提出建议，帮助收集数据，提供某些重要材料或帮助但不具备作者资格的人等。资助本研究的项目资金来源（funding）既可作为致谢内容，也可以成为单独的一个部分，视目标期刊的投稿指南而定。注意：致谢中不应该包含本论文的任何作者；致谢中提到的人名需获得被致谢对象的知情同意。

伦理和知情同意声明是为了保护受试者的生命和健康，维护其尊严，保护其合法权益。所有涉及人类受试者、人类数据资料、人体组织标本的生物医学研究均需符合《赫尔辛基宣言》的伦理原则。此类研究均需获得伦理审查同意，在论文中应写明审核该研究的伦理委员会名称和相应的伦理审批号。回顾性研究和病例报告也需要伦理审批。为了保护动物福利，减少不必要的动物实验数量，使用实验动物进行的研究也需要获得伦理审批，并在论文中声明。

有人类受试者参与的生物医学研究，需要在受试者参与前告知其试验内容，并获得其（或法定代理人）签署的知情同意书。由于科研的延续性，人类数据资料和（或）组织标本常会被长期保存，用来进行后续的系列研究。因此，比较严谨的期刊还会要求知情同意书中能体现受试者允许将个人的生物医学资料和组织标本用于后续开展的所有科学研究。部分医疗或科研机构会对受试者知情同意的伦理豁免进行补充说明，但能否免除知情同意需要具体的伦理委员会来判断。

同意发表声明是指含有个人资料（包括数据、影像、视频等）的研究论文，尤其是病例报告，需要获得被报告对象或其监护人的许可，同意发表其个人资料。

利益冲突声明是指在论文的出版过程中，作者、审稿人、期刊编辑和编委会成员等，其中任何人如存在可能影响论文内容客观性的任何利益、个人关系或经济往来等，都需要在文末正式说明利益冲突情况。论文的全部作者均需披露是否存在可能的利益冲突。可能的利益冲突包括但不限于：拥有专利所有权或持有公司股票，担任公司董事会成员，担任公司顾问，接受公司支付的咨询费或演讲费等。存在利益冲突并不一定影响论文的发表，但逃避声明或虚假声明则违反出版伦理，很可能导致退稿或撤稿。

数据可获得性是关于本研究数据是否共享的声明。如果可以共享，需说明数据获取途径；如果不能共享数据，需说明其原因，如法律、伦理或其他原因。越来越多的期刊鼓励作者将研究原始数据上传到公共数据库中进行存档，在共享数据时提供其在公共数据库中的查询号码（如数据的DOI 号）等。

作者贡献指的是在研究中的智力贡献。仅仅收集资料、审阅文稿等工作并不满足作者署名的要求，因此也不能作为作者的唯一贡献。

十一、参 考 文 献

引用参考文献（references）的作用在于对他人工作的认同，通过使用有效的信息源增加本研究的可信度，展示本研究工作与早期研究的关系，帮助读者找到进一步信息。文献引用必须做到简明有效，只引用与所描述内容的关联性最大的最新文献或早期的重要文献，不要罗列本领域内发表的所有文献，也不要引用没有阅读过的文献。使用文献管理软件，如 EndNote、NoteExpress、Reference Manager、RefWorks、Zotero 等，可以帮助建立并保留文献数据库，便于作者根据目标期刊要求进行文献标引和注录格式的调整，从而避免手工输入时容易发生的标引错误。

十二、开放研究者与贡献者身份识别码

开放研究者与贡献者身份识别码（Open Researcher and Contributor ID，ORCID）是一家成立于 2010 年的国际性非营利机构，为科研人员、科研机构、学术协会、基金管理机构、政府机构和出版机构等学术活动参与者提供学术信息服务。其中，科研人员可以个人身份进行免费注册，并获得一个永久性的数字标识符（ORCID iD），相当于其学术身份证。在职业生涯中，即使更换姓名、单位、邮箱、国籍、研究领域等，ORCID iD 都可以将科研人员与其研究工作一直紧密关联在一起。而同名的研究人员也可以通过各自的 ORCID iD 区分开，识别各自的工作成果。科研人员的 ORCID 记录（ORCID record）中可以关联其教育经历、工作经历、发表论文、会议报告、审稿贡献、基金项目等信息。这些信息可由科研人员本人更新，也可通过共享 ORCID iD 号来授权其信任的认证机构直接进行更新，增强相应信息的可信度。科研人员可以通过"隐私设置"功能对 ORCID 资料中公开显示的信息进行控制。

ORCID 的应用越来越普及，已经被很多大型出版机构和基金管理机构采用。在论文投稿和基金申请时，只需提供 ORCID iD，不必反复填写地址、工作经历、发表论文等资料，极大缩短时间。基于 ORCID iD 记录的论文评审、基金项目评审和第三方学术评价等同行评议工作也能获得这些机构的承认。大部分国际出版机构已开始要求向其旗下刊物投稿或审稿的研究人员使用 ORCID iD。目前，全球已有数百万科研人员注册使用 ORCID iD 号对个人学术信息进行管理（图 22-1）。

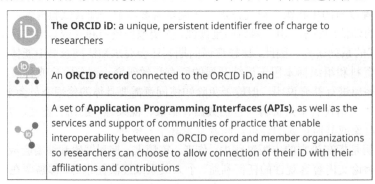

iD	**The ORCID iD**: a unique, persistent identifier free of charge to researchers
	An **ORCID record** connected to the ORCID iD, and
	A set of **Application Programming Interfaces (APIs)**, as well as the services and support of communities of practice that enable interoperability between an ORCID record and member organizations so researchers can choose to allow connection of their iD with their affiliations and contributions

图 22-1　ORCID 的主要关联服务

第二节　临床医学论文发表

完成论文撰写后，就需要进行投稿、修稿、校稿等一系列操作。少数论文仅仅经过一次投稿和修稿即可被期刊接受发表，但更多的论文需要经过多次投稿、退稿和修稿才能最终发表。期刊选择不合适、研究质量较差、修稿质量不佳、修稿答复不合理等都有可能延长论文从首次投稿到最终发表的时间。本节主要阐述期刊选择、投稿信（cover letter）撰写、稿件修改、修稿信（rebuttal letter）撰写等几个方面需要注意的事项。

一、期刊选择

选择合适的目标期刊能够在很大程度上缩短一篇论文的发表时间，是投稿前不可忽视的一个重要环节。选择目标期刊时需要全面考虑以下几点：

（1）期刊的刊发范围：该期刊的学科涵盖范围是比较广泛，还是关注细分研究领域，是否涵盖了本篇论文所属研究领域。

（2）期刊的声誉：影响因子（impact factor，IF），在同事、同行中的口碑，是否发表过知名作者的文章。

（3）期刊的读者群：是否发表过本篇论文相同研究领域的文章，能否吸引到本篇论文的目标读者。

（4）期刊的类型：是以订阅模式为主的传统期刊，还是开放获取（open access）期刊，是纸质期刊还是电子期刊。

（5）期刊的要求：刊发文章的类型和长度等，是否收取文章处理费用（article processing charges，APC）、彩图费、版面费等。

（6）期刊的刊发效率：接收率以及从投稿到发表的周期等。

选刊时不应该机械性地考虑以上因素，可通过阅读分析目标期刊近期发表的文章的写作质量和科研水平，进而了解刊物质量和刊发热点等。此外，查看本篇论文的参考文献列表也是一个选刊的便捷方法，因为文献列表中出现的期刊所涵盖的领域通常与本研究密切相关，再次发表相同领域的论文的可能性比较大。

开放获取是 21 世纪初开始推行的一种出版模式，旨在促进学术信息的交流，推动科学研究的发展和人类知识的积累。与读者需要通过订阅或单篇付费模式获得全文阅览权限的传统期刊不同，开放获取期刊从作者个人或其所属机构收取 APC 费用，向所有读者免费提供论文全文。在开放获取期刊发表论文能增加阅读量和引用次数等，但开放获取期刊的盈利模式也存在争议。

选刊时还需注意期刊采用的同行评议模式。这一信息通常可以在目标期刊的投稿指南中找到，也可写信向期刊编辑部咨询。随着出版领域的不断发展，一些期刊开始尝试采用出版后评议模式，即论文在经过编辑快速审查后，就公开出版，再邀请审稿人对该论文发表公开评议。相较于传统的出版前同行评议模式，出版后评议模式加快了发表速度，但这种模式尚不成熟，部分科研机构或基金管理机构可能不认可在这些期刊上发表的论文，选刊时需要慎重考虑。

选刊时一定要注意避开掠夺性期刊（predatory journals）。掠夺性期刊以营利为首要目的，通过撒网式向研究人员发送征稿邮件，承诺快速发表，引诱作者投稿。这类期刊常常会抄袭合法期刊网站或伪装成合法期刊，伪造 ISSN 号和期刊指标（如影响因子），编造编委会成员或不经告知/许可就将科研人员列入编委会成员名单，发表大量未经同行评议的低质量论文。在掠夺性期刊上发表论文通常会被收取高昂的费用，论文常常无法获得长期储存而失去网络访问，不被科研机构或基金管理机构认可，造成科研经费和其他资源的大量浪费，个人学术信誉也会受损。经过多年野蛮发展，目前全球已有超过 15 000 本掠夺性期刊，且伪装性越来越好，甚至很多掠夺性期刊已进入某些知名检索名录。因此，科研人员在收到来路不明的征稿邮件时就应警觉，尽量通过多个文献数据库（如 PubMed Central、Scopus、Web of Science 等）交叉查证期刊信息，从合法期刊的官方网站进行投稿。

二、投稿信的撰写

向期刊投稿时，通常应同时提交投稿信（cover letter）。投稿信中需注明文章题目和作者，说明是否在会议或其他场合呈现过论文相关的研究内容，声明是否处在其他期刊的投审稿流程中，声明是否存在利益冲突，告知文稿是否上传过预印本服务器（如 ResearchGate），阐明研究内容的重要性，建议的审稿人以及要求回避的审稿人等。某些出版机构会提供撰写投稿信的检查表（checklist）和范例。需要注意的是，建议或要求回避的审稿人需适度，推荐有过合作关系或来自同一地域（甚至同一工作单位）的科研人员担任审稿人将有可能引起编辑部对作者的学术伦理考量，而要求回避的审稿人过多则可能造成发审困难，延长论文处理时间。

中文投稿信范例如下：

尊敬的《×××》编辑部：

您好！

本人受所有作者委托，将论文《×××》向贵刊投稿，希望能够在《×××》杂志发表。

本论文相关内容未以任何语种或任何形式在国内外公开发表过，也没有一稿多投行为。本研究工作获得 ××× 机构伦理委员会审查同意（伦理审批号 ×××），不存在任何利益冲突。全部作者均已阅读并确认投稿的文章内容。

目前，×××× 研究领域尚存在 ×××× 问题亟待解决（简要说明研究问题的重要性）。本研究通过进行 ××××，发现了 ××××（简要介绍本研究的主要方法和关键结果）。本研究的重要意义在于 ××××（简要概括本研究的创新性）。

请予审查，并尽早告知宝贵意见。谢谢！

顺致编安！

署名及单位信息

英文投稿信范例如下：

Dear Editors:

We wish to submit an original research article entitled "*Paper Title*" for publication in "*Journal Name*".

This manuscript has not been published or presented elsewhere in part or in whole, or in another form or language, and is not under consideration by another journal. The study protocol was approved by the Ethics Review Board of "*Institution Name*" (ethical approval number ×××). We have read and understood your journal's policies, and we believe that neither the manuscript nor the study violates any of these. There are no conflicts of interest to declare, and the manuscript is approved by all authors for publication.

Currently, ×××× remains a challenge. It is important to know ×××× (*brief introduction of the importance of conducting this study*). In this study, we evaluated ×××× and revealed that ×××× (*brief introduction of the key methods and important findings*). We believe that this paper will be of interest to the readership of "*Journal Name*" because it suggests that ×××× (*take-home messages*).

We would like to recommend the following researchers as possible reviewers for your consideration:

1) Name A, affiliation, E-mail: ××××@××××
2) Name B, affiliation, E-mail: ××××@××××

Thank you for your consideration. We look forward to hearing from you.

Sincerely,

Name: ×××（Corresponding author）

Institution: ×××

E-mail: ××××@××××

三、稿件修改原则

目前，科技期刊仍广泛采用同行评审机制，即将通过编辑初审的稿件发送给相同领域的多位审稿人进行同行评审。大部分期刊选择以两份或两份以上有效审稿意见作为评价稿件质量的基础，而有效审稿意见是指除了对稿件质量做出概括评价之外，指出了具体缺陷或提出了进一步修改建议的审稿意见。获得同行评审机会的稿件通常面临四种结果：录用（accept）、小修（minor revision）、大修（major revision）和拒稿（reject）。其中，投稿时即达到录用标准的稿件是极少数，绝大部分幸免于拒稿的稿件在获得录用机会之前需要对文稿进行修改，甚至补充或修正部分研究工作。

收到稿件退修邮件时，须逐条仔细阅读审稿意见，判断轻重缓急，与研究团队成员商讨对策。碰到意义不明确、意见模棱两可或者难以理解的审稿意见，应及时联系期刊编辑询问清楚。审稿人和编辑提出的问题很可能也是该论文未来的读者会提出的问题，因此所有能够通过修改论文解决的问题，应尽量在论文中做相应修改，而不能仅仅在修稿信中进行答复。

作者对审稿人的意见主要存在三种观点：①完全不同意其意见；②同意其意见，但由于某些原因无法针对该意见进行修改；③同意其意见，且可据此进行修改。如果作者认为某条评审意见不合理，应尽可能客观地反复阅读审稿意见，判断其提出不合理意见的原因，是否由于论文表述不准确、数据呈现不恰当、讨论分析不清晰等原因导致审稿人未能正确理解相关内容而提出错误意见，此时需修改文稿使之更容易理解；如果并非以上原因，而可能由于审稿人的专业背景不同所导致，可以联系期刊编辑以征询其建议，或者专业、客观且礼貌地回复评审意见，详细说明作者的研究思路和相关原因，并提供具有信服力的数据或文献作为作者持相反观点的论据支撑。编辑并不期望作者完全同意所有审稿人提出的全部意见，只要答复合理，仍然可以接受。由于审稿人在专业背景、研究方向、学术观点、关注点等方面都可能存在差异，有时会遇到不同审稿人的审稿意见有分歧甚至相互矛盾的情况。在这种情况下，作者团队应共同商议，充分交换了解各自对审稿意见的理解及应对建议。团队商议后仍然觉得左右为难无从下手时，也可咨询期刊编辑，提出可能的解决方案，并征求其建议。当某位审稿人建议补充的额外实验超出本研究的关注范围且无额外助益，或者由于某些客观原因（例如研究标本已经用尽，时间或经费有限，实验所需材料无法及时获得等）而无法实现时，修稿信中应做出相应的具体说明。当修稿时间可能超出修回时限，须及时联系编辑部，说明具体原因（如补充实/试验耗时较久、修改稿需做语言润色等），并申请延期修回。

需要注意的是：不要在修改稿中增加审稿人未要求增加的或无关的数据，除非与论文高度相关，如在论文投稿后新增的案例或扩展的数据等。不要在修改稿中增加作者，除非根据论文修改意见而新增的研究工作获得了其他研究人员提供的实质性帮助，此时应向期刊编辑部说明情况，获得许可后按编辑部的相关规定操作。通常需提供由全体作者签名的《作者信息更改声明》文件，如稿件修改后出现删除作者的情况，则被删除的作者也须在《作者信息更改声明》文件上签名。

为便于编辑和审稿人找到修改的内容，可以使用跟踪修订、突出显示、彩色文字、批注提示等，或者遵循编辑部对修改方式的要求，在修改稿中清晰地标注修改的内容。

四、修稿信的撰写

提交修改稿的同时，通常需要附上一份详细的修改说明，针对编辑和审稿人的审稿意见，逐条概括说明修改情况或者解决方案，并注明相关修改处于论文的具体位置，确保每条审稿意见都进行了答复。建议采用批注框的形式在正文提示修改内容，例如，在批注框中简单注明"审稿人1，意见2"，提示该处修改内容对应的是第一位审稿人的第二条审稿意见。对于作者不认同的审稿意见，也要礼貌地回复，说明作者持不同观点的理由，并表示如确有必要，作者也愿意按要求进一步改进研究、修改论文。在遇到比较尖锐的审稿意见时，不要立即回复审稿意见，尤其要避免冲动之下做出回复。修稿信应保持简洁，当修改内容较多时，不要将大段的修改内容全部复制到修稿信中，简要概括修改情况并指引对应的文稿修改位置即可。通常不需要在回复每点意见时都感谢审稿人，在修稿信的开头表示感谢即可。

五、遭遇拒稿的对策

被期刊拒稿几乎是每位研究人员在学术生涯中都会遭遇的困境，但科研论文写作者仍需保持一份信念：只要是通过真实且合理的研究工作得到的结果数据，整理成文后经过适当的修改，终归能找到愿意接收发表的期刊，经过深度修改后的论文最终在更高级别的期刊上发表的情况也并不罕见。因此，遭遇拒稿时应尽快平静下来，努力从这一事件中获得有价值的经验，分析拒稿原因，找出改进对策。同时需要注意，被拒稿后有时也会收到编辑部重投（resubmit）或转投（transfer）的建议。重投是指对文章内容进行修改或增加审稿意见所要求的内容后重新投稿，编辑会当成一篇新的稿件来处理，文章会经历新一轮审稿，可能会选择与上一轮不同的审稿人，有一定的机会被接收。当投稿论文无法被目标期刊录用，但该期刊编辑认为适合另一期刊时，也可能会建议作者转投期刊，但是不能保证被所转投期刊接收。

通常，大部分稿件在编辑初审阶段就被直接拒稿了，尤其是投到录用率相对较低的高质量期刊的论文。直接拒稿的主要原因包括：①论文的主题不在期刊的刊发范围内或研究的新颖性/科学价值明显低于期刊的要求；②论文标题和摘要写作质量欠佳，缺乏有价值的信息，研究假设不清晰；③统计分析方法错误、图片质量差、表格数据难以理解、明显的数据错误或数据无法支撑结论；④样本量小，随访时间不够；⑤违反投稿指南中的重要要求，例如，论文字数或图表数量超出限制，缺少临床试验注册信息、伦理审查批件、利益冲突声明等；⑥文章整体写作质量欠佳，尤其是以非母语写作的论文；⑦一稿多投、重复发表、文字抄袭等学术不端问题等。遭遇直接拒稿时，应首先从以上几个方面考虑改进论文。

同行评审阶段拒稿的原因大多与研究本身的质量有关，例如：①研究缺乏科学价值，如重复性验证的研究，非罕见疾病的个案研究报告等；②存在明显的研究设计或科研伦理问题；③样本量小或随访期过短等因素导致研究结果不足以支撑结论等。科研人员在研究开始前就应该通过广泛的文献学习和同行交流等，找出本领域亟待解决的重大问题，再考虑如何合理设计实验来解决这一问题。广泛咨询有经验的统计学、伦理学等方面的专家，以确保研究设计合理并防范学术不端行为。投稿前请发表经验丰富的同行阅读论文，寻求建设性的批评意见，进一步修改以提升论文质量。

第三节　论文撰写与发表中的学术不端行为及处理办法

学术不端行为是指在科学研究及相关活动中发生的违背科研诚信和科研伦理准则的行为。根据科技部等 22 个部门联合发布的《科研失信行为调查处理规则》，学术不端行为包括："抄袭剽窃、侵占他人研究成果或项目申请书；编造研究过程、伪造研究成果，买卖实验研究数据，伪造、篡改实验研究数据、图表、结论、检测报告或用户使用报告等；买卖、代写、代投论文或项目申报验收材料等，虚构同行评议专家及评议意见；以故意提供虚假信息等弄虚作假的方式或采取请托、贿赂、利益交换等不正当手段获得科研活动审批，获取科技计划（专项、基金等）项目、科研经费、奖励、荣誉、职务职称等；以弄虚作假方式获得科技伦理审查批准，或伪造、篡改科技伦理审查批准文件等；无实质学术贡献署名等违反论文、奖励、专利等署名规范的行为；重复发表，引用与论文内容无关的文献，要求作者非必要地引用特定文献等违反学术出版规范的行为；其他科研失信行为。"

学术不端行为最显著的危害在于败坏科学界的声誉，形成不良示范效应，贻误人才培养，扼杀学术创新活力，阻碍科学进步；造成科研资源、学术地位等方面的不正当竞争，导致"劣币驱逐良币"；造成大量学术资源的浪费等。

近年来，由于学术不端行为而导致国际出版集团大批量撤销已发表学术论文的事件频频发生，已经引起了广泛关注，国家部委和各大科研院校也纷纷出台政策进行整治。本节主要介绍在论文撰写与发表过程中常见的学术不端行为，以及相关的伦理准则和处置方式。

一、常见的学术不端行为

论文撰写与发表过程中常见的学术不端行为包括一稿多投、文字抄袭、数据造假、图片造假等。

（一）一稿多投

一稿多投是指将一篇论文同时投稿到两个或以上期刊的行为。促使作者采取这种行为的原因主要有两种：其一，当论文涉及新技术或新发现，有其他研究团队在进行相似研究时，有的作者希望通过一稿多投达到尽快发表的目的，以获得先发优势；其二，论文本身质量欠佳，或者某些职称晋升或毕业日期的迫近，使得作者不得不通过广泛撒网来提高命中率。

一稿多投行为具有一定的隐蔽性，因此作者常常抱有侥幸心理。然而，目前多数期刊编辑部将稿件查重工作前置，而查重报告可以清晰显示同一篇稿件的查重次数、查重单位和查重时间等信息，很容易获知该稿是否存在一稿多投的情况。同时，越来越多大型国际出版集团开始与提供稿件分析服务的预印本网站进行深度合作，投向其旗下期刊的稿件会被同步到预印本网站（例如，Research Square 等），一旦系统检测到可疑重复投稿，预印本网站就会生成检测报告，向该期刊发送预警邮件。投稿到不同期刊的同一篇论文被分配给相同审稿人的情况也并不少见，尤其是细分领域的研究和高分期刊的投稿，由于可供选择的审稿人的范围更为专业，也更为局限，一稿多投的行为更容易被发现。而作者通过一稿多投，论文在某一期刊被录用或发表后，将正在另一期刊正常处理流程中的同一论文进行主动撤稿的行为，也很容易引起该期刊编辑的警觉，纳入追踪名单。论文发表后进入数据库，投稿和录用的时间均可查询，很容易被期刊编辑获知曾经存在一稿多投，进而纳入到该期刊或者多个联盟期刊的投稿黑名单。

实际上，论文的发表过程往往不是一投即中，而是需要数次投稿才能最终获得发表的机会。如果一篇论文投稿到某期刊后未及时获得审稿消息，作者认为等待无望而想改投他刊时，需要先联系原投稿期刊询问稿件处理情况，如确需撤稿，应当以电子邮件或信函的形式将撤稿决定正式告知原投稿期刊，同时保留相关信息作为撤稿告知证据。

（二）文字抄袭

多见于写作经验欠缺的新手作者，对文献内容进行复制粘贴的拼凑式抄袭。最近几年，不同语种的查重软件都已经相当成熟，且广泛商用。中文期刊通常使用知网、万方等数据库进行查重，英文期刊使用较多的是 Ithenticate、Turnitin、CrossCheck、Scibbr、Plagiarisma、Copyscape 等查重软件。与文献重复的内容、所涉文献信息、单条文献重复字数、文字总重复率等信息都清晰地体现在查重报告中，为判定是否存在抄袭提供依据。当文字总重复率高于 30% 时，已足够引起多数期刊的重视，部分期刊会采用更低的文字重复率警戒值。但期刊界对文字抄袭并没有也难以形成统一的界定标准，也不能单纯依靠重复率进行判定，需要考虑每篇论文的具体重复内容，判断其重复是否合理。作者在收到期刊告知的文字抄袭疑虑/顾虑时，通常会同时收到查重报告。如果报告上显示纳入了投稿论文的预印本作为比对文献，查重内容集中在方法部分，或者将作者信息、利益冲突等声明、参考文献等内容纳入统计，作者可以向期刊编辑部提出申诉。此外，越来越多的作者也会在投稿前主动寻求查重服务，避免陷入抄袭的争议。需要提醒的是，作者应通过正规机构获得查重服务，以避免不良商家在查重过程中泄露尚未发表的论文数据，甚至倒卖论文。

此外，由于一些作者对论文发表后的版权归属不了解，误以为作者天然地拥有自己已发表论文的全部版权，可以在后续论文写作时随意使用已发表论文中的内容，从而无意中造成了自我抄袭。实际上，为了保护已发表的文献资料不被抄袭、免遭未经授权的或出于商业目的的再版，避免其他的不正当使用，目前国内外大部分传统科技期刊会要求作者在投稿同时或稿件刊发前签署著作权转让书，或者在投稿指南中声明论文发表后的版权归属于出版单位，以便拥有基本的法律权利，维护出版方和作者双方的利益。而开放获取期刊采用不同的知识共享许可协议（Creative Commons license），对著作权的归属及使用作出差异化的规定。作者可以在后续研究论文中少量使用自己已刊发文章的部分资料（如图表），但通常需要提前与原出版机构沟通确认使用权限（必要时需获得出版机构的许可），并在论文中注明资料来源，提供出版信息。同样地，将自己已刊发的论文变更语种后再次发表，也需要提前获得原出版机构的许可，并告知新投稿期刊该论文属于变更语种后的二次发表。

（三）数据造假

数据造假主要指对数据的篡改或伪造。通过期刊科学编辑对论文数据的仔细审查核对和审稿人对数据的解读分析，能够发现一部分数据造假行为，但更多的数据造假并不容易被人发现，因而令造假作者认为这是一种相对安全的造假行为。然而，由于越复杂的研究所涉及的合作者和研究单位也越多，数据造假很难由某一个作者瞒天过海地单独操作，造假行为通常存在知情者。而有过造假成功经历的作者常常会放下造假心理负担，在未来的学术生涯中继续采取这种方式，大大增加了被发现、被举报的风险。此外，学术界已经开始出现专业打假团队，对发现存在可疑问题的文章进行重复实验来验证其结果是否可靠，进而追溯有造假嫌疑的科研团队既往发表的全部论文。出于对数据造假的担忧，越来越多的期刊也开始要求作者提供论文相关的全部原始数据（包括重复实验的数据），很多科研机构也提出了更为严格的原始数据和实验记录保存要求，大大提高了数据造假被揭穿的可能性。

（四）图片造假

图片实际上是一种图形数据，图片造假也属于数据造假的一种。由于图片造假从形式上和检查手段上与数字类数据造假有很大不同，而且图片造假是数据造假的重灾区，因此单独介绍图片造假。图片造假形式包括图片剪切、拼接、翻转、一图多用等。针对图片造假频发的问题，国际出版集团和一些图形软件公司多年前已开始投入研发图像检查系统。目前，已有研发成功的 AI 图像检查软件投入市场，如美国科研诚信办公室（Office of Research Integrity）开发的 Droplets 软件、Wiley 出版社开发的 Image Checks 软件、百度科技公司开发的图片剽窃检测系统等。同时，一些大型出版集团也组建了经验丰富的专职学术图片审查团队，通过人工审查和软件检测双管齐下，对图片造假已经有了较好的检出率。虽然这类软件尚存在不足之处，但随着 AI 技术的迅猛发展，以及大型图片数据库的建立和丰富，图片造假的空间正在被逐渐压缩。

二、出版机构对学术不端行为的处理方式

目前，针对论文投稿和发表过程中发现的各种学术不端行为的处理，出版机构普遍遵循国际出版伦理委员会（Committee on Publication Ethics，COPE）提出的出版伦理学准则。COPE 成立于 1997 年，致力于建立和优化学术出版伦理规范，为期刊编辑和出版机构等提供出版伦理相关的理论支撑，促使符合伦理准则的实践成为学术规范，维护学术诚信。COPE 共发布了 15 部伦理指南，提出的伦理相关核心实践涉及十个方面，包括界定学术不端行为、作者署名和研究贡献、投诉处理、利益冲突、结果数据和研究可重复性、伦理监管、知识产权、期刊管理、同行评议、出版后的讨论及勘误。对可疑重复发表、可疑抄袭、可疑数据造假、怀疑代笔或受赠作者身份、怀疑存在未披露的利益冲突、怀疑存在伦理审查问题等，COPE 均提供了详细的处置流程指引（包括中文在内的多语种版本）。根据学术不端行为的种类和严重程度，处理方式主要包括向作者提出疑问并要求解释或修改；对投稿论文进行拒稿，对已发表论文进行撤稿；联系作者所在机构，向作者上级和（或）负责科研管理的人员通告学术不端行为或提出疑问/顾虑等。

三、我国对学术不端行为的约束

为了维护学术诚信和我国的学术声誉，促进科技创新，我国多个部委出台了对学术不端行为的处理办法。

教育部于 2016 年审议通过了《高等学校预防与处理学术不端行为办法》，提出了教育与预防

发生于高校的学术不端行为的措施，对学术不端行为举报的受理、调查与认定，以及对学术不端行为责任人和学生的处理办法。其中，对责任人的处理包括通报批评；终止或撤销相关科研项目，并在一定期限内取消申请资格；撤销学术奖励或者荣誉称号；辞退或解聘等。

国家自然科学基金委员会于2020年修订通过了《国家自然科学基金项目科研不端行为调查处理办法》，列出对科研不端行为的调查处理程序，分别对实施科研不端行为的科研人员、评审专家和依托单位提出了处理办法。

在《中华人民共和国科学技术进步法》和《中华人民共和国高等教育法》等规定的基础上，科技部、中央宣传部、最高人民法院、最高人民检察院、国家发展改革委、教育部等22个部门于2022年联合发布了《科研失信行为调查处理规则》，进一步明确了各部委的职责分工，细化了调查程序，扩大了处理范围，增加了处理手段，引入了科研诚信严重失信行为数据库的使用等。

此外，各地高等学校和科研院所也纷纷推出了机构内部对科研不端行为的处理机制，建立教学科研人员学术诚信记录，在年度考核、职称评聘、岗位聘用、课题申报、人才计划、评优评先、科技奖励等方面强化学术诚信考核。

> **拓展阅读**
>
> Cheryl Iverson, Stacy Christiansen, Annette Flanagin, *et al*. AMA manual of style: a guide for authors and editors. Oxford University Press. 11th Edition. 2020：这本医学论文撰写指导手册由美国医学会（American Medical Association，AMA）组织编写，是作者、编辑和出版机构广泛采用的一个重要参考工具。其内容翔实，既有广度，也有深度，涵盖了科研伦理、论文撰写、数据分析、文稿编校等多方面内容。

> **拓展阅读**
>
> 论文撰写和结果呈现与论文投稿
>
>

◀ **思考与练习** ▶

一、选择题

1.（多选）以下哪些人员不应该作为学术论文的作者？（　　　）

A. 负责饲养实验动物的动物中心工作人员

B. 为研究提供物质支持（如赠送实验动物或实验材料）的科研人员

C. 对学术论文进行语言润色的人员

D. 负责主要实验的操作并收集分析数据的科研人员

E. 科研单位的主管领导

2.（多选）以下哪些情况可能构成利益冲突？（　　　）

A. 曾经与论文作者有过科研合作的审稿人参与对该作者论文的审稿

B. 与论文作者有科研上的竞争关系的审稿人参与对该作者论文的审稿

C. 在药企担任顾问的科研人员撰写关于该药企所生产药品的论文

D. 与论文作者有过私人恩怨的期刊编辑负责处理该作者署名的论文

E. 与论文作者有密切关系的期刊编辑负责处理该作者署名的论文

3.（多选）在掠夺性期刊上发表论文可能造成的不良后果包括（　　　）

A. 主动申请撤稿时，被期刊方要求缴纳高昂的费用

B. 所发表论文不被科研机构或基金管理机构认可

C. 期刊网站由于被查处而关停，导致所发表论文失去网络访问

D. 科研经费和人力物力的浪费

E. 个人学术信誉受损

4.（多选）以下哪些针对图片的修改可能构成图片造假？（　　）

A. 对染色图片上的典型部位进行裁剪放大并添加相应的比例尺

B. 将不同 Western blotting 电泳图的条带进行剪切拼接

C. 对染色图片作轻微的亮度或对比度调整

D. 用图片处理软件对图片的局部进行涂抹修改

E. 将图片旋转或作镜像翻转后再次使用

二、问答题

1. 在撰写方法部分时，如何确定某一个研究方法需要提供何种程度的细节？

2. 如果数据既可以用图片展示，也可以用表格来展示，如何决定到底使用哪种形式？

3. 如果作者认为某一条评审意见对论文无益，应该怎么处理？

（刘　玮）

参 考 文 献

董冲亚, 姚晨, 高嵩, 等, 2019. 加强医院临床研究源数据管理, 提高我国临床研究数据质量 [J]. 中国循证医学杂志, 19(11): 1255-1261.

高亚, 刘明, 杨珂璐, 等, 2021. 系统评价报告规范: PRISMA 2020 与 PRISMA 2009 的对比分析与实例解读 [J]. 中国循证医学杂志, 21(5): 606-616.

关宏峰, 杨丽娜, 杨悦, 2022. 美国患者报告结局测量工具在药物研发与注册中的应用 [J]. 中国新药杂志, 31(2): 142-146.

洪明晃, 2020. 临床科研设计测量评价 [M]. 2 版. 广州: 中山大学出版社.

黄悦勤, 2020. 临床流行病学 [M]. 5 版. 北京: 人民卫生出版社.

李济宾, 张晋昕, 洪明晃, 2020. 临床研究方法学 [M]. 北京: 科学出版社.

李顺平, 吴晶, 陈钢, 2020. 多属性健康效用量表研制与应用述评 [J]. 中国卫生经济, 39(10): 5-8.

刘国恩, 2020. 中国药物经济学评价指南 2020[M]. 北京: 中国市场出版社.

彭晓霞, 方向华, 2019. 循证医学与临床研究 [M]. 北京: 人民卫生出版社.

史钊, 窦蕾, 李顺平, 2023. 国内外患者报告结局的应用现状与研究进展 [J]. 中国全科医学, 26(4):401-408.

苏甦, 高灵灵, 马文瑶, 等, 2022. 基于北京医保数据分析门诊老年患者潜在不适当用药对胃肠道出血住院或急诊发生率的影响研究 [J]. 中国药师, 25(4): 649-654.

孙利华, 2019. 药物经济学 [M]. 4 版. 北京: 中国医药科技出版社.

孙铁, 张雨晴, 邵毅, 2020. 人工智能及其在眼科疾病诊疗中的应用 [J]. 眼科新进展, 40(8): 793-796, 800.

孙鑫, 谭婧, 王雯, 等, 2019. 建立真实世界数据与研究技术规范, 促进中国真实世界证据的生产与使用 [J]. 中国循证医学杂志, 19(7): 755-762.

田晨, 杨秋玉, 赖鸿皓, 等, 2022. 诊断试验准确性比较研究的统计分析 [J]. 中国循证医学杂志, 22(12): 1474-1482.

汪靖翔, 2022. 决策树算法的原理研究和实际应用 [J]. 电脑编程技巧与维护, (8): 54-56, 72.

王鑫, 2022. 基于机器学习的心脏病预测模型研究 [D]. 重庆: 西南大学.

温泽淮, 李玲, 刘艳梅, 等, 2019. 实效性随机对照试验的技术规范 [J]. 中国循证医学杂志, 19(7): 794-802.

姚琼, 王觅也, 师庆科, 等, 2022. 深度学习在现代医疗领域中的应用 [J]. 计算机系统应用, 31(4): 33-46.

于祥田, 沈力, 胡承, 2021. 临床医生如何提出好的临床研究问题?[J]. 中华糖尿病杂志, 13(1): 112-115.

张婷, 2022. 我国城镇职工医保基金的可持续性研究: 基于省际面板数据的分析 [J]. 现代营销 (上旬刊), (10): 16-18.

张雯, 黄青梅, 黄跃师, 等, 2020. 患者报告结局测量工具质量评价标准的研究进展 [J]. 护士进修杂志, 35(20): 1825-1830.

中华医学会放射学分会, 中国食品药品检定研究院, 国家卫生健康委能力建设与继续教育中心, 等, 2021. 胸部 CT 肺结节数据集构建及质量控制专家共识 [J]. 中华放射学杂志, 55(2): 104-110.

周毅, 赵霞, 2019. 健康医疗大数据技术与应用 [M]. 北京: 人民卫生出版社.

Bi W L, Hosny A, Schabath M B, et al, 2019. Artificial intelligence in cancer imaging: clinical challenges and applications[J]. CA: a Cancer Journal for Clinicians, 69(2): 127-157.

Calvert M J, Cruz Rivera S, Retzer A, et al, 2022. Patient reported outcome assessment must be inclusive and equitable[J]. Nature Medicine, 28(6): 1120-1124.

Chen H Y, Zhang Y, Wang D M, et al, 2022. Periconception red blood cell folate and offspring congenital heart disease: nested case-control and Mendelian randomization studies[J]. Annals of Internal Medicine, 175(9): 1212-1220.

Chergaoui S, Changuiti O, Marfak A, et al, 2022. Modern drug self-medication and associated factors among pregnant women at Settat city, Morocco[J]. Frontiers in Pharmacology, 13: 812060.

Cheryl I, Stacy C, Annette F, et al, 2020. AMA manual of style: a guide for authors and editors[M]. 11th ed. New York: Oxford University Press.

Dai W, Feng W H, Zhang Y Q, et al, 2022. Patient-reported outcome-based symptom management versus usual care after lung cancer surgery: a multicenter randomized controlled trial[J]. Journal of Clinical Oncology, 40(9): 988-996.

Dai W F, Beca J M, Nagamuthu C, et al, 2022. Cost-effectiveness analysis of pertuzumab with trastuzumab in patients with metastatic breast cancer[J]. JAMA Oncology, 8(4): 597.

Du Y Q, Ling X X, Jin J J, et al, 2020. Cost-effectiveness analysis of malaria rapid diagnostic test in the elimination setting[J]. Infectious Diseases of Poverty, 9(1): 135.

El Sharouni M A, Ahmed T, Varey A H R, et al, 2021. Development and validation of nomograms to predict local, regional, and distant recurrence in patients with thin (t1) melanomas[J]. J Clin Oncol, 39(11): 1243-1252.

Fraisse J, Dinart D, Tosi D, et al, 2021. Optimal biological dose: a systematic review in cancer phase I clinical trials[J]. BMC Cancer, 21(1): 60.

Harrer S, Shah P, Antony B, et al, 2019. Artificial intelligence for clinical trial design[J]. Trends in Pharmacological Sciences, 40(8): 577-591.

Hung I F , Lung K C, Tso E Y , et al, 2020. Triple combination of interferon beta-1b, lopinavir-ritonavir, and ribavirin in the treatment of patients admitted to hospital with COVID-19: an open-label, randomised, phase 2 trial[J]. Lancet, 395(10238): 1695-1704.

Jockusch J, Hahnel S, Sobotta B B A J, et al, 2022. The effect of a masticatory muscle training program on chewing efficiency and bite force in people with dementia[J]. International Journal of Environmental Research and Public Health, 19(7): 3778.

Mosher C L, Nanna M G, Jawitz O K, et al, 2022. Cost-effectiveness of pulmonary rehabilitation among US adults with chronic obstructive pulmonary disease[J]. JAMA Network Open, 5(6): e2218189.

Nie X L, Liu X H, Wang C, et al, 2022. Assessment of evidence on reported non-genetic risk factors of congenital heart defects: the updated umbrella review[J]. BMC Pregnancy and Childbirth, 22(1): 371.

Niimi A, Saito J, Kamei T, et al, 2022. Randomised trial of the P2X$_3$ receptor antagonist sivopixant for refractory chronic cough[J]. European Respiratory Journal, 59(6): 2100725.

Nilsson F O L, Asanin S T, Masters E T, et al, 2021. The cost-effectiveness of lorlatinib versus chemotherapy as a second- or third-line treatment in anaplastic lymphoma kinase (alk)-Positive Non-small-cell lung cancer in Sweden[J]. PharmacoEconomics, 39(8): 941-952.

Oxlade O, Benedetti A, Adjobimey M, et al, 2021. Effectiveness and cost-effectiveness of a health systems intervention for latent tuberculosis infection management (ACT4): a cluster-randomised trial[J]. The Lancet Public Health, 6(5): e272-e282.

Page M J, Moher D, Bossuyt P M, et al, 2021. PRISMA 2020 explanation and elaboration: updated guidance and exemplars for reporting systematic reviews[J]. BMJ, 372:n160.

Park H J, Park B, Lee S S, 2020. Radiomics and deep learning: hepatic applications[J]. Korean Journal of Radiology, 21(4): 387-401.

Patel K K, Giri S, Parker T L, et al, 2021. Cost-effectiveness of first-line versus second-line use of daratumumab in older, transplant-ineligible patients with multiple myeloma[J]. Journal of Clinical Oncology: Official Journal of the American Society of Clinical Oncology, 39(10): 1119-1128.

Planchard D, 2020. Adjuvant osimertinib in EGFR-mutated non-small-cell lung cancer[J]. New England Journal of Medicine, 383(18): 1780-1782.

Rabe K F, Martinez F J, Ferguson G T, et al, 2020. Triple inhaled therapy at two glucocorticoid doses in moderate-to-very-severe COPD[J]. New England Journal of Medicine, 383(1): 35-48.

Severe Covid-19 GWAS Group , Ellinghaus D, Degenhardt F, et al, 2020. Genomewide association study of severe Covid-19 with respiratory failure[J]. New England Journal of Medicine, 383(16): 1522-1534.

Someya Y, Tamura Y, Kaga H, et al, 2022. Sarcopenic obesity is associated with cognitive impairment in community-dwelling older adults: the Bunkyo health study[J]. Clin Nutr, 41(5): 1046-1051.

Sterne J A C, Savović J, Page M J, et al, 2019. RoB 2: a revised tool for assessing risk of bias in randomised trials[J]. BMJ, 366: l4898.

Toumazis I, de Nijs K, Cao P P, et al, 2021. Cost-effectiveness evaluation of the 2021 US preventive services task force recommendation for lung cancer screening[J]. JAMA Oncology, 7(12): 1833-1842.

Wang D, Zhang Y, Jiang Y, et al, 2019. Shanghai Preconception Cohort (SPCC) for the association of periconceptional parental key nutritional factors with health outcomes of children with congenital heart disease: a cohort profile[J]. BMJ Open, 9: e031076.

Wu B, Shi L Z, 2020. Cost-effectiveness of maintenance olaparib for germline BRCA-mutated metastatic pancreatic cancer[J]. Journal of the National Comprehensive Cancer Network: JNCCN, 18(11): 1528-1536.

Zhang T, Liang Z, Lin T, et al, 2022. Cost-effectiveness of folic acid therapy for primary prevention of stroke in patients with hypertension [J]. BMC medicine, 20(1): 407.

附录Ⅰ 涉及人的生命科学和医学研究伦理审查办法（国卫科教发〔2023〕4号）

第一章 总 则

第一条 为保护人的生命和健康，维护人格尊严，尊重和保护研究参与者的合法权益，促进生命科学和医学研究健康发展，规范涉及人的生命科学和医学研究伦理审查工作，依据《中华人民共和国民法典》《中华人民共和国基本医疗卫生与健康促进法》《中华人民共和国科学技术进步法》《中华人民共和国生物安全法》《中华人民共和国人类遗传资源管理条例》等，制定本办法。

第二条 本办法适用于在中华人民共和国境内的医疗卫生机构、高等学校、科研院所等开展涉及人的生命科学和医学研究伦理审查工作。

第三条 本办法所称涉及人的生命科学和医学研究是指以人为受试者或者使用人（统称研究参与者）的生物样本、信息数据（包括健康记录、行为等）开展的以下研究活动：

（一）采用物理学、化学、生物学、中医药学等方法对人的生殖、生长、发育、衰老等进行研究的活动；

（二）采用物理学、化学、生物学、中医药学、心理学等方法对人的生理、心理行为、病理现象、疾病病因和发病机制，以及疾病的预防、诊断、治疗和康复等进行研究的活动；

（三）采用新技术或者新产品在人体上进行试验研究的活动；

（四）采用流行病学、社会学、心理学等方法收集、记录、使用、报告或者储存有关人的涉及生命科学和医学问题的生物样本、信息数据（包括健康记录、行为等）等科学研究资料的活动。

第四条 伦理审查工作及相关人员应当遵守中华人民共和国宪法、法律和有关法规。涉及人的生命科学和医学研究应当尊重研究参与者，遵循有益、不伤害、公正的原则，保护隐私权及个人信息。

第二章 伦理审查委员会

第五条 开展涉及人的生命科学和医学研究的二级以上医疗机构和设区的市级以上卫生机构（包括疾病预防控制、妇幼保健、采供血机构等）、高等学校、科研院所等机构是伦理审查工作的管理责任主体，应当设立伦理审查委员会，开展涉及人的生命科学和医学研究伦理审查，定期对从事涉及人的生命科学和医学研究的科研人员、学生、科研管理人员等相关人员进行生命伦理教育和培训。

第六条 机构应当采取有效措施、提供资源确保伦理审查委员会工作的独立性。

第七条 伦理审查委员会对涉及人的生命科学和医学研究进行伦理审查，包括初始审查和跟踪审查；受理研究参与者的投诉并协调处理，确保研究不会将研究参与者置于不合理的风险之中；组织开展相关伦理审查培训，提供伦理咨询。

第八条 伦理审查委员会的委员应当从生命科学、医学、生命伦理学、法学等领域的专家和非本机构的社会人士中遴选产生，人数不得少于7人，并且应当有不同性别的委员，民族地区应当考虑少数民族委员。

伦理审查委员会委员应当具备相应的伦理审查能力，定期接受生命科学和医学研究伦理知识及相关法律法规知识培训。

必要时，伦理审查委员会可以聘请独立顾问，对所审查研究的特定问题提供专业咨询意见。独立顾问不参与表决，不得存在利益冲突。

第九条 伦理审查委员会委员任期不超过 5 年，可以连任。伦理审查委员会设主任委员 1 人，副主任委员若干人，由伦理审查委员会委员协商推举或者选举产生，由机构任命。

第十条 伦理审查委员会委员、独立顾问及其工作人员应当签署保密协议，承诺对伦理审查工作中获知的敏感信息履行保密义务。

第十一条 伦理审查委员会应当接受所在机构的管理和研究参与者的监督。

第十二条 伦理审查委员会应当建立伦理审查工作制度、标准操作规程，健全利益冲突管理机制和伦理审查质量控制机制，保证伦理审查过程独立、客观、公正。

伦理审查委员会应预先制定疫情暴发等突发事件紧急情况下的伦理审查制度，明确审查时限。

第十三条 机构应当在伦理审查委员会设立之日起 3 个月内进行备案，并在国家医学研究登记备案信息系统上传信息。医疗卫生机构向本机构的执业登记机关备案。其他机构按行政隶属关系向上级主管部门备案。伦理审查委员会应当于每年 3 月 31 日前向备案机关提交上一年度伦理审查委员会工作报告。

伦理审查委员会备案材料包括：

（一）人员组成名单和委员工作简历；

（二）伦理审查委员会章程；

（三）工作制度或者相关工作规程；

（四）备案机关要求提供的其他相关材料。

以上信息发生变化时，机构应当及时向备案机关更新信息。

第十四条 机构开展涉及人的生命科学和医学研究未设立伦理审查委员会或者伦理审查委员会无法胜任审查需要的，机构可以书面形式委托有能力的机构伦理审查委员会或者区域伦理审查委员会开展伦理审查。受委托的伦理审查委员会应当对审查的研究进行跟踪审查。医疗卫生机构应当委托不低于其等级的医疗卫生机构的伦理审查委员会或者区域伦理审查委员会开展伦理审查。

省级卫生健康主管部门会同有关部门制定区域伦理审查委员会的建设和管理办法。区域伦理审查委员会向省级卫生健康主管部门备案，并在国家医学研究登记备案信息系统上传信息。

第三章　伦理审查

第十五条 伦理审查一般采取伦理审查委员会会议审查的方式。

第十六条 伦理审查委员会应当要求研究者提供审查所需材料，并在受理后 30 天内开展伦理审查并出具审查意见。

情况紧急的，应当及时开展伦理审查。在疫情暴发等突发事件紧急情况下，一般在 72 小时内开展伦理审查、出具审查意见，并不得降低伦理审查的要求和质量。

第十七条 涉及人的生命科学和医学研究应当具有科学价值和社会价值，不得违反国家相关法律法规，遵循国际公认的伦理准则，不得损害公共利益，并符合以下基本要求：

（一）控制风险。研究的科学和社会利益不得超越对研究参与者人身安全与健康权益的考虑。研究风险受益比应当合理，使研究参与者可能受到的风险最小化；

（二）知情同意。尊重和保障研究参与者或者研究参与者监护人的知情权和参加研究的自主决定权，严格履行知情同意程序，不允许使用欺骗、利诱、胁迫等手段使研究参与者或者研究参与者监护人同意参加研究，允许研究参与者或者研究参与者监护人在任何阶段无条件退出研究；

（三）公平公正。应当公平、合理地选择研究参与者，入选与排除标准具有明确的科学依据，公平合理分配研究受益、风险和负担；

（四）免费和补偿、赔偿。对研究参与者参加研究不得收取任何研究相关的费用，对于研究参与者在研究过程中因参与研究支出的合理费用应当给予适当补偿。研究参与者受到研究相关损害时，应当得到及时、免费的治疗，并依据法律法规及双方约定得到补偿或者赔偿；

（五）保护隐私权及个人信息。切实保护研究参与者的隐私权，如实将研究参与者个人信息的收集、储存、使用及保密措施情况告知研究参与者并得到许可，未经研究参与者授权不得将研究参与者个人信息向第三方透露；

（六）特殊保护。对涉及儿童、孕产妇、老年人、智力障碍者、精神障碍者等特定群体的研究参与者，应当予以特别保护；对涉及受精卵、胚胎、胎儿或者可能受辅助生殖技术影响的，应当予以特别关注。

第十八条 涉及人的生命科学和医学研究的研究者在申请初始伦理审查时应当向伦理审查委员会提交下列材料：

（一）研究材料诚信承诺书；

（二）伦理审查申请表；

（三）研究人员信息、研究所涉及的相关机构的合法资质证明以及研究经费来源说明；

（四）研究方案、相关资料，包括文献综述、临床前研究和动物实验数据等资料；

（五）知情同意书；

（六）生物样本、信息数据的来源证明；

（七）科学性论证意见；

（八）利益冲突申明；

（九）招募广告及其发布形式；

（十）研究成果的发布形式说明；

（十一）伦理审查委员会认为需要提交的其他相关材料。

第十九条 伦理审查委员会收到申请材料后，应当及时受理、组织初始审查。重点审查以下内容：

（一）研究是否违反法律法规、规章及有关规定的要求；

（二）研究者的资格、经验、技术能力等是否符合研究要求；

（三）研究方案是否科学、具有社会价值，并符合伦理原则的要求；中医药研究方案的审查，还应当考虑其传统实践经验；

（四）研究参与者可能遭受的风险与研究预期的受益相比是否在合理范围之内；

（五）知情同意书提供的有关信息是否充分、完整、易懂，获得知情同意的过程是否合规、恰当；

（六）研究参与者个人信息及相关资料的保密措施是否充分；

（七）研究参与者招募方式、途径、纳入和排除标准是否恰当、公平；

（八）是否向研究参与者明确告知其应当享有的权益，包括在研究过程中可以随时无理由退出且不会因此受到不公正对待的权利，告知退出研究后的影响、其他治疗方法等；

（九）研究参与者参加研究的合理支出是否得到了适当补偿；研究参与者参加研究受到损害时，给予的治疗、补偿或者赔偿是否合理、合法；

（十）是否有具备资格或者经培训后的研究者负责获取知情同意，并随时接受研究有关问题的咨询；

（十一）对研究参与者在研究中可能承受的风险是否有预防和应对措施；

（十二）研究是否涉及利益冲突；

（十三）研究是否涉及社会敏感的伦理问题；

（十四）研究结果是否发布，方式、时间是否恰当；

（十五）需要审查的其他重点内容。

第二十条 与研究存在利益冲突的伦理审查委员会委员应当回避审查。伦理审查委员会应当要求与研究存在利益冲突的委员回避审查。

第二十一条 伦理审查委员会批准研究的基本标准是：

（一）研究具有科学价值和社会价值，不违反法律法规的规定，不损害公共利益；

（二）研究参与者权利得到尊重，隐私权和个人信息得到保护；

（三）研究方案科学；

（四）研究参与者的纳入和排除的标准科学而公平；

（五）风险受益比合理，风险最小化；

（六）知情同意规范、有效；

（七）研究机构和研究者能够胜任；

（八）研究结果发布方式、内容、时间合理；

（九）研究者遵守科研规范与诚信。

第二十二条 伦理审查委员会可以对审查的研究作出批准、不批准、修改后批准、修改后再审、继续研究、暂停或者终止研究的决定，并应当说明理由。

伦理审查委员会作出决定应当得到超过伦理审查委员会全体委员二分之一同意。委员应当对研究所涉及的伦理问题进行充分讨论后投票，与审查决定不一致的意见应当详细记录在案。

第二十三条 经伦理审查委员会批准的研究需要修改研究方案、知情同意书、招募材料、提供给研究参与者的其他材料时，研究者应当将修改后的文件提交伦理审查委员会审查。

第二十四条 经伦理审查委员会批准的研究在实施前，研究者、伦理审查委员会和机构应当将该研究、伦理审查意见、机构审核意见等信息按国家医学研究登记备案信息系统要求分别如实、完整、准确上传，并根据研究进展及时更新信息。鼓励研究者、伦理审查委员会和机构在研究管理过程中实时上传信息。

国家卫生健康委应当不断优化国家医学研究登记备案信息系统。

第二十五条 对已批准实施的研究，研究者应当按要求及时提交研究进展、严重不良事件，方案偏离、暂停、终止，研究完成等各类报告。

伦理审查委员会应当按照研究者提交的相关报告进行跟踪审查。跟踪审查包括以下内容：

（一）是否按照已批准的研究方案进行研究并及时报告；

（二）研究过程中是否擅自变更研究内容；

（三）是否增加研究参与者风险或者显著影响研究实施的变化或者新信息；

（四）是否需要暂停或者提前终止研究；

（五）其他需要审查的内容。

跟踪审查的时间间隔不超过 12 个月。

第二十六条 除另有规定外，研究者应当将研究过程中发生的严重不良事件立即向伦理审查委员会报告；伦理审查委员会应当及时审查，以确定研究者采取的保护研究参与者的人身安全与健康权益的措施是否充分，并对研究风险受益比进行重新评估，出具审查意见。

第二十七条 在多个机构开展的研究可以建立伦理审查协作机制，确保各机构遵循一致性和及时性原则。

牵头机构和参与机构均应当组织伦理审查。

参与机构的伦理审查委员会应当对本机构参与的研究进行跟踪审查。

第二十八条 机构与企业等其他机构合作开展涉及人的生命科学和医学研究或者为企业等其他机构开展涉及人的生命科学和医学研究提供人的生物样本、信息数据的，机构应当充分了解研究的整体情况，通过伦理审查、开展跟踪审查，以协议方式明确生物样本、信息数据的使用范围、处理方式，并在研究结束后监督其妥善处置。

第二十九条 学术期刊在刊发涉及人的生命科学和医学研究成果时，应当确认该研究经过伦理审查委员会的批准。研究者应当提供相关证明。

第三十条 伦理审查工作应当坚持独立性，任何机构和个人不得干预伦理审查委员会的伦理审查过程及审查决定。

第三十一条 以下情形可以适用简易程序审查的方式：

（一）研究风险不大于最小风险的研究；

（二）已批准的研究方案作较小修改且不影响研究风险受益比的研究；

（三）已批准研究的跟踪审查；

（四）多机构开展的研究中，参与机构的伦理审查委员会对牵头机构出具伦理审查意见的确认等。

简易程序审查由伦理审查委员会主任委员指定两个或者以上的委员进行伦理审查，并出具审查意见。审查意见应当在伦理审查委员会会议上报告。

简易程序审查过程中，出现研究的风险受益比变化、审查委员之间意见不一致、审查委员提出需要会议审查等情形的，应调整为会议审查。

第三十二条 使用人的信息数据或者生物样本开展以下情形的涉及人的生命科学和医学研究，不对人体造成伤害、不涉及敏感个人信息或者商业利益的，可以免除伦理审查，以减少科研人员不必要的负担，促进涉及人的生命科学和医学研究开展。

（一）利用合法获得的公开数据，或者通过观察且不干扰公共行为产生的数据进行研究的；

（二）使用匿名化的信息数据开展研究的；

（三）使用已有的人的生物样本开展研究，所使用的生物样本来源符合相关法规和伦理原则，研究相关内容和目的在规范的知情同意范围内，且不涉及使用人的生殖细胞、胚胎和生殖性克隆、嵌合、可遗传的基因操作等活动的；

（四）使用生物样本库来源的人源细胞株或者细胞系等开展研究，研究相关内容和目的在提供方授权范围内，且不涉及人胚胎和生殖性克隆、嵌合、可遗传的基因操作等活动的。

第四章 知情同意

第三十三条 研究者开展研究前，应当获得研究参与者自愿签署的知情同意书。研究参与者不具备书面方式表示同意的能力时，研究者应当获得其口头知情同意，并有录音录像等过程记录和证明材料。

第三十四条 研究参与者为无民事行为能力人或者限制民事行为能力人的，应当获得其监护人的书面知情同意。获得监护人同意的同时，研究者还应该在研究参与者可理解的范围内告知相关信息，并征得其同意。

第三十五条 知情同意书应当包含充分、完整、准确的信息，并以研究参与者能够理解的语言文字、视频图像等进行表述。

第三十六条 知情同意书应当包括以下内容：

（一）研究目的、基本研究内容、流程、方法及研究时限；

（二）研究者基本信息及研究机构资质；

（三）研究可能给研究参与者、相关人员和社会带来的益处，以及可能给研究参与者带来的不适和风险；

（四）对研究参与者的保护措施；

（五）研究数据和研究参与者个人资料的使用范围和方式，是否进行共享和二次利用，以及保密范围和措施；

（六）研究参与者的权利，包括自愿参加和随时退出、知情、同意或者不同意、保密、补偿、受损害时获得免费治疗和补偿或者赔偿、新信息的获取、新版本知情同意书的再次签署、获得知情同意书等；

（七）研究参与者在参与研究前、研究后和研究过程中的注意事项；

（八）研究者联系人和联系方式、伦理审查委员会联系人和联系方式、发生问题时的联系人和联系方式；

（九）研究的时间和研究参与者的人数；

（十）研究结果是否会反馈研究参与者；

（十一）告知研究参与者可能的替代治疗及其主要的受益和风险；

（十二）涉及人的生物样本采集的，还应当包括生物样本的种类、数量、用途、保藏、利用（包括是否直接用于产品开发、共享和二次利用）、隐私保护、对外提供、销毁处理等相关内容。

第三十七条　在知情同意获取过程中，研究者应当按照知情同意书内容向研究参与者逐项说明。

研究者应当给予研究参与者充分的时间理解知情同意书的内容，由研究参与者作出是否同意参加研究的决定并签署知情同意书。

在心理学研究中，因知情同意可能影响研究参与者对问题的回答，而影响研究结果准确性的，在确保研究参与者不受伤害的前提下经伦理审查委员会审查批准，研究者可以在研究完成后充分告知研究参与者并征得其同意，否则不得纳入研究数据。

第三十八条　研究过程中发生下列情形时，研究者应当再次获取研究参与者的知情同意：

（一）与研究参与者相关的研究内容发生实质性变化的；

（二）与研究相关的风险实质性提高或者增加的；

（三）研究参与者民事行为能力等级提高的。

第五章　监督管理

第三十九条　国家卫生健康委会同有关部门共同负责全国涉及人的生命科学和医学研究伦理审查的监督管理。

国家卫生健康委负责全国医疗卫生机构开展的涉及人的生命科学和医学研究伦理审查监督，国家中医药局负责涉及人的中医药学研究伦理审查监督。教育部负责全国高等学校开展的涉及人的生命科学和医学研究伦理审查监督，并管理教育部直属高等学校相关工作。其他高等学校和科研院所开展的涉及人的生命科学和医学研究伦理审查的监督管理按行政隶属关系由相关部门负责。

县级以上地方人民政府卫生健康、教育等部门依据职责分工负责本辖区涉及人的生命科学和医学研究伦理审查的监督管理。

主要监督检查以下内容：

（一）机构是否按照要求设立伦理审查委员会，并进行备案；

（二）机构是否为伦理审查委员会提供充足经费，配备的专兼职工作人员、设备、场所及采取的有关措施是否可以保证伦理审查委员会独立开展工作；

（三）伦理审查委员会是否建立健全利益冲突管理机制；

（四）伦理审查委员会是否建立伦理审查制度；

（五）伦理审查内容和程序是否符合要求；

（六）审查的研究是否如实、及时在国家医学研究登记备案信息系统上传、更新信息；

（七）伦理审查结果执行情况；

（八）伦理审查文档管理情况；

（九）伦理审查委员会委员的伦理培训、学习情况；

（十）其他需要监督检查的相关内容。

各级卫生健康主管部门应当与同级政府各相关部门建立有效机制，加强工作会商与信息沟通。

第四十条　国家和省级卫生健康主管部门应当牵头设立同级医学伦理专家委员会或者委托相关机构承担同级医学伦理专家委员会工作，为卫生健康、教育等部门开展伦理审查及其监督管理提供技术支持，定期对辖区内的伦理审查委员会委员进行培训，协助同级卫生健康、教育等主管部门开展监督检查。

第四十一条　机构应当加强对本机构设立的伦理审查委员会开展的涉及人的生命科学和医学

研究伦理审查工作的日常管理，定期评估伦理审查委员会工作质量和审查效率，对发现的问题及时提出改进意见或者建议，根据需要调整伦理审查委员会或者委员等。

第四十二条　机构应当督促本机构的伦理审查委员会落实县级以上政府相关部门提出的整改意见；伦理审查委员会未在规定期限内完成整改或者拒绝整改，违规情节严重或者造成严重后果的，其所在机构应当调整伦理审查委员会、撤销伦理审查委员会主任委员资格，追究相关人员责任。

第四十三条　任何单位或者个人均有权举报涉及人的生命科学和医学研究中存在的违反医学研究伦理、违法违规或者不端行为。

第四十四条　医疗卫生机构未按照规定设立伦理审查委员会或者未委托伦理审查委员会审查，擅自开展涉及人的生命科学和医学研究的，由县级以上地方卫生健康主管部门对有关机构和人员依法给予行政处罚和处分。

其他机构按照行政隶属关系，由其上级主管部门处理。

第四十五条　医疗卫生机构及其伦理审查委员会违反本办法规定，有下列情形之一的，由县级以上地方卫生健康主管部门对有关机构和人员依法给予行政处罚和处分：

（一）伦理审查委员会组成、委员资质不符合要求的；

（二）伦理审查委员会未建立利益冲突管理机制的；

（三）未建立伦理审查工作制度或者操作规程的；

（四）未按照伦理审查原则和相关规章制度进行审查的；

（五）泄露研究信息、研究参与者个人信息的；

（六）未按照规定进行备案、在国家医学研究登记备案信息系统上传信息的；

（七）未接受正式委托为其他机构出具伦理审查意见的；

（八）未督促研究者提交相关报告并开展跟踪审查的；

（九）其他违反本办法规定的情形。

其他机构按照行政隶属关系，由其上级主管部门处理。

第四十六条　医疗卫生机构的研究者违反本办法规定，有下列情形之一的，由县级以上地方卫生健康主管部门对有关机构和人员依法给予行政处罚和处分：

（一）研究或者研究方案未获得伦理审查委员会审查批准擅自开展研究工作的；

（二）研究过程中发生严重不良反应或者严重不良事件未及时报告伦理审查委员会的；

（三）违反知情同意相关规定开展研究的；

（四）未及时提交相关研究报告的；

（五）未及时在国家医学研究登记备案信息系统上传信息的；

（六）其他违反本办法规定的情形。

其他机构按照行政隶属关系，由其上级主管部门处理。

第四十七条　机构、伦理审查委员会、研究者在开展涉及人的生命科学和医学研究工作中，违反法律法规要求的，按照相关法律法规进行处理。

第四十八条　县级以上人民政府有关行政部门对违反本办法的机构和个人作出的行政处理，应当向社会公开。机构和个人严重违反本办法规定的，记入科研诚信严重失信行为数据库，按照国家有关规定纳入信用信息系统，依法依规实施联合惩戒。

第四十九条　机构和个人违反本办法规定，给他人人身、财产造成损害的，应当依法承担民事责任；构成犯罪的，依法追究刑事责任。

第六章　附　　则

第五十条　本办法所称研究参与者包括人体研究的受试者，以及提供个人生物样本、信息数据、健康记录、行为等用于涉及人的生命科学和医学研究的个体。

第五十一条 本办法所称人或者人的生物样本包括人体本身以及人的细胞、组织、器官、体液、菌群等和受精卵、胚胎、胎儿。

第五十二条 涉及国家秘密的，在提交伦理审查和获取研究参与者知情同意时应当进行脱密处理。无法进行脱密处理的，应当签署保密协议并加强管理。未经脱密处理的研究不得在国家医学研究登记备案信息系统上传。

第五十三条 纳入科技伦理高风险科技活动清单的涉及人的生命科学和医学研究的伦理审查，还应当遵守国家关于科技伦理高风险科技活动伦理审查的相关要求。

第五十四条 本办法自发布之日起施行。本办法施行前，从事涉及人的生命科学和医学研究的机构已设立伦理审查委员会的，应当自本办法施行之日起 6 个月内按规定备案，并在国家医学研究登记备案信息系统上传信息。已经伦理审查批准开展的涉及人的生命科学和医学研究，应当自本办法实施之日起 9 个月内在国家医学研究登记备案信息系统完成上传信息。逾期不再受理。

附录Ⅱ 医疗卫生机构开展研究者发起的临床研究管理办法

第一章 总　　则

第一条 为规范临床研究管理，提高临床研究质量，促进临床研究健康发展，提升医疗卫生机构诊断治疗、预防控制疾病的能力，根据《基本医疗卫生与健康促进法》《科学技术进步法》《医师法》《药品管理法》《医疗机构管理条例》《医疗器械监督管理条例》《涉及人的生物医学研究伦理审查办法》《涉及人的生命科学和医学研究伦理审查办法》等法律法规规定，制定本办法。

第二条 医疗卫生机构开展的研究者发起的临床研究（以下简称临床研究）是指医疗卫生机构开展的，以人（个人或群体）为研究对象（以下简称研究参与者），不以药品、医疗器械（含体外诊断试剂）等产品注册为目的，研究疾病的病因、诊断、治疗、康复、预后、预防、控制及健康维护等的活动。

第三条 医疗卫生机构开展临床研究是为了探索医学科学规律、积累医学知识，不得以临床研究为名开展超范围的临床诊疗或群体性疾病预防控制活动。

临床研究过程中，医疗卫生机构及其研究者要充分尊重研究参与者的知情权与自主选择权。

第四条 医疗卫生机构及其研究者开展临床研究应当具备相应的能力和必要的资金保障。

第五条 医疗卫生机构是临床研究实施的责任主体，开展临床研究应当遵守有关法律法规、部门规章及有关规范性文件和技术准则、伦理规范的要求，制定切实有效的临床研究管理实施细则，建立健全保障科学、规范、有序开展临床研究的组织体系、质量体系、利益冲突防范机制和研究参与者权益保护机制，加强对临床研究的质量保证和全过程管理。积极支持和组织开展临床研究学术交流和培训。

医疗卫生机构应当结合自身实际，合理判断临床研究的风险，结合研究类型、干预措施等对临床研究实行分类管理。

第六条 临床研究的主要研究者对临床研究的科学性、伦理合规性负责，应当加强对其他研究者的培训和管理，对研究参与者履行恰当的关注义务并在必要时给予妥善处置。

临床研究的主要研究者和其他研究者应当遵守科研诚信。根据有关法律法规、部门规章、有关规范性文件、技术准则、伦理规范及医疗卫生机构制定的规章制度要求，加强对临床研究过程的自查，及时如实报告有关事项。

第七条 省级及以上卫生健康行政部门应当设立专家委员会或遴选有关专业机构，全面掌握并定期梳理本行政区域内医疗卫生机构开展临床研究情况，通过专业学术指导、伦理审查监督、研究资金支持等方式，加强对临床研究的监督管理和统筹协调，支持和组织开展临床研究学术交流和培训，促进临床研究的质量提升和效能提高。

第八条 在突发公共卫生事件应急响应期间，根据突发公共卫生事件应急响应范围，省级及以上卫生健康行政部门或其确定的专业机构，可以在科学论证的基础上，牵头组织省域范围内或全国范围内的临床研究。

医疗卫生机构自主开展的临床研究与上述研究发生冲突时，医疗卫生机构应优先保障完成上述研究，同时暂停医疗卫生机构自主开展的临床研究受试者新入组。

第二章 基本分类及原则性要求

第九条 根据研究者是否基于研究目的施加某种干预措施（以下简称研究性干预措施），临床研究可以分为观察性研究和干预性研究。

第十条 开展观察性研究，不得对研究参与者施加研究性干预措施，不得使研究参与者承担超出常规诊疗或疾病防控需要的额外健康（疾病）风险或经济负担。

除另有规定外，观察性研究应当通过伦理审查。

研究参与者因参加观察性研究接受超出常规诊疗或疾病防控需要的额外检查、检验、诊断等措施，可能造成的风险超出最小风险的，按照干预性研究管理。

第十一条 开展干预性研究，研究性干预措施应当符合医学的基本理论和伦理规范、具有扎实的前期研究基础、制定科学规范的研究方案和风险预案、通过科学性审查和伦理审查。

医疗卫生机构和研究者应当对干预性研究可能出现的风险进行评估，具备与风险相适应的处置能力，妥善保护干预性研究的研究参与者（以下简称受试者）的健康权益，不得违反临床研究管理规定向受试者收取与研究相关的费用，对于受试者在受试过程中支出的合理费用还应当给予适当补偿。

干预性研究一般由三级医疗机构、设区的市级及以上卫生机构牵头开展，其他医疗卫生机构可以参与干预性研究。

研究性干预措施为临床干预措施的，应当建立多学科研究团队，成员必须包括具备相应执业资格的医师，研究过程中涉及的医学判断、临床决策应当由其作出，原则上主要研究者须具备相应的医师执业资格。

第十二条 以手术和操作、物理治疗、心理治疗、行为干预、临床诊疗方案、群体性健康措施、生物医学技术等为干预措施的临床研究，应当使用已经批准上市的药品、医疗器械等产品并在产品批准的适用范围内或在符合产品临床应用指导原则的前提下开展。

第十三条 以上市后药品、医疗器械等产品为研究性干预措施的临床研究，一般在遵循产品临床应用指导原则、临床诊疗指南和说明书的前提下开展。

当同时满足下列条件时，对上市后药品、医疗器械等产品可以超出产品临床应用指导原则、临床诊疗指南和说明书开展干预性研究。

（一）由临床研究管理体系完备的三级甲等医院或与之具有相同医疗技术水平和医疗保障能力的医院牵头开展。

（二）针对严重危害人的生命健康或者严重影响生存质量且目前无确切有效干预措施的疾病，或者虽有确切有效的干预措施但不可获取或者研究性干预措施具有显著的卫生经济学效益。

（三）有体外实验手段、动物模型的，相关实验研究结果应当支持开展临床研究；或者观察性研究结果提示确有必要开展干预性研究。

（四）使用方法不超过现有说明书的用法用量，预期人体内药物浓度（或生物效应）可以达到有效浓度（或有效水平）；或者使用方法虽超过现有说明书用法用量但有充分证据证明其安全性、耐受性良好，或者具有明确的风险获益评估证据且具有良好风险控制措施。

第十四条 对已经得到充分验证的干预措施，不得开展无意义的重复性临床研究。

第三章 组织管理

第十五条 开展临床研究的医疗卫生机构应当设有临床研究管理委员会，并明确专门部门（以下称临床研究管理部门）负责临床研究管理。

医疗卫生机构应当明确临床研究管理人员，配备必要的条件保障。

第十六条 临床研究管理委员会由医疗卫生机构相关负责人、相关职能部门负责人和临床研究专家代表组成，负责医疗卫生机构临床研究的协调、服务、管理和监督。

第十七条 临床研究管理部门在临床研究管理委员会指导下，负责临床研究的立项审查、过程管理、质量管理、合同管理、结项管理和档案管理等工作，并协调科学性审查和伦理审查。

第十八条　医疗卫生机构应当制定临床研究科学性审查管理制度、细则和工作程序，对干预性临床研究组织开展科学性审查。

第十九条　医疗卫生机构应当按照《涉及人的生物医学研究伦理审查办法》《涉及人的生命科学和医学研究伦理审查办法》要求，建立医疗卫生机构伦理（审查）委员会，健全工作制度，提供工作条件，保障伦理（审查）委员会独立开展伦理审查。

第四章　立项管理

第二十条　临床研究实行医疗卫生机构立项制度，未经医疗卫生机构批准立项的临床研究不得实施。

根据法律法规要求，临床研究涉及行政审批、备案等法定事项但未依法办理的，医疗卫生机构不得批准研究者开展临床研究。

第二十一条　主要研究者应当制定临床研究方案，并按照要求向医疗卫生机构临床研究管理部门提交临床研究方案和相关资料，接受全程管理。

第二十二条　医疗卫生机构应当按照科学性审查制度、细则和工作程序，独立开展科学性审查。

科学性审查的内容应当包括研究的合理性、必要性、可行性，以及研究目的、研究假设、研究方法、干预措施、研究终点、研究安全性、样本量等。

科学性审查的专家应覆盖临床研究所属专业领域和研究方法学领域。干预性研究的科学性审查一般应当有医疗卫生机构外专家参加。

第二十三条　医疗卫生机构伦理（审查）委员会按照工作制度，对临床研究独立开展伦理审查，确保临床研究符合伦理规范。

第二十四条　临床研究管理部门应当对提交的材料进行审核。有以下情形之一的，不予立项：

（一）不符合法律、法规、规章及规范性文件要求的；

（二）干预性研究未通过科学性审查的；

（三）伦理审查不符合要求的；

（四）违背科研诚信规范的；

（五）研究前期准备不足，临床研究时机尚不成熟的；

（六）临床研究经费不足以完成临床研究的；

（七）药品、器械等产品不符合使用规范的；

（八）临床研究的安全风险超出实施医疗卫生机构和研究者可控范围的；

（九）可能存在商业贿赂或其他不当利益关系的。

研究者应当签署利益冲突声明并与研究方案等一并提交医疗卫生机构审查。

第二十五条　医疗卫生机构受其他机构委托、资助开展临床研究或者参与多中心临床研究的，应当与委托、资助机构或多中心临床研究牵头机构签订临床研究协议，明确各方权利、义务及责任分担等。

牵头机构对临床研究负主体责任，参与机构对本机构参与的临床研究内容负责。

参与机构应当根据自身情况对多中心研究中是否采用牵头机构科学性审查、伦理审查意见进行规定。

第二十六条　在医疗卫生机构立项审核通过时，临床研究的有关信息应当在国家医学研究登记备案信息系统（以下简称系统）按要求完成上传。鼓励医疗卫生机构和研究者在临床研究提出、科学性审查、伦理审查、立项审核等环节，实时在系统上传临床研究有关信息。

研究者应当如实、准确、完整填写临床研究信息，临床研究管理部门、伦理（审查）委员会等应当分别在系统填写并上传科学性审查、伦理审查和医疗卫生机构立项审核意见。

医疗卫生机构应当对临床研究信息的真实性、准确性、完整性等进行审核，并对相关内容负责，医疗卫生机构审核后完成信息上传。

在系统填写临床研究信息，应当使用规范汉字，涉及专业术语的应当符合学术规范。

完成信息上传的临床研究由系统统一编号。在临床研究结果总结、结项报告、论文发表时应当注明系统统一编号。

第二十七条 多中心研究由牵头医疗卫生机构的研究者在系统填写，牵头机构和参与机构的临床研究管理部门、伦理（审查）委员会根据要求在系统上确认或上传有关补充材料、提交审核意见，并分别对有关信息的真实性、准确性、完整性负责。

第二十八条 完成信息上传的临床研究有关信息，通过系统或国家卫生健康委明确的平台向社会公开，接受同行和社会监督。

第五章 财 务 管 理

第二十九条 医疗卫生机构应当根据国家法律法规规定和文件要求，建立临床研究经费管理制度，对批准立项的临床研究经费纳入单位收支进行统一管理，专款专用。

医疗卫生机构内设科室、部门和个人不得私自收受临床研究经费及物品。

第三十条 研究者应当严格执行本医疗卫生机构规章制度，合理使用研究经费，不得擅自调整或挪作他用。

第三十一条 医疗卫生机构或研究者严禁违规向受试者或研究参与者收取与研究相关的费用。

第六章 实 施 管 理

第三十二条 研究者应当严格按照批准的方案开展临床研究，稳慎、积极推动临床研究开展，如实记录临床研究过程和结果并妥善保存，配合医疗卫生机构及卫生健康行政部门完成对临床研究的监督检查。

第三十三条 在研究过程中，研究者需要对已立项的临床研究项目进行变更的，应当向医疗卫生机构临床研究管理部门报告。

临床研究管理部门应当按照科学性审查和伦理审查制度组织评估，对涉及研究目的、研究方法、主要研究终点、统计方法以及研究参与者等实质修改的，应当重新进行科学性和伦理审查。

对需要重新审查的，应当及时启动审查。

第三十四条 研究者可以申请暂停或终止临床研究。

申请暂停或终止临床研究的，应当向临床研究管理部门报告并说明原因。医疗卫生机构应当按照临床研究全过程管理制度，作出是否同意暂停或终止的决定。

暂停或终止的干预性临床研究，已经有受试者入组的，医疗卫生机构及研究者应当制定方案，妥善保障已经入组受试者的权益。

第三十五条 医疗卫生机构应当对临床研究给予必要的人力、财力和其他资源方面的支持；同时对临床研究实施全过程监管，定期组织开展核查。主要研究者应当对负责的临床研究定期自查，确保临床研究的顺利进行。

第三十六条 医疗卫生机构应当加强临床研究的安全性评价，制定并落实不良事件记录、报告和处理相关的规章制度和规范标准，根据不良事件的性质和严重程度及时作出继续、暂停或者终止已经批准的临床研究的决定，并妥善保障已经入组受试者的权益。

第三十七条 医疗卫生机构应当建立受试者争议和投诉的处理机制，科学判定是否有损害及其产生的原因，合理划分责任，按照约定或有关管理规定，对受到损害的受试者进行合理的补偿或赔偿。

医疗卫生机构应当建立受试者和研究参与者损害风险预防、控制及财务保障机制。

第三十八条 临床研究过程中出现如下情形之一的，在充分考虑受试者安全的前提下，医疗卫生机构应当暂停或者终止研究。

（一）存在违反法律法规、规章的行为；

（二）存在违背伦理原则或科研诚信原则的行为；

（三）研究过程中发现相关药品、医疗器械可能存在严重质量缺陷；

（四）发现临床研究存在严重安全风险；

（五）存在商业贿赂或其他不当利益关系；

（六）违规使用研究经费的行为。

第三十九条 医疗卫生机构应当建立临床研究源数据的管理体系，鼓励集中统一存储，保障临床研究数据在收集、记录、修改、存储、传输、使用和销毁等全生命周期的真实性、准确性、完整性、规范性、保密性，确保数据可查询、可溯源。

第四十条 医疗卫生机构应当加强临床研究档案管理，如实记录并妥善保管相关档案。自研究结束之日起，档案保存年限不少于 10 年。在确保安全的前提下，可以实行电子归档。

第四十一条 临床研究发生启动、方案调整、暂停、终止、完成等情形时，医疗卫生机构和研究者应当在系统及时更新临床研究信息。

第四十二条 临床研究实行结项报告制度。临床研究终止或完成时，研究者应当及时分析研究结果，形成全面、客观、准确的研究报告，并如实声明利益冲突情况。

临床研究管理部门应当对研究报告进行审核，并对该临床研究结项。

结项后的研究报告应当在系统上传，并向同行公开，加强学术交流。

第七章 监 督 管 理

第四十三条 省级卫生健康行政部门应当依托系统加强辖区内临床研究的监测、评估、分析，实施监督管理。跨省域开展的临床研究的监督管理，由牵头医疗卫生机构所在地省级卫生健康行政部门牵头实施，参与医疗卫生机构所在地省级卫生健康行政部门配合实施。

省级卫生健康行政部门发现医疗卫生机构违反本办法规定，应当要求其立即改正，停止违规开展的研究、妥善保护研究参与者权益；发现医疗卫生机构临床研究管理体系及临床研究过程管理存在系统性、结构性问题，应当要求医疗卫生机构暂停所有临床研究，进行整改；并按照相关法律法规给予行政处罚及处分。有关监督检查情况，应当定期通报。

被要求停止的临床研究，由省级卫生健康行政部门在系统更新该临床研究有关行政监管信息并予以公布。

第四十四条 省级及以上卫生健康行政部门设立的专家委员会或其遴选的专业机构，应当依托系统对辖区内医疗卫生机构开展的临床研究进行技术核查，对科学性不强、伦理不合规、研究过程管理不规范以及违反本办法有关规定的，应当及时建议其所在医疗卫生机构暂停或终止相关研究、妥善保护有关受试者的合法权益；发现医疗卫生机构临床研究技术管理体系及临床研究技术管理存在系统性、结构性问题，应当建议医疗卫生机构暂停所有临床研究，进行整改。

有关技术核查情况，应向有关卫生健康行政部门反馈并提出处理建议，定期向辖区医疗卫生机构通报。

第四十五条 医疗卫生机构应当加强本机构开展临床研究情况的监督检查，发现研究者擅自开展临床研究、实质性调整研究方案未经医疗卫生机构批准或者违规收受临床研究经费等，应当按照有关规定处理。

第四十六条 未经医疗卫生机构批准，研究者擅自开展临床研究、调整已批准研究方案或者违规收受临床研究经费的，省级卫生健康行政部门和医疗卫生机构应当按照相关规定予以相应处理；医疗卫生机构未履行监督管理职责的，由相关卫生健康行政部门依法处理。构成犯罪的，移交司法机关依法处理。

第八章 附 则

第四十七条 干细胞临床研究按照《干细胞临床研究管理办法（试行）》管理。研究者发起的体细胞临床研究等参照《干细胞临床研究管理办法（试行）》管理。

第四十八条 中医临床研究的管理办法由国家中医药管理局另行制定。

第四十九条 本办法自 2024 年 10 月 1 日起施行，此前发布的有关规定，与本办法不一致的，以本办法为准。